Interdisziplinäre S3 Praxisleitlinien

Diagnose- und Behandlungsleitlinie **Demenz**

Überreicht mit freundlicher Empfehlung von

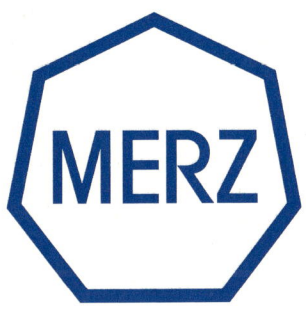

Deutsche Gesellschaft für Psychiatrie, Psychotherapie
und Nervenheilkunde (DGPPN)
Deutsche Gesellschaft für Neurologie (DGN)
(Hrsg.)

Diagnose- und Behandlungsleitlinie
Demenz

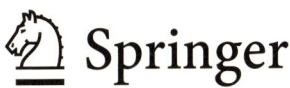

Springer

Prof. Dr. med. Wolfgang Maier
Priv.-Doz. Dr. Frank Jessen
Prof. Dr. med. Dr. rer. soc. Frank Schneider
Deutsche Gesellschaft für Psychiatrie, Psychotherapie und Nervenheilkunde (DGPPN)
Reinhardtstraße 14
10117 Berlin

Prof. Dr. med. Günther Deuschl
Dr. med. Annika Spottke
Prof. Dr. med. Heinz Reichmann
Deutsche Gesellschaft für Neurologie (DGN)
Reinhardtstraße 14
10117 Berlin

ISBN-13   978-3-642-13091-5 Springer-Verlag Berlin Heidelberg New York

Bibliografische Information der Deutschen Nationalbibliothek
Die Deutsche Nationalbibliothek verzeichnet diese Publikation in der Deutschen Nationalbibliografie;
detaillierte bibliografische Daten sind im Internet über http://dnb.d-nb.de abrufbar.

Dieses Werk ist urheberrechtlich geschützt. Die dadurch begründeten Rechte, insbesondere die der Übersetzung, des Nachdrucks, des Vortrags, der Entnahme von Abbildungen und Tabellen, der Funksendung, der Mikroverfilmung oder der Vervielfältigung auf anderen Wegen und der Speicherung in Datenverarbeitungsanlagen, bleiben, auch bei nur auszugsweiser Verwertung, vorbehalten. Eine Vervielfältigung dieses Werkes oder von Teilen dieses Werkes ist auch im Einzelfall nur in den Grenzen der gesetzlichen Bestimmungen des Urheberrechtsgesetzes der Bundesrepublik Deutschland vom 9. September 1965 in der jeweils geltenden Fassung zulässig. Sie ist grundsätzlich vergütungspflichtig. Zuwiderhandlungen unterliegen den Strafbestimmungen des Urheberrechtsgesetzes.

SpringerMedizin
Springer-Verlag GmbH
ein Unternehmen von Springer Science+Business Media
springer.de

© Deutsche Gesellschaft für Psychiatrie, Psychotherapie und Nervenheilkunde (DGPPN) 2010
© Deutsche Gesellschaft für Neurologie (DGN) 2010

Produkthaftung: Für Angaben über Dosierungsanweisungen und Applikationsformen kann vom Verlag keine Gewähr übernommen werden. Derartige Angaben müssen vom jeweiligen Anwender im Einzelfall anhand anderer Literaturstellen auf ihre Richtigkeit überprüft werden.
Die Wiedergabe von Gebrauchsnamen, Warenbezeichnungen usw. in diesem Werk berechtigt auch ohne besondere Kennzeichnung nicht zu der Annahme, dass solche Namen im Sinne der Warenzeichen- und Markenschutzgesetzgebung als frei zu betrachten wären und daher von jedermann benutzt werden dürfen.

Planung: Renate Scheddin, Heidelberg
Projektmanagement: Renate Schulz, Heidelberg
Lektorat: Volker Drüke, Münster
Umschlaggestaltung: deblik Berlin
Satz: Fotosatz Service Köhler GmbH – Reinhold Schöberl, Würzburg
SPIN: 80014644

Gedruckt auf säurefreiem Papier   26/5135 – 5 4 3 2 1 0

Vorwort

Angesichts der schweren Belastung für die rund 1,2 Millionen Demenzkranken und ihre Angehörigen in Deutschland sowie aus gesundheitsökonomischen und volkswirtschaftlichen Gründen, sind fachübergreifende und evidenzbasierte Behandlungsstandards eine vordringliche Aufgabe der Medizin. Die Anzahl der betroffenen Patienten wächst bereits heute kontinuierlich deutlich an und wird sich bis zum Jahr 2050 nach Prognosen mindestens verdoppeln.

Bisher existieren in Deutschland mehrere Leitlinien zur Diagnostik und Therapie von Demenzerkrankungen. Die wissenschaftlichen Fachgesellschaften Deutsche Gesellschaft für Neurologie (DGN) und Deutsche Gesellschaft für Psychiatrie, Psychotherapie und Nervenheilkunde (DGPPN) haben sich nun im Sinne einer verbesserten Versorgung der Patienten zusammengeschlossen, um mit zahlreichen anderen Fachgesellschaften und Verbänden eine gemeinsame, interdisziplinäre Leitlinie herauszugeben.

Die Erstellung dieser Leitlinie ist von großer Bedeutung, da erstmals detailliert für Deutschland Standards der wissenschaftlichen und klinischen Fachgesellschaften für diese wichtige Erkrankung festgeschrieben sind. Sie ist auch Voraussetzung für den nächsten wichtigen Schritt zu Verbesserung der Versorgung von Demenzpatienten: die Erstellung einer Versorgungsleitlinie Demenz.

Die Methodik ihrer Entwicklung folgt den Regularien einer S3-Leitlinie entsprechend den Vorgaben der Arbeitsgemeinschaft Wissenschaftlicher Fachgesellschaften (AWMF), wobei besonderer Dank Frau Prof. Ina B. Kopp, Marburg, für die kontinuierliche Begleitung des Prozesses gilt. Dieses strukturierte Verfahren umfasst formalisierte und transparente Prozesse zur Evidenzrecherche und Konsentierung der Leitlinienaussagen durch alle in der Betreuung und Behandlung von Demenzkranken tätigen Gesellschaften und Verbände. Die Leitlinie wurde auf einer gemeinsamen Pressekonferenz der Deutschen Gesellschaft für Psychiatrie, Psychotherapie und Nervenheilkunde (DGPPN) und der Deutschen Gesellschaft für Neurologie (DGN) am 26. November 2009 in Berlin der Öffentlichkeit vorgestellt. Neben einer ausführlichen Langfassung werden eine Kurzversion, ein Methoden-Report und eine Leitlinien-Synopse zum Thema veröffentlicht. Es ist vorgesehen, die Leitlinie alle vier Jahre neu herauszugeben.

Thematisch umfasst die Leitlinie die Diagnostik und Therapie aller Demenztypen (Alzheimer-Demenz, vaskuläre Demenz, frontotemporale Demenz, Lewykörperchen-Demenz und Demenz bei M. Parkinson) sowie Empfehlungen zu Diagnose und Management der leichten kognitiven Störung bis zur Prävention von Demenzen. Im Vergleich zu anderen international hochwertigen Leitlinien liegt ein besonderer Schwerpunkt auf der Behandlung von psychischen und Verhaltenssymptomen sowie auf den psychosozialen Interventionen und nichtpharmakologischen Therapieverfahren.[1]

An dem formalisierten Konsensprozess unter Moderation der AWMF waren insgesamt 11 medizinische Fachgesellschaften, 7 nichtmedizinische Gesellschaften und 14 Verbände, inklusive Berufsverbände, beteiligt. Die nichtmedizinischen Gesellschaften und Verbände umfassten Vereinigungen der Psychologen, Neuropsychologen und psychologischen Psychotherapeuten, der Ergo-, Musik-, Kunst- und Physiotherapeuten, der Logopäden, der in Pflegeberufen Tätigen und der Sozialarbeiter. Wir danken allen Beteiligten für die konstruktive Zusammenarbeit.

Wir möchten besonders Herrn Priv.-Doz. Dr. F. Jessen (DGPPN) und Frau Dr. A. Spottke (DGN) für die wissenschaftliche Fundierung und die Entwurfsbearbeitung dieser Leitlinie danken. Alle Beteiligten hoffen, dass sich diese interdisziplinäre Leitlinie in einer deutlich verbesserten Versorgung dementer Patienten niederschlagen wird.

F. Schneider	H. Reichmann	W. Maier	G. Deuschl
Präsident DGPPN	Präsident DGN	Koordination und Redaktion	

---

1 Noch ein kleiner Hinweis zur Lesbarkeit: Das Inhaltsverzeichnis der gedruckten Version folgt einer etwas anderen Logik als die Gliederung der Online-Version der Leitlinie. Um die Inhalte in beiden Versionen den Überschriften zuordnen zu können, beziehen sich die Angaben in Klammern am Ende der Kapitelüberschriften (Buchstaben bzw. Ziffern) auf die Nummerierung der Online-Version dieser Leitlinie.

Inhaltsverzeichnis

Abkürzungsverzeichnis der beteiligten Fachgesellschaften und Organisationen

BDN	Berufsverband deutscher Neurologen
BFLK	Bundesfachvereinigung Leitender Krankenpflegepersonen der Psychiatrie e.V.
BVDH	Berufsverband Deutscher Human-genetiker e.V.
BVDN	Berufsverband deutscher Nervenärzte
BVDP	Berufsverband deutscher Psychiater
BVG	Bundesverband Geriatrie e.V.
DAlzG	Deutsche Alzheimer Gesellschaft e.V. – Selbsthilfe Demenz
DBfK	Deutscher Berufsverband für Pflege-berufe e.V.
dbl e.V.	Deutscher Bundesverband für Logopädie
DBSH	Deutscher Berufsverband für soziale Arbeit
DFKGT	Deutscher Fachverband für Kunst- und Gestaltungstherapie
DGG	Deutsche Gesellschaft für Geriatrie e.V.
DGGG	Deutsche Gesellschaft für Gerontologie und Geriatrie
DGGPP	Deutsche Gesellschaft für Gerontopsychiatrie und Gerontopsychotherapie
DGKN	Deutsche Gesellschaft für klinische Neurophysiologie
DGLN	Deutsche Gesellschaft für Liquor-diagnostik und klinische Neuro-chemie
DGN	Deutsche Gesellschaft für Neurologie
DGN	Deutsche Gesellschaft für Nuklear-medizin
DGPPN	Deutsche Gesellschaft für Psychiatrie, Psychotherapie und Nervenheilkunde
DGPs	Deutsche Gesellschaft für Psychologie
DMtG	Deutsche musiktherapeutische Gesell-schaft e.V.
DPR	Deutscher Pflegerat
DVE	Deutscher Verband der Ergotherapeuten
DVSG	Deutsche Vereinigung für Sozialarbeit im Gesundheitswesen e.V.
GfH	Deutsche Gesellschaft für Human-genetik
GNP	Gesellschaft für Neuropsychologie
MAGDA e.V.	Multiprofessionelle ArbeitsGruppe Demenz-Ambulanzen
ZVK	Deutscher Verband für Physiotherapie – Zentralverband der Physiotherapeu-ten/Krankengymnasten e.V.

S3-Leitlinie »Demenzen« (in Langversion und Kurzversion)

Die vorliegende Leitlinie »Demenzen« wird gemeinsam herausgegeben von den Fachgesellschaften
- Deutsche Gesellschaft für Psychiatrie, Psychotherapie und Nervenheilkunde (DGPPN)
- Deutsche Gesellschaft für Neurologie (DGN)

In Zusammenarbeit mit
- Deutsche Alzheimer Gesellschaft e.V. (DAlzG) – Selbsthilfe Demenz

Am Konsensusprozess beteiligte medizinisch-wissenschaftliche Fachgesellschaften, Berufsverbände und Organisationen:
- Deutsche Gesellschaft für Gerontopsychiatrie und Gerontopsychotherapie (DGGPP)
- Deutsche Gesellschaft für Geriatrie e.V. (DGG)
- Deutsche Gesellschaft für Gerontologie und Geriatrie (DGGG)
- Deutsche Gesellschaft für Liquordiagnostik und klinische Neurochemie (DGLN)
- Deutsche Gesellschaft für Nuklearmedizin (DGN)
- Deutsche Gesellschaft für Humangenetik (GfH)
- Deutsche Gesellschaft für klinische Neurophysiologie (DGKN)
- Deutsche Gesellschaft für Psychologie (DGPs)
- Gesellschaft für Neuropsychologie (GNP)
- Berufsverband deutscher Nervenärzte (BVDN)
- Berufsverband deutscher Neurologen (BDN)
- Berufsverband deutscher Psychiater (BVDP)
- Bundesverband Geriatrie e.V. (BVG)
- Berufsverband Deutscher Humangenetiker e.V. (BVDH)
- Multiprofessionelle ArbeitsGruppe Demenz-Ambulanzen (MAGDA e.V.)
- Deutscher Verband der Ergotherapeuten (DVE)

- Deutscher Verband für Physiotherapie – Zentralverband der Physiotherapeuten/Krankengymnasten e. V (ZVK)
- Deutscher Bundesverband für Logopädie (dbl e.V.)
- Deutsche musiktherapeutische Gesellschaft e.V. (DMtG)
- Deutscher Fachverband für Kunst- und Gestaltungstherapie (DFKGT)
- Deutscher Berufsverband für soziale Arbeit (DBSH)
- Deutsche Vereinigung für Sozialarbeit im Gesundheitswesen e.V. (DVSG)
- Bundesfachvereinigung Leitender Krankenpflegepersonen der Psychiatrie e.V. (BFLK)
- Deutscher Berufsverband für Pflegeberufe e.V. (DBfK)
- Deutscher Pflegerat (DPR)

Sprecher der Steuerungsgruppe:
- **Prof. Dr. Günther Deuschl, Deutsche Gesellschaft für Neurologie (DGN)**
- **Prof. Dr. Wolfgang Maier, Deutsche Gesellschaft für Psychiatrie, Psychotherapie und Nervenheilkunde (DGPPN)**

Schreibkomitee:
Priv.-Doz. Dr. Frank Jessen (DGPPN)
Klinik für Psychiatrie und Psychotherapie
Dr. Annika Spottke (DGN)
Klinik für Neurologie
Rheinische Friedrich-Wilhelms-Universität Bonn
Sigmund-Freud-Straße 25
53105 Bonn

Leitliniensynopse zur S3-Leitlinie »Demenzen« (November 2009)

Autoren

Dr. med. Annika Spottke, Priv.-Doz. Dr. med. Frank Jessen, Prof. Dr. med. Günther Deuschl, Prof. Dr. med. Wolfgang Maier

Mitherausgebende Fachgesellschaften, Berufsverbände und Organisationen

Deutsche Gesellschaft für Gerontopsychiatrie und Gerontopsychotherapie (DGGPP)

Deutsche Gesellschaft für Geriatrie e.V. (DGG)

Deutsche Gesellschaft für Gerontologie und Geriatrie (DGGG)

Deutsche Gesellschaft für Liquordiagnostik und klinische Neurochemie (DGLN)

Deutsche Gesellschaft für Nuklearmedizin (DGN)

Deutsche Gesellschaft für Humangenetik (GfH)

Deutsche Gesellschaft für klinische Neurophysiologie (DGKN)

Deutsche Gesellschaft für Psychologie (DGPs)

Gesellschaft für Neuropsychologie (GNP)

Berufsverband deutscher Nervenärzte (BVDN)

Berufsverband deutscher Neurologen (BDN)

Berufsverband deutscher Psychiater (BVDP)

Bundesverband Geriatrie e.V. (BVG)

Berufsverband Deutscher Humangenetiker e.V. (BVDH)

Multiprofessionelle ArbeitsGruppe Demenz-Ambulanzen (MAGDA e.V.)

Deutscher Verband der Ergotherapeuten (DVE)

Deutscher Verband für Physiotherapie – Zentralverband der Physiotherapeuten/Krankengymnasten e.V. (ZVK)

Deutscher Bundesverband für Logopädie (dbl e.V.)

Deutsche musiktherapeutische Gesellschaft e.V. (DMtG)

Deutscher Fachverband für Kunst- und Gestaltungstherapie (DFKGT)

Deutscher Berufsverband für soziale Arbeit (DBSH)

Deutsche Vereinigung für Sozialarbeit im Gesundheitswesen e.V. (DVSG)

Bundesfachvereinigung Leitender Krankenpflegepersonen der Psychiatrie e.V. (BFLK)

Deutscher Berufsverband für Pflegeberufe e.V. (DBfK)

Deutscher Pflegerat (DPR)

Methodenreport und Evidenztabellen zur S3-Leitlinie »Demenzen«* (November 2009)

Autoren

Priv.-Doz. Dr. med. Frank Jessen, Dr. med. Annika Spottke, Prof. Dr. med. Ina Kopp, Prof. Dr. med. Wolfgang Maier, Prof. Dr. med. Günther Deuschl

Mitherausgebende Fachgesellschaften, Berufsverbände und Organisationen

Deutsche Gesellschaft für Gerontopsychiatrie und Gerontopsychotherapie (DGGPP)

Deutsche Gesellschaft für Geriatrie e.V. (DGG)

Deutsche Gesellschaft für Gerontologie und Geriatrie (DGGG)

Deutsche Gesellschaft für Liquordiagnostik und klinische Neurochemie (DGLN)

Deutsche Gesellschaft für Nuklearmedizin (DGN)

Deutsche Gesellschaft für Humangenetik (GfH)

Deutsche Gesellschaft für klinische Neurophysiologie (DGKN)

Deutsche Gesellschaft für Psychologie (DGPs)

Gesellschaft für Neuropsychologie (GNP)

Berufsverband deutscher Nervenärzte (BVDN)

Berufsverband deutscher Neurologen (BDN)

Berufsverband deutscher Psychiater (BVDP)

Bundesverband Geriatrie e.V. (BVG)

Berufsverband Deutscher Humangenetiker e.V. (BVDH)

Multiprofessionelle ArbeitsGruppe Demenz-Ambulanzen (MAGDA e.V.)

Deutscher Verband der Ergotherapeuten (DVE)

Deutscher Verband für Physiotherapie – Zentralverband der Physiotherapeuten/Krankengymnasten e.V. (ZVK)

Deutscher Bundesverband für Logopädie (dbl e.V.)

Deutsche musiktherapeutische Gesellschaft e.V. (DMtG)

Deutscher Fachverband für Kunst- und Gestaltungstherapie (DFKGT)

Deutscher Berufsverband für soziale Arbeit (DBSH)

Deutsche Vereinigung für Sozialarbeit im Gesundheitswesen e.V. (DVSG)

Bundesfachvereinigung Leitender Krankenpflegepersonen der Psychiatrie e.V. (BFLK)

Deutscher Berufsverband für Pflegeberufe e.V. (DBfK)

Deutscher Pflegerat (DPR)

---

* s. S. 227ff.

1 Methodik der Leitlinienentwicklung (A)

1

1.1 Zielsetzung, Anwendungsbereich und Adressaten der Leitlinie (1)

Inhalt dieser evidenz- und konsensusbasierten Leitlinie sind Aussagen zu Prävention, Diagnostik und Therapie von Demenzerkrankungen sowie zur leichten kognitiven Störung.

Die Leitlinie bezieht sich auf die Alzheimer-Demenz, die vaskuläre Demenz, die gemischte Demenz, die frontotemporale Demenz, die Demenz bei Morbus Parkinson und die Lewy-Körperchen-Demenz. Seltene Formen der Demenz bei anderen Erkrankungen des Gehirns und Demenzsyndrome bei z. B. internistischen Erkrankungen sind nicht Thema dieser Leitlinie. Die Leitlinie umfasst Aussagen zu Kernsymptomen der Demenz inklusive psychischen und Verhaltenssymptomen. Sie umfasst keine Aussagen zu anderen Symptombereichen, die bei o. g. Erkrankungen relevant sein können (z. B. Behandlung der Bewegungsstörungen bei Morbus Parkinson, Behandlung und Prävention der zerebralen Ischämie bei der vaskulären Demenz). Hierzu wird auf die entsprechende jeweilige Leitlinie verwiesen.

Ziel ist es, den mit der Behandlung und Betreuung von Demenzkranken befassten Personen eine systematisch entwickelte Hilfe zur Entscheidungsfindung in Diagnostik, Therapie, Betreuung und Beratung zu bieten. Dazu gehören Ärzte, Psychologen, Ergotherapeuten, Physiotherapeuten, Musik-, Kunst- und Tanztherapeuten, Logopäden, Pflegekräfte und Sozialarbeiter. Der Schwerpunkt der Leitlinie liegt im medizinischen Bereich. Sie stellt keine vollständige Leitlinie aller Bereiche der Betreuung von Demenzkranken dar.

Darüber hinaus bietet die Leitlinie Informationen für Erkrankte und Angehörige und für alle anderen Personen, die mit Demenzkranken umgehen, sowie für Entscheidungsträger im Gesundheitswesen.

Grundlagen der Leitlinie sind die vorhandene wissenschaftliche Evidenz sowie ein strukturierter Konsensusprozess aller beteiligten Gruppen. Sie soll somit den aktuellen konsentierten Standard zu Diagnostik, Therapie, Betreuung und Beratung von Demenzkranken und Angehörigen darstellen.

Durch die Empfehlungen soll die Qualität der Behandlung und Betreuung von Erkrankten und Angehörigen verbessert werden (Qualitätssicherung). Die Anwendung wirksamer und hilfreicher Verfahren soll gestärkt werden. Gleichzeitig werden bei einzelnen Verfahren bei Hinweisen auf fehlende Wirksamkeit Empfehlungen gegen eine Anwendung gegeben.

Wissenschaftlich basierte Evidenz bezieht sich auf die Untersuchung von Gruppen mit statistischen Ver-

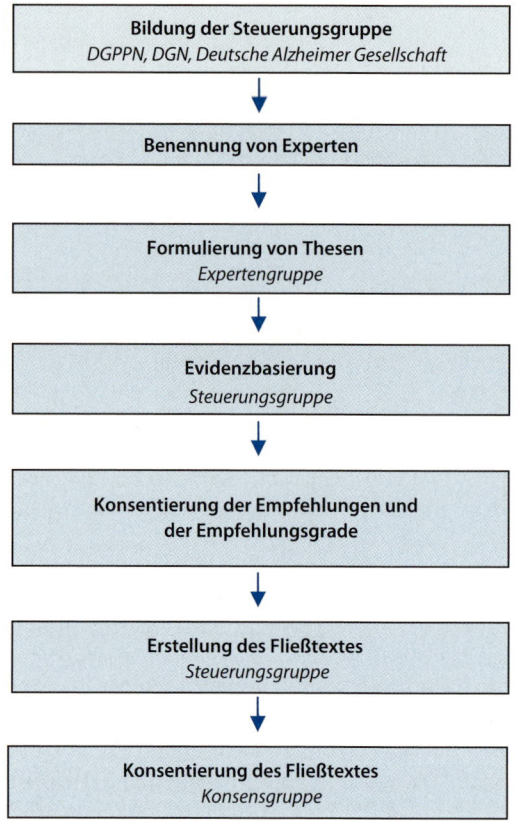

◻ Abb. 1.1. Ablauf des Leitlinienentwicklungsprozesses

gleichen von Effekten. Aussagen, die auf solchen Studien basieren, sind individueller subjektiver Behandlungserfahrung und Expertenmeinungen überlegen. Gleichzeitig treffen aber die in Gruppenuntersuchungen gezeigten Effekte nicht immer auf jeden individuell Betroffenen zu. Anzumerken ist, dass die verfügbare Evidenz hoher Qualität für verschiedene Kernbereiche sehr variabel ist (z. B. pharmakologische Behandlung vs. psychosoziale Interventionen) und somit Empfehlungen zu wesentlichen Bereichen mit unterschiedlichem Evidenzgrad unterlegt sind. Hierbei wird auch der noch erhebliche Forschungsbedarf zu vielen Themen dieser Leitlinie deutlich.

Die S3-Leitlinie »Demenzen« ist, wie alle anderen Leitlinien auch, keine Richtlinie und entbindet Personen, die in der Behandlung und Betreuung von Demenzkranken tätig sind, nicht davon, Entscheidungen unter Berücksichtigung der Umstände des individuell Betroffenen zu treffen. Umstände, die die Anwendung von Verfahren im Einzelfall modifizieren können, sind u.a. Nutzen-Risiko-Abwägungen, die Verfügbarkeit von Verfahren und Kostenabwägungen. Auch garantiert die Anwendung der vorliegenden Leitlinien-empfehlungen nicht die erfolgreiche Betreuung und Behandlung von Demenzkranken.

1.1.1 Entwicklungsprozess der Leitlinie

Die Leitlinie wurde unter Federführung der Deutschen Gesellschaft für Psychiatrie, Psychotherapie und Nervenheilkunde (DGPPN) und der Deutschen Gesellschaft für Neurologie (DGN) mit zentraler Einbindung der Deutschen Alzheimer Gesellschaft e.V.-Selbsthilfe Demenz erstellt. Das Verfahren folgte den Vorgaben der Arbeitsgemeinschaft Wissenschaftlicher Fachgesellschaften (AWMF) zur Entwicklung einer S3-Leitlinie und den Anforderungen des Deutschen Instruments zur methodischen Leitlinien-Bewertung DELBI (www.delbi.de).

Durch die DGPPN und DGN wurde mit Einbindung der Deutschen Alzheimer Gesellschaft zunächst eine Steuerungsgruppe benannt. Diese Steuerungsgruppe strukturierte den gesamten Entwicklungsprozess. Durch die Steuerungsgruppe wurden Experten benannt, die einzelne Thesen zu Teilbereichen formulierten. Die Steuerungsgruppe überprüfte die Evidenz für die jeweiligen Thesen und erarbeitete daraus Vorschläge für die Leitlinienempfehlungen. In insgesamt vier Treffen wurden in einem formalisierten Konsensusverfahren (Nominaler Gruppenprozess) unter der Moderation der AWMF (Frau Prof. Dr. Ina Kopp) die Empfehlungen, inklusive der Empfehlungsgrade, durch alle am Konsensusprozess Beteiligten diskutiert und konsentiert. Im formalisierten Konsensusverfahren waren alle unter der Konsensusgruppe genannten Fachgesellschaften, Verbände und Organisationen mit jeweils einer Stimme abstimmungsberechtigt. Abschließend wurde der Fließtext von allen Teilnehmern des Konsensusprozesses in einem schriftlichen Verfahren konsentiert und durch die Vorstände verabschiedet. ◻ Abb. 1.1 zeigt schematisch den Ablauf des Entwicklungsprozesses. Die Details der einzelnen Schritte sind im Leitlinien-Methodenreport dargelegt.

1.2 Leitliniengruppe (2)

Die Leitliniengruppe wurde multidisziplinär unter Beteiligung von Patienten- und Angehörigenvertretern zusammengesetzt (s. unten).

1.2.1 Zusammensetzung der Leitliniengruppe

Leitlinien-Steuergruppe	
Vorsitzende/Koordinatoren	
Prof. Dr. Günther Deuschl	Deutsche Gesellschaft für Neurologie (DGN)
Prof. Dr. Wolfgang Maier	Deutsche Gesellschaft für Psychiatrie, Psychotherapie und Nervenheilkunde (DGPPN)
Mitglieder der Steuergruppe	
Prof. Dr. Richard Dodel	Deutsche Gesellschaft für Neurologie (DGN)
Prof. Dr. Klaus Fassbender	Deutsche Gesellschaft für Neurologie (DGN)
Prof. Dr. Lutz Frölich	Deutsche Gesellschaft für Psychiatrie, Psychotherapie und Nervenheilkunde (DGPPN)
Prof. Dr. Michael Hüll	Deutsche Gesellschaft für Psychiatrie, Psychotherapie und Nervenheilkunde (DGPPN)
Sabine Jansen	Deutsche Alzheimer Gesellschaft e.V. - Selbsthilfe Demenz
PD Dr. Frank Jessen	Deutsche Gesellschaft für Psychiatrie, Psychotherapie und Nervenheilkunde (DGPPN)
Prof. Dr. Klaus Schmidtke	Deutsche Gesellschaft für Neurologie (DGN)
Leitlinienkoordination und Projektmanagement	
PD Dr. Frank Jessen	Deutsche Gesellschaft für Psychiatrie, Psychotherapie und Nervenheilkunde (DGPPN)
Dr. Annika Spottke ▼	Deutsche Gesellschaft für Neurologie (DGN)

1

Leitlinien-Steuergruppe (Fortsetzung)

Methodische Beratung/Moderation des Konsensusprozesses

Prof. Dr. Ina Kopp	Arbeitsgemeinschaft der Wissenschaftlichen Medizinischen Fachgesellschaften e.V. (AWMF)

Expertengruppe (mit für den Konsens relevanter Affiliation)

Prof. Dr. Pasquale Calabrese	Multiprofessionelle ArbeitsGruppe Demenz-Ambulanzen (MAGDA e.V)
Prof. Dr. Hans-Christoph Diener	Berufsverband deutscher Neurologen (BDN)
Prof. Dr. Jürgen Fritze	Deutsche Gesellschaft für Psychiatrie, Psychotherapie und Nervenheilkunde (DGPPN)
Prof. Dr. Thomas Gasser	Deutsche Gesellschaft für Neurogenetik (DGNG)
Prof. Dr. Hermann-Josef Gertz	Deutsche Gesellschaft für Psychiatrie, Psychotherapie und Nervenheilkunde (DGPPN)
Prof. Dr. Hans Gutzmann	Deutsche Gesellschaft für Gerontopsychiatrie und Gerontopsychotherapie (DGGPP)
Prof. Dr. Gerhard Hamann	Deutsche Gesellschaft für Neurologie (DGN)
Prof. Dr. Harald Hampel	Deutsche Gesellschaft für Psychiatrie, Psychotherapie und Nervenheilkunde (DGPPN)
Prof. Dr. Hans-Jochen Heinze	Deutsche Gesellschaft für Neurologie (DGN)
Prof. Dr. Michael Heneka	Deutsche Gesellschaft für Neurologie (DGN)
Prof. Dr. Isabella Heuser	Deutsche Gesellschaft für Psychiatrie, Psychotherapie und Nervenheilkunde (DGPPN)
PD Dr. Werner Hofmann	Deutsche Gesellschaft für Geriatrie (DGG)
Prof. Dr. Ralf Ihl	Deutsche Gesellschaft für Psychiatrie, Psychotherapie und Nervenheilkunde (DGPPN)
Prof. Dr. Johannes Kornhuber	Deutsche Gesellschaft für Psychiatrie, Psychotherapie und Nervenheilkunde (DGPPN)
Prof. Dr. Alexander Kurz	Deutsche Gesellschaft für Psychiatrie, Psychotherapie und Nervenheilkunde (DGPPN)
Prof. Dr. med. Dipl.-Psych. Christoph Lang	Deutsche Gesellschaft für Neurologie (DGN)
Prof. Dr. Rüdiger Mielke	Deutsche Gesellschaft für Neurologie (DGN)
Prof. Dr. Hans-Georg Nehen	
Prof. Dr. Wolfgang Oertel	Deutsche Gesellschaft für Neurologie (DGN)
Prof. Dr. Markus Otto	Deutsche Gesellschaft für Neurologie (DGN)
	Deutsche Gesellschaft für Liquordiagnostik und klinische Neurochemie (DGLN)
Prof. Dr. Johannes Pantel	Deutsche Gesellschaft für Psychiatrie, Psychotherapie und Nervenheilkunde (DGPPN)
Prof. Dr. Heinz Reichmann	Deutsche Gesellschaft für Neurologie (DGN)
Prof. Dr. med. Dipl-Phys. Matthias Riepe	Deutsche Gesellschaft für Psychiatrie, Psychotherapie und Nervenheilkunde (DGPPN)
Dr. Barbara Romero	
Prof. Dr. Johannes Schröder	Deutsche Gesellschaft für Psychiatrie, Psychotherapie und Nervenheilkunde (DGPPN)
Prof. Dr. Jörg Schulz	Deutsche Gesellschaft für Neurologie (DGN)
Prof. Dr. Christine A.F. von Arnim	Deutsche Gesellschaft für Neurologie (DGN)
Prof. Dr. Claus-W. Wallesch	Deutsche Gesellschaft für Neurologie (DGN)
Prof. Dr. Markus Weih	Deutsche Gesellschaft für Psychiatrie, Psychotherapie und Nervenheilkunde (DGPPN)
Prof. Dr. Jens Wiltfang	Deutsche Gesellschaft für Psychiatrie, Psychotherapie und Nervenheilkunde (DGPPN)
	Deutsche Gesellschaft für Liquordiagnostik und klinische Neurochemie (DGLN)

▼

Leitlinien-Steuergruppe (Fortsetzung)

Konsensusgruppe (in alphabetischer Reihenfolge)

s. Vertreter der DGN der Expertengruppe	Deutsche Gesellschaft für Neurologie (DGN)
s. Vertreter der DGPPN der Expertengruppe	Deutsche Gesellschaft für Psychiatrie, Psychotherapie und Nervenheilkunde (DGPPN)
sowie	
Prof. Dr. Elmar Gräßel	Deutsche Gesellschaft für Psychiatrie, Psychotherapie und Nervenheilkunde (DGPPN)
Dr. Oliver Peters	Deutsche Gesellschaft für Psychiatrie, Psychotherapie und Nervenheilkunde (DGPPN)
s. Vertreter der DGN der Expertengruppe	Berufsverband deutscher Neurologen (BDN)
Dr. Jens Bohlken	Berufsverband deutscher Nervenärzte (BVDN)
Torsten Bur	Deutscher Bundesverband für Logopädie (dbl e.V.)
Prof. Dr. Pasquale Calabrese	Multiprofessionelle ArbeitsGruppe Demenz-Ambulanzen (MAGDA e.V)
Beatrix Evers-Grewe	Deutsche musiktherapeutische Gesellschaft e.V. (DMtG)
PD Dr. Ulrich Finckh	Deutsche Gesellschaft für Humangenetik (GfH)
Dr. Simon Forstmeier	Deutsche Gesellschaft für Psychologie (DGPs)
Michael Ganß	Deutscher Fachverband für Kunst- und Gestaltungstherapie (DFKGT)
Sabine George	Deutscher Verband der Ergotherapeuten (DVE)
Dr. Manfred Gogol	Deutsche Gesellschaft für Gerontologie und Geriatrie (DGGG)
Carola Gospodarek	Deutscher Verband für Physiotherapie – Zentralverband der Physiotherapeuten/Krankengymnasten e. V (ZVK)
Hildegard Hegeler	Deutschen Vereinigung für Sozialarbeit im Gesundheitswesen e.V. (DVSG)
Prof. Dr. Helmut Hildebrandt	Gesellschaft für Neuropsychologie (GNP)
PD Dr. Werner Hoffmann	Deutsche Gesellschaft für Geriatrie e.V. (DGG)
Prof. Dr. Thomas Jahn	Gesellschaft für Neuropsychologie (GNP)
Sabine Jansen	Deutsche Alzheimer Gesellschaft e.V. - Selbsthilfe Demenz (DALZG)
Claudia Keller	Deutscher Berufsverband für Pflegeberufe e.V. (DBfK)
Dr. Manfred Koller	Deutsche Gesellschaft für Gerontopsychiatrie und Gerontopsychotherapie (DGGPP)
Heinz Lepper	Deutscher Pflegerat (DPR)
	Bundesfachvereinigung Leitender Pflegepersonen der Psychiatrie (BFLK)
Prof. Dr. Andreas Märcker	Deutsche Gesellschaft für Psychologie (DGPs)
PD Dr. Moritz Meins	Berufsverband deutscher Humangenetiker (BVDH)
PD Dr. Berit Mollenhauer	Deutsche Gesellschaft für klinische Neurophysiologie (DGKN)
Carmen Mothes-Weiher	Deutscher Berufsverband für soziale Arbeit (DBSH)
Dorothea Muthesius	Deutsche musiktherapeutische Gesellschaft e.V. (DMtG)
Prof. Dr. Markus Otto	Deutsche Gesellschaft für Liquordiagnostik und klinische Neurochemie (DGLN)
Prof. Dr. Walter Paulus	Deutsche Gesellschaft für klinische Neurophysiologie (DGKN)
Prof. Dr. Mathias Schreckenberg	Deutsche Gesellschaft für Nuklearmedizin (DGN)
Dr. Roland Urban	Berufsverband deutscher Psychiater (BVDP)
Dr. Dieter Varwig	Bundesverband Geriatrie e.V. (BVG)

Konsentierung und Kommentierung durch Verbände und Gesellschaften, die an den Konsensrunden nicht aktiv teilgenommen haben:

Christina Kaleve	Deutscher Berufsverband für Altenpflege e.V. (DBVA)
Prof. Dr. Thomas Gasser	Deutsche Gesellschaft für Neurogenetik (DGNG)
Kommentiert durch die	Deutsche Gesellschaft für Pflegewissenschaften (DGP)

1

1.3   Methoden der Leitlinien-erstellung (3)

1.3.1   Recherche, Auswahl und Bewertung von Quellen (Evidenzbasierung)

1.3.1.1 Leitlinienadaptation

Es liegen zahlreiche internationale Leitlinien zum Thema Demenz vor. Die vorhandenen Leitlinien wurden systematisch mit dem Deutschen Instrument zur methodischen Leitlinien-Bewertung (DELBI, Fassung 2005/2006, AWMF, AZQ, 2005) bewertet. Aktuelle Leitlinien, die einen hohen methodischen Standard haben, wurden als primäre Evidenzgrundlage verwendet. Dazu wurde zu den initial von der Expertengruppe formulierten Thesen eine Leitliniensynopse erstellt. Die Leitliniensynopse beinhaltet die vergleichende Gegenüberstellung der Empfehlungen aus den einzelnen Leitlinien, verknüpft mit der zugrunde liegenden wissenschaftlichen Literatur und deren Bewertung (Evidenzstärke). Empfehlungen, die auf diesen Quellen beruhen, sind mit dem Begriff »Leitlinienadaptation« gekennzeichnet.

Die Recherchestrategie, die der Leitlinienauswahl zugrunde liegt, Einzelheiten des DELBI-Bewertungsverfahrens und die Leitliniensynopse sind im Leitlinien-Methodenreport dargestellt.

Die Leitlinie des »National Institute for Health and Clinical Excellence« und des »Social Care Institute for Excellence« (NICE-SCIE)[1] sowie die Leitlinien des »Scottish Intercollegiate Guidelines Network« (SIGN)[2] erreichten die höchsten DELBI-Bewertungen und wurden daher als primäre Quell-Leitlinien ausgewählt.

1.3.1.2 Primäre Literaturrecherche

Für Thesen, die nicht ausreichend in existierenden Leitlinien behandelt sind, wurden eigene systematische Evidenzrecherchen durchgeführt. Diese erfolgte in der Medline (Pubmed) und der Cochrane Library (zuletzt 10/09). Es wurden nur RCTs oder systematische Reviews, inklusive Meta-Analysen, berücksichtigt. Zur Bewertung der Evidenz wurden die Checklisten des Scottish Intercollegiate Guidelines Network (SIGN) verwendet[3]. Die Recherchestrategie inklusive Suchergebnissen, die Vorgehensweise bei der Bewertung der Literatur und Darstellung der Ergebnisse in Form von Evidenztabellen finden sich im Leitlinien-Methodenreport.

1.3.2   Graduierung der Evidenz

Grundlage zur Evidenzdarlegung ist die Klassifikation der britischen Guideline NICE SCIE in der Modifikation, die in der Quell-Leitlinie verwendet wurde[1] (◘ Tab. 1.1 und ◘ Tab. 1.2).

◘ **Tab. 1.1.** Evidenzgraduierung: Studien zu diagnostischen Interventionen

Ia	Evidenz aus einem systematischen Review guter Diagnosestudien vom Typ Ib
Ib	Evidenz aus mindestens einer Studie an einer Stichprobe der Zielpopulation, bei der bei allen Patienten der Referenztest unabhängig, blind und objektiv eingesetzt wurde
II	Evidenz aus einem systematischen Review von Diagnosestudien vom Typ II oder mindestens eine, bei der an einer selektierten Stichprobe der Zielpopulation der Referenztest unabhängig, blind und unabhängig eingesetzt wurde
III	Evidenz aus einem systematischen Review von Diagnosestudien vom Typ III oder mindestens eine, bei der der Referenztest nicht bei allen Personen eingesetzt wurde
IV	Evidenz aus Berichten von Expertenkomitees oder Expertenmeinung und/oder klinische Erfahrung anerkannter Autoritäten

◘ **Tab. 1.2.** Evidenzgraduierung: Studien zu therapeutischen Interventionen

Ia	Evidenz aus einer Meta-Analyse von mindestens drei randomisierten kontrollierten Studien (randomized controlled trials, RCTs)
Ib	Evidenz aus mindestens einer randomisiert kontrollierten Studie oder einer Meta-Analyse von weniger als drei RCTs
IIa	Evidenz aus zumindest einer methodisch guten, kontrollierten Studie ohne Randomisierung
IIb	Evidenz aus zumindest einer methodisch guten, quasi-experimentellen deskriptiven Studie
III	Evidenz aus methodisch guten, nichtexperimentellen Beobachtungsstudien, wie z. B. Vergleichsstudien, Korrelationsstudien und Fallstudien
IV	Evidenz aus Berichten von Expertenkomitees oder Expertenmeinung und/oder klinische Erfahrung anerkannter Autoritäten

1.3.2.1 Sensitivität, Spezifität

Zu Diagnostikstudien werden, falls möglich, Sensitivität und Spezifität angegeben. Positive und negative prädiktive Wertigkeit werden im Regelfall nicht angegeben, da diese Kennwerte von der Prävalenz der Erkrankung im jeweiligen Setting abhängen und sich diese Leitlinie nicht auf ein spezifisches Setting bezieht.

1.3.2.2 Wirksamkeit, Wirkung, Nutzen, Effektstärke:

Der Begriff der Wirksamkeit wird entsprechend dem Arzneimittelgesetz in der Leitlinie für die Überlegenheit eines Verfahrens in einer plazebo-kontrollierten randomisierten Studie (randomized controlled trial, RCT) verwendet.

Der Begriff Wirkung bezieht sich auf Hinweise für Überlegenheit eines Verfahrens aus nicht plazebokontrollierten Studien.

Der Nutzen eines Verfahrens, wie er z. B. vom Institut für Qualität und Wirtschaftlichkeit im Gesundheitswesen (IQWiG) bewertet wird, beschreibt die patientenbezogene Relevanz zusätzlich zu dem statistischen Effekt.

Die Effektstärken werden in der Leitlinie angegeben, wenn sie aus Meta-Analysen oder Originalarbeiten angegeben oder zu berechnen sind. Sie werden in Cohen's d ausgedrückt. Dieses Maß ist die normierte Differenz der Mittelwerte einer Zielgröße zwischen Gruppen, die jeweils eine unterschiedliche Behandlung oder Intervention erhalten; dabei erfolgt die Normierung der Differenzen durch die Standardabweichungen der untersuchten Gruppen. Cohen's d drückt damit die erreichte standardisierte Mittelwertdifferenz einer Intervention im Vergleich zu einer Kontrollbedingung aus. Die Beurteilung eines Effektes in dieser Art eignet sich zur Beschreibung von Effekten, die auf kontinuierlichen Skalen abgebildet werden (z. B. kognitive Leistung, Alltagsfunktionen). Nach Konvention gelten folgende Bewertungen von Effekten:

d = 0,2: kleiner Effekt; d = 0,5: mittlerer Effekt; d = 0,8: großer Effekt

Cohen's d kann über Studien, die verschiedene Skalen verwenden, berechnet werden.

Viele Meta-Analysen des Cochrane-Instituts, u. a. zu Antidementiva, werden über Studien durchgeführt, die die identischen Skalen als Zielkriterium verwenden. In diesem Fall wird die Effektstärke als gewichtete Mittelwertdifferenz (»weighted mean difference«) ausgedrückt. Die Wichtung einzelner Studien der Meta-Analyse bezieht sich auf die Größe der jeweiligen Fallzahl der einzelnen Studien. Eine Standardisierung durch Division durch die Standardabweichung findet nicht statt.

Die »Number Needed to Treat« (NNT) ist ebenfalls ein Effektstärkemaß, das sich allerdings auf dichotome Ereignisse bezieht (z. B. zerebrovaskuläres Ereignis ja/nein). Die NNT kann in diesem Fall beschreiben, wie viele Personen behandelt werden müssen, um dieses Ereignis zu verhindern. Da als wesentliche Zielgrößen in Studien zur Demenz kontinuierliche Skalen und nicht ja/nein-Ergebnisse verwendet werden, werden in dieser Leitlinie zu Antidementiva keine NNT-Angaben gemacht.

1.3.3 Graduierung der Empfehlungen

Bei den Empfehlungen wird zwischen drei Empfehlungsgraden unterschieden, deren unterschiedliche Qualität bzw. Härte durch die Formulierung (»soll«, »sollte«, »kann«) und Symbole (A, B, C) ausgedrückt wird.

Zusätzlich werden Behandlungsempfehlungen ausgesprochen, die der guten klinischen Praxis entsprechen und im Expertenkonsens ohne formalisierte Evidenzbasierung konsentiert wurden. Solche Empfehlungen sind als »Good Clinical Practice Point« (GCP) gekennzeichnet.

Die Empfehlungsgrade stehen zu den Evidenzgraden in Beziehung (☐ Tab. 1.3).

Grundlage der Empfehlungsgrade ist die vorhandene Evidenz für den Effekt eines Verfahrens. Zusätzlich wurden bei der Vergabe der Empfehlungsgrade neben der Evidenz auch klinische Aspekte berücksichtigt, insbesondere:

- Relevanz der Effektivitätsmaße der Studien
- Relevanz der Effektstärken
- Anwendbarkeit der Studienergebnisse auf die Patientenzielgruppe
- Einschätzung der Relevanz des Effekts im klinischen Einsatz

Entsprechend dieser Konsensusaspekte konnte eine Auf- oder eine Abwertung des Empfehlungsgrades gegenüber der Evidenzebene erfolgen.

Alle Empfehlungen und Empfehlungsgrade dieser Leitlinie wurden in einem formalisierten Konsensusverfahren (Nominaler Gruppenprozess) verabschiedet. Verfahren und Abstimmungsergebnisse des Konsensusverfahrens sind im Leitlinien-Methodenreport ausführlich dargelegt.

1

◼ **Tab. 1.3.** Empfehlungsgrade

A	»Soll«-Empfehlung: Zumindest eine randomisierte kontrollierte Studie von insgesamt guter Qualität und Konsistenz, die sich direkt auf die jeweilige Empfehlung bezieht und nicht extrapoliert wurde (Evidenzebenen Ia und Ib)
B	»Sollte«-Empfehlung: Gut durchgeführte klinische Studien, aber keine randomisierten klinischen Studien, mit direktem Bezug zur Empfehlung (Evidenzebenen II oder III) oder Extrapolation von Evidenzebene I, falls der Bezug zur spezifischen Fragestellung fehlt
C	»Kann«-Empfehlung: Berichte von Expertenkreisen oder Expertenmeinung und/oder klinische Erfahrung anerkannter Autoritäten (Evidenzkategorie IV) oder Extrapolation von Evidenzebene IIa, IIb oder III. Diese Einstufung zeigt an, dass direkt anwendbare klinische Studien von guter Qualität nicht vorhanden oder nicht verfügbar waren
GCP	»Good Clinical Practice«: Empfohlen als gute klinische Praxis (»Good Clinical Practice Point«) im Konsens und aufgrund der klinischen Erfahrung der Mitglieder der Leitliniengruppe als ein Standard in der Behandlung, bei dem keine experimentelle wissenschaftliche Erforschung möglich oder angestrebt ist

1.4   Interessenkonflikte (4)

Alle Mitglieder der Steuerungsgruppe, der Expertengruppe und der Teilnehmer an der Konsensusgruppe legten potenzielle Interessenskonflikte anhand eines Formblatts dar (▸ Leitlinien-Methodenreport). Vertreter der pharmazeutischen Industrie waren an der Erstellung der Leitlinie nicht beteiligt.

1.5   Gültigkeitsdauer der Leitlinie (5)

Die Gültigkeitsdauer der Leitlinie ist zwei Jahre ab Zeitpunkt der Veröffentlichung. Eine Aktualisierung wird von Mitgliedern der Steuerungsgruppe koordiniert.

1.6   Finanzierung der Leitlinie (6)

Die Finanzierung der Leitlinienerstellung erfolgte zu gleichen Teilen aus Mitteln der DGPPN und der DGN. Die Expertenarbeit erfolgte ehrenamtlich ohne Honorar.

2 S3-Leitlinie »Demenzen« – Langversion (B)

2.1 Allgemeine Grundlagen (1)

Demenzerkrankungen sind definiert durch den Abbau und Verlust kognitiver Funktionen und Alltagskompetenzen. Bei den zumeist progressiven Verläufen kommt es u. a. zu Beeinträchtigungen der zeitlich-örtlichen Orientierung, der Kommunikationsfähigkeit, der autobiographischen Identität und von Persönlichkeitsmerkmalen. Häufig ist das schwere Stadium der Demenz durch vollständige Hilflosigkeit und Abhängigkeit von der Umwelt charakterisiert. Demenzerkrankte haben zusätzlich ein erhöhtes Morbiditätsrisiko für andere Erkrankungen und eine verkürzte Lebenserwartung. Aufgrund dieser Charakteristik sind Demenzen als schwere Erkrankungen zu verstehen, die in hohem Maße mit Ängsten bezüglich der Erkrankung bei Betroffenen und Angehörigen assoziiert sind.

Für Angehörige entsteht eine hohe emotionale Belastung durch die Veränderung der Kranken und das Auftreten von psychischen und Verhaltenssymptomen sowie durch soziale Isolation. Physische Belastung der Angehörigen entsteht durch körperliche Pflege und z. B. als Folge von Störungen des Tag-Nacht-Rhythmus des Erkrankten. Pflegende Angehörige von Demenzkranken haben ein erhöhtes Risiko für psychische und körperliche Erkrankungen.

Tätige im medizinischen, therapeutischen, beratenden oder pflegerischen Umfeld von Demenzkranken sind oft unsicher in Fragen zum Umgang mit Erkrankten und Angehörigen oder in Bezug auf den Einsatz sinnvoller Maßnahmen. Dies kann dazu führen, dass die Diagnose einer Demenz nicht oder falsch gestellt wird und dass Therapie und Hilfe Erkrankten und Angehörigen nicht zukommen.

Für die Gesellschaft stellt sich aufgrund der demographischen Entwicklung zunehmend die Frage nach der Verteilung von Ressourcen. Da Demenzerkrankungen im höheren Lebensalter auftreten und bisher stark wirksame Behandlungsverfahren nicht zur Verfügung stehen, sind die Betroffenen in besonderem Maße von Ressourcenverknappungen bedroht. Vor diesem Hintergrund bietet diese Leitlinie allen, die in verschiedenen Zusammenhängen mit Demenzerkrankten befasst sind, evidenzbasierte und konsentierte Handlungsempfehlungen an.

2.1.1 Diagnostische Kategorien

Diese Leitlinie bezieht sich auf die häufigen primären Formen der Demenz. Seltene Demenzursachen im Rahmen von Erkrankungen des Gehirns oder bei z. B. internistischen Erkrankungen sind nicht Gegenstand dieser Leitlinie.

2.1.1.1 Syndromdefinition Demenz

Der Begriff Demenz bezeichnet ein klinisches Syndrom. In der vorliegenden Leitlinie wird die Definition der Demenz nach ICD-10[4] zugrunde gelegt.

ICD-10-Definition: Demenz (ICD-10-Kode: F00–F03) ist ein Syndrom als Folge einer meist chronischen oder fortschreitenden Krankheit des Gehirns mit Störung vieler höherer kortikaler Funktionen, einschließlich Gedächtnis, Denken, Orientierung, Auffassung, Rechnen, Lernfähigkeit, Sprache, Sprechen und Urteilsvermögen im Sinne der Fähigkeit zur Entscheidung. Das Bewusstsein ist nicht getrübt. Für die Diagnose einer Demenz müssen die Symptome nach ICD über mindestens 6 Monate bestanden haben. Die Sinne (Sinnesorgane, Wahrnehmung) funktionieren im für die Person üblichen Rahmen. Gewöhnlich begleiten Veränderungen der emotionalen Kontrolle, des Sozialverhaltens oder der Motivation die kognitiven Beeinträchtigungen; gelegentlich treten diese Syndrome auch eher auf. Sie kommen bei Alzheimer-Krankheit, Gefäßerkrankungen des Gehirns und anderen Zustandsbildern vor, die primär oder sekundär das Gehirn und die Neuronen betreffen.

2.1.1.2 Ätiologische Kategorien

Demenzen werden in ICD-10 anhand klinischer Symptomatik ätiologisch zugeordnet. Zusätzlich zu den ICD-10-Definitionen existieren für alle genannten Erkrankungen Kriterien, die sich aus der aktuellen Forschung ableiten und die einzelnen Syndrome detaillierter beschreiben. Entsprechende Kriteriensätze sind für alle Erkrankungen, die Gegenstand dieser Leitlinie sind, zusätzlich zu den ICD-10-Definitionen aufgeführt. Da aber die Kodierung im Gesundheitssystem in Deutschland die ICD-10-Kriterien verwendet, richtet sich diese Leitlinie nach dieser diagnostischen Einteilung.

2.1.1.2.1 Demenz bei Alzheimer-Krankheit

ICD-10-Definition: Die Alzheimer-Krankheit ist eine primär degenerative zerebrale Krankheit mit unbekannter Ätiologie und charakteristischen neuropathologischen und neurochemischen Merkmalen. Sie beginnt meist schleichend und entwickelt sich langsam, aber stetig über einen Zeitraum von mehreren Jahren.

F00.0*, G30.0* Demenz bei Alzheimer-Krankheit, mit frühem Beginn: Demenz bei Alzheimer-Krankheit mit Beginn vor dem 65. Lebensjahr. Der Verlauf weist eine vergleichsweise rasche Verschlechterung auf, es beste-

▼

hen deutliche und vielfältige Störungen der höheren kortikalen Funktionen.

F00.1*, G30.1* Demenz bei Alzheimer-Krankheit, mit spätem Beginn: Demenz bei Alzheimer-Krankheit mit Beginn ab dem 65. Lebensjahr, meist in den späten 70er Jahren oder danach, mit langsamer Progredienz und mit Gedächtnisstörungen als Hauptmerkmal.

F00.2*, G30.8* Demenz bei Alzheimer-Krankheit, atypische oder gemischte Form: Die gemischte Demenz subsumiert Patienten mit einer gemischten Alzheimer- und vaskulären Demenz.

F00.9*, G30.9* Demenz bei Alzheimer-Krankheit, nicht näher bezeichnet.

Anzumerken ist, dass die Differenzierung zwischen frühem und spätem Beginn bei der Demenz bei Alzheimer-Krankheit anhand neurobiologischer oder klinischer Charakteristika nach derzeitigem Wissen nicht sicher vorgenommen werden kann. Es ist derzeit kein prinzipieller Unterschied in der Pathophysiologie, in der Diagnostik oder Therapie zwischen beiden Formen bekannt. Eine Ausnahme im Sinne der Pathophysiologie bilden die genetischen autosomal-dominanten Varianten der Alzheimer-Krankheit, die häufig ein klinisches Auftreten vor dem 65. Lebensjahr zeigen (► auch 2.10).

In der wissenschaftlichen Literatur werden häufig die Kriterien der wahrscheinlichen und möglichen Alzheimer-Demenz des »National Institute of Neurological Disorders and Stroke« und der »Alzheimer's Disease and Related Disorders Association« (NINCDS-ADRDA) verwendet (◘ Tab. 2.1).

2.1.1.2.2 Vaskuläre Demenz

Der Begriff der vaskulären Demenz bezeichnet eine Demenz als Folge von vaskulär bedingter Schädigung des Gehirns. Unter diesem Begriff werden makro- wie mikrovaskuläre Erkrankungen zusammengefasst. In der ICD-10 werden folgende Definitionen und Unterteilungen vorgenommen:

F01.- Vaskuläre Demenz: Die vaskuläre Demenz ist das Ergebnis einer Infarzierung des Gehirns als Folge einer vaskulären Krankheit, einschließlich der zerebrovaskulären Hypertonie. Die Infarkte sind meist klein, kumulieren aber in ihrer Wirkung. Der Beginn liegt gewöhnlich im späteren Lebensalter.

F01.0 Vaskuläre Demenz mit akutem Beginn: Diese entwickelt sich meist sehr schnell nach einer Reihe von Schlaganfällen als Folge von zerebrovaskulärer Thrombose, Embolie oder Blutung. In seltenen Fällen kann eine einzige massive Infarzierung die Ursache sein.

◘ **Tab. 2.1.** Klinische Diagnosekriterien für die »wahrscheinliche« und »mögliche« Alzheimer-Demenz (AD) nach NINCDS-ADRDA[5]

I. WAHRSCHEINLICHE AD
Nachweis einer Demenz in einer klinischen Untersuchung unter Einbeziehung neuropsychologischer Testverfahren
Defizite in mindestens zwei kognitiven Bereichen
Progrediente Störungen des Gedächtnisses und anderer kognitiver Funktionen
Keine Bewusstseinsstörungen
Beginn zwischen dem 40. und 90. Lebensjahr, meistens nach dem 65. Lebensjahr
Kein Hinweis für andere ursächliche System- oder Hirnerkrankungen
II. Unterstützende Befunde für die Diagnose einer WAHRSCHEINLICHEN AD
Zunehmende Verschlechterung spezifischer kognitiver Funktionen, wie z. B. der Sprache (Aphasie), der Motorik (Apraxie) oder der Wahrnehmung (Agnosie)
Beeinträchtigung von Alltagsaktivitäten und Auftreten von Verhaltensänderungen
Familienanamnese ähnlicher Erkrankungen (insbesondere, wenn neuropathologisch gesichert) *Ergebnisse von Zusatzuntersuchungen:*
Hinweise auf eine – in Verlaufskontrollen zunehmende – zerebrale Atrophie in bildgebenden Verfahren
Normalbefund bzw. unspezifische Veränderungen im EEG
Unauffälliger Liquorbefund (bei Standardprozeduren)

▼

2

◻ **Tab. 2.1** (Fortsetzung)

III. Klinische Befunde, die nach Ausschluss anderer Ursachen für die demenzielle Entwicklung mit einer WAHRSCHEINLICHEN AD vereinbar sind
Vorübergehender Stillstand im Verlauf der Erkrankung
Begleitbeschwerden wie Depression, Schlaflosigkeit, Inkontinenz, Illusionen, Halluzinationen
Wahnvorstellungen, plötzliche aggressive Ausbrüche, sexuelle Dysfunktionen und Gewichtsverlust
Neurologische Auffälligkeiten (v.a. bei fortgeschrittener Erkrankung) wie erhöhter Muskeltonus, Myoklonien oder Gangstörungen
Epileptische Anfälle bei fortgeschrittener Erkrankung
Altersentsprechendes CT
IV. Ausschlusskriterien
Plötzlicher, apoplektischer Beginn
Fokale neurologische Zeichen wie Hemiparese, sensorische Ausfälle, Gesichtsfelddefekte oder Koordinationsstörungen in frühen Krankheitsstadien
Epileptische Anfälle oder Gangstörungen zu Beginn oder in frühen Stadien der Erkrankung
V. MÖGLICHE AD
Diagnose ist möglich bei Vorhandensein eines demenziellen Syndroms mit untypischer Symptomatik hinsichtlich Beginn, Verlauf und Defizitprofil, in Abwesenheit anderer neurologischer, psychiatrischer oder internistischer Erkrankungen, die ein demenzielles Syndrom verursachen könnten
Diagnose ist möglich bei Vorhandensein einer zweiten System- oder Hirnerkrankung, die eine Demenz verursachen könnte, aber nicht als die wesentliche Ursache der Demenz angesehen wird
Diagnose sollte in Forschungsstudien gestellt werden bei Vorhandensein eines einzelnen progredienten schwerwiegenden kognitiven Defizits ohne erkennbare andere Ursache

F01.1 Multiinfarkt-Demenz: Sie beginnt allmählich, nach mehreren vorübergehenden ischämischen Episoden (TIA), die eine Anhäufung von Infarkten im Hirngewebe verursachen.

F01.2 Subkortikale vaskuläre Demenz: Hierzu zählen Fälle mit Hypertonie in der Anamnese und ischämischen Herden im Marklager der Hemisphären. Im Gegensatz zur Demenz bei Alzheimer-Krankheit, an die das klinische Bild erinnert, ist die Hirnrinde gewöhnlich intakt.

F01.3 Gemischte kortikale und subkortikale vaskuläre Demenz.

F01.8 Sonstige vaskuläre Demenz.

F01.9 Vaskuläre Demenz, nicht näher bezeichnet.

Es existieren verschiedene wissenschaftliche Kriterienkataloge, von denen die Kriterien des »National Institute of Neurological Disorders and Stroke« (NINDS) und der »Association Internationale pour la Recherche et l'Enseignement en Neurosciences« (AIREN) am häufigsten angewendet werden[6] (◻ Tab. 2.2).

2.1.1.2.3   Gemischte Demenz

Die gemischte Demenz i. S. des Vorliegens von neurodegenerativer (Alzheimer-Krankheit) und vaskulärer Schädigung als gemeinsame Ursache der Demenz ist in der ICD-10 wie folgt kodiert:

F00.2 Demenz bei Alzheimer-Krankheit, gemischte Form.

Etablierte wissenschaftliche Kriterien für die gemischte Demenz existieren nicht.

Eine große Anzahl, insbesondere älterer Demenzkranker, hat eine gemischte Pathologie aus Veränderungen i. S. einer Alzheimer-Krankheit und zusätzlichen vaskulären zerebralen Läsionen. In einer konsekutiven Autopsiestudie von 1 500 Demenzerkrankten in Österreich zeigte sich eine Häufigkeit von Alzheimer-Pathologie in Kombination mit zerebrovaskulären Läsionen bei 16–20 %. Eine Alzheimer-Pathologie war bei 83,7 % aller Demenzerkrankten nachweisbar. Eine rein vaskuläre Erkrankung fand sich bei 10,8 % aller Demenzerkrankten[7].

Von den Demenzkranken mit der klinischen Diagnose einer Alzheimer-Demenz (n = 830) zeigten 93,3 % dieser Demenzkranken eine Alzheimer-Pathologie. Hier zeigte sich bei 24 % zusätzlich eine vasku-

◻ **Tab. 2.2.** NINDS-AIREN-Kriterien für wahrscheinliche vaskuläre Demenz (nach 6)

I. Demenz

Kognitive Verschlechterung bezogen auf ein vorausgehendes höheres Funktionsniveau manifestiert durch Gedächtnisstörung und mindestens zwei der folgenden Fähigkeiten:
Orientierung, Aufmerksamkeit, Sprache, visuell-räumliche Fähigkeiten, Urteilsvermögen, Handlungsfähigkeit, Abstraktionsfähigkeit, motorische Kontrolle, Praxie

Alltagsaktivitäten müssen gestört sein

Ausschlusskriterien:
- Bewusstseinsstörung
- Delirium
- Psychose
- Schwere Aphasie
- Ausgeprägte sensomotorische Störung, die Testung unmöglich macht
- Systemische oder andere Hirnerkrankungen, die ihrerseits kognitive Störungen verursachen können

II. Zerebrovaskuläre Erkrankung

Zentrale fokal-neurologische Zeichen mit und ohne anamnestischem Schlaganfall und Zeichen einer relevanten zerebrovaskulären Erkrankung im CT/MR

Als relevant eingestufte zerebrovaskuläre Läsionen im radiologischen Befund

Lokalisation:

Schlaganfälle Großgefäßterritorien:
- Beidseitig A. cerebri anterior
- A. cerebri posterior
- Parietotemporale und tempoparietale Assoziationszentren
- Superiore frontale und parietale Wasserscheidengebiete

Kleingefäßerkrankungen:
- Basalganglien und frontale Marklagerlakunen
- Ausgedehnte periventrikuläre Marklagerläsionen
- Beidseitige Thalamusläsionen

Ausmaß:
- Großgefäßläsionen in der dominanten Hemisphäre
- Beidseitige hemisphärische Großgefäßläsionen
- Leukoenzephalopathie = > 25 % des Marklagers

III. Eine Verknüpfung von I. und II.

Definiert durch mindestens eine der folgenden Bedingungen:
- Beginn der Demenz innerhalb von drei Monaten nach einem Schlaganfall
- Abrupte Verschlechterung kognitiver Funktionen
- Fluktuierende oder stufenweise Progression der kognitiven Defizite

Unterstützende Merkmale:
- Früh auftretende Gangstörungen
- Motorische Unsicherheit und häufige Stürze
- Blasenstörung (häufiger Harndrang, nicht urologisch erklärbar)
- Pseudobulbärparalyse
- Persönlichkeitsstörungen und Stimmungsänderungen, Abulie, Depression, emotionale Inkontinenz
- andere subkortikale Defizite

läre Pathologie[7]. Bei 2,0 % aller Demenzkranken mit der klinischen Diagnose einer Alzheimer-Demenz zeigte sich eine vaskuläre Pathologie[7].

2.1.1.2.4 Frontotemporale Demenz

In der ICD-10 wird der Terminus der Pick-Krankheit verwendet.

F02.0*, G31.0* Demenz bei Pick-Krankheit: Eine progrediente Demenz mit Beginn im mittleren Lebensalter, charakterisiert durch frühe, langsam fortschreitende Persönlichkeitsänderung und Verlust sozialer Fähigkeiten. Die Krankheit ist gefolgt von Beeinträchtigungen von Intellekt, Gedächtnis und Sprachfunktionen mit Apathie, Euphorie und gelegentlich auch extrapyramidalen Phänomenen.

In der wissenschaftlichen Literatur werden klinisch-diagnostische Konsensuskriterien der frontotemporalen Demenz (FTD) verwendet (◘ Tab. 2.3). Die FTD wird in drei klinisch definierte Prägnanztypen unterteilt, die vor allem im Frühstadium unterscheidbar sind. Sie gehen im Verlauf, zum Teil auch schon von Beginn an, ineinander über:

1. Frontale/frontotemporale Verlaufsform mit führender Wesensänderung (Haupttyp)
2. Primär-progressive Aphasie (führende nichtflüssige Aphasie)
3. Semantische Demenz (führende flüssige, semantische Aphasie)

Diese Subtypisierung wird in den Konsensuskriterien aufgegriffen[8].

2.1.1.2.5 Demenz bei Morbus Parkinson

In der ICD-10 wird die Demenz bei primärem Parkinson-Syndrom wie folgt definiert:

F02.3*, G20.* Demenz bei primärem Parkinson-Syndrom (G20.-+): Eine Demenz, die sich im Verlauf einer Parkinson-Krankheit entwickelt. Bisher konnten allerdings noch keine charakteristischen klinischen Merkmale beschrieben werden.

Neue wissenschaftliche Konsensuskriterien (◘ Tab. 2.4) definieren die Demenz bei M. Parkinson detailliert.

◘ **Tab. 2.3.** Klinisch-diagnostische Konsensuskriterien der frontotemporalen Demenz (FTD) (nach Neary et al. 1998[8])

Frontale/frontotemporale Verlaufsform

I. Grundlegende klinische Merkmale (alle zu erfüllen)

- Schleichender Beginn und allmähliche Progredienz
- Früh auftretendes Defizit im zwischenmenschlichen Sozialkontakt
- Früh auftretende Verhaltensauffälligkeit
- Früh auftretende emotionale Indifferenz
- Früh auftretender Verlust der Krankheitseinsicht

II. Unterstützende Merkmale

Verhaltensauffälligkeiten:
- Vernachlässigung der Körperpflege und Hygiene
- Geistige Inflexibilität
- Ablenkbarkeit und fehlende Ausdauer
- Hyperoralität und Veränderung der Essgewohnheiten
- Perseveratives und stereotypes Verhalten
- Unaufgeforderte Manipulation von Gegenständen (»utilization behaviour«)

Sprache und Sprechen:
- Veränderte Sprachproduktion
- Sprachantriebsstörung, Wortkargheit
- Logorrhö
- Sprachliche Stereotypien
- Echolalie
- Perseveration
- Mutismus

▼

◘ **Tab. 2.3** (Fortsetzung)

Somatische Symptome:
- Primitivreflexe
- Inkontinenz
- Akinese, Rigor, Tremor
- Erniedrigter, labiler Blutdruck

Zusatzuntersuchungen:
- Neuropsychologie: Defizite in Testverfahren »frontaler« Funktionen, bei Fehlen von schwerer Gedächtnisstörung, Aphasie oder visuell-räumlicher Störung
- Konventionelles EEG: normal trotz klinisch deutlicher Demenz
- Zerebrale Bildgebung (strukturell und/oder funktionell): vorherrschende frontale und/oder temporale Pathologie

Primär-progressive (nichtflüssige) Aphasie

I. Grundlegende klinische Merkmale (beide zu erfüllen)

- Schleichender Beginn und allmähliche Progredienz
- Nichtflüssige Aphasie mit mehr als einem dieser Symptome: Agrammatismus, Paraphasien, Benennstörung

II. Unterstützende Merkmale

Sprache und Sprechen:
- Stottern oder Sprechapraxie
- Störung des Nachsprechens
- Alexie, Agraphie
- Im frühen Stadium erhaltenes Sprachverständnis auf Wortebene
- Im späten Stadium Mutismus

Verhaltensauffälligkeiten:
- Im frühen Stadium intaktes Sozialverhalten
- Im späten Stadium Verhaltensauffälligkeiten ähnlich wie bei frontaler/frontotemporaler Verlaufsform

Semantische Demenz (verkürzte Wiedergabe)

I. Grundlegende klinische Merkmale

- Schleichender Beginn und allmähliche Progredienz
- Sprachstörung
- Inhaltsarme flüssige Spontansprache
- Verlust des Wissens über Wortbedeutungen, der sich beim Benennen und im Sprachverständnis zu erkennen gibt
- Semantische Paraphasien und/oder visuelle Agnosie mit
- Prosopagnosie (Störung des Erkennens von Gesichtern) und/oder Objektagnosie

Weitere Merkmale: Erhaltene Fähigkeit, Objekte anhand ihrer Gestalt zuzuordnen (ohne sie notwendigerweise zu erkennen) und Zeichnungen zu kopieren, Einzelwörter nachzusprechen, laut zu lesen und Wörter orthographisch korrekt nach Diktat zu schreiben.

◘ **Tab. 2.4.** Klinisch-diagnostische Konsensuskriterien der Parkinson-Disease-Demenz (PDD) (nach Goetz et al. 2008[9])

I. Kernmerkmale sind:

- Diagnose eines Morbus Parkinson entsprechend der »Queen Square Brain Bank«-Kriterien
- Ein demenzielles Syndrom mit schleichendem Beginn und langsamer Progression, welches sich bei bestehender Diagnose eines Parkinson-Syndroms entwickelt und sich basierend auf Anamnese, der klinischen und psychischen Untersuchung wie folgt darstellt:
- Einschränkungen in mehr als einer kognitiven Domäne (s. unten)
- Abnahme der Kognition im Vergleich zum prämorbiden Niveau
- Die Defizite sind ausgeprägt genug, um zu Einschränkungen im täglichen Leben (sozial, beruflich oder in der eigenen Versorgung) zu führen, unabhängig von Einschränkungen, die motorischen oder autonomen Symptomen zuzuordnen sind

▼

2

⊡ **Tab. 2.4** (Fortsetzung)

II. Assoziierte klinische Merkmale sind:

Kognitive Funktionen:

- Aufmerksamkeit: beeinträchtigt. Beeinträchtigungen der spontanen und fokussierten Aufmerksamkeit, schlechte Leistungen in Aufmerksamkeitsaufgaben; die Leistungen können im Tagesverlauf und von Tag zu Tag fluktuieren
- Exekutive Funktionen: beeinträchtigt. Beeinträchtigungen bei Aufgaben, die Initiierung, Planung, Konzeptbildung, Regellernen, kognitive Flexibilität (Set-Shifting und Set-Maintenance) erfordern; beinträchtigte mentale Geschwindigkeit (Bradyphrenie)
- Visuell-räumliche Funktionen: beeinträchtigt. Beeinträchtigung bei Aufgaben, die räumliche Orientierung, Wahrnehmung oder Konstruktion verlangen
- Gedächtnis: beeinträchtigt. Beeinträchtigungen beim freien Abruf kürzlich stattgefundener Ereignisse oder beim Erlernen neuer Inhalte; das Erinnern gelingt besser nach Präsentation von Hinweisen, das Wiedererkennen ist meistens weniger beeinträchtigt als der freie Abruf
- Sprache: Die Kernfunktionen sind weitestgehend unbeeinträchtigt. Wortfindungsschwierigkeiten und Schwierigkeiten bei der Bildung komplexerer Sätze können vorliegen

Verhaltensmerkmale:

- Apathie: verringerte Spontaneität, Verlust von Motivation, Interesse und Eigenleistung
- Persönlichkeitsveränderungen und Stimmungsänderungen einschl. depressiver Symptome und Angst
- Halluzinationen: vorwiegend visuell, üblicherweise komplexe, ausgestaltete Wahrnehmung von Personen, Tieren oder Objekten
- Wahn: meist paranoid gefärbt, wie z. B. hinsichtlich Untreue oder Anwesenheit unwillkommener Gäste
- Verstärkte Tagesmüdigkeit

III. Merkmale, die die Diagnose einer Demenz bei Morbus Parkinson nicht ausschließen, aber unwahrscheinlich machen:

- Vorhandensein anderer Abnormalitäten, die eine kognitive Beeinträchtigung verursachen können, aber nicht als Ursache der Demenz gewertet werden, wie z. B. Nachweis relevanter vaskulärer Läsionen in der Bildgebung
- Der zeitliche Abstand zwischen Entwicklung der motorischen und kognitiven Symptome ist nicht bekannt

IV. Merkmale, die annehmen lassen, dass andere Umstände oder Erkrankungen die Ursache für die geistige Beeinträchtigung darstellen, so dass die verlässliche Diagnose einer Demenz bei Parkinson-Syndrom nicht gestellt werden kann:

- Kognitive und Verhaltenssymptome treten allein im Zusammenhang mit anderen Umständen wie folgt auf: akute Verwirrtheit aufgrund einer systemischen Erkrankung oder Abweichungen, Medikamentennebenwirkungen
- Major Depression entsprechend der DSM-IV
- Merkmale, die mit der Verdachtsdiagnose einer »wahrscheinlichen vaskulären Demenz« entsprechend den diagnostischen AIREN-Kriterien vereinbar sind

Kriterien für die Diagnose »wahrscheinliche« Parkinson-Demenz:

- Die beiden Kernmerkmale unter I. müssen vorhanden sein
- Es muss ein typisches Profil der kognitiven Einschränkungen vorliegen mit Nachweis von Defiziten in mindestens zwei der vier unter II. genannten Domänen
- Das Vorhandensein mindestens eines der unter II. aufgeführten Verhaltenssymptome unterstützt die Diagnose, wobei das Fehlen von Verhaltenssymptomen die Diagnose nicht in Frage stellt
- Keiner der unter III. aufgeführten Punkte ist erfüllt
- Keines der unter IV. aufgeführten Merkmale liegt vor

Kriterien für die Diagnose »mögliche« Parkinson-Demenz:

- Die beiden Kernmerkmale unter I. müssen vorhanden sein
- II. oder III. ist nicht erfüllt oder II. und III. sind nicht erfüllt
- II. nicht erfüllt, wenn atypisches Profil der kognitiven Beeinträchtigung in einer oder mehreren Domänen, wie z. B. motorische oder sensomotorische Aphasie oder alleinige Störung der Merkfähigkeit (Gedächtnisleistung verbessert sich nicht nach Hilfeleistungen oder in der Wiedererkennung), bei erhaltener Aufmerksamkeit vorliegt. Verhaltenssymptome können vorliegen oder nicht ODER
- Ein oder mehrere der unter III. aufgeführten Punkte sind erfüllt
- Keines der unter IV. aufgeführten Merkmale liegt vor

> **Tab. 2.5.** Klinisch-diagnostische Konsensuskriterien der Lewy-Körperchen-Demenz (LKD) (nach McKeith et al. 2005[10])
>
> **I.** Das **zentrale** Merkmal der LKD ist eine Demenz, die mit Funktionseinschränkungen im Alltag einhergeht. Die Gedächtnisfunktion ist beim Erkrankungsbeginn relativ gut erhalten. Aufmerksamkeitsstörungen, Beeinträchtigungen der exekutiven und visuoperzeptiven Funktionen sind häufig
>
> **II.** Kernmerkmale sind:
> - Fluktuation der Kognition, insbesondere der Aufmerksamkeit und Wachheit
> - Wiederkehrende ausgestaltete visuelle Halluzinationen
> - Parkinson-Symptome
>
> **III.** Stark hinweisende Merkmale sind:
> - Verhaltensstörungen im REM-Schlaf (Schreien, Sprechen, motorisches Ausagieren von Träumen)
> - Ausgeprägte Neuroleptikaüberempfindlichkeit
> - Verminderte dopaminerge Aktivität in den Basalganglien, dargestellt mit SPECT oder PET
>
> Für die Diagnose »**mögliche**« LKD muss das zentrale Merkmal zusammen mit einem Kernmerkmal vorkommen
>
> Wenn Kernmerkmale fehlen, genügt mindestens ein stark hinweisendes Merkmal für die Diagnose »**mögliche**« LKD
>
> Für die Diagnose »**wahrscheinliche**« LKD müssen mindestens zwei Kernmerkmale oder ein Kernmerkmal zusammen mit mindestens einem stark hinweisenden Merkmal erfüllt sein
>
> **IV. Unterstützende** Merkmale kommen häufig vor, haben aber zurzeit keine diagnostische Spezifität: wiederholte Stürze oder Synkopen, vorübergehende Bewusstseinsstörung, schwere autonome Dysfunktion (orthostatische Hypotension; Urininkontinenz), Halluzinationen in anderen Modalitäten, systematischer Wahn, Depression, Erhaltung des medialen Temporallappens (cCT, cMRT), verminderter Metabolismus, insbesondere im Okzipitallappen, pathologisches MIBG-SPECT des Myokards, verlangsamte EEG-Aktivität mit temporalen scharfen Wellen
>
> Gegen LKD sprechen:
> - Zerebrovaskuläre Läsionen in der cCT oder cMRT oder fokal-neurologische Symptome
> - Andere Erkrankungen, die das klinische Bild zureichend erklären können
> - Spontane Parkinson-Symptome, die ausschließlich bei schwerer Demenz auftreten

2.1.1.2.6 Lewy-Körperchen-Demenz

Die Lewy-Körperchen-Demenz (LKD) (Lewy Body Dementia, LBD) ist ohne syndromale Beschreibung in der ICD 10 benannt (G.31.82). Es liegen aber aktuelle, wissenschaftlich verwendete Konsensuskriterien für die LKD vor (> Tab. 2.5).

2.1.2 Epidemiologie

2.1.2.1 Prävalenz

Die Anzahl der Demenzkranken in Deutschland wird auf ca. eine Million geschätzt. Aufgrund der Sensitivität von Erhebungen beinhaltet diese Zahl möglicherweise eine Unterschätzung leichter Demenzstadien[11]. Aufgrund der Assoziation der Demenz mit dem Alter ist die Prävalenz stark altersabhängig (> Abb. 2.1). Frauen erkranken häufiger als Männer.

Nach klinischen Kriterien sind etwa 50–70 % der Demenzerkrankten der Alzheimer-Demenz und ca. 15–25 % der vaskulären Demenz zuzuordnen[12].

Zahlen zur Prävalenz der frontotemporalen Demenz in Deutschland liegen nicht vor. Die Angaben aus anderen Ländern sind variabel. Es ist davon auszugehen, dass ca. 20 % der Personen mit einer Demenz vor dem 65. Lebensjahr eine frontotemporale Demenz haben[13].

Die Anzahl der an M. Parkinson Erkrankten in Deutschland beträgt ca. 100 000. Die Punktprävalenz von Demenz bei M. Parkinson liegt zwischen 20 und 40 %. Langzeitstudien an sehr kleinen Fallzahlen zeigen einen Anstieg der Prävalenz der Parkinson-Demenz bis zu 80 % bei einem Krankheitsverlauf von 12 bzw. 20 Jahren[14–16].

Die Angaben zur Lewy-Körperchen-Demenz sind ebenfalls sehr variabel von 0–5 % in der Allgemeinbevölkerung und 0–30,5 % innerhalb der Demenzkranken[17]. Basierend auf diesen Daten lassen sich keine verlässlichen Angaben für Deutschland ableiten.

Longitudinale bevölkerungsbasierte neuropathologische Studien mit neuropathologischer Evaluation des Gehirns post mortem weisen auf die Häufigkeit von gemischter Pathologie hin, insbesondere bei älteren Erkrankten[18].

2.1.2.2 Inzidenz

Die Anzahl der Neuerkrankungen an Demenz pro Jahr in Deutschland wird auf ca. 244 000[11] geschätzt und ist stark altersabhängig (> Abb. 2.2). Aussagen zur Inzi-

2

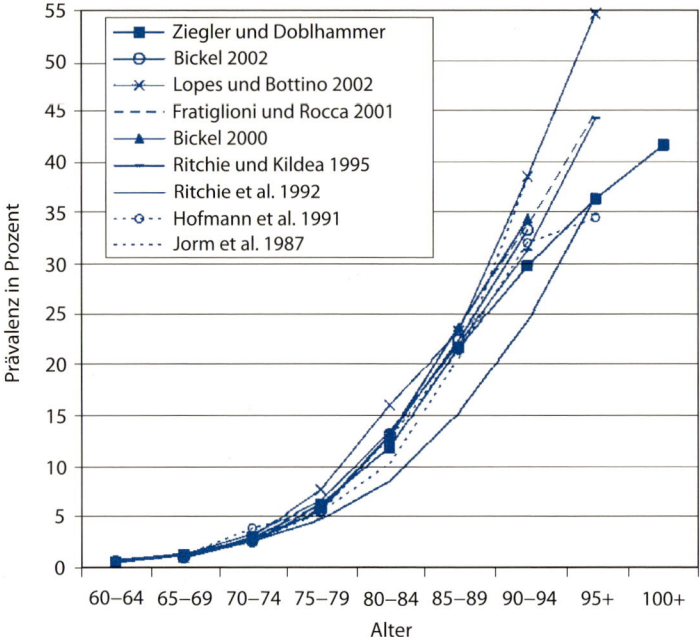

◘ Abb. 2.1. Altersabhängige Prävalenz der Demenz. Daten aus europäischen und amerikanischen Erhebungen und Meta-Analysen. (Aus Ziegler u. Doblhammer[11])

Legende:
- Ziegler und Doblhammer
- Bickel 2002
- Lopes und Bottino 2002
- Fratiglioni und Rocca 2001
- Bickel 2000
- Ritchie und Kildea 1995
- Ritchie et al. 1992
- Hofmann et al. 1991
- Jorm et al. 1987

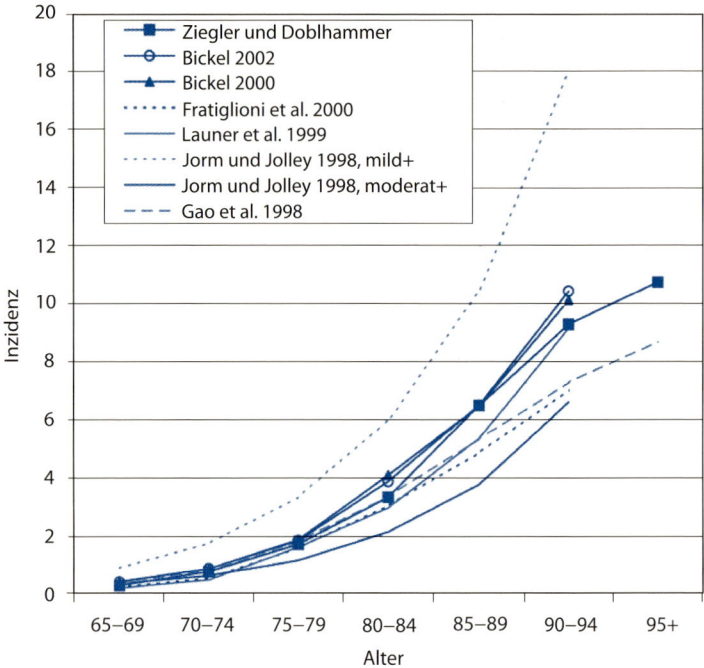

◘ Abb. 2.2. Inzidenz von Demenz pro 100 gelebten Personenjahren in verschiedenen Studien. (Aus Ziegler u. Doblhammer[11])

Legende:
- Ziegler und Doblhammer
- Bickel 2002
- Bickel 2000
- Fratiglioni et al. 2000
- Launer et al. 1999
- Jorm und Jolley 1998, mild+
- Jorm und Jolley 1998, moderat+
- Gao et al. 1998

denz der einzelnen ätiologischen Formen sind aufgrund der mangelnden Datenlage limitiert.

2.1.3 Verlauf und Prognose

Alle neurodegenerativen Demenzerkrankungen (Alzheimer-Demenz, frontotemporale Demenz, Parkinson-Demenz, Lewy-Körperchen-Demenz) sind progressive Erkrankungen mit Verläufen über mehrere Jahre. Die Dauer der Erkrankungsverläufe ist sehr variabel. Die frontotemporale Demenz zeigt einen deutlich früheren Erkrankungsbeginn als die anderen genannten Erkrankungen.

Da für keine der degenerativen Demenzerkrankungen eine Therapie zur Verminderung der Progression bzw. zur Heilung existiert, haben alle eine Prognose mit weitreichender Pflegebedürftigkeit und einer reduzierten Lebenserwartung.

Bei der vaskulären Demenz sind auch stufenförmige Verläufe mit langen Phasen ohne Progredienz und Phasen leichter Besserung möglich.

2.1.4 Kosten

Aufgrund der für Deutschland nur unzureichend vorliegenden Daten im Bezug auf Krankheitskosten und Kosten-Effektivitäts-Analysen ist für die vorliegende Leitlinie keine detaillierte gesundheitsökonomische Evaluation durchgeführt worden. Im Folgenden soll der derzeitige Wissensstand deskriptiv mit direktem Bezug zum deutschen Gesundheitswesen kurz dargestellt werden.

2.1.4.1 Krankheitskosten

Derzeit werden ca. 5 633 Milliarden € im deutschen Gesundheitswesen von der Gesetzlichen Krankenversicherung (GKV) für die Behandlung von Demenzen ausgegeben[19]. Valide und detaillierte Daten zu Krankheitskosten stehen für Deutschland nur in geringem Umfang zur Verfügung. Dies belegt ein kürzlich publizierter systematischer Übersichtsartikel zu den Kosten der Alzheimer-Demenz[20], der nur eine Studie aus Deutschland zitiert. Im Folgenden sollen kurz die deutschen Studien und die darin dargestellten Kosten erläutert werden. Für Studien zu den Krankheitskosten in anderen Gesundheitssystemen sei auf die Literatur verwiesen[20–23].

Schulenburg et al. berechneten 1995 in einer dreimonatigen retrospektiven Studie die ambulanten Behandlungs- und Pflegekosten von 65 Demenzkranken mit Alzheimer-Demenz[24]. Basierend auf dem Mini-Mental-Status-Test (MMST) erfolgte die Einteilung der Demenzkranken nach Schweregrad der Erkrankung in zwei Gruppen (MMST > 15 und MMST < 15). Die mittleren Gesamtkosten für die dreimonatige ambulante Behandlung betrugen für die Demenzkranken mit leichterer Erkrankung (MMST > 15) 656 € und mit schwerem Erkrankungsbild (MMST < 15) 1 733 €.

In einer ähnlichen Studie an 158 Demenzkranken, in der die Kosten mittels eines Fragebogens retrospektiv für drei Monate erhoben wurden, untersuchte die Autorengruppe nochmals direkte Kosten in Zusammenhang mit der Alzheimer-Demenz[25]. Die direkten Kosten nahmen abhängig von der MMST-Ausprägung zu; während sich die Medikamentenkosten mit fortschreitendem Krankheitsverlauf verminderten, erhöhte sich der Betreuungsaufwand auf das bis zu 27-fache.

Hallauer et al. erfassten die Behandlungskosten für Demenzkranke mit Alzheimer-Demenz aus verschiedenen Perspektiven (Gesetzliche Krankenversicherung [GKV], Gesetzliche Pflegeversicherung [GPV], Familien)[26]. Für diese retrospektive Studie wurden 1 682 Demenzkranke mit Alzheimer-Demenz, basierend auf dem Schweregrad ihrer Erkrankung, in verschiedene Gruppen eingeteilt und der entsprechende Ressourcenverbrauch durch Fragebögen ermittelt. Durchschnittlich betrugen die Gesamtkosten für einen Demenzkranken mit Alzheimer-Demenz 43 765 € pro Jahr. Hierbei entfielen im Mittel 1 099 € auf die GKV, 12 961 € auf die GPV und 29 705 € pro Jahr auf die betroffene Familie. Die Gesamtkosten für die GKV betrugen weniger als 3 % und nahmen mit Fortschreiten der Krankheit leicht ab, während der Kostenaufwand für Pflegeversicherung und pflegende Familien stark anstieg. Wurden die Pflegekosten pro Jahr für einen Demenzkranken im Anfangsstadium noch mit 4 132 € beziffert, summierten sie sich im Endstadium der Erkrankung auf durchschnittlich 85 894 € pro Jahr. Der Pflegeaufwand bei einem MMST von 15–20 wurde mit 2,75 Stunden/Tag berechnet, mit einem Anstieg auf 9,85 Stunden/Tag bei einem MMST von 10–14 und mit 13,94 Stunden/Tag bei einem MMST < 10. Entsprechend tragen die Familien den höchsten Kostenaufwand, der mit 67,9 % der Gesamtkosten (GKV: 2,5 % und GPV: 29,6 %) angegeben wurde.

2.1.4.2 Kosten-Nutzen-Analysen

Bisher stehen nur vereinzelt Kosten-Nutzen-Analysen der verfügbaren Therapieoptionen, die das deutsche Gesundheitswesen berücksichtigen, zur Verfügung. Im internationalen Kontext sind jedoch verschiedene Modelle vorgelegt worden, die die Therapieoptionen aus gesundheitsökonomischer Perspektive evaluiert haben. Fast ausschließlich sind mathematisch-statistische Entscheidungsmodelle publiziert worden, die Daten aus klinischen/epidemiologischen/gesundheitsökonomischen Studien implementiert haben. In einer kürzlich durchgeführten systematischen Recherche der weltweit publizierten Arbeiten konnten 13 verschiedene Modellansätze in 27 unterschiedlichen Publikationen identifiziert werden[27].

Bisher ist die Kosteneffektivität des Einsatzes von Cholinesterase-Inhibitoren oder von Memantin sowie von diagnostischen Ansätzen (z. B. Bildgebung) und Unterstützungsprogrammen für Pflegepersonen untersucht worden. Zur Kritik der eingesetzten Methoden, Daten, Ergebnisse und Vergleichbarkeit der verschiedenen Ansätze sei auf die Spezialliteratur verwiesen[27–29]. Das IQWiG wird zukünftig Kosten-Nutzen-Analysen für medizinische Verfahren erstellen.

2.2   Diagnostik (2)

Das folgende Kapitel über die Diagnostik von Demenzerkrankungen umfasst einen allgemeinen Teil zum diagnostischen Prozesses sowie Empfehlungen zum Einsatz einzelner diagnostischer Verfahren (◨ Abb. 2.3, S. 33).

2.2.1   Allgemeine Empfehlungen zum diagnostischen Prozess

2.2.1.1 Diagnosestellung

Sowohl von Seiten der Erkrankten und Angehörigen wie auch von Seiten der Behandelnden bestehen Ängste und Vorurteile gegenüber der Diagnose einer Demenz. Gründe hierfür sind u. a. die spezielle Symptomatik von Demenzerkrankungen mit dem Verlust von persönlichkeitsdefinierenden Eigenschaften, von Selbstständigkeit und Autonomie sowie die Annahme on fehlenden therapeutischen Möglichkeiten (therapeutischer Nihilismus) und die noch begrenzte Wirksamkeit heute verfügbarer Interventionen. Darüber hinaus besteht vielfach die Vorstellung, dass eine Demenz Teil eines normalen Alterungsprozesses sei.

Im Gegensatz dazu werden Demenzen in der medizinischen Wissenschaft als Krankheiten mit neuropathologischem Korrelat und klinischer Krankheitssymptomatik konzeptualisiert. Basierend auf diesem Modell ist es in den letzten Jahren zu weitreichenden Fortschritten im Verständnis der zugrunde liegenden Pathophysiologie, des klinischen Verlaufs und damit der Prognose verschiedener Demenzerkrankungen gekommen. Parallel dazu sind wesentliche Fortschritte im Bereich der Früh- und Differenzialdiagnostik und in Ansätzen auch im Bereich der Therapie von Demenzerkrankungen gelungen.

Basierend auf dieser Entwicklung nimmt die Diagnostik von Demenzerkrankungen heute die gleiche Position ein wie z. B. die Diagnostik maligner Erkrankungen in der Onkologie. Sie dient dazu, den Erkrankten und die Angehörigen über die Ätiologie, die Symptomatik, die Prognose, die Therapie und über präventive Maßnahmen aufzuklären. Sie stellt damit die Grundlage der Behandlung und Betreuung von Erkrankten und Angehörigen dar. Da es sich bei der Symptomatik von Demenzerkrankungen um einen dynamischen und progredienten Prozess handelt und viele therapeutische und präventive Ansätze gerade im Frühstadium der Erkrankung Belastung und Pflegebedürftigkeit verzögern können, ist eine frühzeitige Diagnostik von Demenzerkrankungen zu fordern.

Gleichzeitig erfordert die Frühdiagnostik besondere Sorgfalt, um die Möglichkeit der Stellung einer falsch-positiven Diagnose, die insbesondere früh im Krankheitsverlauf besteht, zu minimieren.

Vor dem Hintergrund unterschiedlicher Symptomatik, Prognose und therapeutischen Optionen ist darüber hinaus eine ätiologische Differenzialdiagnostik zu fordern. Sie soll die Identifikation von nichtdegenerativen bzw. nichtvaskulären Ursachen eines Demenzsyndroms ermöglichen, um hier ggf. spezielle Therapien einzuleiten. Sie soll ferner innerhalb der Demenzerkrankungen eine Spezifizierung nach ICD-10 erlauben.

Die Syndromdiagnose und die ätiologische Zuordnung werden unter Würdigung aller Informationen, die im Einzelfall zur Verfügung stehen, vorgenommen.

1	Eine frühzeitige syndromale und ätiologische Diagnostik ist Grundlage der Behandlung und Versorgung von Patienten mit Demenzerkrankungen und deshalb allen Betroffenen zu ermöglichen.	*Good clinical practice, Expertenkonsens*

2.2.1.2 Einwilligungsfähigkeit

Ein besonderes Kennzeichen von Demenzerkrankungen ist die Abnahme der kognitiven Leistungs-

fähigkeit und der Fähigkeit zu selbstständiger Lebensführung des Betroffenen. Dies ist ab einem bestimmten Krankheitsstadium mit dem Verlust der Einwilligungsfähigkeit für medizinische Maßnahmen assoziiert. Der Einsatz von diagnostischen Verfahren setzt aber die Einwilligungsfähigkeit des Betroffenen voraus. Es ist daher im Einzelfall zu prüfen, ob die Einwilligungsfähigkeit für die jeweilige diagnostische Maßnahme vorliegt. Liegt keine Einwilligungsfähigkeit vor, muss die gesetzliche Vertretungssituation geprüft werden (Vor-

liegen einer Vorsorgevollmacht oder Generalvollmacht, erstellt »in gesunden Tagen« oder einer gesetzlichen Betreuung für Gesundheitsfürsorge), ggf. müssen Maßnahmen ergriffen werden, um eine gesetzliche Vertretungssituation für Fragen der Gesundheitsfürsorge zu schaffen.

2	Bei der Durchführung diagnostischer Maßnahmen ist die Einwilligungsfähigkeit des Patienten zu prüfen und zu berücksichtigen. Es sind ggf. Maßnahmen zu ergreifen, um eine gesetzliche Vertretung des Betroffenen für Fragen der Gesundheitsfürsorge zu schaffen.	*Good clinical practice, Expertenkonsens*

2.2.1.3 Aufklärung

Die Diagnose einer Demenz zusammen mit der ätiologischen Zuordnung ist eine äußerst schwerwiegende Information für Erkrankte und Angehörige, die zu großer intraindividueller und zwischenmenschlicher psychischer Belastung führen kann. Diesem Umstand ist Rechnung zu tragen durch eine möglichst hohe diagnostische Sicherheit vor der Vermittlung der Diag-

nose und durch eine Aufklärung über die Diagnose, die dem Erkrankten, den Angehörigen und dem Umfeld gerecht wird.

Entsprechend der Progredienz der Erkrankung ist auch im weiteren Verlauf der Aufklärungs- und Beratungsprozess kontinuierlich fortzusetzen und den wechselnden Bedürfnissen der Demenzkranken und pflegenden Angehörigen anzupassen.

3	Die Patienten und ggf. auch ihre Angehörigen werden über die erhobenen Befunde und ihre Bedeutung im ärztlichen Gespräch in einem der persönlichen Situation des Erkrankten und der Angehörigen angemessenen Rahmen aufgeklärt, wobei sich Art und Inhalt der Aufklärung am individuellen Informationsbedarf und -wunsch sowie am Zustandsbild des Betroffenen orientieren. Die Aufklärung soll neben der Benennung der Diagnose auch Informationen zu Therapiemöglichkeiten, Verhaltensweisen im Umgang mit der Erkrankung, Hilfe- und Unterstützungsangeboten, über die Leistungen der Kranken- und Pflegeversicherung, Betroffenen- und Angehörigenverbände, z. B. Alzheimer Gesellschaft, und Prognose enthalten. Dem Informationsbedürfnis der Erkrankten und der Angehörigen ist umfassend Rechnung zu tragen.	*Good clinical practice, Expertenkonsens*

2.2.1.4 Fahrtauglichkeit

Eine spezielle Fragestellung, die häufig im diagnostischen Prozess auftritt, betrifft die Eignung des Erkrankten, ein Kraftfahrzeug zu führen. Die Problematik der Fahrtauglichkeit sollte, falls möglich, bereits in der frühen Erkrankungsphase angesprochen werden, um auf einen Verzicht des Fahrens hinzuwirken.

Eine Demenz im frühen Stadium geht allerdings nicht zwingend mit dem Verlust der Fahrtauglichkeit einher. Es gibt keine definierte Grenze im Bereich der leichten Demenz, bei der die Fahrtauglichkeit verloren geht. Das Stadium einer mittelschweren oder schweren Demenz ist nicht mehr mit dem Führen eines Kraftfahrzeuges zu vereinbaren.

Die Symptome, die die Fahrtauglichkeit bei einer Demenz beeinträchtigen, sind neben Orientierungsstörungen insbesondere eine eingeschränkte Reaktionsfähigkeit und eine verminderte Fähigkeit, komplexe Situationen schnell zu erfassen. Dazu können

Störungen des räumlichen Sehens kommen. Insbesondere bei der frontotemporalen Demenz können Beeinträchtigungen der Verhaltenskontrolle zu gefährlichen Situationen im Straßenverkehr führen. Darüber hinaus sind ein höheres Lebensalter und Veränderungen in der Motorik unabhängige Prädiktoren für Fahrfehler[30].

Bei der Beurteilung der Fahrtauglichkeit ist eine ausführliche Anamnese des Betroffenen und Fremdanamnese der Angehörigen notwendig, wobei hier gezielt nach Fahrfehlern, Unsicherheiten im Straßenverkehr oder Unfällen gefragt werden soll. Zusätzlich können weitergehende Untersuchungen (Neuropsychologische Testung, Fahrsimulator, ggf. Fahrprobe) erfolgen[31].

Sollte ein Erkrankter bei bestehender Fahruntauglichkeit trotz Aufklärung über die Gefährdung und trotz Aufforderung nicht zu fahren, weiter als Fahrer am Straßenverkehr teilnehmen, so kann ein Arzt trotz seiner grundsätzlichen Schweigepflicht aufgrund

2

einer sorgfältigen Güterabwägung berechtigt sein, zum Schutze der potenziell betroffenen Verkehrsteilnehmer die zuständige Behörde zu benachrichtigen.

Hinweise zur Fahrtauglichkeit sind erhältlich unter: www.fahrerlaubnisrecht.de/Begutachtungsleitlinien/BGLL %20Inhaltsverzeichnis.htm

2.2.2 Diagnostische Verfahren

Eine Demenz ist ein klinisches Syndrom, welches nach ICD-10 definiert ist und sich aus dem klinisch beschreibenden Befund ergibt. Die klinische Charakteristik erlaubt Rückschlüsse auf die Ätiologie der Demenz. Sie alleine ist jedoch nicht ausreichend für die ätiologische Zuordnung.

4	Die Diagnose einer Demenz ist eine Syndromdiagnose und soll auf anerkannten Kriterien fußen, wie sie z. B. in der ICD-10 niedergelegt sind. Demenz ist zunächst eine klinische, beschreibende Diagnose; eine prognostische Aussage ist damit nicht impliziert. Hinter der Syndromdiagnose verbirgt sich eine Fülle von ursächlichen Erkrankungen, die differenziert werden müssen, da erst die ätiologische Zuordnung eine fundierte Aussage über den Verlauf und die Behandlung erlaubt.

Eine erste ätiologische Differenzierung kann ebenfalls an klinischen Merkmalen, die z. B. in der ICD-10 gelistet sind, erfolgen. Die ätiologische Zuordnung anhand dieser klinischen Merkmale alleine ist aber unzureichend. | *Good clinical practice, Expertenkonsens* |

2.2.2.1 Anamnese

Wesentlich für die Diagnose einer Demenz und einer ersten ätiologischen Zuordnung anhand klinischer Kriterien ist die Entstehungsgeschichte der Symptomatik im Zusammenhang mit vorbestehenden somatischen und psychischen Krankheiten. Darüber hinaus sind der bisherige Verlauf (z. B. langsam oder rasch progredient), das Erstsymptom (z. B. Merkfähigkeitsstörung, Wortfindungsstörungen) und der psychopathologische Befund (z. B. Hinweise auf Depression, Verhaltensauffälligkeiten) in der ätiologischen Zuordnung wegweisend. Der Medikamentanamnese kommt

eine besondere Rolle zu, da sie auf bestehende Krankheiten hinweisen kann und Medikamente zu kognitiver Beeinträchtigung führen können[32].

Informationen über die Beeinträchtigungen im Alltag tragen zur Abschätzung des Schweregrads der Demenz und der Bestimmung der Ätiologie bei. Aufgrund der kognitiven Beeinträchtigung des Erkrankten ist neben der Eigenanamnese die Fremdanamnese von zentraler Bedeutung. Die Familien- und Sozialanamnese geben Hinweise auf Risikofaktoren sowie aktuelle Ressourcen und Problemkonstellationen für die Krankheitsbewältigung.

5	Eine genaue Eigen-, Fremd-, Familien- und Sozialanamnese unter Einschluss der vegetativen und Medikamentenanamnese soll erhoben werden. Aus ihr sollen besondere Problembereiche, Alltagsbewältigung und bisheriger Verlauf abschätzbar sein.	*Good clinical practice, Expertenkonsens*

2.2.2.2 Körperliche und psychopathologische Untersuchung

Eine Vielzahl an Erkrankungen kann zu dem klinischen Syndrom einer Demenz führen. Daher sind eine körperliche internistische und neurologische Untersuchung unabdingbar. Besonderes Augenmerk sollte auf kardiovaskuläre, metabolische und endokrinologische Erkrankungen gelegt werden (Tab. 2.8, S. 27).

Die neurologische Untersuchung ist notwendig zur Feststellung von Symptomen, die auf Krankheiten hinweisen, die als primäre Ursache der Demenz gelten (z. B. Parkinson-Symptomatik bei M. Parkinson und Lewy-Körperchen-Demenz; Hinweise für zerebrale Ischämien bei vaskulärer Demenz). Darüber hinaus ist die neurologische Untersuchung erforderlich, um Demenzursachen zu erkennen, die nicht primär neurode-

generativ oder vaskulär bedingt sind (z. B. Normaldruckhydrozephalus).

Der psychopathologische Befund liefert Hinweise zu wesentlichen Differenzialdiagnosen zur Demenz, insbesondere Depression, Delir, Negativsymptomatik bei Schizophrenie, schizophrenes Residuum und Abhängigkeitserkrankungen. Insbesondere depressive Symptome sind gezielt zu erfassen, da diese als Risikofaktoren für die Entwicklung einer Demenz gelten, Begleitsymptome bei beginnender Demenz sein können, aber möglicherweise auch die Ursache von kognitiven Störungen darstellen. Gleichzeitig werden mithilfe des psychopathologischen Befundes wesentliche psychische und Verhaltenssymptome, die bei Demenz auftreten und von besonderer Relevanz in der Behandlung von Demenzerkrankten sind, erfasst.

2.2.2.3 Kognitiver Kurztest

Als Instrumente zur orientierenden Einschätzung von kognitiven Störungen sind z. B. der Mini-Mental-Status-Test (MMST)[33], der DemTect[34] und der Test zur Früherkennung von Demenzen mit Depressionsabgrenzung (TFDD) zu nennen[35]. Der Uhrentest kann in Kombination mit den anderen genannten Kurztestverfahren die diagnostische Aussagekraft erhöhen, ist jedoch als alleiniger kognitiver Test nicht geeignet[36].

Die diagnostische Güte eines neuropsychologischen Kurztestes ist abhängig vom Untersuchungssetting (hohe vs. niedrige Prävalenz der Erkrankung). Als Beispiel hierfür seien die Ergebnisse einer metaanalytischen Untersuchung zur diagnostischen Wertigkeit des MMST genannt. Es wurden 13 Studien im Hochprävalenzbereich (Gedächtnisambulanzen, spezialisierte stationäre Krankenhausabteilungen) mit insgesamt 5 369 Teilnehmern und 21 Studien im Bereich mit niedriger Prävalenz (acht in Hausarztpraxen, acht in der Allgemeinbevölkerung, drei in nicht eindeutig zu klassifizierenden Settings) mit 26 019 Teilnehmern eingeschlossen.

Im Expertensetting mit hoher Demenzprävalenz ergaben sich die besten Werte für die positive Erkennung einer Demenz (»ruling-in«, positive prädiktive Wertigkeit > 85 %). Zum Ausschluss einer Demenz im Spezialistensetting eignet sich der MMST weniger (negative prädiktive Wertigkeit < 80 %). Im Gegensatz dazu zeigten sich im Hausarztsetting bzw. in der Bevölkerung mit niedriger Prävalenz die besten Werte für den Ausschluss einer Demenz (»ruling-out«, negative prädiktive Wertigkeit > 95 %), wohingegen er wenig geeignet ist, Demenzen zu erkennen (positive prädiktive Wertigkeit < 55 %)[33]. Die positive und negative prädiktive Wertigkeit kann durch den Einsatz differenzierter Verfahren verbessert werden (s. unten)[37].

Die unmittelbare Durchführung von Kurztests kann durch besonders geschultes medizinisch-psychologisches Personal erfolgen. Es ist darauf hinzuweisen, dass neuropsychologische Untersuchungen von den Demenzkranken als unangenehm empfunden werden können, da die Defizite unmittelbar spürbar werden. Dementsprechend können Demenzkranke neuropsychologischen Untersuchungen ablehnend gegenüberstehen. Sollte dies der Fall sein, so sollte der Demenzkranke behutsam über den Sinn der Testung aufgeklärt werden (z. B. Messung der Beeinträchtigung), und es sollte versucht werden, zumindest in begrenztem Umfang eine Quantifizierung der kognitiven Beeinträchtigung zu erreichen.

6 Bei jedem Patienten mit Demenz oder Demenzverdacht sollte bereits bei der Erstdiagnose eine Quantifizierung der kognitiven Leistungseinbuße erfolgen. Für die ärztliche Praxis sind die einfachen und zeitökonomischen Tests, z. B. MMST, DemTect, TFDD und Uhrentest, als Testverfahren geeignet, um das Vorhandensein und den ungefähren Schweregrad einer Demenz zu bestimmen. Die Sensitivität dieser Verfahren bei leichtgradiger und fraglicher Demenz ist jedoch begrenzt und sie sind zur Differenzialdiagnostik verschiedener Demenzen nicht geeignet.	*Empfehlungsgrad B, Leitlinienadaptation NICE-SCIE 2007*

2.2.2.4 Schweregradeinteilung

Eine subjektive Einschätzung der kognitiven Leistung ist ferner allein nicht geeignet, den Schweregrad der Beeinträchtigung zu quantifizieren. Die quantitative Abschätzung der kognitiven Beeinträchtigung ist jedoch notwendig für die Festlegung auf einen Demenzschweregrad. Die Schweregradeinschätzung ist Grundlage einer adäquaten Aufklärung und Betreuung von Erkrankten und Angehörigen sowie zur Indikationsstellung von Therapien.

Hinsichtlich der Schweregradeinteilung einer Demenz wird im Falle der Alzheimer-Demenz der MMST im Rahmen von Therapiestudien herangezogen. Angelehnt an das NICE[1] und das IQWiG[38] kann folgende Einteilung vorgenommen werden, wobei die Grenzen zwischen den einzelnen Stufen weich sind und im individuellen Fall nur als Orientierungshilfe dienen (▶ Kap. 2.3.1).

- MMST 20–26 Punkte: leichte Alzheimer-Erkrankung
- MMST 10–19 Punkte: moderate/mittelschwere Alzheimer-Erkrankung
- MMST weniger als 10 Punkte: schwere Alzheimer-Erkrankung

7 Grundlage der Diagnostik ist eine ärztliche Untersuchung unter Einschluss eines internistischen, neurologischen und psychopathologischen Befundes. Eine Schweregradabschätzung der kognitiven Leistungsstörung soll mithilfe eines geeigneten Kurztests durchgeführt werden.	*Good clinical practice, Expertenkonsens*

2.2.3   Neuropsychologische Diagnostik

Demenzerkrankungen sind u. a. durch kognitive Beeinträchtigungen definiert. Die Wahrnehmung kognitiver Beeinträchtigung durch den Erkrankten und die Angehörigen ist durch vielfältige Faktoren beeinflusst. In der täglichen Praxis können kognitive Störungen übersehen werden, falls nicht gezielt nachgefragt wird und keine Angaben von Angehörigen erfolgen. Kurztestverfahren sind besonders in Fällen von leichter oder fraglicher Demenz oder bei seltenen und ungewöhnlichen Demenzformen ggf. unzureichend, da sie Deckeneffekte haben bzw. relevante kognitive Funktionen nicht ausreichend abbilden. Eine vertiefte neuropsychologische Untersuchung leistet deshalb bei einem klinisch nicht eindeutigen Befund, im frühen Stadium oder zur ätiologischen Zuordnung eines Demenzsyndroms einen wesentlichen Beitrag. Gleichwohl kann eine Demenzdiagnose nicht alleine anhand eines neuropsychologischen Tests gestellt werden, da sie als wesentliches Merkmal zusätzlich Funktionseinschränkungen bei Alltagsaktivitäten umfasst.

Bei der Interpretation der Ergebnisse neuropsychologischer Verfahren sollen alle aus der Anamnese sich ergebenden Informationen berücksichtigt werden, die einen Einfluss auf das Leistungsvermögen der untersuchten Person haben können, wie soziokultureller Hintergrund, Ausbildungsgrad, besondere Fähigkeiten, früheres Leistungsniveau, Sprachkompetenz, sensorische Funktionen, psychiatrische oder körperliche Erkrankungen sowie Testerfahrungen, auch wenn nicht für alle Faktoren validierte Normwerte in Bezug auf das kognitive Leistungsniveau zur Verfügung stehen.

Die unmittelbare Durchführung von ausführlichen Tests kann durch besonders geschultes medizinisch-psychologisches Personal erfolgen. Die durchführenden Testverantwortlichen sollten im Umgang mit dem gewählten Testinventar und in der Bewertung der Testergebnisse erfahren sein. Die Interpretation solcher Tests ist in jedem Fall Aufgabe des Spezialisten.

Für die klinische Diagnostik und Differenzialdiagnostik sind neuropsychologische Testverfahren und standardisierte diagnostische Interviews entwickelt worden[39]. Zu diesen Verfahren zählen die neuropsychologische Testbatterie des amerikanischen »Consortium to Establish a Registry for Alzheimer's Disease« (CERAD)[40], die »Alzheimer's Disease Assessment Scale-cognitive Subscale« (ADAS-cog)[41] und das »Strukturierte Interview für die Diagnose einer Demenz vom Alzheimer-Typ, der Multiinfarkt- (oder vaskulären) Demenz und Demenzen anderer Ätiologie nach DSM-III-R, DSM-IV und ICD-10« (SIDAM)[42]. Zur kognitiven Prüfung bei Demenzkranken mit mittelschwerer und schwerer Demenz wurde die »Severe Impairment Battery« (SIB) entwickelt[43].

Für differenzialdiagnostische Fragestellungen, aber auch bei der Untersuchung leichter Formen der Demenz, sind teilweise ergänzende Verfahren heranzuziehen, die für die Diagnosesicherung der Alzheimer-Demenz eine Überprüfung des »delayed recall«[44], eine Überprüfung der Fehleranfälligkeit der Gedächtnisleistung[45, 46] sowie der semantischen Gedächtnisleistung ermöglichen[47]. Die Kombination dieser Kennzeichen erreicht eine Sensitivität und Spezifität von jeweils 85–95 % im Vergleich zu anderen Demenzformen. Für die Abgrenzung der Lewy-Körperchen-Demenz sollte die visuoperzeptive Leistungsfähigkeit und die Stabilität der Aufmerksamkeitsleistung untersucht werden.

Bei der Untersuchung der vaskulären Demenz sieht der Konsensus der kanadischen Gruppe die besondere Berücksichtigung der exekutiven Funktionen vor[48], die neben der Sprachleistung auch bei den frontotemporalen Demenzen im Vordergrund stehen. Eine Übersicht über Testverfahren findet sich in ▢ Tab. 2.6.

---

8   Ausführliche neuropsychologische Tests sollten bei fraglicher oder leichtgradiger Demenz zur differenzialdiagnostischen Abklärung eingesetzt werden. Die Auswahl der geeigneten Verfahren richtet sich im Einzelfall nach der Fragestellung, dem Krankheitsstadium und der Erfahrung des Untersuchers. Beeinflussende Variablen, wie z. B. prämorbides Funktionsniveau, Testvorerfahrung, Ausbildungsstatus und soziokultureller Hintergrund oder Sprachkenntnisse, müssen berücksichtigt werden.

Im Rahmen der vertieften neuropsychologischen Früh- und Differenzialdiagnostik sollten möglichst unter Zuhilfenahme von standardisierten Instrumenten u. a. die kognitiven Bereiche Lernen und Gedächtnis, Orientierung, Raumkognition, Aufmerksamkeit, Praxie, Sprache und Handlungsplanung untersucht werden.

Empfehlungsgrad B,
Leitlinienadaptation
NICE-SCIE 2007

◼ **Tab. 2.6.** Übersicht über Testverfahren

Basisdiagnostik	
Kurztest (z. B. MMST, DemTect, TFDD)	Grobquantifizierung kognitiver Defizite Schweregradabschätzung Verlaufsuntersuchung
Vertiefte neuropsychologische Diagnostik (Indikation: s. Text)	
Klinisch vermutete Erkrankung	Domänen mit beispielhaften Testverfahren
Alzheimer-Demenz	Prüfung der Vergessensrate über die Zeit[47], Fehler (nicht Auslassungen) in der Rekognitionsleistung[46], semantischer Wortflüssigkeit (z. B. CERAD, RWT)[49]
Vaskuläre oder Multiinfarkt-Demenz	Prüfung der Geschwindigkeit und Seitendifferenzen in der visuellen Suche[50], phonologischer vs. semantischer Wortflüssigkeit[51], Arbeitsgedächtnisleistung und kognitive Flexibilität[52] als Exekutivfunktionsparameter[53]
Frontotemporale Demenz	Prüfung der kognitiven Flexibilität und der Exekutivfunktionen (TAP Reaktionswechsel, Wisconsin Card Sorting Test, BADS-Arbeitsgedächtnistests), der Motorik (Antisakkaden[54], Lurija Motoriktests)
Primär progressive Aphasie und semantische Demenz	Prüfung des sprachlichen Verstehens, der Wortflüssigkeit (speziell phonologischer Wortflüssigkeit, LPS 50+)[49], Benennleistung[55], Rechtschreibung und des Kopfrechnens[56] etc.
Lewy-Körperchen-Demenz	Prüfung der visuellen Wahrnehmungsleistung (VOSP – Incomplete Letters, BORB – overlapping figures[57], Boston Naming Test[58]) und der Aufmerksamkeitsleistung (TAP Alertness & geteilte Aufmerksamkeit: Reaktionsvariabilität)[59]
Parkinson-Demenz	Prüfung des Verhältnisses verzögerter freier Abruf zu Wiedererkennensleistung[60], visuokonstruktiver Planungs-, nicht aber visuoperzeptiver Wahrnehmungsleistung, z. B. Mosaik-Test vs. VOSP[61] und Exekutivfunktionen[62]

9	Bei wiederholtem Einsatz neuropsychologischer Testverfahren zur Beurteilung des Krankheitsverlaufs oder des Behandlungserfolgs müssen Testwiederholungseffekte durch einen ausreichenden zeitlichen Abstand zwischen den Testzeitpunkten (mindestens 6 Monate oder bei rascher Progredienz auch früher) oder durch Verwendung von Test-Parallelversionen so weit wie möglich vermieden werden. Die dennoch eingeschränkte Reliabilität der Testverfahren muss bei der Beurteilung von Veränderungen der Ergebnisse berücksichtigt werden.	*Empfehlungsgrad C, Evidenzebene IV*

2.2.4 Erfassung von Beeinträchtigungen alltagsbezogener Fähigkeiten sowie von psychischen und Verhaltenssymptomen

Funktionsbeeinträchtigungen in Alltagstätigkeiten sind ein diagnostisches Kriterium einer Demenz. Psychische und Verhaltenssymptome sind ebenfalls charakteristisch für Demenzerkrankungen und stellen eine wesentliche Belastung für Erkrankte und die pflegenden Angehörigen dar. Verbesserungen in diesen Bereichen sind wesentliche Therapieziele. Es existieren zahlreiche Instrumente zur Erfassung von Beeinträchtigungen bei Alltagstätigkeiten und zur Erfassung von psychischen und Verhaltenssymptomen, z. B. »Nurses Observations Scale for Geriatric Patients« (NOSGER), »Neuropsychiatric Inventory« (NPI)[63, 64], die für klinische Prüfungen entwickelt und dort eingesetzt werden. Zur Diagnostik und zur Darstellung des Therapieverlaufs kann der Einsatz solcher Instrumente auch empfohlen werden (◼ Tab. 2.7).

Neben Befragungen der Angehörigen zu diesen Themen sind beobachtende Verfahren hilfreich. Die Fähigkeit zur Durchführung von Alltagstätigkeiten kann in häuslicher Umgebung besonders gut beurteilt werden. Neben Funktionsbeeinträchtigungen sollten auch die erhaltenen Funktionen bewertet werden.

◼ Tab. 2.7. Psychische und Verhaltenssymptome demenzieller Syndrome

Untersuchungsinstrumente	
Häufig genutzte Verfahren	**Syndromübergreifend:** Neuropsychiatrisches Inventar (NPI) Behavioral Pathology in Alzheimer's Disease rating scale (BEHAVE-AD) Behavior Rating Scale for Dementia of the Consortium to Establish a Registry for Alzheimer's Disease (CERAD-BRSD) Nurses observation scale for geriatric patients (NOSGER) **Depression:** Cornell Depression bei Demenz Skala Geriatrische Depressionsskala (GDS) Hamilton Depressionsskala (HAM-D) Beck Depressions Inventar (Selbstrating) (BDI) **Apathie:** Apathie Evaluation Skala (AES) **Agitation:** Cohen Mansfield Agitation Inventar (CMAI)
Ätiologisch unspezifische Symptome	
Leichte Demenz	Rückzug, Apathie, Angst, Depression[66]
Mittelschwere und schwere Demenz	Apathie, Depression, Agitation, Aggressivität, Störung des Tag-Nacht-Rhythmus[66]
Häufige Symptome bei spezifischer Ätiologie	
Alzheimer-Demenz	Angst, Depression (mit einem Häufigkeitsmaximum im mittelschweren Stadium), motorische Unruhe, Wahn[66, 67] Erkrankungen mit spätem Beginn sind häufiger mit psychischen und Verhaltens-symptomen assoziiert als Erkrankungen mit frühem Beginn[68]
Vaskuläre oder Multiinfarkt-Demenz	Psychomotorische Verlangsamung[69]
Frontotemporale Demenzen: Frontale Variante Semantische Demenz Primär Progressive Aphasie	Enthemmung, sozial unangepasstes Verhalten, Stereotypien, verändertes Essverhalten[70] Stereotypien, ähnlich wie frontale Variante, aber weniger deutlich ausgeprägt[71] Geringe Verhaltensänderungen im Frühstadium, später ähnlich der frontalen Variante[72]
Lewy-Körperchen-Demenz	Visuelle Halluzinationen (schon im Frühstadium), Capgras Syndrom, Wahn[73], Enthemmung[74], Schluckstörungen[75]
Parkinson-Demenz	Erhöhte Tagesmüdigkeit[76], Wahn, Halluzinationen[77]

Instrumente wie z. B. das AMPS (»Assessment of Motor and Process Skills«) sind auch zur Therapie-kontrolle bei z. B. ergotherapeutischen Maßnahmen einsetzbar[65].

10	Demenz-assoziierte psychische und Verhaltenssymptome und Beeinträchtigungen der Alltagsbewältigung sowie die Belastung der pflegenden Bezugspersonen sollten erfasst werden. Dazu stehen validierte Skalen zur Verfügung.	*Empfehlungsgrad B, Leitlinienadaptation Dementia MOH 2007*[78]

Informationen zur strukturierten Erfassung der Belastung pflegender Angehöriger finden sich im Abschnitt zu den Maßnahmen zum Schutz der Gesundheit der pflegenden Angehörigen (▶ Kap. 2.3.6).

2.2.5 Labordiagnostik

2.2.5.1 Serologische und biochemische Diagnostik im Blut

Die klinische und neuropsychologische Untersuchung allein ist unzureichend für die ätiologische Zuordnung einer Demenz. In einer Meta-Analyse von über 50 Studien mit insgesamt 5 620 Demenzkranken wird über eine Prävalenz potenziell reversibler Demenzursachen von 9 % berichtet. Diese umfassten Erkrankungen, die nur mit labortechnischen Untersuchungen bzw. mit bildgebenden Verfahren diagnostiziert werden konnten[79]. Es existieren keine systematischen Untersuchungen, die die Wertigkeit einzelner Laboruntersuchungen bei der ätiologischen Zuordnung von Demenzerkrankungen untersucht haben.

Eine Untersuchung von Blutparametern wird von allen Leitlinien aufgrund der hohen klinischen Relevanz des Aufdeckens einer reversiblen Demenzursache, des geringen Risikos für den Demenzkranken und der geringen Kosten empfohlen[1]. Lediglich die schottische Leitlinie empfiehlt Laboruntersuchungen nur bei entsprechendem klinischem Verdacht, wobei Kriterien für den klinischen Verdacht nicht benannt werden[2].

In allen zugrunde gelegten Leitlinien werden Blutbild, Elektrolyte, Blutzucker und TSH als Standardparameter benannt. In der überwiegenden Zahl der Leitlinien werden zusätzlich CRP (oder Blutsenkung), Leber- und Nierenfunktionswerte sowie Vitamin B12 und Folsäure als Standardbestimmung angeführt.

11 Im Rahmen der Basisdiagnostik werden folgende Serum- bzw. Plasmauntersuchungen empfohlen: Blutbild, Elektrolyte (Na, K, Ca), Nüchtern-Blutzucker, TSH, Blutsenkung oder CRP, GOT, Gamma-GT, Kreatinin, Harnstoff, Vitamin B12.	*Empfehlungsgrad B, Leitlinienadaptation NICE-SCIE 2007*

Zahlreiche Krankheitsbilder können zu kognitiven Störungen führen. Bei klinischen Verdachtsfällen sind entsprechend gewählte Laboruntersuchungen durchzuführen (◘ Tab. 2.8).

◘ **Tab. 2.8.** Beispielhafte mögliche Ursachen eines Demenzsyndroms

1. Endokrinopathien	**5. Elektrolytstörungen**
Hypothyreose	Hyponatriämie (z. B. diuretische Behandlung)
Hyperthyreose	Hypernatriämie
Hypoparathyreoidismus	
Hyperparathyreoidismus	
2. Vitaminmangelkrankheiten	**6. Hämatologisch bedingte Störungen**
B12-Mangel	Polyzythämie, Hyperlipidämie, multiples Myelom
Folsäuremangel	Anämie
B1-Mangel	
B6-Mangel	
3. Metabolische Enzephalopathien	**7. Chronische Infektionskrankheiten**
chronisch hypoxische Zustände	bakteriell: M. Whipple, Neurosyphilis, Neuroborreliose
chronische Lebererkrankungen (M. Wilson, Hämochromatose, Leberzirrhose)	viral: Zytomegalie, HIV-Enzephalitis, progressive multifokale Leukoenzephalitis
chronische Nierenerkrankungen (Dialyse-Enzephalopathie)	
4. Intoxikationen	**8. Spätformen der Leukodystrophien, z. B. Zeroidlipofuszinose**
Industriegifte (z. B. Kohlenmonoxid, Quecksilber, Blei, Perchlorethylen)	
Medikamente (z. B. Kardiaka, Antihypertensiva, Psychopharmaka)	
Alkoholabhängigkeit	

2

> **12** Im Falle klinisch unklarer Situationen oder bei spezifischen Verdachtsdiagnosen sollen gezielte weitergehende Laboruntersuchungen durchgeführt werden. Beispiele hierfür sind: Differenzial-Blutbild, BGA, Phosphat, HBA1c, Homocystein, fT3, fT4, SD-Antikörper, Kortisol, Parathormon, Coeruloplasmin, Vitamin B6, Borrelien-Serologie, Pb, Hg, Cu, Lues-Serologie, HIV-Serologie, Drogenscreening, Urintest-streifen, Folsäure.
> *Good clinical practice, Expertenkonsens*

2.2.5.2 Bestimmung des Apolipoprotein-E-Genotyps

Das Apolipoprotein-E-Gen (ApoE-Gen) ist in Abhängigkeit von der Allelkonstellation ein Risikofaktor für die Alzheimer-Krankheit. Es liegt in drei allelischen Varianten beim Menschen vor. Die Varianten werden als Epsilon 2, 3 und 4 bezeichnet, wobei Epsilon 3 die häufigste Variante ist. Epsilon 4 ist mit einem erhöhten Risiko, an der Alzheimer-Demenz zu erkranken, assoziiert. Heterozygote Träger mit der Allelkombination 3/4 (ca. 20–25 % der Bevölkerung) haben ein ca. dreifach erhöhtes Lebenszeitrisiko für eine Demenz im Vergleich zu 3/3-Trägern (ca. 60 % der Bevölkerung). Homozygote 4/4-Träger (ca. 2 % der Bevölkerung) haben ein bis zu zehnfach erhöhtes Risiko, an einer Alzheimer-Demenz zu erkranken. Hetero- oder homozygote ApoE2-Träger mit den Kombinationen 2/3 und 2/2 (zusammen ca. 5 % der Bevölkerung) haben ein geringeres Erkrankungsrisiko. Von den Demenzkranken mit Alzheimer-Demenz sind ca. 45 % heterozygote und 10–12 % homozygote Träger des Epsilon-4-Allels[80].

In einer großen Multizenterstudie mit 1 770 Demenzkranken mit post mortem diagnostiziertem M. Alzheimer wurde die Sensitivität für das ApoE4-Allel bezüglich der Diagnose mit 65 % und die Spezifität mit 68 % angegeben[81]. Diese Werte sind zu gering für die Verwendung als diagnostischer Test[82].

Alle zugrunde gelegten Leitlinien empfehlen die Bestimmung des ApoE-Genotyps im Rahmen der Diagnostik nicht.

> **13** Eine isolierte Bestimmung des Apolipoprotein-E-Genotyps als genetischer Risikofaktor wird aufgrund mangelnder diagnostischer Trennschärfe und prädiktiver Wertigkeit im Rahmen der Diagnostik nicht empfohlen.
> *Empfehlungsgrad A, Leitlinienadaptation NICE-SCIE 2007*

2.2.6 Liquordiagnostik

Der Liquordiagnostik kommen in der ätiologischen Diagnostik von Demenzerkrankungen zwei Funktionen zu. Sie dient dazu, Erkrankungen, für deren Vorliegen klinische Hinweise bestehen, zu diagnostizieren oder auszuschließen (z. B. entzündliche ZNS-Erkrankungen). Ferner unterstützt sie die Diagnosestellung einer neurodegenerativen Erkrankung, insbesondere der Alzheimer-Krankheit.

Es ist möglich, dass bei einer Liquoruntersuchung eine Erkrankung erkannt wird, für die aufgrund der klinischen Befunde kein unmittelbarer Verdacht vorlag. Daher sollen im Falle der Liquordiagnostik bei Demenz die Parameter mit erhoben werden, die auf eine solche Erkrankung hinweisen können. Regelhaft sollten die Zellzahl, das Gesamtprotein, die Laktat-konzentration, die Glukose, der Albuminquotient, die intrathekale IgG-Produktion und oligoklonale Banden bestimmt werden. Sinnvoll kann zusätzlich bei klinischer Indikation die Bestimmung der intrathekalen IgA- und IgM-Produktion sein. Insbesondere sollen folgende Krankheiten mithilfe der Liquordiagnostik ausgeschlossen werden: Demenzerkrankungen bei Virusenzephalitiden und postviralen Enzephalitiden, Lues, M. Whipple, Neuroborreliose, Neurosarkoidose und Hirnabszess. Weiterhin können über die Liquordiagnostik Vaskulitiden, Metastasen, paraneoplastische Enzephalopathien und die multiple Sklerose abgegrenzt werden. Für einige dieser Erkrankungen gibt es bereits in der erweiterten Serumdiagnostik oder Bildgebung Hinweise (z. B. Lues, Hirnabszess, multiple Sklerose, Neurosarkoidose, AIDS-Demenzkomplex).

> **14** In der Erstdiagnostik einer Demenz sollte die Liquordiagnostik zum Ausschluss einer entzündlichen Gehirnerkrankung durchgeführt werden, wenn sich dafür Hinweise aus der Anamnese, dem körperlichem Befund oder der Zusatzdiagnostik ergeben.
> *Good clinical practice, Expertenkonsens*

| 15 | Die Liquordiagnostik kann auch Hinweise für nichtdegenerative Demenzursachen geben, bei denen Anamnese, körperlicher Befund und übrige technische Zusatzdiagnostik keine pathologische Befunde zeigen. Wenn eine Liquordiagnostik bei Demenz durchgeführt wird, sollen die Parameter des Liquorgrundprofils untersucht werden. | *Good clinical practice, Expertenkonsens* |

2.2.6.1 Neurodegenerationsmarker

Im Liquor sind Korrelate der neuropathologischen Veränderungen, die die Alzheimer-Krankheit definieren, messbar. Die aktuell klinisch relevanten Parameter sind beta-Amyloid-1-42, Gesamt-Tau und Phospho-Tau (pTau).

In zahlreichen großen Studien konnten eine hohe Sensitivität und Spezifität, insbesondere der kombinierten Messung dieser Parameter in der Abgrenzung von Demenzkranken mit Alzheimer-Demenz gegenüber gesunden Personen (Sensitivität 92 %, Spezifität 89 %, bezogen auf einen Grenzwert aus einer Meta-Analyse über 17 Studien zu beta-Amyloid-1-42 und einen Grenzwert aus einer Meta-Analyse über 34 Studien zu Tau[83]) gezeigt werden. Zusätzlich zeigten Untersuchungen, dass die Liquorveränderungen schon im sehr frühen Krankheitsstadium in typischer Weise vorliegen können. In einer Meta-Analyse über 51 Studien wurde Phospho-Tau als guter diagnostischer Biomarker für eine mögliche Alzheimer-Demenz und als ein zufrieden stellender diagnostischer und prognostischer Biomarker für eine leichte kognitive Störung bewertet. Die Abgrenzung einer Alzheimer-Demenz von anderen Demenzformen gelang nicht im ausreichenden Maße[84]. In Post-mortem-Untersuchungen zeigten die Kombination des beta-Amyloid-1-42-Werts und Gesamt-Tau-Werts bzw. des beta-Amyloid-1-42-Werts und Phospho-Tau-Werts eine Sensitivität von 86 % und eine Spezifität von 89 % in der Abgrenzung der Alzheimer-Krankheit zu gesunden Personen[85].

Die differenzialdiagnostische Trennschärfe zwischen verschiedenen Demenzformen im klinischen Kontext ist heute noch unzureichend. Als Verlaufsmarker eignen sich die genannten Parameter nach heutigem Kenntnisstand nicht[86].

Allgemeingültige exakte Grenzwerte für die einzelnen Parameter existieren heute noch nicht. Grobe Referenzwerte stehen aber zur Verfügung.

| 19 | Die Ergebnisse der liquorbasierten neurochemischen Demenzdiagnostik sollen auf der Grundlage des Befundes der Routine-Liquordiagnostik und aller anderen zur Verfügung stehenden diagnostischen Informationen beurteilt werden. | *Good clinical practice, Expertenkonsens* |

Ergänzende Anmerkung:
Alle Liquor- und Serumproben sollten uneingefroren schnellstmöglich an das Labor versandt werden. Vorzugsweise sollten Polypropylen-Röhrchen verwendet werden, da es sonst zu Verlusten von beta-Amyloid-1-42, Gesamt-Tau und Phospho-Tau kommen kann. Für die klinische Routine sollten Proben nur in dafür spezialisierten Labors untersucht werden. Vor Bestimmung der Proben sollte mit dem Labor Rücksprache über das aktuelle präanalytische Vorgehen gehalten werden. Aktuelle Informationen zu Präanalytik finden sich auf der Internetseite der Deutschen Gesellschaft für Liquordiagnostik und Neurochemie (www.dgnl.de).

2.2.6.2 Durchführung der Liquordiagnostik

Das Auftreten eines Post-Punktionssyndroms in einer Stichprobe von Demenzkranken einer Gedächtnisambulanz liegt zwischen 2 und 10 %, wobei ein hohes Lebensalter ein protektiver Faktor ist[87, 88]. Die Häufigkeit von schwerwiegenden oder dauerhaften Nebenwirkungen ist bei Einhaltung der Kontraindikationen (u. a. Blutgerinnungsstörungen, Antikoagulation, Hirndruck) äußerst gering. Die Einnahme eines Thrombozytenaggregationshemmers stellt keine Kontraindikation dar. Zur Durchführung der Liquordiagnostik wird auf die Leitlinie zur »Diagnostischen Liquorpunktion« verwiesen[89].

2.2.7 Zerebrale Bildgebung

Der bildgebenden Untersuchung des Gehirns im Rahmen der Diagnostik von Demenzerkrankungen kommen zwei Funktionen zu. Ihr Ergebnis soll helfen, behandelbare Ursachen einer Demenz aufzudecken (z. B. Tumor, subdurales Hämatom, Normaldruckhydrozephalus) und zur ätiologischen Differenzierung primärer Demenzerkrankungen beizutragen.

2.2.7.1 Feststellung von nichtdegenerativen und nichtvaskulären Ursachen einer Demenz

Bei ca. 5 % aller Demenzkranken wird eine potenziell behandelbare bzw. reversible Ursache nichtdegenerativer und nichtischämischer Art durch eine bildgebende Untersuchung aufgedeckt (z. B. subdurales Hämatom, Tumor, Normaldruckhydrozephalus)[90, 91].

Die Frage, ob grundsätzlich eine bildgebende Untersuchung des Gehirns im Rahmen der ätiologischen Demenzdiagnostik durchgeführt werden soll, ist umstritten. Insbesondere bei älteren multimorbiden Betroffenen sind Argumente gegen die Durchführung einer solchen Untersuchung die Patientenbelastung, eine vermutete fehlende therapeutische Konsequenz und erschwerte praktische Durchführbarkeit. Vor diesem Hintergrund sind verschiedene klinische Checklisten entwickelt worden, um die Demenzkranken zu identifizieren, bei denen eine bildgebende Untersuchung durchgeführt werden soll.

Die vorgeschlagenen klinischen Kriterien als Grundlage für die Indikationsstellung einer bildgebenden Untersuchung im Rahmen der diagnostischen Abklärung einer Demenz sind jedoch unzureichend. Zum Beispiel führte die Anwendung der am häufigsten verwendeten klinischen Kriterien der Canadian Consensus Conference[92] in einer Effectiveness-Analyse bei einer simulierten Stichprobe nur zu einer positiv prädiktiven Wertigkeit von 28 % und zu einem Übersehen von potenziell reversiblen Ursachen einer Demenz in 4,4 % aller Demenzfälle[90]. Neben der mangelnden Sensitivität dieser Kriterienkataloge ist die reliable Anwendung dieser Checklisten durch unsachgemäße bzw. unvollständige Durchführung gefährdet (z. B. mangelnde Identifizierung eines fokal neurologischen Defizits in der körperlichen Untersuchung). Im Jahre 2008 wurden die Empfehlungen der Canadian Consensus Conference zur Durchführung einer zerebralen Bildgebung dahingehend erweitert, dass eine ausreichende Evidenz vorliege, vaskuläre Veränderungen mittels cCT oder cMRT nachzuweisen. Die Feststellung vaskulärer Veränderungen könne einen Einfluss auf das Management des Erkrankten haben[93].

Aus der mangelnden diagnostischen Güte von klinischen Kriterien folgt, dass eine bildgebende Untersuchung des Gehirns im Rahmen einer ätiologischen Diagnostik einer Demenz durchgeführt werden soll, da ansonsten behandelbare Ursachen übersehen werden können. Entsprechend empfiehlt die überwiegende Anzahl der Leitlinien (z. B. NICE 2007, SIGN 2006[1, 2]) eine bildgebende Untersuchung des Gehirns bei der diagnostischen Zuordnung einer Demenz.

In der Expertenleitlinie des American College of Radiology[94] wird eine zerebrale MRT ohne Kontrastmittel mit dem höchsten Wert in der Einstufung der Skala »most appropriate-least appropriate« für alle Demenzätiologien bewertet. Die Begründung liegt in der höheren Sensitivität der cMRT im Vergleich zur cCT in der Erkennung von Läsionen als Ursache sekundärer Demenzen und zur Beurteilung vaskulärer Läsionen[94]. Bei klinischem Verdacht auf entzündliche, tumoröse oder metabolische Erkrankungen sollte eine cMRT durchgeführt werden. Aufgrund der Strahlenbelastung sollte bei jüngeren Personen der cMRT generell der Verzug gegeben werden.

Bei fehlender Verfügbarkeit der MRT oder bei patientenbezogenen Kontraindikationen (z. B. Herzschrittmacher, ausgeprägte Platzangst) sollte eine cCT durchgeführt werden.

Die cCT ohne Kontrastmittel ist häufig ausreichend für den Nachweis oder Ausschluss von Raumforderungen, eines subduralen Hämatoms, vaskulärer Läsionen, einer subkortikalen arteriosklerotischer Enzephalopathie oder eines Hydrozephalus.

| 20 | Bei bestehendem Demenzsyndrom soll eine konventionelle cCT oder cMRT zur Differenzialdiagnostik durchgeführt werden. | *Empfehlungsgrad A, Leitlinienadaptation NICE-SCIE 2007* |

2.2.7.2 Bildgebung in der Differenzialdiagnose primärer Demenzerkrankungen

Die Alzheimer-Krankheit ist gekennzeichnet durch eine progrediente Gehirnatrophie mit besonderer Beteiligung der Strukturen des medialen Temporallappens[95]. Eine visuelle Beurteilung der cMRT mit Nachweis einer Atrophie (u. a. des Hippocampus sowie des Gyrus parahippocampalis mit Erweiterung des Seitenventrikelunterhorns und ggf. zusätzlich des Kortex) geben auch schon im klinischen Frühstadium diagnostische Hinweise für das Vorliegen einer Alzheimer-Krankheit[96]. Es existieren jedoch keine allgemeingültigen Normwerte für die klinische Beurteilung des Atrophiegrades. Ein fehlender Hinweis in der visuellen Bewertung der cMRT auf Atrophie schließt auch die Diagnose einer neurodegenerativen Erkrankung nicht aus.

Die strukturelle Bildgebung kann zusätzlich zur Differenzialdiagnose zwischen Alzheimer-Krankheit und frontotemporaler Demenz beitragen, wobei die differenzialdiagnostische Trennschärfe der strukturellen Bildgebung zwischen beiden Ätiologien unzureichend für die alleinige Anwendung ist und nur einen Beitrag zur Gesamtbeurteilung in Verbindung mit Anamnese, klinischem und neuropsychologischem Befund liefern kann[97].

Ein wesentlicher Nutzen der strukturellen bildgebenden Untersuchung des Gehirns besteht in der

Identifizierung und Beurteilung vaskulärer Läsionen in Lokalisation und Quantität, was in Verbindung mit Anamnese, klinischer und neuropsychologischer Untersuchung wesentlich für die Differenzialdiagnose zwischen degenerativer und vaskulärer Demenz ist[98, 99].

---

21 Für die Feststellung einer vaskulären Demenz sollten neben der Bildgebung (Ausmaß und Lokalisation von vaskulären Läsionen) Anamnese, klinischer Befund und neuropsychologisches Profil herangezogen werden. Der Beitrag der strukturellen MRT in der Differenzierung der Alzheimer-Demenz oder der frontotemporalen Demenz von anderen neurodegenerativen Demenzen ist bisher nicht ausreichend gesichert.

Empfehlungsgrad B, Leitlinienadaptation NICE-SCIE 2007

In seriellen MRT-Untersuchungen konnte eine Progredienz der Atrophie bei Demenzkranken mit Alzheimer-Krankheit überzeugend gezeigt werden[100]. Eine Relevanz für die ätiologische Zuordnung oder die Therapie haben aber MRT-Verlaufsuntersuchungen im Regelfall nicht. In Einzelfällen mit ungewöhnlichen klinischen Verläufen oder Ereignissen kann die Indikation zu einer erneuten bildgebenden Untersuchung gestellt werden.

---

22 Eine Notwendigkeit für eine cMRT-Untersuchung zur routinemäßigen Verlaufskontrolle besteht im Regelfall nicht.

Empfehlungsgrad C, Evidenzebene IV

2.2.7.3 Nuklearmedizinische Verfahren

Funktionelle Messungen des Glukosemetabolismus (FDG-PET) und der zerebralen Perfusion (HMPAO-SPECT) mit nuklearmedizinischen Verfahren zeigen folgende Kennwerte in der Differenzierung von Demenzkranken mit Alzheimer-Demenz von gesunden Personen: FDG-PET: Sensitivität und Spezifität 86 %[101], HMPAO-SPECT: Sensitivität zwischen 65 und 71 %, Spezifität 79 %[102]. Folgende Werte zeigten sich in der Differenzialdiagnose der Alzheimer-Demenz (AD) von der vaskulären Demenz (VD) und der frontotemporalen Demenz (FTD): FDG-PET: Sensitivität AD vs. FTD 73 %, AD vs. VD 71 %; Spezifität AD vs. FTD 98 %, AD vs. VD 76 %[103], HMPAO-SPECT: Sensitivität AD vs. FTD 72 %; AD vs. VD 71 %, Spezifität AD vs. FTD 78 %, AD vs. VD 76 %[102, 104, 105]. Aufgrund der hohen Kosten werden diese Untersuchungen nicht für die Diagnostik im Regelfall empfohlen. In klinisch unklaren Fällen können FDG-PET bzw. HMPAO-SPECT aber diagnostisch wertvolle Informationen geben und die ätiologische Zuordnung einer Demenz ermöglichen.

---

23 FDG-PET und HMPAO-SPECT können bei Unsicherheit in der Differenzialdiagnostik von Demenzen (AD, FTD, VD) zur Klärung beitragen. Ein regelhafter Einsatz in der Diagnostik wird nicht empfohlen.

Empfehlungsgrad A, Leitlinienadaptation NICE-SCIE 2007

Die Lewy-Körperchen-Demenz (LKD) ist durch eine Reduktion des Dopamintransporter-Proteins im Striatum charakterisiert. Der Dopamintransporter kann mittels FP-CIT-SPECT dargestellt werden. In einer Multizenterstudie bei 326 Demenzkranken wurden eine Sensitivität von 77,7 % und eine Spezifität von 90,4 % in der Differenzierung von Patienten mit Lewy-Körperchen-Demenz von Patienten mit Nicht-Lewy-Körperchen-Demenz erreicht[106]. In einer post mortem validierten Stichprobe an 20 Demenzkranken wurden eine Sensitivität von 88 % und eine Spezifität von 100 % für die ante mortem durchgeführte FP-CIT-SPECT-Messung bezüglich der Differenzierung von LBD und Demenzkranken mit Alzheimer-Krankheit berichtet[107]. Der Einsatz dieses Verfahrens ist insbesondere dann zu empfehlen, wenn die Diagnosestellung einer LBD anhand der klinischen Kriterien nicht gelingt (z. B. bei Fehlen eines Parkinson-Syndroms).

Statement: Ein FP-CIT-SPECT ist in klinisch unklaren Fällen für die Differenzialdiagnose einer Lewy-Körperchen-Demenz vs. Nicht-Lewy-Körperchen-Demenz hilfreich.

2.2.8 Elektroenzephalographie (EEG)

In einer systematischen Übersichtsarbeit über den Einsatz eines EEGs in der Diagnostik von Demenzkranken und leichter kognitiver Störung (46 Studien) wurde eine große Breite von Sensitivität und Spezifität in den eingeschlossenen Studien festgestellt[108]. Bei hoher Variabilität der diagnostischen Güte über die Studien hinweg kann ein Routineeinsatz in der Erstdiagnostik nicht empfohlen werden. In diagnostisch unklaren Fällen kann ein EEG aber zur Verbesserung der diagnostischen Einschätzung durchgeführt werden. Bei der Alzheimer-Demenz und der Lewy-Körperchen-Demenz zeigt sich im EEG oft eine diffuse Verlangsamung des Grundrhythmus[109]. Auch bei frontotemporalen Demenzen finden sich entgegen der diagnostischen Kriterien in ca. 60 % der Fälle EEG-Veränderungen[110].

Periodische bi- oder triphasische Wellen stützen die Diagnose einer Creutzfeldt-Jakob-Erkrankung[111]. Das EEG kann ferner Hinweise auf ein Anfallsleiden i. S. von epilepsietypischen Potenzialen, auf einen nichtkonvulsiven Status epilepticus und auf ein Delir, i. S. von Allgemeinveränderungen mit Auftreten langsamer Theta- und Delta-Wellen, liefern. Bei Entwicklung einer Demenz mit Nachweis sowohl fokaler als auch generalisierter epilepsietypischer Muster im EEG kann ein Therapieversuch mit Antiepileptika erforderlich sein[112].

24 Ein EEG ist bei bestimmten Verdachtsdiagnosen indiziert (Anfallsleiden, Delir, Creutzfeldt-Jakob-Erkrankung). Das EEG kann zur Abgrenzung von neurodegenerativen und nichtneurodegenerativen Erkrankungen beitragen, ist jedoch zur Differenzialdiagnose von neurodegenerativen Demenzerkrankungen von geringem Wert. Ein regelhafter Einsatz in der ätiologischen Zuordnung von Demenzerkrankungen wird nicht empfohlen.	*Empfehlungsgrad B, Leitlinienadaptation NICE-SCIE 2007*

2.2.9 Sonographie der gehirnversorgenden Gefäße

Doppler- und Duplexuntersuchungen werden zur Diagnostik von Stenosen hirnversorgender Gefäße eingesetzt. Diesen Verfahren kommt eine wichtige Rolle in der Sekundärprävention zerebraler Ischämien zu. Bei vaskulärer Demenz oder bei gemischt vaskulär-degenerativen Demenzformen kann die Beurteilung von Stenosen hirnversorgender Gefäße relevant sein. Zum Einsatz der Doppler- und Duplexsonographie bei vaskulären Erkrankungen wird auf Seite 9 der Leitlinie der DGN »Diagnostik zerebrovaskulärerer Erkrankungen« (www.dgn.org/leitlinien-der-dgn-2008-89.html) verwiesen[113].

2.2.10 Genetische Diagnostik bei familiären Demenzerkrankungen

Der Gesamtanteil der familiären Alzheimer-Krankheit (FAD) an allen Demenzkranken mit Alzheimer-Demenz liegt bei < 5 %[80]. Für die FAD wurden Mutationen auf drei Genen beschrieben. Dies sind das Gen für das Amyloid-Precursor-Protein (APP) auf Chromosom 21 (zurzeit 31 bekannte Mutationen), die Gene Präsenilin 1 (PS1) auf Chromosom 14 (zurzeit 175 bekannte Mutationen) und Präsenilin 2 (PS2) auf Chromosom 1 (zurzeit 14 bekannte Mutationen) (www.molgen.ua.ac.be/ADMutations). Insgesamt zeigen 5 % aller Personen mit Alzheimer-Demenz einen Krankheitsbeginn vor dem 65. Lebensjahr (Early Onset Alzheimer's Disease, EOAD). Von diesen erfüllen 13 % die Kriterien einer familiären Form mit autosomal dominantem Verlauf, definiert durch einen direkten Vererbungsmodus über zwei vorherige Generationen im Stammbaum des Betroffenen. Von diesen ist in ca. 70 % der untersuchten Indexfälle mit dem Nachweis einer pathogenen Mutation in einem der drei FAD-Gene zu rechnen[114].

20–50 % der frontotemporalen Demenzen haben eine positive Familienanamnese für eine frontotemporale Demenz oder eine andere neurodegenerative Erkrankung, wobei nur bei ca. 5–10 % die Bedingungen für einen autosomal-dominanten Erbgang erfüllt sind. Bei der frontotemporalen Demenz können verschiedene Mutationen auf dem MAPT-Gen (Chromosom 17), welches das Tau-Protein kodiert, und auf dem Progranulin-Gen (Chromosom 17) zu autosomal dominant vererbten Varianten führen[115]. Zusätzlich sind Mutationen auf den Genen für das Valosin-Containing-Protein (VCP) und das Charged Multivesicular Body Protein 2B (CHMP2B) bei FTD beschrieben worden[116]. Weitere Informationen sind zu finden unter: http://www.ftd-picks.org.

Bei Verdacht auf eine autosomal dominante Erkrankung sollen eine genetische Beratung und ggf. eine genetische Testung durchgeführt werden. Dies sollte durch eine humangenetische Beratungsstelle unter Einhaltung entsprechender Vorgaben erfolgen. Eine spezifische therapeutische Implikation für den Betroffenen leitet sich daraus nicht ab. Im Rahmen der Patientenaufklä-

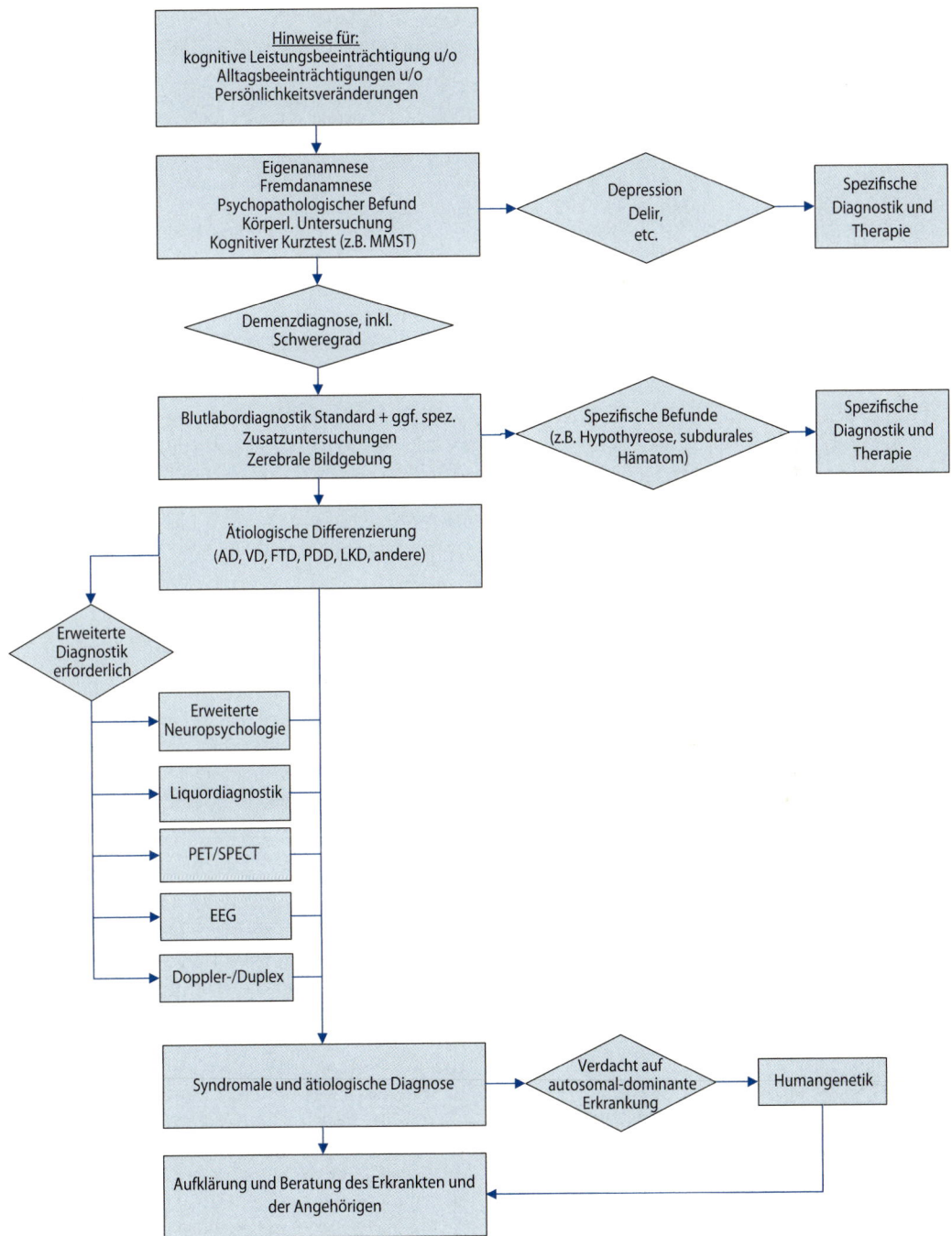

□ **Abb. 2.3.** Schematische Darstellung des diagnostischen Prozesses

rung ist der Wunsch des Betroffenen bezüglich des möglichen Wissens um das Tragen eines Krankheitsgens zu ermitteln, da dies neben einer diagnostischen Zuordnung der Erkrankung auch Implikationen für die Verwandten des Betroffenen hat. Die Möglichkeit einer psychosozialen Beratung vor und nach der Ergebnismitteilung soll gegeben sein. Die Bestimmungen des Gendiagnostikgesetzes sind zu beachten.

25 Bei Verdacht auf eine monogen vererbte Demenzerkrankung (z. B. bei früh beginnender Demenz in Verbindung mit einer richtungsweisenden Familienanamnese) soll eine genetische Beratung angeboten werden. Im Rahmen der Beratung muss darauf hingewiesen werden, dass sich aus der molekulargenetischen Diagnostik keine kausale Therapie oder Prävention der klinischen Manifestation ergibt und das Wissen um eine genetisch determinierte Demenz Konsequenzen für die Angehörigen haben kann. Nach erfolgter Beratung kann eine molekulargenetische Diagnostik angeboten werden.

Empfehlungsgrad C, Leitlinienadaptation NICE-SCIE 2007

Bei dem Verdacht auf oder dem gesicherten Vorliegen einer autosomal dominant vererbten Demenzerkrankung wird häufig von Angehörigen die Frage nach einer prädiktiven genetischen Diagnostik gestellt. Diese kann nur erfolgen, wenn beim Erkrankten eine krankheitsverursachende Mutation identifiziert wurde. Hier sind besondere juristische und ethische Rahmenbedingungen zur prädiktiven Diagnostik von genetischen Erkrankungen zu beachten (s. auch Leitlinie der Deutschen Gesellschaft für Humangenetik und des Berufsverbands Medizinische Genetik e. V. »Genetische Beratung« [http://leitlinien.net/] sowie die Bestimmungen des Gendiagnostikgesetzes). Dies gilt insbesondere, da bei gesunden Mutationsträgern kausale Therapien zur Prävention oder Strategien zur Verzögerung des klinischen Auftretens einer Demenz nicht bekannt sind.

26 Vor einer prädiktiven genetischen Diagnostik bei gesunden Angehörigen von Patienten mit monogen vererbter Demenzerkrankung, die von den Angehörigen gewünscht wird, sind die Vorgaben der humangenetischen prädiktiven Diagnostik einzuhalten.

Good clinical practice, Expertenkonsens

2.3   Therapie (3)

Die Therapie von Demenzerkrankungen umfasst die pharmakologische Behandlung und die psychosozialen Interventionen für Betroffene und Angehörige im Kontext eines Gesamtbehandlungsplans. Sie ist aufgrund variabler Symptom- und Problemkonstellationen individualisiert zu gestalten und muss auf die progrediente Veränderung des Schweregrads der Erkrankung abgestimmt sein (◘ Abb. 2.4, S. 67).

Wie bei den diagnostischen Verfahren setzt die Therapie das Einverständnis des Betroffenen im Regelfall voraus, mit der möglichen Ausnahme einer krankheitsbedingten akuten Selbst- oder Fremdgefährdungssituation, die sich durch keine anderen Maßnahmen als solche gegen den Willen des Erkrankten abwenden lässt. Ist der Betroffene krankheitsbedingt nicht einwilligungsfähig, ist das Vorliegen einer Vollmacht bzw. einer Betreuung für Gesundheitsfürsorge Voraussetzung der Behandlung. Der Erkrankte und ggf. die juristische Vertretungsperson sollen über Therapiemöglichkeiten, zu erwartende Effekte, Nutzen und Risiken aufgeklärt werden. Eine Therapieentscheidung soll im Rahmen eines »informed decision making«-Prozesses von der behandelnden Person und dem Erkrankten sowie ggf. der juristischen Vertretungsperson erzielt werden. Sollte von einem nicht einwilligungfähigen Erkrankten eine angebotene wirksame, angemessene und verfügbare Therapie, die von der juristischen Vertretungsperson befürwortet wird, abgelehnt werden, soll nach den Ursachen für die Ablehnung (z. B. Missverständnisse, Ängste) gesucht werden. Identifizierten Ursachen sollte mit geeigneten Maßnahmen begegnet werden (► auch Kap. 2.3.2).

Bei den Therapieentscheidungen sind Wirksamkeit, Nutzen-Risiko-Abwägungen, Kosten sowie Verfügbarkeit von Verfahren und Ressourcen relevant.

Schweregradeinteilung: Die Alzheimer-Demenz lässt sich in drei Schweregrade einteilen. Zur Orientierung kann der MMST eingesetzt werden, der in klinischen Studien als Kriterium für die Schweregraddefinition verwendet wird. Die unten stehende Einteilung der Schweregrade anhand des MMST richtet sich u. a. nach der Einteilung der Zulassungsbehörden EMEA und FDA sowie des IQWiG und des NICE[1], wobei das IQWiG die Schwierigkeit der unscharfen Abgrenzbarkeit der einzelnen Stadien hervorhebt[38].

- MMST 20 bis 26 Punkte: leichte Alzheimer-Demenz
- MMST 10 bis 19 Punkte: moderate/mittelschwere Alzheimer-Demenz
- MMST weniger als 10 Punkte: schwere Alzheimer-Demenz

Es ist darauf hinzuweisen, dass die Einteilung nach dem MMST nicht alle Domänen der Demenzerkrankungen ausreichend berücksichtigt und bei anderen

Demenzformen als der Alzheimer-Demenz weniger gut zur Einteilung geeignet ist[117].

Weiterhin ist die Leistung im MMST bildungs- und sprachabhängig und unterliegt Tagesschwankungen, was den Einsatz dieses Tests zur Schweregradfeststellung bei einem Individuum limitiert. Daher kann der MMST bei einer individuellen Person nur als ein grober Indikator für den Schweregrad angesehen werden. Die Schweregradbestimmung sollte unter Würdigung der gesamten vorliegenden Informationen erfolgen (▶ auch Kap. 2.2.2.4).

2.3.1 Pharmakologische Therapie von Demenzen

2.3.1.1 Alzheimer-Demenz

Die pharmakologische Therapie der Alzheimer-Demenz setzt sich zusammen aus der Behandlung der Kernsymptomatik der Demenz (u. a. kognitive Störungen, Beeinträchtigung der Alltagstätigkeiten) und, falls notwendig, einer Behandlung von psychischen und Verhaltenssymptomen (z. B. Depression, Wahn, Halluzinationen, Apathie).

Die aktuell verfügbaren Medikamente mit Nachweis von Wirksamkeit zur Behandlung der Kernsymptomatik der Alzheimer-Demenz sind die Acetylcholinesterase-Hemmer und der nichtkompetitive NMDA-Antagonist Memantin. Bei diesen Therapieansätzen handelt es sich um Verfahren, die Veränderungen der Neurotransmission bei der Alzheimer-Krankheit regulieren sollen. Einzelne berichtete Hinweise auf eine Beeinflussung der neuropathologischen Krankheitsprogression durch diese Medikamente sind nicht ausreichend, um den Medikamenten einen Effekt zuzusprechen, der über eine symptomatische Therapie hinausgeht. So genannte krankheitsmodifizierende Medikamente (»disease modifying drugs«), die den pathobiologischen Krankheitsverlauf verzögern, sind in der Entwicklung. Überzeugende Wirksamkeitsnachweise solcher Substanzen bei Demenzkranken mit Alzheimer-Demenz liegen zurzeit nicht vor.

Die Zulassungsvoraussetzungen, die den heute verfügbaren Medikamenten zugrunde liegen, sind der Nachweis der Überlegenheit des Medikamentes gegenüber Plazebo über einen Zeitraum von 24 Wochen in mindestens zwei unabhängigen Studien in den Bereichen der kognitiven Leistungsfähigkeit und der Fähigkeit, Alltagsdinge durchzuführen (»activities of daily living«, ADL) bzw. der Verbesserung des klinischen Gesamteindrucks. Für alle aktuell eingesetzten Acetylcholinesterase-Hemmer (Donepezil, Galantamin, Rivastigmin) wurden diese Zulassungsvoraussetzun-

gen im Bereich der leichten bis mittelschweren Alzheimer-Demenz erfüllt. Für Memantin liegt die Zulassung für die moderate bis schwere Alzheimer-Demenz vor.

In den letzten Jahren wurde eine intensive Diskussion um den Nutzen dieser Medikamente für die Demenzkranken, u. a. vor dem Hintergrund von Studiendesigns, Nebenwirkungen sowie Kosten, geführt. Diese Diskussion verlief in einzelnen Ländern unterschiedlich. Für Deutschland wurde eine Nutzenbewertung für die Acetylcholinesterase-Hemmer und Memantin innerhalb der jeweiligen Indikationsbereiche durch das IQWiG durchgeführt. Diesen Bewertungen liegen Meta-Analysen von randomisierten plazebo-kontrollierten Studien für die einzelnen Substanzen zugrunde. Als patientenrelevant werden vom IQWiG Effekte auf folgende Größen angesehen: (1) Besserung bzw. Normalisierung von Alltagsfunktionen, (2) Besserung bzw. Normalisierung von begleitenden psychopathologischen Symptomen, (3) Besserung bzw. Erhalt der kognitiven Leistungsfähigkeit, (4) Besserung bzw. Erhalt der krankheitsbezogenen Lebensqualität, (5) Vermeidung der Notwendigkeit einer vollständigen Pflege, (6) Reduktion von Mortalität, (7) Reduktion von therapieassoziierten unerwünschten Ereignissen.

Aufgrund der Zulassungsbedingungen haben nahezu alle RCTs zu Antidementiva Kognition und Alltagsfunktionalität bzw. klinischen Gesamteindruck als primäre Zielgrößen. Zu vielen der vom IQWiG benannten patientenrelevanten Zielgrößen liegen somit keine Daten vor[58].

Die klinische Relevanz der in Studien erhobenen kleinen bis mittleren Effektstärken von Antidementiva werden darüber hinaus vor dem Hintergrund der progredienten Natur der Erkrankung, die nicht prinzipiell durch die Therapie verhindert werden kann, häufig in Frage gestellt. Dies gilt insbesondere bei dem Einsatz in fortgeschrittenen Stadien der Demenz mit stark reduzierter Selbstständigkeit, hoher Pflegebedürftigkeit und eventuell einem Leben in einer Pflegeeinrichtung. Umstände, die hierbei als relevant für ein mögliches ungünstiges Nutzen-Risiko-Verhältnis im individuellen Behandlungsfall angeführt werden, sind Hochaltrigkeit, Multimorbidität und Multipharmakotherapie.

Dagegen sind die fehlende Möglichkeit der Spontanremission der Erkrankung, die hohe Belastung der Erkrankten und Betreuenden und das Fehlen hochwirksamer Verfahren Argumente für klinische Relevanz auch kleiner bis mittlerer Effektstärken.

Es wurde auch Methodenkritik an den vorliegenden RCTs zu Antidementiva geäußert, insbesondere in Bezug auf Analyseverfahren, wie die »Last Observation Carried Forward«-Methodik (LOCF). Dieser Ansatz kann bei höherer Drop-out-Rate in der Verumgruppe, die in Antidementivastudien beobachtet wurde, theoretisch zu einer systematischen Verzerrung der Ergebnisse zugunsten des Verums führen[118]. Diese Methodenkritik wird aber z. B. von Seiten des IQWiG nicht vollständig geteilt. Insbesondere sei die theoretische Annahme der Verzerrung zugunsten von Verum durch LOCF nicht empirisch belegt. Dieses Verfahren stelle keinen hinreichenden Grund dar, die darauf basierenden Ergebnisse in ihrer Aussage prinzipiell in Frage zu stellen[38].

Die Verordnungshäufigkeit von Antidementiva im Jahre 2007 lag bei 53,2 Millionen Tagesdosen. Hiermit könnten in einer Modellrechnung 146 000 Demenzkranke dauerhaft behandelt werden[119]. Die geschätzte Prävalenz von Demenzkranken in Deutschland liegt bei ca. 1 Million.

Es existieren international hochwertig recherchierte Leitlinien mit Aussagen zur pharmakologischen Behandlung der Alzheimer-Demenz (NICE, SIGN) und zahlreiche hochwertige Meta-Analysen (u. a. Cochrane, IQWiG). Diese Literaturbasis ist die Grundlage der folgenden Aussagen. Bei einzelnen Fragestellungen wurde eine zusätzliche primäre Recherche durchgeführt.

2.3.1.1.1 Acetylcholinesterase-Hemmer

Die Acetylcholinesterase-Hemmer Donepezil, Galantamin und Rivastigmin sind zur Behandlung der leichten bis mittelschweren Alzheimer-Demenz zugelassen und in Gebrauch. Tacrin, die erste zugelassene Substanz aus der Gruppe der Acetylcholinesterase-Hemmer, wird aufgrund der Hepatotoxizität nicht mehr eingesetzt.

In einer Meta-Analyse des Cochrane-Instituts aus dem Jahr 2006 unter Einbezug von 13 RCTs wird eine signifikante Überlegenheit der Substanzen gemeinsam gegenüber Plazebo in den Bereichen Kognition (gewichtete Mittelwertdifferenz, ADAScog: 2,37 Punkte; MMST: 1,37 Punkte), Aktivitäten des täglichen Lebens (gewichtete Mittelwertdifferenz, DAD: 4,39 Punkte; PDS: 2,46 Punkte) und psychische und Verhaltenssymptome (gewichtete Mittelwertdifferenz, NPI: -2,44 Punkte) beschrieben. Ferner wird eine Drop-out-Rate von 29 % in der Verumgruppe vs. 18 % in den Plazebogruppen berichtet[120]. Es zeigte sich kein eindeutiger Hinweis für die Überlegenheit einer Substanz. Es sei nicht möglich, Patientengruppen zu identifizieren, die besonders stark profitieren[120].

In der Meta-Analyse des IQWiG über 22 plazebo-kontrollierte RCTs (jeweils separat für zwölf

mit Donepezil, sechs mit Galantamin, vier mit Rivastigmin) wurde die Wirksamkeit in einem Behandlungszeitraum von 24 Wochen auf die Kognition (d – ca. 0,5) und Alltagsfunktionen (d – ca. 0,3) berichtet[38].

Das IQWiG bestätigt basierend auf diesen Effekten den patientenbezogenen Nutzen bei der leichten bis mittelschweren Alzheimer-Demenz in den Bereichen Alltagsfunktionen und kognitive Leistungsfähigkeit in den untersuchten Zeiträumen[38]. Zu weiteren vom IQWiG definierten klinisch relevanten Endpunkten lägen keine qualitativ hochwertigen Daten vor, die hierzu eine Aussage erlauben. Das IQWiG berichtet ebenfalls, dass es keinen Hinweis für die Überlegenheit einer der Substanzen gebe.

Der Einsatz von allen drei Substanzen wird von NICE empfohlen, wobei aufgrund von Kosten-Nutzen-Analysen und nicht aufgrund von mangelnder Wirksamkeit die Empfehlung für den Gebrauch auf die mittelschwere Demenz (MMST 10–20 Punkte) beschränkt wird[1]. Die schottische Leitlinie SIGN empfiehlt den Einsatz aller drei Substanzen bei der leichten bis mittelschweren Demenz[2].

Die gelegentlich vorgeschlagenen klinischen Kriterien für die Entscheidung, ob ein Patient überhaupt eine Behandlung mit einem Acetylcholinesterase-Hemmer erhalten soll oder nicht, sind nicht evidenzbasiert. Es gibt keine ausreichende Evidenz für Subgruppen von Demenzkranken mit Alzheimer-Demenz, die von der Behandlung besonders gut oder besonders wenig profitieren[120]. Es gibt Hinweise dafür, dass eine frühzeitige Behandlung den Verlauf der Erkrankung positiv beeinflussen kann[121].

Die Wirkung der Acetylcholinesterase-Hemmer ist dosisabhängig[38]. In Abhängigkeit von der Verträglichkeit sollte die Aufdosierung bis zur zugelassenen Maximaldosis erfolgen (10 mg/Tag Donepezil; 12 mg/Tag Rivastigmin; 9,5 mg/24 Stunden als Pflasterapplikation, 24 mg/Tag Galantamin). In einer Dosierung unterhalb der Maximaldosis liegt für Donepezil ab 5 mg, für Galantamin ab 16 mg und für Rivastigmin ab 6 mg oral und 9,5 mg/24 Stunden als Pflasterapllikation Evidenz für Wirksamkeit vor.

Sehr häufige (≥ 10 %) Nebenwirkungen dieser Substanzen sind bei im Allgemeinen guter Verträglichkeit das Auftreten von Erbrechen, Übelkeit, Schwindel, Appetitlosigkeit, Diarrhö und Kopfschmerzen. Diese Nebenwirkungen sind oft vorübergehend und durch eine langsamere Aufdosierung oder Einnahme der Medikation zum Essen ggf. zu vermeiden.

Bradykardien und Synkopen sind in den jeweiligen Fachinformationen als Nebenwirkungen von Acetylcholinesterase-Hemmern aufgeführt. In einer kanadischen Registerstudie wurde 19 803 Personen mit Demenz und Einnahme von Acetylcholinesterase-Hemmern mit 61 499 Personen mit Demenz ohne diese Behandlung verglichen. Es zeigte sich eine signifikant häufigere Krankenhausaufnahme wegen Synkopen (Risikoerhöhung: 1,76) und Bradykardien (Risikoerhöhung: 1,69) bei den behandelten Demenzkranken. Es zeigte sich ebenfalls ein leicht erhöhtes Risiko für eine Herzschrittmacherimplantation und Schenkelhalsfrakturen in dieser Gruppe, wobei der Zusammenhang mit den Bradykardien und Synkopen spekulativ ist[122]. Die methodischen Limitationen retrospektiver Registerstudien sind hier zu beachten.

Bezüglich weiterer Hinweise zu Nebenwirkungen, Gegenanzeigen und Anwendungsbeschränkungen sowie Vorsichtsmaßnahmen wird auf die jeweilige Fachinformation verwiesen.

Die folgenden Dosieranleitungen entsprechen den Empfehlungen der Fachinfomationen zum Zeitpunkt der Leitlinienerstellung (◘ Tab. 2.9). Die Eindosierungen sollten unter Umständen individuell entsprechend der Verträglichkeit angepasst werden.

Donepezil Zu Beginn der Behandlung sollte 1 Tablette Donepezil-HCl 5 mg/Tag abends, kurz vor dem Schlafengehen, gegeben werden. Nach mindestens einmo-

natiger Behandlung sollte auf 1 Tablette Donepezil-HCl 10 mg/Tag erhöht werden. Die Höchstdosis beträgt 10 mg Donepezil-HCl/Tag.

Galantamin Galantamin retard sollte 1-mal täglich morgens vorzugsweise mit dem Essen eingenommen werden. Die initiale Dosierung der retardierten Form beträgt 8 mg. Frühestens nach vier Wochen sollte die Steigerung auf 16 mg retard erfolgen. Nach weiteren vier Wochen sollte eine Steigerung auf 24 mg retard vorgenommen werden.

Rivastigmin Die Einnahme von Rivastigmin in Kapselform erfolgt initial mit 1,5 mg 2-mal täglich zu den Mahlzeiten. Nach frühestens 14 Tagen sollte die Aufdosierung auf 3 mg morgens und abends erfolgen. Eine weitere Steigerung um jeweils 1,5 mg morgens und abends sollte jeweils frühestens nach weiteren 14 Tagen erfolgen. Wenn die Behandlung länger als einige Tage unterbrochen wurde, ist der Wiederbeginn mit täglich 2-mal 1,5 mg und anschließender Dosistitration notwendig.

Rivastigmin in Pflasterform wird mit einer Dosierung von 4,6 mg/24 Stunden begonnen. Nach mindestens 4-wöchiger Behandlung sollte auf die empfohlene wirksame Dosis von 9,5 mg/24 Stunden erhöht wer-

◘ **Tab. 2.9.** Übersicht über Darreichungsform und Zieldosis der Acetylcholinesterase-Hemmer

Präparat	Applikationsform	Einnahme-intervall	Tägliche Startdosis	Zugelassene tägliche Maximaldosis	Minimale tägliche Dosis, ab der ein Wirksamkeitsnachweis besteht
Acetylcholinesterase-Hemmer					
Donepezil	Tabletten (5 mg, 10 mg) Schmelztabletten (5 mg, 10 mg)	1 x täglich	5 mg abends	10 mg	5 mg
Galantamin	Retardierte Hartkapseln (8 mg, 16 mg, 24 mg) Lösung (1ml entspricht 4 mg)	1 x täglich 2 x täglich	8 mg retard morgens 4 mg morgens und abends	24 mg	16 mg
Rivastigmin	Hartkapseln (1,5 mg, 3 mg, 4,5 mg und 6 mg) Lösung (1ml entspricht 2 mg) Transdermales Pflaster (4,6 mg/24 h, 9,5 mg/24 h)	2 x täglich 2 x täglich 1 x täglich	1,5 mg morgens und abends morgens und abends 4,6 mg/24 h	12 mg 9,5 mg	6 mg 6 mg 9,5 mg

Bezüglich Details zu Aufdosierung, Dosierungshinweisen bei Komorbidität, Kontraindikationen, Nebenwirkungen, und potenziellen Interaktionen mit anderen Medikamenten wird auf die Fachinformationen verwiesen.

den. Die Pflasterapplikation zeigt im Vergleich zur oralen Applikation von Rivastigmin eine geringere Häufigkeit von gastrointestinalen Nebenwirkungen.

Bei ca. 10 % der Demenzkranken in einer vergleichenden Studie zwischen Kapsel und Pflaster traten lokale Hautirritationen auf[123].

27	Acetylcholinesterase-Hemmer sind wirksam hinsichtlich der Fähigkeit zur Verrichtung von Alltagsaktivitäten, der Besserung kognitiver Funktionen und des ärztlichen Gesamteindrucks bei der leichten bis mittelschweren Alzheimer-Demenz, und eine Behandlung wird empfohlen.	*Empfehlungsgrad B, Leitlinienadaptation NICE-SCIE 2007*
28	Es soll die höchste verträgliche Dosis angestrebt werden.	*Empfehlungsgrad A, Evidenzebene Ia, Leitlinienadaptation NICE-SCIE 2007*

Es gibt keine ausreichende Evidenz für die Überlegenheit einer Substanz gegenüber anderen[1]. Es gibt keine evidenzbasierten Kriterien für einen differenziellen Einsatz dieser Substanzen bei der leichten bis mittelschweren Alzheimer-Demenz. Die Auswahl richtet sich nach Applikationsart, individueller Verträglichkeit und Kosten.

29	Die Auswahl eines Acetylcholinesterase-Hemmers sollte sich primär am Neben- und Wechselwirkungsprofil orientieren, da keine ausreichenden Hinweise für klinisch relevante Unterschiede in der Wirksamkeit der verfügbaren Substanzen vorliegen.	*Empfehlungsgrad B, Leitlinienadaptation NICE-SCIE 2007*

Einige Fragen bei der medikamentösen Therapie der Alzheimer-Demenz sind bisher nicht ausreichend geklärt. Dies betrifft u. a. geeignete Maßnahmen zur Therapiekontrolle und Definition von Therapieerfolgskriterien beim einzelnen Demenzkranken sowie die Dauer der Behandlung. Diese Problematik ist in der progredienten Natur der Erkrankung begründet, welche eine Wirkungsabschätzung beim Einzelnen problematisch macht, da die Wirkung eines Medikaments auch bei Symptomprogredienz vorliegen kann. Eine Entscheidung, ob eine Behandlung bei einem individuellen Demenzkranken wirksam ist oder nicht, kann daher nicht getroffen werden. Es sollten aber in Analogie zu anderen progredienten Erkrankungen regelmäßige (z. B. halbjährlich) Therapiekontrollen durchgeführt werden. Aufgrund der fehlenden Nachweismöglichkeit von mangelnder Wirkung bei einem Individuum kann aber eine begründete Entscheidung

zum Absetzen des Medikaments wegen fehlender Wirkung nicht getroffen werden. Gründe für das Absetzen bei einem Patienten können sich individuell aufgrund negativer Bewertungen des Verhältnisses von Nutzen zu Nebenwirkungen (Risiken), bei Komorbidität und notwendiger anderer Pharmakotherapie sowie aufgrund des mutmaßlichen Patientenwillens ergeben.

Die Dauer der meisten RCTs ist auf 24 Wochen begrenzt, da dies der vorgegebene Zeitraum der Zulassungsbehörden ist. Ein plazebo-kontrolliertes RCT über ein Jahr zeigte aber auch nach diesem Zeitraum eine Überlegenheit von (in diesem Fall) Donepezil[124]. Es ist auch aufgrund des Wirkmechanismus der Präparate davon auszugehen, dass eine Wirksamkeit langfristig über 24 Wochen hinaus bestehen kann. Ein Absetzen der Medikation basierend auf dem Zeitkriterium von 24 Wochen ist somit nicht begründet.

30	Acetylcholinesterase-Hemmer können bei guter Verträglichkeit im leichten bis mittleren Stadium fortlaufend gegeben werden.	*Empfehlungsgrad B, Leitlinienadaptation SIGN 2006*
31	Ein Absetzversuch kann vorgenommen werden, wenn Zweifel an einem günstigen Verhältnis aus Nutzen zu Nebenwirkungen auftreten.	*Empfehlungsgrad B, Leitlinienadaptation MOH 2007*

Aus offenen Studien gibt es Hinweise für Wirkungsverbesserung durch das Umsetzen von einem Acetylcholinesterase-Hemmer auf einen anderen bei Demenzkranken, die von der ersten Substanz wenig profitieren[125, 126]. Ein plazebo-kontrolliertes RCT liegt bisher nicht vor.

32	Wenn Zweifel an einem günstigen Verhältnis von Nutzen zu Nebenwirkungen eines Acetylcholinesterase-Hemmers auftreten, kann das Umsetzen auf einen anderen Acetylcholinesterase-Hemmer erwogen werden.	*Empfehlungsgrad B, Evidenzebene IIb*

Da es sich um eine progrediente Erkrankung handelt, kann der Patient trotz wirksamer Therapie vom Stadium der leichten bis mittelschweren Demenz in das Stadium der schweren Demenz eintreten.

In einer multizentrischen plazebo-kontrollierten RCT bei 248 Demenzkranken mit schwerer Alzheimer-Demenz (MMST: 1–10 Punkte), die in einem Pflegeheim lebten, zeigte sich eine Überlegenheit von Donepezil auf der Severe Impairment Battery (SIB) zur Messung der Kognition bei schwer betroffenen Demenzkranken (d = 0,48) und eine geringere Abnahme der Alltagsfunktionen (d = 0,22)[127].

In einem multinationalen RCT mit 343 an Alzheimer-Demenz Erkrankten mit einem MMST zwischen 1 und 12 Punkten zeigte sich eine Überlegenheit von 10 mg Donepezil gegenüber Plazebo in Bezug auf die Kognition (SIB) (geschätzte Effektstärke: d = 0,41) und den klinischen Gesamteindruck (geschätzte Effektstärke: d = 0,20)[128].

In einem multizentrischen RCT aus Japan wurden 325 Demenzkranke mit einem MMST von 1–12 Punkten untersucht. Es zeigte sich eine signifikante Überlegenheit von Donepezil im Bereich der Kognition gemessen mit der SIB für 5 mg und 10 mg sowie eine Überlegenheit im klinischen Gesamteindruck bei 10 mg[129] (Effektstärken nicht angegeben).

In einem multizentrischen RCT wurde eine Überlegenheit von Galantamin auf die Kognition (SIB) bei 407 Demenzkranken mit einem MMST zwischen 5 und 12 Punkten (d = 0,21) gezeigt. Wirksamkeit auf die Aktivitäten des täglichen Lebens zeigte sich nicht[130].

Es gibt keine höhergradige Evidenz für die Wirksamkeit von Rivastigmin bei schwerer Alzheimer-Demenz.

In der Nutzenbewertung des IQWiG wird ausgeführt, dass eine Begrenzung der Indikation für die Acetylcholinesterase-Hemmer auf bestimmte Schweregrade sich aus den vorliegenden Daten gegenwärtig nicht solide ableiten lasse. Unklar ist, ob sich diese Aussage auf den vom IQWiG bewerteten Zulassungsbereich der leichten bis mittelschweren Alzheimer-Demenz bezieht oder auf die Behandlung über diesen Bereich hinaus[38].

Die NICE-SCIE-Leitlinie empfiehlt die Behandlung bei einem MMST < 10 Punkten im Regelfall zu beenden. Dies ist mit dem Verlassen des Zulassungsbereichs begründet[1]. Sie bewertet die Studien zu Acetylcholinesterase-Hemmern bei schwerer Alzheimer-Demenz nicht, da sie nicht im Zulassungsbereich in Großbritannien liegen.

Die SIGN-Leitlinie sagt aus, dass insbesondere bei Donepezil, für das die umfassendsten Daten vorliegen, das Stadium der schweren Demenz kein Argument gegen eine Weiterbehandlung ist[2]. Sie sagt auch, dass es Evidenz für die Wirksamkeit von Donepezil auch bei der schweren Alzheimer-Demenz gibt[2]. In den USA und in weiteren Ländern ist Donepezil zur Behandlung der schweren Alzheimer-Demenz zugelassen.

33	Es gibt Hinweise für eine Wirksamkeit von Donepezil bei Alzheimer-Demenz im schweren Krankheitsstadium auf Kognition, Alltagsfunktionen und klinischen Gesamteindruck und für Galantamin auf die Kognition. Die Weiterbehandlung von vorbehandelten Patienten, die in das schwere Stadium eintreten, oder die erstmalige Behandlung von Patienten im schweren Stadium kann empfohlen werden.	*Empfehlungsgrad B, Evidenzebene Ib, Leitlinienadaptation SIGN 2006*

Die Behandlung der schweren Alzheimer-Demenz mit Acetylcholinesterase-Hemmern ist eine Off-label-Behandlung, und die Schwierigkeit des Off-label-Gebrauchs ist adäquat zu berücksichtigen.

2.3.1.1.2 Memantin

Der nichtkompetitive NMDA-Antagonist Memantin ist in Deutschland zur Behandlung der moderaten bis schweren Alzheimer-Demenz zugelassen. Die moderate Demenz definiert einen ähnlichen Bereich wie die mittelschwere Demenz (MMST: 10–20 Punkte). Die schwere Demenz umfasst den Bereich von 0–10 MMST-Punkten. Eine Zulassung für die leichte Demenz besteht für Memantin nicht.

In einer Meta-Analyse des Cochrane-Instituts über drei RCTs zeigt Memantin bei der moderaten bis schweren Alzheimer-Demenz einen signifikanten Effekt auf Kognition (gewichtete Mittelwertdifferenz, Severe Impairment Battery, SIB: 2,97 Punkte), Aktivitäten des täglichen Lebens (gewichtete Mittelwertdifferenz, »Alzheimer's Disease Consortium-Activities of Daily Living Scale«, ADCS-ADL, severe: 1,27 Punkte) sowie auf psychische und Verhaltenssymptome (gewichtete Mittelwertdifferenz, NPI: 2,76 Punkte)[131].

2

In einer Meta-Analyse über sechs RCTs bei Demenzkranken mit moderater bis schwerer Alzheimer-Demenz über mindestens 24 Wochen zeigte sich ein signifikanter Effekt auf die Kognition (geschätzte Effektstärke: d = 0,26), die Alltagsfunktionen (geschätzte Effektstärke: d = 0,18), den klinischen Gesamteindruck (geschätzte Effektstärke: d = 0,22) sowie psychische und Verhaltenssymptome (geschätzte Effektstärke: d = 0,12)[132].

In dem Bericht des IQWiG zu Memantin werden nach meta-analytischer Auswertung von sieben RCTs signifikante Effekte auf die Bereiche Kognition (d = 0,2) und Alltagsfunktion (d = 0,14) berichtet. Das IQWiG hat sich in der Meta-Analyse streng auf den Zulassungsbereich von Memantin beschränkt und aus Studien, die auch Demenzkranken mit leichter Alzheimer-Demenz enthielten, nur die Subgruppen im moderaten und schweren Stadium eingeschlossen[133]. In Bezug auf die Nutzenbewertung dieser Effekte legt das IQWiG Kriterien an, die in den anderen IQWiG-Berichten zur Therapie der Alzheimer-Demenz (Acetylcholinesterase-Hemmer, Ginkgo Biloba, nichtpharmakologische Verfahren) nicht angewendet wurden. Das IQWiG legt dar, dass keine Angaben zur klinischen Relevanz von Effekten auf den verwendeten Skalen gemacht werden können. Daher wird nach formaler Konvention festgelegt, dass eine standardisierte Effektgröße von d = 0,2 (kleiner Effekt)[134] sicher erreicht werden muss, um Relevanz abzubilden. Damit dieser Effekt sicher erreicht wird, muss die untere Grenze des 95 %-Konfidenzintervalls der meta-analytisch geschätzten Effektstärke über dieser Grenze liegen. Der patientenbezogene Nutzen von Memantin sei für Kognition und Alltagsfunktionen nicht belegt, da die untere Grenze des 95 %-Konfidenzintervalls der geschätzten meta-analytischen Effektstärke unterhalb von d = 0,2 liegt. Für andere patientenrelevante Zielgrößen läge ebenfalls kein Beleg für Nutzen vor.

Die Absprechung des Nutzens von Memantin bei der mittelschweren bis schweren Demenz durch das IQWiG ist somit durch ein formal-statistisches Kriterium begründet. Dieses formalisierte Vorgehen der Festlegung einer Effektgröße von d = 0,2 als nicht relevant ist empirisch für die mittelschwere bis schwere Demenz nicht begründet. Die Festlegung, dass die untere Grenze des 95 %-Konfidenzintervalls eine Effektstärke von d = 0,2 nicht unterschreiten darf, ist ungenau, da Konfidenzintervalle Unschärfen bzw. Unsi-

cherheitsgrenzen darstellen. Sie hängen von Stichprobenumfängen und Anzahl von Studien ab und sind damit, anders als die Effektstärke, variabel. Eine größere Anzahl von Studien würde somit zu anderen Konfidenzintervallgrenzen führen.

Die NICE-SCIE-Leitlinie bestätigt die signifikante Überlegenheit von Memantin gegenüber Plazebo in der Behandlung der Alzheimer-Demenz mit einer allerdings unzureichenden Kosten-Nutzen-Relation[1].

Die SIGN-Leitlinie bestätigt ebenfalls die signifikante Überlegenheit von Memantin gegenüber Plazebo, schätzt aber den klinischen Nutzen als fraglich ein[2].

Insgesamt ist die Wirksamkeit von Memantin bei der moderaten bis schweren Alzheimer-Demenz gering, aber nachweisbar. Aufgrund der fehlenden zugelassenen pharmakologischen Alternativen und der besonderen Schwere der Betreuungssituation von Demenzkranken mit schwerer Alzheimer-Demenz kommt der Behandlung mit Memantin bei diesen Demenzkranken aber eine Bedeutung zu.

Die folgenden Dosieranleitungen entsprechen den Empfehlungen der Fachinfomationen zum Zeitpunkt der Leitlinienerstellung. Die Eindosierungen sollten ggf. individuell entsprechend der Verträglichkeit angepasst werden (◘ Tab. 2.10, S. 41).

Die tägliche Höchstdosis beträgt 20 mg pro Tag. Um das Risiko von Nebenwirkungen zu reduzieren, wird die Erhaltungsdosis durch eine wöchentliche Steigerung der Dosis um 5 mg während der ersten drei Behandlungswochen erreicht. Die Behandlung sollte mit einer Tagesdosis von 5 mg während der ersten Woche beginnen. Während der zweiten Woche wird eine Tagesdosis von 10 mg und während der dritten Woche eine Tagesdosis von 15 mg empfohlen. Ab der vierten Woche sollte die Behandlung mit der empfohlenen Erhaltungsdosis von 20 mg täglich fortgesetzt werden. Die Tabletten können mit oder ohne Nahrung eingenommen werden. Es gibt als Applikationsform für die regelmäßige Einnahme 10 mg- und 20 mg-Tabletten. Daneben sind für die Aufdosierung die Stärken 5 mg und 15 mg erhältlich.

Häufige Nebenwirkungen (≥ 1–< 10 %) sind Schwindel, Kopfschmerz, Obstipation, erhöhter Blutdruck und Schläfrigkeit, die passager sein können.

Bezüglich weiterer Hinweise zu Nebenwirkungen, Gegenanzeigen und Anwendungsbeschränkungen sowie Vorsichtsmaßnahmen wird auf die jeweilige Fachinformation verwiesen.

| **34** Memantin ist wirksam auf die Kognition, Alltagsfunktion und den klinischen Gesamteindruck bei Patienten mit moderater bis schwerer Alzheimer-Demenz und eine Behandlung wird empfohlen. | *Empfehlungsgrad B, Evidenzebene Ia* |

Präparat	Applikationsform	Einnahme-intervall	Tägliche Startdosis	Zugelassene tägliche Maximaldosis	Minimale tägliche Dosis, ab der ein Wirksamkeitsnachweis besteht
NMDA-Antagonist					
Memantin-HCL	Tabletten (10 mg, 20 mg) Für die Aufdosierung: 5 mg und 15 mg	1 × oder 2 × täglich	5 mg	20 mg Kreatininclearance > 60 ml/min/1,73m²	20 mg
	Tropfen (1 ml oder 20 Tropfen entspricht 10 mg)	2 × täglich		10 mg Kreatininclearance 40–60 ml/min/1,73m²	

◘ **Tab. 2.10.** Übersicht über Darreichungsform und Zieldosis von Memantin

Bezüglich Details zu Aufdosierung, Dosierungshinweisen bei Komorbidität, Kontraindikationen, Nebenwirkungen, und potenziellen Interaktionen mit anderen Medikamenten wird auf die Fachinformationen verwiesen.

In einem Cochrane-Review zu Memantin bei leichter bis mittelschwerer Alzheimer-Demenz über drei Studien zeigte sich ein kleiner signifikanter Effekt auf die Kognition (d = 0,24), nicht aber auf Alltagsfunktionen oder andere Zielgrößen[131].

35	Bei leichtgradiger Alzheimer-Demenz ist eine Wirksamkeit von Memantin auf die Alltagsfunktion nicht belegt. Es findet sich ein nur geringer Effekt auf die Kognition. Eine Behandlung von Patienten mit leichter Alzheimer-Demenz mit Memantin wird nicht empfohlen.	*Empfehlungsgrad A, Evidenzebene Ib*

Add-on-Behandlung mit Memantin Es liegen zwei multizentrische RCTs zur Add-on-Behandlung mit Memantin bei vorbestehender Behandlung mit Acetylcholinesterase-Hemmern vor. Im Bereich der mittelschweren Demenz (MMST: 10–14 Punkte) überschneiden sich beide Studie bezüglich der untersuchten Patientengruppen. Da die Studien zu unterschiedlichen Ergebnissen kommen, kann für diesen Bereich keine eindeutige Aussage getroffen werden.

Bei 322 Demenzkranken mit mittelschwerer bis schwerer Alzheimer-Demenz (MMST: 5–14 Punkte), die eine stabile Behandlung mit Donepezil erhielten, zeigte sich in einem multizentrischen plazebo-kontrollierten RCT durch die zusätzliche Behandlung mit Memantin im Vergleich zu Plazebo ein signifikanter Effekt auf die Kognition (für die Gesamtgruppe: geschätzte Effektstärke: d = 0,36; für die Subgruppe MMST 10–14 Punkte: d = 0,21) die Alltagsfunktionen (für die Gesamtgruppe: geschätzte Effektstärke: d = 0,2; für die Subgruppe MMST 10–14 Punkte: d = 0,19) und den klinischen Gesamteindruck (für die Gesamtgruppe: geschätzte Effektstärke: d = 0,24; für die Subgruppe MMST 10–14 Punkte: d = 0,3)[135].

In einem weiteren multizentrischen RCT wurde die Wirksamkeit einer Add-on-Therapie von Memantin bei 433 Demenzkranken mit leichter bis mittelschwerer Alzheimer-Demenz (MMST: 10–22 Punkte), die bereits eine Behandlung mit einem Acetylcholinesterase-Hemmer (Donepezil oder Rivastigmin oder Galantamin) erhielten, untersucht. In dieser Untersuchung konnte keine Wirksamkeit von Memantin auf einen der Zielparameter nachgewiesen werden[136].

Im IQWiG-Bericht werden jeweils Subgruppen aus den beiden Studien, die im Zulassungsbereich von Memantin (MMST < 20 Punkte) und im Zulassungsbereich der Acetylcholinesterase-Hemmer (MMST >/ = 10 Punkte) lagen, in eine Meta-Analyse eingefügt. Es zeigt sich hier nur ein signifikanter Effekt auf die Kognition (d = 0,18)[133]. Zu einer Wirksamkeit der Add-on-Behandlung bei der schweren Demenz nimmt der IQWiG-Bericht keine Stellung, da es sich um eine Behandlung außerhalb der Zulassung der Acetylcholinesterase-Hemmer handelt.

| 36 | Eine Add-on-Behandlung mit Memantin bei Patienten, die Donepezil erhalten, ist der Monotherapie mit Donepezil bei schwerer Alzheimer-Demenz (MMST: 5–9 Punkte) überlegen. Eine Add-on-Behandlung kann erwogen werden. | *Empfehlungsgrad C, Evidenzebene Ib* |

Die Behandlung der schweren Alzheimer-Demenz mit Donepezil ist eine Off-label-Behandlung, und die Schwierigkeit des Off-label-Gebrauchs ist adäquat zu berücksichtigen.

| 37 | Für eine Add-on-Behandlung mit Memantin bei Patienten mit einer Alzheimer-Demenz im leichten bis oberen mittelschweren Bereich (MMST: 15–22 Punkte), die bereits einen Acetylcholinesterase-Hemmer erhalten, wurde keine Überlegenheit gegenüber einer Monotherapie mit einem Acetylcholinesterase-Hemmer gezeigt. Sie wird daher nicht empfohlen. | *Empfehlungsgrad B, Evidenzebene Ib* |

| 38 | Für eine Add-on-Behandlung mit Memantin bei Patienten mit mittelschwerer Alzheimer-Demenz (MMST: 10–14 Punkte), die bereits einen Acetylcholinesterase-Hemmer erhalten, liegt keine überzeugende Evidenz vor. Es kann keine Empfehlung gegeben werden. | *Empfehlungsgrad B, Evidenzebene Ib* |

2.3.1.1.3   Ginkgo Biloba

Ginkgo Biloba wird häufig zur Behandlung von kognitiver Störung und Demenz eingesetzt. Das Extrakt EgB761 ist zugelassen zur symptomatischen Behandlung von »hirnorganisch bedingten geistigen Leistungseinbußen bei demenziellen Syndromen«.

Eine Meta-Analyse des Cochrane-Instituts aus 2009 über 36 plazebo-kontrollierte randomisierte Studien aller Dosierungen und aller Untersuchungszeiträume kommt zu dem Schluss, dass die Anwendung von Ginkgo Biloba sicher ist und gegenüber Plazebo keine erhöhte Nebenwirkungsrate aufweist. Die Ergebnislage zur Wirksamkeit wird als inkonsistent und nicht überzeugend bezüglich einer vorhersagbaren und klinisch relevanten Wirksamkeit bewertet[137].

Das IQWiG kommt unter Einschluss von 6 RCTs zu dem Schluss, dass es für das Therapieziel »Aktivitäten des täglichen Lebens« einen Beleg für einen Nutzen von Ginkgo Biloba, Extrakt EGb 761, bei Verwendung einer hohen Dosis von 240 mg täglich gebe[138].

Für die Therapieziele »kognitive Fähigkeiten« und »allgemeine psychopathologische Symptome« sowie für das angehörigenrelevante Therapieziel »Lebensqualität der (betreuenden) Angehörigen« gibt es bei einer Dosis von 240 mg täglich laut dem IQWiG-Bericht einen Hinweis auf einen Nutzen. Der Nutzen basiere allerdings ebenfalls auf sehr heterogenen Studien ohne die Möglichkeit, eine meta-analytisch geschätzte Effektstärke zu berechnen. Es gebe darüber hinaus einen Hinweis, dass dieser Nutzen nur bei Demenzkranken mit begleitenden psychopathologischen Symptomen vorhanden ist. Weiterhin sei zu beachten, dass die Ergebnisse durch zwei Studien, die in einem osteuropäischen Versorgungskontext mit speziellen Patientenkollektiven (u. a. hohes Ausmaß einer begleitenden Psychopathologie) durchgeführt wurden, stark beeinflusst wurden[138]. Aufgrund der sehr heterogenen Studienlage konnte für eine niedrige Dosierung (120 mg täglich) keine abschließende Aussage zum Nutzen getroffen werden[138].

Den genannten Aussagen zum Nutzen von Ginkgo Biloba durch das IQWiG liegt keine Diskussion der Effektstärke zugrunde, und die meta-analytische Bestimmung von Effektstärken sei aufgrund der Heterogenität der Studien nicht möglich. Methodisch unterscheidet sich somit die Grundlage für die Aussage zum patientenrelevanten Nutzen zwischen Ginkgo Biloba und Memantin erheblich.

Die NICE-SCIE-Leitlinie bezieht sich auf ein Cochrane-Review von 2002 über 34 Studien[139] und bewertet die Ergebnisse so, dass ein möglicher Nutzen dem Risiko für Nebenwirkungen überlegen sei. Allerdings sei aufgrund der Größe des Effektes und der Heterogenität der Studien sowie der meta-analytischen Aufarbeitung die klinische Relevanz unsicher[1].

Die SIGN-Leitlinie bezieht sich auf dasselbe Cochrane-Review von 2002 über 34 Studien[139]. In dieser Leitlinie wird insbesondere auf die Unklarheit der Dosierung und auf mögliche Nebenwirkungen i. S. von Blutungen bei der Kombination mit gerinnungsbeeinflussenden Substanzen hingewiesen.

Die Arzneimittelkommission der deutschen Ärzteschaft empfiehlt bei Anwendung von Ginkgo-Biloba-Präparaten, zumindest eine eingehende Gerinnungsanamnese zu erheben, da es Hinweise für eine erhöhte Blutungsneigung, z. B. in Kombination mit einem von-Willebrand-Jürgens-Syndrom, gibt. Diese bestehe ebenfalls bei der gleichzeitigen Einnahme von Aspirin[140].

| 39 | Es gibt keine überzeugende Evidenz für die Wirksamkeit ginkgohaltiger Präparate. Sie werden daher nicht empfohlen. | *Empfehlungsgrad A, Evidenzebene Ia, Leitlinienadaptation MOH 2007* |

2.3.1.1.4 Andere Therapeutika

Die Behandlung der Alzheimer-Demenz mit Vitamin E wird nach der NICE-SCIE-Leitlinie aufgrund einer ungünstigen Nutzen-Risiko-Relation nicht empfohlen[1]. Die Risiken wurden bei gesunden Personen beobachtet und sind neben einer erhöhten allgemeinen Sterblichkeit vermehrt kardiovaskuläre Ereignisse[141].

In einer Meta-Analyse über zwei RCTs zur Behandlung von Alzheimer-Erkrankten mit Vitamin E zeigte sich keine Wirksamkeit von Vitamin E[142].

| 40 | Eine Therapie der Alzheimer-Demenz mit Vitamin E wird wegen mangelnder Evidenz für Wirksamkeit und aufgrund des Nebenwirkungsrisikos nicht empfohlen. | *Empfehlungsgrad A, Evidenzebene Ib, Leitlinienadaptation NICE-SCIE 2007* |

Epidemiologische Studien geben Hinweise auf einen protektiven Effekt bezüglich des Auftretens der Alzheimer-Krankheit durch die Einnahme von nichtsteroidalen Antiphlogistika. Interventionsstudien bei Demenzkranken mit Alzheimer-Demenz sind in Form von RCTs für einige Substanzen durchgeführt worden. In einem systematischen Review wurde über ein RCT für Indomethacin berichtet, der keine Wirksamkeit, aber erhöhte Nebenwirkungen im Vergleich zu Plazebo zeigte[143]. Für Ibuprofen liegen keine plazebokontrollierten RCTs vor[144]. RCTs für Rofecoxib, Naproxen, Celecoxib und Diclofenac zeigten keine Wirksamkeit[145–148].

| 41 | Es gibt keine überzeugende Evidenz für eine Wirksamkeit von nichtsteroidalen Antiphlogistika (Rofecoxib, Naproxen, Diclofenac, Indomethacin) auf die Symptomatik der Alzheimer-Demenz. Eine Behandlung der Alzheimer-Demenz mit diesen Substanzen wird nicht empfohlen. | *Empfehlungsgrad A, Evidenzebene Ia, Leitlinienadaptation NICE-SCIE 2007* |

Basierend auf dem epidemiologisch erhöhten Risiko von Frauen für eine Alzheimer-Demenz und früheren Studien, die eine Risikoreduktion für Demenz bei Frauen mit Hormonersatztherapie zeigten, wurden randomisierte Therapiestudien zur Behandlung von Frauen mit Alzheimer-Demenz mit Hormonersatztherapie durchgeführt. Eine Meta-Analyse über fünf RCTs zeigte keine Hinweise für Wirksamkeit einer Hormonersatztherapie auf die Kognition bei Frauen mit Demenz[149].

Darüber hinaus gibt es Hinweise für ein erhöhtes Risiko, u. a. für Schlaganfall, Thrombose oder Brustkrebs, bei Hormonersatztherapie[150, 151].

| 42 | Eine Hormonersatztherapie soll nicht zur Verringerung kognitiver Beeinträchtigungen bei postmenopausalen Frauen empfohlen werden. | *Empfehlungsgrad B, Übernahme-Statement aus der S3-Leitlinie »Hormontherapie in der Peri- und Postmenopause«[152].* |

Zahlreiche Substanzen sind in der Versorgungspraxis unter dem Begriff der Nootropika in Anwendung. Für Piracetam[153], Nicergolin[154], Hydergin[155], Phosphatidylcholin (Lecithin)[156], Nimodipin[157] liegen aufgrund von Mangel an Studien oder aufgrund von Studien mit mangelnder Qualität und heterogenen Patientengruppen keine ausreichenden Wirknachweise vor.

Für Selegilin existieren hochwertigere RCTs als zu o. g. Substanzen bei der Alzheimer-Demenz. Eine Meta-Analyse über 17 RCTs zeigte keine Evidenz für Wirksamkeit bei Alzheimer-Demenz[158].

Zu Cerebrolysin liegen RCTs vor, die über ausreichend lange Zeiträume und mit der Anwendung aktueller diagnostischer Kriterien und Zielgrößen durchgeführt wurden. In einer Meta-Analyse über sechs RCTs zeigte sich ein signifikanter Effekt von 30 ml Cerebrolysin auf den klinischen Gesamteindruck, nicht aber auf Kognition und Fähigkeiten zu Alltagstätigkeiten[159].

In einem RCT über 24 Wochen bei insgesamt 279 Demenzkranken mit leichter bis mittelschwerer Alzheimer-Demenz zeigte sich Überlegenheit von

10 ml Cerebrolysin auf die Kognition und den klinischen Gesamteindruck im Vergleich zu Plazebo. Bei höheren Dosierungen (30 ml, 60 ml) zeigte sich im Vergleich zu Plazebo kein signifikanter Effekt auf die Kognition, wohl aber auf den klinischen Gesamteindruck[160].

43	Die Evidenz für eine Wirksamkeit von Piracetam, Nicergolin, Hydergin, Phosphatidyl-cholin (Lecithin), Nimodipin, Cerebrolysin und Selegilin bei Alzheimer-Demenz ist unzureichend. Eine Behandlung wird nicht empfohlen.	*Empfehlungsgrad A, Evidenzebene Ia, Ib, Leitlinienadaptation NICE-SCIE 2007, SIGN 2006*

2.3.1.2 Vaskuläre Demenz

Das Konzept der vaskulären Demenz umfasst alle zerebrovaskulär bedingten Schädigungen, die zu einer Demenz führen. Dazu gehören im Wesentlichen mikroangiopathische Läsionen und Makroinfarkte. Daraus ergibt sich, dass die Prävention von weiteren vaskulären Schädigungen ein wesentlicher Bestandteil der Therapie der vaskulären Demenz ist. Bezüglich der Prävention zerebraler ischämischer Schädigung wird auf die Leitlinie »Schlaganfall« der DGN verwiesen.

44	Die Behandlung relevanter vaskulärer Risikofaktoren und Grunderkrankungen, die zu weiteren vaskulären Schädigungen führen, ist bei der vaskulären Demenz zu empfehlen.	*Good clinical practice, Expertenkonsens*

Darüber hinaus ist das Ziel der medikamentösen Therapie der vaskulären Demenz, die Symptomatik der Demenz zu stabilisieren bzw. zu verbessern. Aufgrund der unscharfen Konzeptualisierung der vaskulären Demenz liegen hier deutlich weniger Studien vor als bei der Alzheimer-Demenz. Die Standardisierung der Studien bezüglich wesentlicher Charakteristika, wie Ein- und Ausschlusskriterien, Dauer und Zielgröße, ist weniger ausgeprägt als bei der Alzheimer-Krankheit. Als Folge davon gibt es insgesamt deutlich weniger Evidenz für eine wirksame medikamentöse Therapie im Vergleich zur Alzheimer-Demenz. Neuere Studien, insbesondere zu Medikamenten mit Evidenz für Wirksamkeit bei der Alzheimer-Demenz, lehnen sich im Design an Studien zur Alzheimer-Demenz an.

In einer Meta-Analyse über RCTs mit Antidementiva (drei mit Donepezil, zwei mit Galantamin, eine mit Rivastigmin, zwei mit Memantin) über 6 Monate zeigte sich ein signifikanter Effekt aller Substanzen auf die kognitive Leistungsfähigkeit bei der vaskulären Demenz (gewichtete Mittelwertdifferenz, ADAScog: Donepezil 5 mg/10 mg 1,15/2,17 Punkte; Galantamin 24 mg 1,60 Punkte; Rivastigmin 12 mg 1,10 Punkte; Memantin 20 mg 1,86 Punkte). 5 mg Donepezil hatten zusätzlich einen Effekt auf den klinischen Gesamteindruck (OR 1,51 CIBIC-plus). 10 mg Donepezil hatten einen Effekt auf die Alltagsfunktionen (gewichtete Mittelwertdifferenz: ADFACS Donepezil 10 mg 0,95 Punkte). Die Effekte waren insgesamt geringer als die Effekte der Acetylcholinesterase-Hemmer bei der Alzheimer-Demenz. Alle anderen Substanzen und Dosierungen zeigten keine signifikanten Effekte auf die untersuchten Zielgrößen[161].

Ein RCT, das in diese Meta-Analyse noch nicht eingegangen ist, untersuchte die Wirksamkeit von Donepezil bei Demenzkranken mit subkortikaler vaskulärer Demenz bei 168 CADASIL-Erkrankten über 18 Wochen. Es zeigte sich keine Wirksamkeit auf den primären Endpunkt (ADAScog), wohl aber in einem neuropsychologischen Untertest zu Exekutiv- und Geschwindigkeitsfunktionen (d = 0,34)[162].

RCTs wurden zu Pentoxyfylin[163], Posatirelin[164], Vincamin[165], Naftidrofuryl[166], Propentofyllin[167], Vinpocetin[168], Denbufyllin[169], Idebenon[170], Buflomedil[171], Pyritinol[172], Hydergin[173], Sulodexid[174], Nicergolin[175, 176], Nimodipin[157, 177] und Cyclandelat[178] durchgeführt. Aufgrund der Studiendesigns bezüglich Ein- und Ausschlusskriterien, Zielgrößen und Fallzahlen lassen sich bei diesen Substanzen keine eindeutigen Rückschlüsse hinsichtlich ihrer Wirksamkeit ziehen.

45	Es existiert keine zugelassene oder durch ausreichende Evidenz belegte medikamentöse symptomatische Therapie für vaskuläre Demenzformen, die einen regelhaften Einsatz rechtfertigen. Es gibt Hinweise für eine Wirksamkeit von Acetylcholinesterase-Hemmern und Memantin, insbesondere auf exekutive Funktionen bei Patienten mit subkortikaler vaskulärer Demenz. Im Einzelfall kann eine Therapie erwogen werden.	*Empfehlungsgrad C, Evidenzebene Ib, Leitlinienadaptation SIGN 2006*

Die Behandlung der vaskulären Demenz mit einem Acetylcholinesterase-Hemmer oder Memantin ist eine Off-label-Behandlung, und die Schwierigkeit des Off-label-Gebrauchs ist adäquat zu berücksichtigen.

Zur Gabe von Thrombozytenfunktionshemmern existiert ein RCT an 70 Demenzkranken mit Multiinfarkt-Demenz, die über 15 Monate mit 325 mg ASS oder Plazebo behandelt wurden[179]. Es zeigte sich ein signifikanter Unterschied in der »Cognitive Capacity Screening Evaluation« zugunsten von ASS. Die Studie war jedoch im Design nicht doppelblind angelegt.

Ein Cochrane-Review kommt zu dem Schluss, dass es aufgrund von fehlenden hochwertigen Studien keine ausreichende Evidenz für eine Wirksamkeit von ASS bei vaskulärer Demenz gibt[180].

Bezüglich der Indikation von ASS zur Prävention einer zerebralen Ischämie wird auf die Schlaganfall-Leitlinie der DGN verwiesen[181].

46	Thrombozytenfunktionshemmer sind bei vaskulärer Demenz nicht zur primären Demenzbehandlung indiziert. Bezüglich der Indikationsstellung zum Einsatz von Thrombozytenfunktionshemmern zur Prävention einer zerebralen Ischämie wird auf die Schlaganfall-Leitlinie der DGN verwiesen.	*Empfehlungsgrad C, Evidenzebene IV, Leitlinienadaptation SIGN 2006*

2.3.1.3 Gemischte Demenz

In der ICD-10 wird die gemischte Demenz unter F00.2 kodiert, wobei detaillierte Kriterien fehlen. Im klinischen Kontext besteht der Verdacht auf eine gemischte Demenz bei einem Krankheitsverlauf, der mit einer Alzheimer-Demenz vereinbar ist, und zusätzlichen vaskulären Ereignissen, die den Verlauf klinisch modifizieren, bzw. deutliche Hinweise auf vaskuläre Schädigungen in der zerebralen Bildgebung nachweisbar sind. Bei einem solchen Krankheitsverlauf kann das gemeinsame Vorliegen von Pathologie bei M. Alzheimer und zerebrovaskulärer Krankheit angenommen werden.

In einem plazebo-kontrollierten RCT mit Galantamin über 24 Wochen bei Demenzkranken mit leichter bis mittelschwerer vaskulärer Demenz und Demenzkranken mit Alzheimer-Demenz und vaskulärer Komponente zeigte sich in der Subgruppe der Demenzkranken mit Alzheimer-Demenz und vaskulärer Komponente (n = 592) eine Überlegenheit von Galantamin in der Kognition (geschätzte Effektstärke: d = 0,45), den Alltagsfunktionen (geschätzte Effektstärke: d = 0,33) und dem klinischen Gesamteindruck[182].

Weitere RCTs mit Acetylcholinesterase-Hemmern oder Memantin, die speziell die gemischte Demenz adressieren, liegen nicht vor. Bei geringer Evidenz für die Wirksamkeit setzt die Indikationsstellung zur Therapie eine sorgfältige Nutzen- und Risikoabwägung voraus.

47	Es gibt gute Gründe, eine gemischte Demenz als das gleichzeitige Vorliegen einer Alzheimer Demenz und einer vaskulären Demenz zu betrachten. Folglich ist es gerechtfertigt, Patienten mit einer gemischten Demenz entsprechend der Alzheimer-Demenz zu behandeln.	*Empfehlungsgrad C, Evidenzebene IV, Leitlinienadaptation NICE-SCIE 2007*

2.3.1.4 Frontotemporale Demenz

Ein plazebo-kontrolliertes RCT bei frontotemporaler Demenz (n = 36, inkl. Demenzkranker mit primär progressiver Aphasie) zeigte keine Wirksamkeit von Galantamin auf Skalen zur Abbildung frontaler Funktionsstörungen und Sprachleistungen[183].

In einer doppelblinden Cross-over-Studie bei 26 Demenzkranken mit frontotemporaler Demenz mit Trazodon zeigte sich eine signifikante Abnahme der Verhaltenssymptome, insbesondere im Bereich der Irritabilität, Agitiertheit, Depressivität und Essstörungen. Es zeigte sich kein Effekt auf den MMST[184].

In einem doppelblinden plazebo-kontrollierten RCT bei 10 Demenzkranken mit Paroxetin wurde eine Verschlechterung durch die Behandlung im Bereich von Gedächtnisleistungen und kein Effekt auf andere kognitive Leistungen oder Verhaltenssymptome nachgewiesen[185].

Insgesamt verfügen alle RCTs zur frontotemporalen Demenz über eine zu geringe Fallzahl, um Aussagen zur Wirksamkeit von Therapieansätzen machen zu können.

48	Es existiert keine überzeugende Evidenz zur Behandlung kognitiver Symptome oder Verhaltenssymptome bei Patienten mit frontotemporaler Demenz. Es kann keine Behandlungsempfehlung gegeben werden.	*Empfehlungsgrad B, Evidenzebene IIb*

2.3.1.5 Demenz bei Morbus Parkinson

Die Parkinson-Demenz ist, ebenso wie die Alzheimer-Demenz, durch ein Defizit von Acetylcholin charakterisiert[186]. Rivastigmin als Kapsel ist für die Behandlung der Demenz bei Morbus Parkinson zugelassen. Die Wirksamkeit von Rivastigmin gegenüber Plazebo konnte in den Domänen Kognition (d = 0,35) und Durchführung von Alltagstätigkeiten (d = 0,34) bei 541 Demenzkranken mit einem MMST von 10–24 Punkten gezeigt werden[187, 188]. Das Rivastigmin-Pflaster ist aktuell nicht zur Behandlung der Demenz bei M. Parkinson zugelassen. Es liegen keine Studien von ausreichender Qualität vor, um die Wirksamkeit von Donepezil oder Galantamin zu beurteilen. Bei der Therapie mit Acetylcholinesterase-Hemmern sollte insbesondere auf eine Zunahme der motorischen Symptome bei Patienten mit Parkinson-Syndrom geachtet werden.

49 Rivastigmin ist zur antidementiven Behandlung der Demenz bei M. Parkinson im leichten und mittleren Stadium wirksam im Hinblick auf kognitive Störung und Alltagsfunktion und wird empfohlen.	*Empfehlungsgrad B, Evidenzebene Ib, Leitlinienadaptation MOH 2007*

Die Behandlung der Demenz bei M. Parkinson mit Rivastigmin Pflaster ist eine Off-label-Behandlung, und die Schwierigkeit des Off-label-Gebrauchs ist adäquat zu berücksichtigen.

2.3.1.6 Lewy-Körperchen-Demenz

Es existieren keine plazebo-kontrollierten doppelblinden RCTs, die Evidenz für Wirksamkeit einer Behandlung kognitiver Symptome bei Demenzkranken mit Lewy-Körperchen-Demenz liefern. Ein RCT zeigte eine Wirksamkeit von Rivastigmin auf Verhaltenssymptome bei Demenzkranken mit Lewy-Körperchen-Demenz (geschätzte Effektstärke d = 0,36)[189, 190]. Bei der Therapie der Lewy-Körperchen-Demenz mit Acetylcholinesterase-Hemmern sollte insbesondere auf eine Zunahme der motorischen Symptome geachtet werden.

50 Für die antidementive Behandlung der Lewy-Körperchen-Demenz existiert keine zugelassene oder ausreichend belegte Medikation. Es gibt Hinweise für eine Wirksamkeit von Rivastigmin auf Verhaltenssymptome. Ein entsprechender Behandlungsversuch kann erwogen werden.	*Empfehlungsgrad C, Evidenzebene Ib*

Die Behandlung der Lewy-Körperchen-Demenz mit Rivastigmin ist eine Off-label-Behandlung, und die Schwierigkeit des Off-label-Gebrauchs ist adäquat zu berücksichtigen.

In einem multizentrischen, multinationalen plazebo-kontrollierten RCT zur Behandlung von Parkinson-Demenz und Lewy-Körperchen-Demenz mit 20 mg Memantin bei 72 Demenzkranken zeigte sich ein signifikanter Effekt auf den primären Endpunkt »klinischer Gesamteindruck« zugunsten von Memantin (d = 0,46). Deskriptive Subanalysen zeigten Hinweise für einen stärkeren Effekt bei Patienten mit Parkinson-Demenz als bei Demenzkranken mit Lewy-Körperchen-Demenz. Bei den sekundären Endpunkten zeigte sich ein signifikanter Effekt auf einen Untertest zur kognitiven Geschwindigkeit. Es zeigte sich kein signifikanter Effekt auf den MMST, auf psychische und Verhaltenssymptome, Alltagsfunktionen und motorische Parkinson-Symptomatik[191]. Aufgrund der relativ geringen Stichprobengröße und dem Zusammenschluss von zwei diagnostischen Gruppen, der häufigeren Gabe von Antipsychotika in der Plazebogruppe und den großteils fehlenden Effekten auf die kognitiven sekundären Zielgrößen und Alltagsfunktionen lässt sich aus dieser Studie keine Behandlungsempfehlung ableiten.

2.3.2 Pharmakologische Therapie von psychischen und Verhaltenssymptomen

Demenzerkrankungen sind neben kognitiven Störungen durch Veränderungen des Erlebens und Verhaltens charakterisiert. Für diese Symptome werden verschiedene Begriffe, wie psychische und Verhaltenssymptome, nichtkognitive Symptome, psychiatrische Symptome, psychopathologische Symptome oder herausforderndes Verhalten, verwendet. In dieser Leitlinie wird der Begriff der psychischen und Verhaltenssymptome in Analogie zum angloamerikanischen Begriff »Behavioral and Psychological Symptoms of Dementia« (BPSD) verwendet. Dieser Begriff umfasst Symptome des veränderten psychischen Erlebens, wie z. B. Depression oder Angst, und Verhaltenssymptome, wie z. B. Aggressivität. Das Auftreten solcher Symptome variiert in Häufigkeit, Dauer und Intensität über die verschiedenen Krankheitsstadien bei einzelnen Erkrankten[192].

Psychische und Verhaltenssymptome sind in ihrer Ursache multifaktoriell. Grundlage des Auftretens ist die durch die Demenzerkrankung veränderte Gehirnstruktur und -funktion[193]. Durch Funktionsveränderungen spezifischer Gehirnareale und durch Veränderung von Neurotransmittersystemen kommt es zu einer erhöhten Vulnerabilität, unter bestimmten Umgebungsbedingungen mit verändertem psychischen Erleben oder Verhalten zu reagieren. Beispiele für auslösende Umweltbedingungen können ungünstige Kommunikation, Umgebungsänderungen, aber auch neu aufgetretene körperliche Symptome (z. B. Schmerzen) sein. Psychische und Verhaltenssymptome führen in unterschiedlichem Ausmaß zu Leidensdruck und Beeinträchtigung des Erkrankten, stellen häufig für Angehörige und Pflegende eine große Belastung dar und können auch deren psychische und körperliche Gesundheit negativ beeinflussen[194]. Verhaltenssymptome und die Befähigung der Angehörigen im Umgang mit diesen Symptomen sind ein wesentlicher Prädiktor für die Aufnahme des Erkrankten in einer Pflegeeinrichtung[195].

Entsprechend der wesentlichen Rolle, die Umwelteinflüsse und subjektives Erleben des Betroffenen bei der Entstehung und Aufrechterhaltung von psychischen und Verhaltenssymptomen spielen, ist die Identifizierung von Auslösern der erste Schritt der Behandlung. Können körperliche Symptome (z. B. Schmerzen) und Umweltbedingungen (z. B. Kommunikationsverhalten, Umgebung) als ursächlich identifiziert und geändert werden, können psychische und Verhaltenssymptome abklingen. Auf die psychosozialen Interventionen, die zur Besserung dieser Symptome beitragen können, wird in dem entsprechenden Kapitel eingegangen (▶ Kap. 2.3.5.1).

Soweit es die klinische Situation erlaubt, sollten alle verfügbaren und einsetzbaren psychosozialen Interventionen ausgeschöpft werden, bevor eine pharmakologische Intervention in Erwägung gezogen wird (◘ Abb. 2.5, S. 68).

Psychische und Verhaltenssymptome werden in den pharmakologischen Studien zu Antidementiva meistens als sekundäre Endpunkte erfasst. Das Instrument, welches heute die größte Verbreitung zur Messung dieser Symptome in klinischen Studien bei Demenz erreicht hat, ist das »Neuropsychiatric Inventory« (NPI). Hierbei handelt es sich um ein Instrument mit zwölf Domänen von psychischen und Verhaltenssymptomen. In den meisten Fällen wird in klinischen Studien eine Veränderung des Gesamtpunktwertes angegeben. In einigen Studien finden sich Angaben zu Effekten auf Einzelsymptome.

Darüber hinaus gibt es klinische Studien zu einzelnen Symptomen bei Demenzerkrankten als primärem Endpunkt. In diesen Studien werden üblicherweise Skalen zu einer detaillierten Erfassung des einzelnen Symptomkomplexes verwendet.

51 Vor dem Einsatz von Psychopharmaka bei Verhaltenssymptomen soll ein psychopathologischer Befund erhoben werden. Die medizinischen, personen- und umgebungsbezogenen Bedingungsfaktoren müssen identifiziert und soweit möglich behandelt bzw. modifiziert werden. Darüber hinaus besteht eine Indikation für eine pharmakologische Intervention, wenn psychosoziale Interventionen nicht effektiv, nicht ausreichend oder nicht verfügbar sind. Bei Eigen- oder Fremdgefährdung, die nicht anders abwendbar ist, kann eine unmittelbare pharmakologische Intervention erforderlich sein. Für Patienten mit Parkinson-Demenz, Lewy-Körperchen-Demenz und verwandten Erkrankungen sind klassische und viele atypische Neuroleptika kontraindiziert, da sie Parkinson-Symptome verstärken und Somnolenzattacken auslösen können. Einsetzbare Neuroleptika bei diesen Erkrankungen sind Clozapin und mit geringerer Evidenz Quetiapin.	*Good clinical practice, Expertenkonsens*

2.3.2.1 Wirksamkeit von Antidementiva auf globale psychische und Verhaltenssymptome ohne Differenzierung in Einzelsymptome

In zahlreichen Untersuchungen zur Wirksamkeit von Acetylcholinesterase-Hemmern wurden Verhaltenssymptome als sekundäre Zielgröße untersucht. Cochrane-Reviews kommen, basierend auf einer Meta-Analyse dieser sekundären Endpunkte aus RCTs, zu dem Schluss, dass Donepezil (15 Studien)[196] und Galantamin (10 Studien)[197] eine schwache Wirksamkeit auf psychische und Verhaltenssymptome bei Demenzkranken mit leichter bis mittelschwerer Alzheimer-Demenz haben.

In den Meta-Analysen des IQWiG-Berichts wird eine Wirksamkeit nur für Galantamin (drei Studien; geschätzte Effektstärke d = 0,14), nicht aber für Donepezil (3 Studien; geschätzte Effektstärke d = 0,07)[38] berichtet.

Zu Rivastigmin liegen nur Ergebnisse aus offenen Studien, nicht jedoch aus plazebo-kontrollierten RCTs zu Effekten auf psychische und Verhaltenssymptome (global) bei Alzheimer-Demenz vor.

In einem plazebo-kontrollierten RCT zu Rivastigmin bei Parkinson-Demenz (n = 541)[187] und einem plazebo-kontrollierten RCT zu Rivastigmin bei Lewy-Körperchen-Demenz (n = 120)[189] zeigten sich in der Einzelitemanalyse des NPI zu den sekundären bzw. primären Endpunkten Wirksamkeit auf psychotische und andere Verhaltenssymptome. In einem kleinen RCT bei Patienten mit Parkinson-Demenz (n = 22) zeigte sich kein Effekt von Donepezil auf psychotische Symptome[198].

Eine Meta-Analyse des Cochrane-Instituts zu Memantin über drei Studien zeigte einen schwachen Effekt auf psychische und Verhaltenssymptome bei Erkrankten mit moderater bis schwerer Demenz, nicht aber bei Erkrankten mit leichter Demenz[131].

In der Meta-Analyse des IQWiG zu Memantin zeigte sich kein signifikanter Effekt von Memantin auf psychische und Verhaltenssymptome bei Demenzkranken mit moderater bis mittelschwerer Alzheimer-Demenz[133].

> *Statement:* Global werden Verhaltenssymptome durch die Gabe von Donepezil und Galantamin bei leichter bis mittelschwerer Alzheimer-Demenz und von Memantin bei moderater bis schwerer Alzheimer-Demenz leicht positiv beeinflusst. Zu Rivastigmin liegen keine ausreichenden Daten vor. Zur pharmakologischen Behandlung psychotischer Symptome bei Lewy-Körperchen-Demenz und Demenz bei M. Parkinson gibt es für Rivastigmin Hinweise für Wirksamkeit.

2.3.2.2 Generelle Prinzipien der Behandlung von Demenzkranken mit psychotroper Medikation außer Antidementiva

Die Behandlung von psychischen und Verhaltenssymptomen erfordert bei unzureichender Wirkung verfügbarer psychosozialer Interventionen und Therapie mit Antidementiva gelegentlich die Anwendung psychotroper Medikamente (Antipsychotika, Antidepressiva, Antikonvulsiva, Tranquilizer). Bei der Behandlung von Demenzerkrankten mit psychotropen Substanzen sind prinzipielle Punkte zu beachten:

- Aufgrund des Mangels an Acetylcholin bei Demenzerkrankten, der delirogenen Potenz und der potenziell negativen Effekte auf die Kognition ist die Anwendung psychotroper Medikation mit anticholinerger Wirkung zu vermeiden[32]. Übersichten über das anticholinerge Potenzial einzelner Substanzen und Substanzgruppen finden sich u. a. bei Chew[199].
- Medikamente mit sedierender Wirkung sind möglichst zu vermeiden, da die Sedierung die kognitive Leistung negativ beeinflussen und die Sturzgefahr der Erkrankten erhöhen kann.
- Allgemeine Verfahrensweisen zur Medikamentenauswahl und Dosierung, die bei der Anwendung psychotroper Medikation bei älteren Menschen zu beachten sind, gelten bei Demenzkranken in besonderem Maße.
- Pharmakologische Interaktionen von Medikamenten sind zu beachten.

2.3.2.3 Generelle Aspekte der Antipsychotika-Behandlung von Demenzerkrankten

Der Einsatz von Antipsychotika bei Demenzerkrankten ist mit einem erhöhten Mortalitätsrisiko assoziiert. Schneider et al.[200] beschrieben eine signifikante Erhöhung des Mortalitätsrisikos um den Faktor 1,54 in einer Meta-Analyse über 15 RCTs zu atypischen Antipsychotika (Aripiprazol, Olanzapin, Quetiapin, Risperidon) bei 3 353 Demenzkranken mit Alzheimer-Demenz.

Eine große retrospektive Registerstudie mit 29 259 Personen, die ausgewählt wurden bezüglich der Einnahme von atypischen bzw. typischen Antipsychotika und die mit dazu »gematchten« Personen, die keine Antipsychotika einnahmen, verglichen wurden, zeigte ein leicht erhöhtes signifikantes Mortalitätsrisiko sowohl bei Erkrankten, die zu Hause leben (adjustierte Hazard Ratio: 1,31), als auch bei Bewohnern von Altenpflegeeinrichtungen (adjustierte Hazard Ratio: 1,55). Gegenüber Atypika (Olanzapin, Quetiapin, Risperidon,) zeigten Typika (Chlorpromazin, Flupenthixol, Fluphenazin, Haloperidol, Loxapin, Pericyazin, Perphenazin, Pimozid, Thioridazin, Trifluoperazin) ein nochmals erhöhtes Mortalitätsrisiko (zu Hause Lebende: adjustierte Hazard Ratio: 1,55, Altenpflegeeinrichtungen: adjustierte Hazard Ratio: 1,26)[201]. Das höhere Mortalitätsrisiko durch typische Antipsychotika wurde u. a. auch in einer unabhängigen großen retrospektiven Kohortenstudie bei 22 890 Demenzkranken gezeigt (relatives Mortalitätsrisiko innerhalb der ersten 180 Tage nach Behandlungsbeginn: 1,37)[202]. Die methodischen Limitationen retrospektiver Registerstudien sind hier zu beachten.

In einem multizentrischen prospektiven plazebokontrollierten doppelblinden RCT zum Absetzen von

Antipsychotika bei Bewohnern von Altenpflegeein- richtungen mit mittelschwerer bis schwerer Alzheimer- Demenz wurde eine signifikant reduzierte Langzeit- überlebensrate für die mit Antipsychotika weiter be- handelten Demenzkranken wie folgt gezeigt: 24-Mo- nats-Überlebensrate 46 % (Verum) vs. 71 % (Plazebo); 36-Monats-Überlebensrate 30 % (Verum) vs. 59 % (Plazebo)[203].

Darüber hinaus ist ein erhöhtes Risiko durch Anti- psychotika bezüglich des Auftretens zerebrovaskulärer Ereignisse bei Demenzerkrankten beschrieben wor- den. Die ersten Berichte aus zusammengefassten Ana- lysen von RCTs betrafen Risperidon und Olanzapin.

In vier plazebo-kontrollierten RCTs bei Alzhei- mer-Demenz oder vaskulärer Demenz (n = 1 266) zeigte sich während der Studienzeiträume von ein bis drei Monaten verdoppeltes Risiko, ein zerebrovaskulä- res Ereignis unter der Einnahme von Risperidon zu erleiden (4 % vs. 2 % Ereignisse)[204].

In fünf Studien mit Olanzapin (1–15 mg) vs. Pla- zebo bei insgesamt 1 673 Demenzkranken zeigte sich eine nichtsignifikante Erhöhung des relativen Risikos für zerebrovaskuläre Ereignisse von 3,7. Die Be- handlungszeiträume umfassten sechs bis zehn Wo- chen[205]. In einer weiteren retrospektiven Analyse von Beobachtungsstudien war das Risiko für zerebro- vaskuläre Ereignisse bei Demenzkranken für Quetia- pin nicht signifikant von Risperidon und Olanzapin verschieden[206].

In einer Registerstudie mit einem so genannten »Self-controlled«-Design, bei dem ein Individuum im longitudinalen Verlauf als seine eigene Kontrollper- son gewertet wird, zeigte sich bei 6 790 älteren Personen

in England eine Risikoerhöhung für einen Schlaganfall bei Demenzkranken (n = 1 423) von 3,5 durch die Ein- nahme von Antipsychotika. In dieser Studie war das Risiko für einen Schlaganfall bei Personen, die aty- pische Antipsychotika einnahmen, numerisch höher als für Personen, die typische Antipsychotika einnah- men. Es zeigte sich ferner ein Zusammenhang des Ri- sikos mit der Zeit seit Einnahme des Antipsychoti- kums. Je länger die Einnahme des Antipsychotikums zurücklag, desto mehr nahm die Risikoerhöhung ab und war nach 70 Tagen für Atypika und nach 141 Ta- gen für Typika nicht mehr signifikant[207].

Über diese Risiken hinaus sind die potenziellen, z. B. extrapyramidalen, kardialen oder orthostatischen, Nebenwirkungen dieser Medikamente sowie die Ge- fahr von Stürzen zu beachten, welche alle bei Personen mit Demenz im besonderen Maße auftreten können. Es gelten die entsprechenden allgemeinen Vorsichts- maßnahmen für die jeweils einzelne Substanz.

In einem bereits oben erwähnten multizentrischen RCT wurden 128 Demenzkranken mit Alzheimer-De- menz, die ein Antipsychotikum erhielten, für ein Jahr doppelblind entweder mit diesem Medikament oder mit einem Plazebo weiterbehandelt. Es zeigte sich keine signifikante Zunahme von psychischen und Ver- haltenssymptomen in der Plazebogruppe im Vergleich zur antipsychotisch weiterbehandelten Gruppe[208]. Dies unterstreicht, vor dem Hintergrund des erhöhten Mortalitätsrisikos und des erhöhten Risikos für zere- brovaskuläre Ereignisse durch Antipsychotika, die Notwendigkeit, eine initiierte Antipsychotikatherapie engmaschig zu kontrollieren und, falls möglich, zu be- enden.

---

52 Die Gabe von Antipsychotika bei Patienten mit Demenz ist mit einem erhöhten Risi- ko für Mortalität und für zerebrovaskuläre Ereignisse assoziiert. Patienten und recht- liche Vertreter müssen über dieses Risiko aufgeklärt werden. Die Behandlung soll mit der geringstmöglichen Dosis und über einen möglichst kurzen Zeitraum erfolgen. Der Behandlungsverlauf muss engmaschig kontrolliert werden. | *Empfehlungsgrad A, Evidenzebene Ia und III*

2.3.2.3.1 Antipsychotikabehandlung bei Patienten mit Parkinson-Demenz und Lewy-Körperchen-Demenz

Eine Sonderstellung bei der Behandlung mit Antipsy- chotika nehmen Patienten mit Parkinson-Demenz, Lewy-Körperchen-Demenz und verwandten Erkran- kungen ein (s. Eingangsbewertung). Bei dieser Patien- tengruppe besteht ein besonderes Risiko für Neben- wirkungen von Antipsychotika, insbesondere i. S. ausgeprägter Verschlechterung der Beweglichkeit und der Vigilanz[198]. Antipsychotika, inklusive der meisten atypischen Antipsychotika, sind daher bei dieser Pa- tientengruppe kontraindiziert.

In einer Übersicht über drei plazebo-kontrollierte RCTs zur Behandlung psychotischer Symptome bei Morbus Parkinson zeigte sich Clozapin (bis zur mittleren Dosis von 36 mg) gegenüber Plazebo in Bezug auf antipsychotische Wirksamkeit überle- gen[198]. Es traten aber signifikant häufiger eine Ver- schlechterung der Parkinson-Symptomatik und Som- nolenz in zwei RCTs auf[209, 210]. Quetiapin (bis zur mittleren Dosis von 170 mg) zeigte in zwei RCTs im Vergleich zu Plazebo keine antipsychotische Wirk- samkeit und keine Verschlechterung der Parkinson- Symptomatik[211, 212]. Olanzapin (bis zur mittleren Do- sis von 5 mg) zeigte in drei RCTs keinen antipsycho-

2

tischen Effekt, aber eine Zunahme der Parkinson-Symptomatik[213, 214].

In einer Vergleichsstudie mit Clozapin (mittlere Dosis: 26 mg) und Quetiapin (mittlere Dosis: 91 mg)

bei 40 Patienten zeigten beide Gruppen eine Verbesserung der psychotischen Symptome ohne Verschlechterung der Parkinson-Symptomatik[215].

▶ **Empfehlung 51:**
Für Patienten mit Parkinson-Demenz, Lewy-Körper-Demenz und verwandten Erkrankungen sind klassische und viele atypische Neuroleptika kontraindiziert, da sie Parkinson-Symptome verstärken und Somnolenzattacken auslösen können. Einsetzbare Neuroleptika bei diesen Erkrankungen sind Clozapin und mit geringerer Evidenz Quetiapin.

Good clinical practice, Expertenkonsens

2.3.2.4 Generelle Aspekte zum Einsatz von Benzodiazepinen bei Demenzerkrankten

Benzodiazepine werden häufig bei älteren Menschen verordnet. Die Anwendung bei Menschen mit Demenz ist problematisch wegen der negativen Effekte auf die

Kognition, der Erhöhung der Sturzgefahr, möglicher paradoxer Reaktionen und des Abhängigkeitspotenzials, welches bei plötzlichem Absetzen mit der Gefahr eines Delirs verbunden ist. In Ausnahmefällen kommen Einzeldosen kurz wirksamer Präparate in Betracht. Präparate mit langer Halbwertszeit sollen vermieden werden.

---

53   Benzodiazepine sollen bei Patienten mit Demenz nur bei speziellen Indikationen kurzfristig eingesetzt werden.

Empfehlungsgad C, Leitlinienadaptation SIGN 2006

2.3.2.5 Generelle Aspekte zum Einsatz von Antidepressiva und Antikonvulsiva bei Demenzerkrankten

Bezüglich der Anwendung von Antidepressiva und Antikonvulsiva existieren keine Hinweise für spezifische Nebenwirkungen bei Demenzkranken. Auf anticholinerge Nebenwirkungen und Sedierungspotenzial ist bei der Auswahl von Präparaten zu achten. Sedierende Medikamente erhöhen die Sturzgefahr und können die kognitive Leistung bei Patienten mit Demenz verschlechtern. Bei allen Substanzen wird generell zunächst eine niedrigere Dosierung gewählt als bei jüngeren Patienten.

2.3.2.6 Pharmarmakologische Behandlung des Delirs

Delirien stellen eine häufige, aber in vielen Fällen nicht erkannte Komplikation im Verlauf einer Demenz dar. Sie können hyperaktiv, hypoaktiv und in Mischformen auftreten. Da die Manifestation eines Delirs bei Demenzkranken mit einer ungünstigen Prognose assoziiert ist, z. B. in Bezug auf eine anhaltende Verschlechterung der kognitiven Leistungsfähigkeit, sollten die vorhandenen Möglichkeiten einer Prävention bzw. Frühintervention eines Delirs ausgeschöpft werden[216]. Maßnahmen zur Prävention umfassen u. a. Vermei-

dung delirogener Medikamente, Sicherstellung ausreichender Flüssigkeitsaufnahme und Früherkennung von komorbiden Erkrankungen (z. B. Infektionen). Bei bestehendem Delir ist eine Behandlung des Auslösers erforderlich. Darüber hinaus ist ggf. eine symptomatische Behandlung des Delirs notwendig.

2.3.2.6.1   Antipsychotika

In einem Review über RCTs, klinischen Studien, Reviews und Meta-Analysen zur Behandlung des Delirs bei Menschen über 65 Jahren, unabhängig von dem Bestehen einer Demenz, wird Evidenz für Wirksamkeit von Risperidon (0,5–4 mg), Olanzapin (2,5–11,6 mg) und in einer geringen Anzahl von Studien auch für Quetiapin (Dosis nicht angegeben) berichtet. Die Wirkung der genannten Substanzen war gleich der Wirkung von Haloperidol. Es zeigten sich aber weniger extrapyramidale Nebenwirkungen[217].

Es gibt auch Hinweise, dass bei Patienten mit Delir, unabhängig vom Bestehen einer Demenz, eine niedrige Dosis von Haloperidol (< 3 mg) nicht mit einer erhöhten Nebenwirkungsrate im Vergleich zu atypischen Antipsychotika assoziiert ist[218].

Generell ist die Studienqualität bei Untersuchungen zum Delir gering, und es liegen keine RCTs zur speziellen Behandlung von Delir bei Demenz vor.

---

54   Nach diagnostischer Abklärung kann ein Delir bei Demenz mit Antipsychotika behandelt werden. Antipsychotika mit anticholinerger Nebenwirkung sollen vermieden werden.

Empfehlungsgrad C, Expertenkonsens

2.3.3 Pharmakologische Behandlung einzelner psychischer und Verhaltenssymptome und -symptomkomplexe

In einer europäischen Untersuchung bei 2 808 ambulant betreuter Demenzkranker mit Alzheimer-Demenz aller Schweregrade (Mittelwerte MMST: 17,6; SD: 6,1) wurden mittels des »Neuropsychiatric Inventory« (NPI) die Häufigkeit und das gemeinsame Auftreten von psychischen und Verhaltenssymptomen untersucht. Es wurden vier Symptomcluster identifiziert. Die Cluster werden wie folgt bezeichnet: affektive Symptome (Depression, Angst), Hyperaktivität (Agitation, Euphorie, Enthemmung, Irritierbarkeit, auffälliges motorisches Verhalten), psychotische Symptome (Wahn, Halluzination, nächtliche Unruhe) und Apathie (Apathie, Essstörungen)[67].

Im Folgenden orientiert sich die Darstellung der medikamentösen Behandlungsempfehlungen von psychischen und Verhaltenssymptomen im Wesentlichen an diesen Symptomclustern. Es werden Empfehlungen, unterteilt nach Wirkstoffgruppen und einzelnen Substanzen, gegeben.

2.3.3.1 Affektive Symptome
2.3.3.1.1 Depression

Die depressive Episode im Rahmen der Demenz ist durch gedrückte Stimmung und weitere Symptome nach ICD-10 definiert. Antriebsstörungen können auch ohne gedrückte Stimmung bei Demenzkranken auftreten und werden dann eigenständig mit dem Begriff der Apathie bezeichnet[67].

2.3.3.1.1.1 Antidementiva

In einer Übersichtsarbeit über RCTs zu Antidementiva wird aus sekundären Endpunktanalysen des NPI-Einzelitems Depression eine Wirksamkeit von Donepezil auf depressive Symptome im Vergleich zu Plazebo bei mittelschwer bis schwer Erkrankten in zwei Studien berichtet[219]. Darüber hinaus liegen keine Hinweise auf Wirksamkeit von Antidementiva auf depressive Symptome bei Demenzkranken aus RCTs vor.

2.3.3.1.1.2 Antidepressiva

Es existieren wenige plazebo-kontrollierte RCTs mit verschiedenen Antidepressiva zur Behandlung von Depression bei Demenzkranken. In einer Meta-Analyse über fünf RCTs zeigt sich eine Wirksamkeit von Antidepressiva gegenüber Plazebo sowohl bezogen auf Response als auch auf Remission (Verum: n = 82, Plazebo: n = 83). Es wird eine »Number Needed to Treat« (NNT) in Bezug auf Response und Remission der Depression

von jeweils 5 angegeben[220]. Dies entspricht ungefähr der NNT in Antidepressivastudien bei Betroffenen ohne Demenz. Die eingeschlossenen Studien prüften folgende Medikamente: Imipramin 83 mg/maximal täglich, Clomipramin 100 mg/maximal täglich, Sertralin 100 mg/maximal täglich; Sertralin 150 mg/maximal täglich und Fluoxetin 40 mg/maximal täglich. Der Schweregrad der Erkrankung in den Studien umfasste die leichte bis schwere Demenz. Die maximale Anzahl in einer einzigen Studie waren 44 Demenzkranke.

Es zeigte sich kein erhöhtes Auftreten von Nebenwirkungen oder erhöhte Drop-out-Zahlen in den Verumgruppen. Aufgrund der kleinen Fallzahlen lässt sich aber keine Aussage zum Risiko der Antidepressivabehandlung ableiten. Ebenso lässt sich aus der Meta-Analyse keine Überlegenheit einer einzelnen Substanz oder Substanzgruppe ableiten. In den zwei Studien mit trizyklischen Antidepressiva wurde eine Verschlechterung der Kognition gezeigt. Bei keiner Studie kam es zu einer Besserung der Kognition[220].

Aus einem RCT mit 511 Demenzkranken mit Depression nach DSM-III-Kriterien zeigte sich eine Überlegenheit von 400 mg Moclobemide im Vergleich zu Plazebo bei guter Verträglichkeit. Nach 42 Tagen Behandlung zeigten 59 % der Demenzkranken unter Plazebo einer Besserung und 71 % unter Verum[221].

In einem plazebo-kontrollierten RCT bei 149 älteren Studienteilnehmer mit und ohne Demenz zeigte sich eine Überlegenheit von Citalopram[222]. In einem RCT ohne Plazebokontrolle fand sich kein Unterschied in der Wirksamkeit zwischen Citalopram (20–40 mg) und Mianserin (30–60 mg) bei 336 älteren Probanden mit und ohne Demenz[223].

In einer Vergleichsuntersuchung von Imipramin (50–100 mg) und Paroxetin (20–40 mg) bei 198 Demenzkranken mit Depression zeigte sich gleiche Wirksamkeit bei einem nichtsignifikanten Trend zu häufigeren anticholinergen und schweren, nichttödlichen Ereignissen in der Imipramin-Gruppe[224].

In einer Vergleichsuntersuchung von Fluoxetin (10 mg) und Amitriptylin (25 mg) bei 37 Demenzkranken mit Depression zeigte sich eine gleiche Wirksamkeit beider Substanzen in Bezug auf die Symptomatik der Depression bei einer höheren Drop-out-Rate in der Amitriptylin-Gruppe[225].

In einem plazebo-kontrollierten RCT mit 31 Demenzkranken mit Depression mit Venlafaxin zeigte sich keine Wirksamkeit[226]. Aufgrund der Größe der Studie kann hieraus aber keine ausreichende Evidenz für fehlende Wirksamkeit von Venlafaxin abgeleitet werden.

RCTs zu Mirtazapin, Bupropion, S-Citalopram, Reboxetin oder Duloxetin zur Behandlung der Depression bei Demenzkranken liegen nicht vor.

55 Medikamentöse antidepressive Therapie bei Patienten mit Demenz und Depression ist wirksam und wird empfohlen. Bei der Ersteinstellung und Umstellung sollen trizyklische Antidepressiva aufgrund des Nebenwirkungsprofils nicht eingesetzt werden.	*Empfehlungsgrad B, Evidenzebene Ib*

2.3.3.1.2 Angst

Angstsymptome, wie innere Anspannung, Befürchtungen und Nervosität, können bei Demenzkranken auftreten. Sie sind häufig, aber nicht immer vergesellschaftet mit Symptomen einer Depression. Es existieren keine RCTs, die Angstsymptome als primären Endpunkt bei Demenzkranken untersucht haben.

Post-hoc-Analysen von Einzelitems des sekundären Endpunktes NPI aus RCTs zu Antidementiva haben signifikante Effekte auf Angstsymptome durch Galantamin bei Demenzkranken mit leichter bis mittelschwerer[227] und durch Donepezil bei mittelschwerer bis schwerer Demenz gezeigt[228]. Da es sich hierbei aber um sekundäre Analysen von Einzelitems handelt, ist die Evidenz nicht ausreichend, um hieraus eine Therapieempfehlung abzuleiten.

Bei Nicht-Demenzerkrankten werden Antidepressiva zur Behandlung von Angststörungen eingesetzt und sind auch für diese Indikation zugelassen. Daraus abgeleitet ist eine Behandlung von Angstsymptomen bei Demenzkranken im Einzelfall vertretbar und möglicherweise wirksam. RCTs mit Antidepressiva zur Behandlung von Angstsymptomen bei Demenz liegen allerdings nicht vor.

Benzodiazepine und Antipsychotika zur Behandlung von Angstsymptomen sollten vermieden werden. Der Einsatz ist nur bei sehr ausgeprägter und quälender Angstsymptomatik, die durch andere Behandlungen nicht beherrschbar ist, im Einzelfall gerechtfertigt.

Statement: Es existiert für die Therapie der Angst und Angststörung bei Patienten mit Demenz keine evidenzbasierte medikamentöse Behandlung.

2.3.3.2 Hyperaktivität

Der Symptomcluster Hyperaktivität besteht aus den Symptomen agitiertes Verhalten/Aggressivität, Euphorie, Enthemmung und psychomotorische Unruhe. Die Clusterbildung bezieht sich auf ein statistisch gehäuftes gemeinsames Auftreten dieser Symptome entsprechend der NPI-Skala[67]. Dies bedeutet nicht, dass bei Einzelnen die Symptome immer gemeinsam auftreten. Im Folgenden werden die Symptome separat dargestellt.

2.3.3.2.1 Agitiertes Verhalten/Aggressivität

Unter dem Begriff des agitierten Verhaltens wird Unruhe mit erhöhter Anspannung und gesteigerte Psychomotorik verstanden. Häufig tritt verstärkte Reizbarkeit mit zum Teil konfrontativen Verhaltensweisen verbaler und körperlicher Art gegenüber anderen auf. In klinischen Studien wird agitiertes Verhalten häufig gemeinsam mit dieser Art von aggressivem Verhalten untersucht, u. a. auch, weil die Messinstrumente (NPI, »Cohen Mansfield Agitation Scale«) aggressives Verhalten unter agitiertes Verhalten subsumieren. Daher werden beide Symptomkomplexe im Folgenden zusammen dargestellt.

Agitiertes Verhalten und Aggressivität stellen eine sehr hohe Belastung für Pflegende dar. Meist resultieren diese Verhaltensweisen aus dem Eindruck, sich

nicht verständlich machen zu können, aus Angst oder dem Gefühl, beeinträchtigt zu werden. Oft helfen bereits Verständnis, eine Änderung von Kommunikationsformen und eine Modifikation der Lebens- und Wohnsituation. Für die erfolgreiche Änderung aufrechterhaltender Umstände ist eine genaue Exploration der jeweiligen Bedingungsfaktoren notwendig. Eine pharmakologische Behandlung sollte erst in Erwägung gezogen werden, wenn alle Modifikationen der Umwelt und der Kommunikation, die möglich sind, durchgeführt und alle verfügbaren psychosozialen Interventionen eingesetzt wurden. Aufgrund der hohen Belastung des Betroffenen und der Pflegenden liegt eine im Vergleich zu anderen Verhaltenssymptomen umfangreichere Literatur zu pharmakologischen Interventionen vor.

2.3.3.2.1.1 Antidementiva

In dem einzigen plazebo-kontrollierten RCT bei 272 Demenzkranken mit mittelschwerer bis schwerer Demenz mit einem Antidementivum (Donepezil) zu agitiertem Verhalten als primären Endpunkt, die auf eine verhaltensmodifizierende Therapie nicht ansprachen, zeigte sich keine Wirksamkeit[229]. Ein ähnlicher Befund zeigte sich aus einer Analyse über drei RCTs für Demenzkranke mit leichter bis mittelschwerer Demenz für Galantamin[227].

In einer retrospektiven Subgruppenanalyse des NPI-Einzelitems »Agitation« als sekundärer Endpunkt dreier plazebo-kontrollierter RCTs zu Memantin bei mittelschwer bis schwer erkrankten Betroffenen zeigte sich ein positiver Effekt für Memantin (Responder: 55,3 % Verum vs. 43,1 % Plazebo zu Woche 12; 61,0 % Verum vs. 45,0 % Plazebo zu Woche 24/28)[230] (▶ auch Kap. 2.3.1.1.2).

2.3.3.2.1.2 Antipsychotika

Es liegen plazebo-kontrollierte RCTs zur Behandlung von agitiertem Verhalten und Aggression bei Demenzkranken mit Antipsychotika vor. Häufig haben die betroffenen Demenzkranken auch psychotische Symptome (Wahn/Halluzinationen) und die Substanzen wurden für beide Symptomkomplexe gleichzeitig geprüft, so dass eine exakte Auftrennung der Studien nach diesen Symptomkomplexen nicht immer möglich ist.

Die Teilnehmer an den Studien befanden sich überwiegend im mittleren bis schweren Krankheitsstadium. Die Studien sind zum Teil bei Demenzkranken im häuslichen Umfeld, aber auch bei Pflegeheimbewohnern durchgeführt worden. Das Alter der Demenzkranken lag bei den meisten Studien mit über 80 Jahren höher als das Alter der Demenzkranken in den meisten Antidementivastudien. Frauen waren mit bis zu 80 % in den Studien deutlich häufiger als Männer vertreten. Das Protokoll erlaubte bei einigen Studien neben dem Einschluss von Demenzkranken mit Alzheimer-Demenz auch den Einschluss von Demenzkranken mit gemischter oder vaskulärer Demenz.

Die Dauer der Studie betrug im Regelfall 6–12 Wochen (▶ auch Kap. 2.3.3.3.1).

Haloperidol Die Dosierung in klinischen Prüfungen zu Haloperidol bei Demenzkranken lag im Regelfall zwischen 0,5 und 2 mg. Ein Cochrane-Review zu Haloperidol zur Behandlung von agitiertem Verhalten bei Demenzkranken über fünf Studien fand keinen Hinweis für die Wirksamkeit von Haloperidol gegenüber Plazebo. Es fanden sich allerdings Hinweise für eine Abnahme von aggressivem Verhalten in drei RCTs (d = 0,31). Unter der Behandlung mit Haloperidol zeigte sich ein erhöhtes Auftreten von extrapyramidalen Nebenwirkungen[231].

Im einem RCT zu Risperidon (0,5–2 mg) und Haloperidol (0,5–2 mg) bei 58 Demenzkranken mit agitiertem Verhalten zeigte Haloperidol gleiche Wirksamkeit bei vermehrten extrapyramidalmotorischen Nebenwirkungen[232]. In einem weiteren RCT bei 120 Demenzkranken war Haloperidol (0,5–1,5 mg) Risperidon (0,5–1,5 mg) in der Wirksamkeit auf Agitation und aggressives Verhalten unterlegen und zeigte mehr Nebenwirkungen[233]. In einem RCT bei 58 Demenzkranken zeigte sich in Bezug auf Wirksamkeit und Nebenwirkungen kein Unterschied zwischen Olanzapin (mittlere Dosis: 4,71 mg) und Haloperidol (mittlere Dosis: 1,75 mg)[234].

Bei allen Vergleichsstudien ohne Plazebo kann eine medikamentenbezogene Wirksamkeit nicht beurteilt, sondern lediglich ein Wirksamkeitsunterschied zwischen Substanzen getestet werden.

56 Haloperidol wird aufgrund fehlender Evidenz für Wirksamkeit nicht zur Behandlung von Agitation empfohlen. Es gibt Hinweise auf Wirksamkeit von Haloperidol auf aggressives Verhalten mit geringer Effektstärke. Unter Beachtung der Risiken (extrapyramidale Nebenwirkungen, zerebrovaskuläre Ereignisse, erhöhte Mortalität) kann der Einsatz bei diesem Zielsymptom erwogen werden.	*Empfehlungsgrad A, Evidenzebene Ia*

Atypische Antipsychotika Ein Cochrane-Review über 15 RCTs (neun in der meta-analytischen Auswertung) berichtet eine Überlegenheit von Risperidon gegenüber Plazebo in der Behandlung von Aggressivität und Agitation[235]. Es zeigte sich zusätzlich ein erhöhtes Auftreten zerebrovaskulärer Ereignisse, extrapyramidaler Symptome und weiterer Nebenwirkungen und höhere Drop-out-Raten in den Verumgruppen im Vergleich zu den plazebo-behandelten Demenzkranken sowie eine erhöhte Mortalität[235].

Nach Aussage des genannten Reviews standen für weitere Antipsychotika keine ausreichenden Daten zur Verfügung, um eine Beurteilung vornehmen zu können.

In einer weiteren Meta-Analyse über 16 Studien (fünf mit Risperidon, fünf mit Olanzapin, drei mit Quetiapin, drei mit Aripiprazol) mit zum Teil überlappenden Studien der o. g. Meta-Analyse zeigte sich eine Wirksamkeit von Risperidon (0,5–2 mg) und Aripiprazol (2,5–15 mg) auf Agitation. Olanzapin (1–10 mg) und Quetiapin (25–600 mg) zeigten keine Wirksamkeit auf Agitation. Bei der Behandlung mit Antipsychotika zeigten sich vermehrt Somnolenz, Harnwegsinfektionen, Inkontinenz und zerebrovaskuläre Ereignisse. Unter Risperidon und Olanzapin traten zusätzlich extrapyramidale Symptome und Verschlechterung des Gehens auf. Die kognitive Leistung verschlechterte sich unter der Behandlung mit allen Antipsychotika[200].

Zu Ziprazidon, Zotepin und Amisulprid liegen keine RCTs vor.

In einer Effectiveness-Studie sollten neben der Wirksamkeit auch andere Einflussfaktoren, wie z. B. Medikamenteneinnahme, unter realen Versorgungsbedingungen untersucht werden. 421 ambulant versorgte an Alzheimer-Demenz Erkrankte wurden in die vierarmige Studie mit freier Dosiswahl (Risperidon mittlere Dosis 1,0 mg; Olanzapin mittlere Dosis 5,5 mg; Quetiapin mittlere Dosis 56,5 mg; Plazebo) eingeschlossen. Es zeigte sich kein Unterschied zwischen den Armen in der Länge der Einnahme. Hinsichtlich des Absetzens aufgrund mangelnder Wirksamkeit zeigte sich eine Überlegenheit von Olanzapin (22,1 Wochen) und Risperidon (26,7 Wochen) gegenüber Quetiapin (9,1 Wochen) und Plazebo (9,0 Wochen). Hinsichtlich des Absetzens wegen Nebenwirkungen zeigte sich eine Überlegenheit von Plazebo (5 %) gegenüber Olanzapin (24 %), Risperidon (18 %) und Quetiapin (16 %)[236]. Bezüglich der Wirksamkeit waren die medikamentösen Therapien teilweise einer Plazebobehandlung überlegen, u. a. in Hinsicht auf den NPI-Gesamtwert [Olanzapin (n = 99) d = 0,15; Risperidon (n = 84) d = 0,42]. Olanzapin zeigte auch Wirksamkeit auf Agitation (d = 0,27) und Aggression (d = 0,24) und Risperidon auf Aggression (d = 0,33). Die Verumgruppen waren zum Teil mit einer signifikanten Verschlechterung des allgemeinen Funktionsniveaus (Risperidon d = 0,5) und mit einer Zunahme von depressivem Rückzug assoziiert (Olanzapin d = 0,33)[237].

Risperidon ist zur Behandlung der schweren chronischen Aggressivität bei Demenz, durch die sich der Erkrankte selbst oder andere gefährdet, in Deutschland zugelassen.

57	Risperidon ist in der Behandlung von agitiertem und aggressivem Verhalten bei Demenz wirksam. Aripiprazol kann aufgrund seiner Wirksamkeit gegen Agitation und Aggression als alternative Substanz empfohlen werden. Olanzapin soll aufgrund des anticholinergen Nebenwirkungsprofils und heterogener Datenlage bezüglich Wirksamkeit nicht zur Behandlung von agitiertem und aggressivem Verhalten bei Patienten mit Demenz eingesetzt werden.	*Empfehlungsgrad A, Evidenzebene Ia, Ib*

Die Behandlung von Agitation und Aggressivität bei Demenz mit Aripiprazol ist eine Off-label-Behandlung, und die Schwierigkeit des Off-label-Gebrauchs ist adäquat zu berücksichtigen.

2.3.3.2.1.3 Antikonvulsiva

Zu Carbamazepin sind plazebo-kontrollierte RCTs zur Behandlung von agitiertem Verhalten mit kleinen Fallzahlen (n = 21, mittlere Dosis: 400 mg[238]; n = 43, mittlere Dosis: 300 mg[239]) über jeweils sechs Wochen durchgeführt worden. Es zeigte sich eine Wirksamkeit von Carbamazepin auch bei Demenzkranken, bei denen Antipsychotika nicht zu einer Symptomverbesserung geführt hatten[239]. In den Studien zeigte sich eine gute Verträglichkeit. Es fehlen jedoch kontrollierte Studien, die einen längeren Therapiezeitraum abbilden.

Im Gegensatz dazu zeigten kleine plazebo-kontrollierte RCTs zu Valproat keinen Hinweis für Wirksamkeit und vermehrt Nebenwirkungen[240].

58	Es gibt Hinweise auf eine günstige Wirkung von Carbamazepin auf Agitation und Aggression. Carbamazepin kann nach fehlendem Ansprechen anderer Therapien empfohlen werden. Es ist auf Medikamenteninteraktionen zu achten.	*Empfehlungsgrad C, Evidenzebene Ib*

Die Behandlung von Agitation und Aggressivität bei Demenz mit Carbamazepin ist eine Off-label-Behandlung, und die Schwierigkeit des Off-label-Gebrauchs ist adäquat zu berücksichtigen.

59	Eine Behandlung von Agitation und Aggression mit Valproat wird nicht empfohlen.	*Empfehlungsgrad B, Evidenzebene Ib*

2.3.3.2.1.4 Antidepressiva

In einer randomisierten Vergleichsstudie mit Citalopram und Risperidon (n = 103) zeigte sich gleiche Wirksamkeit beider Medikamente auf agitiertes Verhalten[241]. Die gleiche Arbeitsgruppe zeigte in einem früheren RCT eine Überlegenheit von Citalopram gegenüber Plazebo zur Behandlung von agitiertem Verhalten bei Demenzkranken (n = 85), bei einer Drop-out-Rate von über 50 % in jeder der Gruppen[242].

In einem plazebo-kontrollierten RCT mit Trazodon, Haloperidol und psychosozialer Intervention (n = 149) zeigte sich eine Abnahme von agitiertem Verhalten bei Demenzkranken in jeder Gruppe, so dass eine Überlegenheit gegenüber Plazebo für keine der Intervention gezeigt werden konnte[243].

60 Es gibt eine schwache Evidenz für die Wirksamkeit von Citalopram bei agitiertem Ver- | *Empfehlungsgrad C,*
halten von Demenzkranken. Ein Behandlungsversuch kann gerechtfertigt sein. | *Evidenzebene IIb*

Die Behandlung von Agitation und Aggressivität bei Demenz mit Citalopram ist eine Off-label-Behandlung, und die Schwierigkeit des Off-label-Gebrauchs ist adäquat zu berücksichtigen.

2.3.3.2.2 Disinhibition/Enthemmung

Phänomene der Disinhibition können bei Demenzkranken auftreten. Dies kann u. a. Sozialverhalten inklusive sexueller Disinhibition, wie auch andere Bereiche, z. B. die Nahrungsaufnahme, betreffen.

Statement: Bei enthemmtem Verhalten im Rahmen einer Demenzerkrankung gibt es keine belastbare Evidenz für eine bestimmte Behandlung.

2.3.3.2.3 Euphorie

Eine euphorische Stimmungslage kann ebenfalls bei Demenzkranken auftreten. Sie führt selten zu einer Behandlungsbedürftigkeit. Es existiert aktuell keine höhergradige Evidenz für die Behandlung von Euphorie bei Demenzerkrankten.

2.3.3.2.4 Gesteigerte Psychomotorik

Gesteigerte Bewegung und repetitives Durchführen gleicher Bewegungsabläufe ist ein häufiges Phänomen bei Demenzkranken. Bei gesteigertem Bewegungsdrang ohne erkennbares Leid für den Betroffenen ergibt sich keine unmittelbare Interventionsnotwendigkeit. Bewegungsdrang kann aber auch zur Belastung des Erkrankten werden und z. B. zur Gewichtsabnahme führen. Umgebungsgestaltung und psychosoziale Interventionen können die gesteigerte Psychomotorik dämpfen. Bei quälendem Bewegungsdrang kann eine medikamentöse Behandlung in Erwägung gezogen werden.

Von besonderer Bedeutung ist, dass die motorische Unruhe eines Erkrankten, insbesondere in Pflegeeinrichtungen, als Belastung für die Mitarbeiter empfunden werden kann. Aus dieser Belastung leitet sich jedoch keine pharmakologische und freiheitsentziehende Indikation ab. Die Indikation einer Intervention ergibt sich generell, wenn die Unruhe für den Betroffenen leidvoll ist oder zu einer Gefährdung führt. In der häuslich-familiären Pflegesituation kann es zu starker Beastung der pflegenden Angehörigen durch gesteigerte Psychomotorik des Erkrankten kommen, was im Einzelfall und bei unzureichender Wirksamkeit anwendbarer psychosozialer Verfahren eine medikamentöse Behandlung erforderlich machen kann.

Eine Post-hoc-Analyse von plazebo-kontrollierten RCTs zu Risperidon bei Demenzkranken mit mittlerer bis schwerer Demenz zeigte eine Wirksamkeit auf repetitive Bewegungen und scheinbar zielloses Umhergehen[244].

61 Bei schwerer psychomotorischer Unruhe, die zu deutlicher Beeinträchtigung des Be- | *Empfehlungsgrad C,*
troffenen und/oder der Pflegenden führt, kann ein zeitlich begrenzter Therapiever- | *Evidenzebene II*
such mit Risperidon empfohlen werden.

Die Behandlung der psychomotorischen Unruhe bei Demenz mit Risperidon ist eine Off-label-Behandlung, und die Schwierigkeit des Off-label-Gebrauchs ist adäquat zu berücksichtigen.

2.3.3.3 Psychotische Symptome (Halluzination, Wahn)

Halluzinationen und Wahn sind häufige Phänomene bei Demenz. Die Beeinträchtigung des Betroffenen entsteht häufig durch die damit ausgelösten Affekte, wie z. B. Angst oder Wut. Bevor eine medikamentöse Behandlung eingeleitet wird, soll die mögliche Induktion der psychotischen Symptome durch Medikamente oder andere Ursachen (z. B. Delir) geprüft werden.

2.3.3.3.1 Antipsychotika

Zur Behandlung von psychotischen Symptomen müssen gelegentlich Antipsychotika eingesetzt werden. Es sind auch hier Nebenwirkungen und Risiken gegenüber dem potenziellen Nutzen abzuwägen. Die Behandlung ist kurz zu halten, regelmäßig zu kontrollieren und in der niedrigsten möglichen Dosis durchzuführen (▶ auch Kap. 2.3.3.2.1.2).

2.3.3.3.1.1 Haloperidol

In einem RCT (n = 256) war eine Dosierung von 2–3 mg Haloperidol einer Dosierung von 0,5–0,75 mg Haloperidol und Plazebo in der Behandlung von psychotischen Symptomen bei an Alzheimer-Demenz Erkrankten überlegen (Reduktion von ≥ 25 % des BPRS-Psychose-Wertes, Psychose-Item des SADS oder psychomotorischer Agitation: Responderraten: 60 % bei der Standarddosis [2–3 mg], 30 % bei niedriger Dosierung [0,5–0,75 mg], 30 % bei Plazebo). In der Dosierung mit 2–3 mg traten bei 20 % der Demenzkranken extrapyramidale Nebenwirkungen auf[245].

2.3.3.3.1.2 Atypische Antipsychotika

In einem Review über 16 Studien, von denen neun metaanalytisch ausgewertet wurden, zeigte Risperidon eine signifikante Wirkung auf psychotische Symptome gegenüber Plazebo. Olanzapin zeigte in diesem Review keine antipsychotische Wirkung[235]. In einer weiteren Meta-Analyse über 16 Studien zeigte sich ebenfalls nur für Risperidon eine Wirksamkeit auf psychotische Symptome. Olanzapin, Aripiprazol und Quetiapin (Risperidon 0,5–2 mg; Aripiprazol 2,5–15 mg; Olanzapin 1i10 mg, Quetiapin 25–600 mg) zeigten keine antipsychotische Wirksamkeit bei Demenzkranken[200].

In einem plazebo-kontrollierten RCT bei an Alzheimer-Demenz Erkrankten (n = 40) zeigte Quetiapin in einer Mediandosierung von 200 mg keine antipsychotische Wirksamkeit[246].

In einer vierarmigen Effectiveness-Studie (s. oben) zeigte sich eine antipsychotische Wirksamkeit von Risperidon (d = 0,5), nicht aber von Olanzapin und Quetiapin gegenüber Plazebo (Risperidon: mittlere Dosis 1,0 mg; Olanzapin: mittlere Dosis 5,5 mg; Quetiapin: mittlere Dosis 56,5 mg; Plazebo)[237].

62 Die günstige Wirkung von Risperidon auf psychotische Symptome bei Demenz ist belegt. Falls eine Behandlung mit Antipsychotika bei psychotischen Symptomen (Wahn, Halluzinationen) notwendig ist, wird eine Behandlung mit Risperidon (0,5–2 mg) empfohlen.	*Empfehlungsgrad B, Evidenzebene Ia*

Risperidon ist zur Behandlung von psychotischen Symptomen bei Demenz, durch die der Demenzkranke erheblich beeinträchtigt ist, zugelassen.

In einem plazebo-kontrollierten RCT bei 487 Demenzkranken in Pflegeheimen, die in der oben aufgeführten Meta-Analyse unter Zusammenfassung aller Dosisbereiche bereits berücksichtigt wurde, zeigte sich eine dosisabhängige Überlegenheit von Aripiprazol 10 mg in Bezug auf psychotische Symptome. 5 mg und 2 mg Aripiprazol zeigten keinen spezifisch antipsychotischen Effekt[247].

63 Für die Wirksamkeit von Aripiprazol 10 mg bei psychotischen Symptomen bei Patienten mit Demenz gibt es Hinweise. Die Datenlage ist jedoch heterogen.	*Empfehlungsgrad C, Evidenzebene Ib*

Die Behandlung von psychotischen Symptomen bei Demenz mit Aripiprazol ist eine Off-label-Behandlung, und die Schwierigkeit des Off-label-Gebrauchs ist adäquat zu berücksichtigen.

64 Für andere atypische Antipsychotika gibt es keine Evidenz für Wirksamkeit bei psychotischen Symptomen bei Demenz, daher wird der Einsatz nicht empfohlen.	*Empfehlungsgrad B, Evidenzebene Ia*

2.3.3.4   Apathie

Das häufigste Verhaltenssymptom bei Demenzkranken ist die Apathie, definiert durch reduzierten Antrieb und Initiative. Die Apathie führt zu einer emotionalen Belastung der Pflegenden und verhindert die Teilnahme von Demenzkranken am Alltagsleben und psychosozialen Interventionen.

Ein kleiner plazebo-kontrollierter RCT (n = 13) zeigte Wirksamkeit von Methylphenhydat, gleichzeitig aber auch eine hohe Nebenwirkungsrate, so dass die Behandlung nicht empfohlen werden kann[248].

In einer Übersichtsarbeit zu 13 Antidementiva-RCTs[219] zeigt sich ein Hinweis für eine Wirksamkeit von Acetylcholinesterase-Hemmern auf Apathie, basierend auf Einzelitemanalysen sekundärer Endpunkte. Eine Behandlungsempfehlung lässt sich hieraus nicht ableiten.

2.3.3.5   Schlafstörungen

Störungen des Nachtschlafes und des Tag-Nacht-Rhythmus sind häufig bei Demenzkranken und führen insbesondere bei Pflegenden im häuslichen Umfeld zu einer erheblichen Belastung. Aufgrund von Sedierung, Sturzgefahr und Verschlechterung der Kognition sollten Hypnotika nur in Situationen angewendet werden, die durch Verhaltensempfehlungen und Interventionen[249] nicht ausreichend verbessert werden können und die zu einer erheblichen Belastung des Betroffenen und der Pflegenden führen. Störungen von Arbeitsabläufen und Organisationsstrukturen in Heimen durch gestörten Schlaf von Betroffenen stellen keine Indikation für den Einsatz von Hypnotika dar. Es liegen keine RCTs zum Einsatz von Hypnotika bei Demenzkranken vor.

In einem doppelblinden plazebo-kontrollierten RCT führte 2,5 mg Melatonin zu einer Verkürzung der Einschlafzeit (um 8 Minuten) und einer verlängerten Gesamtschlafzeit (um 27 Minuten). Allerdings zeigte sich auch eine Zunahme von negativem und eine Abnahme von positivem Affekt bei den Demenzkranken sowie ein vermehrter Rückzug[250]. Helles Licht während des Tages vermindert diesen Effekt. Die Kombination aus hellem Licht und Melatonin zeigte auch positive Effekte auf die Schlafqualität und führte zu einer Abnahme von agitiertem Verhalten. In einer pla-zebo-kontrollierten Studie zeigten 5 mg Melatonin in Kombination mit Lichttherapie keinen Einfluss auf den Nachtschlaf. Es fand sich in dieser Studie ein positiver Einfluss auf den Wachanteil am Tag, jedoch nicht bei der Anwendung der Lichttherapie allein[251].

Weitere plazebo-kontrollierte RCTs zeigten keinen Effekt von Melatonin auf den Nachtschlaf bei Demenzkranken[252, 253]. Zusammenfassend ist die Datenlage zum Einsatz von Melatonin bei Demenzkranken als uneinheitlich zu werten, so dass der Einsatz nicht empfohlen werden kann.

65 Melatonin ist in der Behandlung von Schlafstörungen bei Demenz nicht wirksam. Eine Anwendung wird nicht empfohlen.	*Empfehlungsgrad A, Evidenzebene Ib*

Für die in der Praxis häufige Anwendung von Antipsychotika oder Antidepressiva zur Schlafinduktion liegt keine höhergradige Evidenz vor. Ein RCT aus Japan mit 34 Demenzkranken konnte eine Abnahme nächtlicher motorischer Aktivität durch eine Einnahme von 1 mg Risperidon nachweisen[254].

Es existiert keine höhergradige Evidenz für eine Behandlung von Schlafstörungen bei Demenzerkrankten mit anderen pharmakologischen Ansätzen. Eine Empfehlung kann nicht gegeben werden.

66 Für eine medikamentöse Therapie von Schlafstörungen bei Demenz kann keine evidenzbasierte Empfehlung ausgesprochen werden.	*Empfehlungsgrad B, Evidenzebene IV*

2.3.3.6 Appetit- und Essstörungen

Demenzkranke leiden häufig unter Appetitstörungen und als Folge an Gewichtsverlust.

In einem doppelblinden RCT zu Memantin als Add-on-Therapie zu Donepezil bei Demenzkranken mit moderater bis schwerer Demenz zeigte sich eine Zunahme des Appetits bei einer Einzelitemanalyse sekundärer Endpunkte[255]. Diese Datenlage reicht nicht aus, eine medikamentöse Therapieempfehlung zu formulieren.

2.3.3.6.1 Ernährung mittels perkutaner endoskopischer Gastrostomie (PEG)

Es liegen keine randomisierten, plazebo-kontrollierten Studien zur Verwendung von PEG-Sonden zur enteralen Ernährung im Stadium der schweren Demenz vor. Basierend auf der bisherigen Datenlage ist eine positive Beeinflussung der Überlebenszeit, der klinischen Symptomatik, des Auftretens von Infektionen oder Dekubitalulzera durch den Einsatz der PEG nicht gegeben[256, 257]. Bei der Anlage einer PEG sind insbesondere Patientenverfügungen zu beachten, und es ist der mutmaßliche Wille des Erkrankten zu ermitteln.

2.3.4 Psychosoziale Interventionen

Psychosoziale Interventionen sind zentraler und notwendiger Bestandteil der Betreuung von Menschen mit Demenz und deren Angehörigen. Ansätze und Ziele dieser Verfahren sind wesentlich breiter als die pharmakologischer Therapien. Gleichzeitig ist aus methodischen Gründen die Qualität der Studien zu den einzelnen Verfahren oft deutlich geringer als bei pharmakologischen Prüfungen.

Ursächlich hierfür sind methodische Schwierigkeiten (z. B. Verblindung) und auch eine geringere systematische Finanzierung von Studien, wie sie durch die Industrie auf Seiten der pharmakologischen Behandlung geleistet wird. Insbesondere in jüngerer Zeit sind allerdings hochwertige Einzelstudien zu psychosozialen Interventionen bei Demenz durchgeführt worden.

Die Schwierigkeit einer systematischen Evidenzbewertung wird in der Entwicklung von europäischen Richtlinien zur Ergebnismessung psychosozialer Interventionen aufgegriffen, die für die Zukunft eine Verbesserung der wissenschaftlichen Bewertungsgrundlagen erhoffen lassen[258].

Aufgrund der teilweise nichtstandardisierten Interventionen und Endpunkte und der großen Heterogenität der Qualität der Arbeiten ist die Evidenz für Wirkung von Interventionen oft nur begrenzt beurteil-

2

bar. Die methodischen Schwächen übertragen sich auf die Meta-Analysen und systematischen Reviews. Die Uneindeutigkeit der Wirkungsbeurteilung ist allerdings nicht auf eine generell begrenzte Wirkung der Verfahren zurückzuführen, sondern ist aktuell in der Qualität der Studienlage begründet.

Als Folge davon ist die Benennung eines Empfehlungsgrads ebenfalls limitiert. Aufgrund der hohen Relevanz psychosozialer Interventionen ist es Ziel der Leitlinie, vor diesem Hintergrund trotzdem Handlungsempfehlungen zu geben.

Eine aktuelle umfassende systematische Literaturrecherche zu psychosozialen Interventionen bei Demenz hinsichtlich patientenrelevanter Endpunkte wurde vom IQWiG durchgeführt (5 535 Zitate, inklusive 54 systematischen Übersichtsarbeiten)[259]. Es wurde eine Begrenzung auf Studien mit patientenbezogenen Endpunkten, entsprechend den Bewertungen der Antidementivawirkung, vorgenommen (▶ auch Kap. 2.3). Das IQWiG hat nach zuvor definierten Kriterien eine Auswahl von 28 Arbeiten als Grundlage für die Analyse herangezogen. Die Auswahlkriterien des IQWiG sind eng gefasst (z. B. Studienzeitraum von mehr als 16 Wochen) und schließen u. a. angehörigenbezogene Endpunkte aus. Im Folgenden werden daher neben den vom IQWiG bewerteten Studien zu einzelnen Teilbereichen auch weitere systematische Reviews und Meta-Analysen herangezogen, die in der umfassenden IQWiG-Literaturrecherche identifiziert, aber nicht berücksichtigt wurden. Diese wurden ergänzt um systematische Reviews und Meta-Analysen, die nach dem Abschluss der IQWiG-Literaturrecherche erschienen sind. Zusätzlich sind herausragende Einzelstudien Grundlage der Empfehlungen.

Es gibt einzelne Studien zur Kombination von Verfahren (z. B. kognitive Verfahren und körperliche Aktivierung). Studien mit kombinierten Ansätzen werden in dieser Leitlinie nicht aufgenommen, da es sich um sehr spezifische und komplexe Interventionen handelt, die in der Versorgung kaum in ähnlicher Weise angeboten werden können. Generell sind sich ergänzende Effekte durch die Kombination von einzelnen Verfahren möglich.

Verschiedene Interventionen haben häufig unterschiedliche Ziele und wurden in verschiedenen Stichproben und in verschiedenen Settings untersucht. Die Gliederung richtet sich zunächst nach Interventionstyp (◘ Abb. 2.4, S. 67) und im Weiteren nach der Zielsymptomatik (◘ Abb. 2.5, S. 68).

Viele psychosoziale Interventionen verwenden Methoden der Psychotherapie als wesentliche Bestandteile, was den Stellenwert der Psychotherapie belegt.

Im Rahmen der Behandlung von Depression beim Demenzkranken sowie der Reduktion von Belastung pflegender Angehöriger nehmen z. B. verhaltenstherapeutische Verfahren einen großen Raum ein. In den jeweiligen Abschnitten wird darauf verwiesen.

2.3.4.1 Kognitive Verfahren

Unter kognitiven Verfahren werden Interventionen verstanden, bei denen kognitive Funktionen (Gedächtnis, Aufmerksamkeit, Sprache etc.) aktiviert werden. Eine allgemeingültige Definition kognitiver Verfahren oder eine allgemeingültige scharfe Abgrenzung von Unterformen existiert nicht. Grob eingeteilt werden können diese Verfahren in

a) *kognitives Training*: Durchführung von Übungen kognitiver Funktionen
b) *kognitive Stimulation*: Anregung kognitiver Tätigkeit, z. B. über Aktivierung von Altgedächtnisinhalten oder Einbindung in Konversation
c) *kognitive Rehabilitation*: unterschiedliche Kombination aus (a) und (b)
d) *Realitätsorientierung*: Förderung der Orientierung in Zeit und Raum durch Hinweise und Hilfen
e) *Reminiszenz/autobiographische Arbeit*: Aktivierung von autobiographischen, insbesondere emotional positiv besetzten Altgedächtnisinhalten

Die Verfahren sind nicht streng abgrenzbar, und viele, auch manualisierte Interventionen enthalten übergreifend Bestandteile aus den verschiedenen Bereichen. Daher ist eine strikte Evidenzbeurteilung zu den einzelnen Komplexen kaum möglich. Alle Verfahren werden einzeln oder in der Gruppe und durch einen Therapeuten oder trainierte Angehörige durchgeführt. Zielgrößen von Studien sind häufig die kognitive Leistung, Fähigkeit in Alltagsfunktionen und Verhaltenssymptome.

In dem Bericht des IQWiG wurden insgesamt sieben randomisierte kontrollierte Studien mit weitgehend manualisierten Verfahren bei ambulant betreuten Demenzkranken mit leichter bis mittelschwerer Alzheimer-Demenz berücksichtigt, wobei diese Studien eine zum Teil geringe Studienqualität und mangelhafte Berichtqualität aufwiesen.

In einer meta-analytischen Auswertung über drei der sieben identifizierten Studien[260–262] wird Evidenz für Wirkung auf kognitive Leistungsfähigkeit von kognitiven Trainings- und Stimulationsverfahren, inklusive Realitätsorientierung, gegenüber keiner Behandlung berichtet (geschätzte Effektstärke über drei Studien ca. $d = 0{,}5$). Gegenüber einer unspezifischen Behandlung zeigte sich kein Hinweis für Wirkung auf Kognition[261]. In einer Studie wurde eine

Überlegenheit bei leichter Demenz von kognitiver Rehabilitation gegenüber mentaler Stimulation mittels Computerübungsaufgaben in Bezug auf Kognition gezeigt[263]. Ein Effekt auf Alltagsfunktionen wird nach dem IQWiG-Bericht durch kognitive Verfahren nicht erreicht.

Demgegenüber kam ein Cochrane-Review über sechs RCTs zu kognitivem Training und kognitiver Stimulation von 2003 (Update 2006) zu dem Schluss, dass kein Hinweis für Wirkung auf kognitive Funktionen durch kognitives Training bzw. kognitive Stimulation bei Demenzkranken mit leichter Alzheimer-Demenz oder vaskulärer Demenz in den Studien erreicht wurde[264].

In einer Meta-Analyse über 19 kontrollierte Studien zu kognitiven Verfahren zeigte sich ein geschätzter Effekt von d = 0,47 über alle kognitiven Domänen hinweg[265]. In dieser Übersicht sind allerdings auch Studien von geringerer Qualität (z. B. nichtrandomisierte Studie, Wartelistenbedingung als Kontrollgruppe) eingeschlossen. Eine Subanalyse der fünf hochwertigen Studien (insbesondere mit aktiver Kontrollbedingung) zeigte eine Reduktion des geschätzten Effekts auf d = 0,16 auf Maße für kognitive Leistung. In der Arbeit werden im Besonderen kognitive Stimulations- und Trainingsverfahren (Aktivierung von Altgedächtnisinhalten, Problemlöseaufgaben, verbale Kommunikation und kreative Aktivitäten) im Gegensatz zu stützenden Verfahren, wie Einsatz von Gedächtnishilfen, als wirksam hervorgehoben. In sechs der 19 Studien gibt es Hinweise für überdauernde Effekte auf kognitive Leistung von mehreren Monaten.

Aus zwei Studien[263, 266] dieser Übersichtsarbeit ergeben sich Hinweise für die wirksame direkte Trainierbarkeit von Alltagsfunktionen, wobei zur Generalisierung auf andere, nichttrainierte Alltagsfunktionen keine Aussage gemacht wird.

In einem multizentrischen, einfach-blinden RCT zeigte eine Gruppenintervention über 14 Sitzungen mit kognitiver Stimulation im Vergleich zu keiner spezifischen Intervention bei Demenzkranken mit mittelschwerer Alzheimer-Demenz (n = 201) in Pflegeeinrichtungen einen signifikanten Effekt auf die Kognition (geschätzte Effektstärke d = 0,37) und die Lebensqualität von Demenzkranken (geschätzte Effektstärke d = 0,39) mit überdauernden Effekten[267].

Ein »Health Technology Assessment« (HTA) des Deutschen Instituts für Medizinische Dokumentation und Information über kognitive Verfahren bei Demenz und anderen Erkrankungen mit kognitiven Störungen über insgesamt 33 RCTs zeigte bei der Realitätsorientierung bei Menschen mit schwerer Demenz kleine Effekte in Bezug auf die Kognition[268].

In einer systematischen Übersichtsarbeit zur psychosozialen Intervention bei leichter Demenz mit engen Einschlusskriterien werden zwei Arbeiten zum Realitätsorientierungstraining berichtet, die einen kleinen, aber überdauernden Effekt auf den MMST zeigen, aber keinen Hinweis für Verbesserung von Alltagsfunktionen. Prozeduales Gedächtnistraining oder allgemeine Beratung zeigten keinen Effekt auf die kognitive Leistung[269].

In einer Meta-Analyse zur Reminiszenztherapie über vier Studien zeigten sich auch nach Beendigung der Intervention in einer Follow-up-Untersuchung Wirkung auf Kognition und Stimmung. Es zeigte sich ferner in einer Studie eine signifikante Reduktion der Beanspruchung der pflegenden Angehörigen am Ende der Behandlungsphase. Von den Autoren wird auf die Heterogenität und begrenzte Qualität der Studien hingewiesen[270].

Zusammenfassend ist die Studienlage für das kognitive Training bzw. die kognitive Stimulation heterogen und lässt keine eindeutige Bewertung der Wirkung zu, welche jedoch nicht primär auf eine Ineffektivität der Ansätze Rückschluss ziehen lässt, sondern die Notwendigkeit qualitativ hochwertiger Studien mit standardisierten Verfahren und Zielgrößen unterstreicht.

Für die Realitätsorientierung und Reminiszenzverfahren finden sich Hinweise auf Wirkung für alle Schweregrade der Demenz.

Die Effekte sind generell klein. Überdauernde Wirkungen nach Beendigung der Therapien können nicht überzeugend gezeigt werden. Daraus kann indirekt abgeleitet werden, dass kognitive Verfahren dauerhaft angewendet werden sollten. Es kann vermutet werden, dass hochfrequente Verfahren niederfrequenten überlegen sind und dass Einzeltherapien Gruppentherapien überlegen sind. Hochwertige Evidenz fehlt aber für diese Annahmen.

Ausreichende Evidenz für Effekte von kognitiven Verfahren auf Alltagsfunktionen oder Verhaltenssymptome gibt es nicht.

Die Datenlage ist nicht ausreichend, um im Detail einzelne Verfahren in Abgrenzung zu anderen zu empfehlen.

67 Es gibt Evidenz für geringe Effekte von kognitivem Training/kognitiver Stimulation auf die kognitive Leistung bei Patienten mit leichter bis moderater Demenz. Die Möglichkeit, an einem strukturierten kognitiven Stimulationsprogramm teilzunehmen, kann angeboten werden.	*Empfehlungsgrad C, Evidenzebene IIb, Leitlinienadaptation NICE-SCIE 2007*

| 68 | Realitätsorientierung und Reminiszenzverfahren können in allen Krankheitsstadien aufgrund von geringen Effekten auf die kognitive Leistung zur Anwendung kommen. | *Empfehlungsgrad C, Evidenzebene IIb* |

2.3.4.2 Ergotherapie

Die Ergotherapie (»Occupational Therapy«) wird hier verstanden als Intervention zur Verbesserung und Stützung von Alltagsfunktionen und Handlungsfähigkeit mit dem Ziel der Verbesserung von Teilhabe und Lebensqualität im individuellen Alltag und Lebenskontext.

Betätigungsorientierte Ergotherapie im häuslichen Umfeld mit Anwendung von Kompensationsstrategien für die Erkrankten mit leichter bis mittelschwerer Demenz und zur Erlernung von Bewältigungsstrategien für die Angehörigen zeigte in einem einfach-blinden unizentrischen RCT signifikante Wirkung im Bereich von Alltagsfunktionen der Betroffenen (Abläufe: d = 2,5; Ergebnisse: d = 2,3) und der Belastung der pflegenden Angehörigen (d = 1,2). Die Effekte waren in ähnlicher Stärke sechs Wochen nach Beendigung der Intervention noch nachweisbar[271, 272]. Bei den hohen Effektstärken in dieser Studie sind die fehlende Verblindung und die fehlende Kontrollbedingung zu berücksichtigen. Die Ergebnisse müssen in verblindeten, aktiv kontrollierten, multizentrischen Studien repliziert werden.

In einer weiteren Untersuchung mit individuell an den einzelnen Demenzkranken angepasstem Behandlungsplan im häuslichen Umfeld unter Einbeziehung der Angehörigen und mit einer Warteliste als Kontrollbedingung in einem Cross-over-Design fanden sich Hinweise für Wirkung im Bereich der Motivierbarkeit (d = 0,61) sowie eine Reduktion von problematischem Verhalten (d = 0,72)[273].

In einem 2009 erschienenen »Health Technology Assessment« (HTA) des »Deutschen Instituts für Medizinische Dokumentation und Information« wurden die oben stehende Untersuchung[271] sowie eine weitere Studie mit positivem Ergebnis im Bereich der Alltagsaktivität[274] und eine Studie über die Anpassung der häuslichen Umgebung mit uneinheitlichem Ergebnis über 52 Wochen[275] zusammengefasst. In der Gesamtinterpretation wurden positive Hinweise für Wirkung von Ergotherapie, insbesondere im häuslichen Umfeld, berichtet[276].

Eine sichere Beurteilung der Studienlage ist aufgrund der unterschiedlichen Zielgrößen und methodischen Mängel nicht möglich. Es existieren aber Hinweise für die Wirkung von Ergotherapie insbesondere im häuslichen Umfeld der Betroffenen. Diese Wirkung kann sich auch auf die Durchführung basaler Alltagsfunktionen in Pflegeheimen erstrecken[277].

| 69 | Es gibt Evidenz, dass ergotherapeutische, individuell angepasste Maßnahmen bei Patienten mit leichter bis mittelschwerer Demenz unter Einbeziehung der Bezugspersonen zum Erhalt der Alltagsfunktionen beitragen. Der Einsatz kann angeboten werden. | *Empfehlungsgrad C, Evidenzebene IIb, Leitlinienadaptation NICE-SCIE 2007* |

2.3.4.3 Körperliche Aktivität

Körperliche Aktivierung und leichtes körperliches Training zeigten in einem RCT bei 20 Demenzerkrankten mit Stürzen Wirkung in Bezug auf Beweglichkeit und Balance[278].

In einer Meta-Analyse des Cochrane-Instituts zu körperlichen Aktivierungsverfahren bei Demenzerkrankten wird betont, dass es nur eine sehr geringe Anzahl von höherwertigen Studien zu diesen Verfahren gibt. Es wurden zwei Arbeiten in eine Meta-Analyse einbezogen. Basierend hierauf fand sich kein Hinweis für Wirkung von körperlicher Aktivierung auf Kognition, Alltagsfunktionen, Verhaltenssymptome, Depressivität oder Mortalität[279]. In einer Arbeit bei 134 Demenzkranken mit leichter bis schwerer Alzheimer-Demenz, die nicht in die Meta-Analyse einbezogen wurde[280], wird ein signifikanter Effekt in der Interventionsgruppe (eine Stunde körperliche Bewegung/Woche) auf Alltagsfunktionen nach 12 Monaten im Vergleich zur normalen Pflege beschrieben.

In einer systematischen Übersichtsarbeit, die auch Studien geringerer Qualität berücksichtigt, zeigen sich in einigen Untersuchungen positive Effekte durch körperliche Aktivität auf Stimmung, Alltagsfunktionen und Schlafverhalten bei Demenzerkrankten. Der überwiegende Teil der Studien dieser Übersichtsarbeit wurde in Pflegeheimen durchgeführt[281].

| 70 | Es gibt Hinweise, dass körperliche Aktivierung zum Erhalt der Alltagsfunktionen, Beweglichkeit und Balance beiträgt. Der Einsatz kann angeboten werden. Es existiert jedoch keine ausreichende Evidenz für die systematische Anwendung bestimmter körperlicher Aktivierungsverfahren. | *Empfehlungsgrad C, Evidenzebene IIb* |

2.3.4.4 Künstlerische Therapien

Künstlerische Therapien (u. a. Musiktherapie, Kunsttherapie, Tanztherapie, Theatertherapie) nutzen in der therapeutischen Interaktion nonverbale und prozedurale Kommunikation, um mit künstlerischen Medien und Prozessen wahrnehmungs- und gestaltungsorientiert Fähigkeiten zu stärken und Ressourcen zu aktivieren. Die Stimulation visueller, auditiver und taktiler Wahrnehmung, Aufmerksamkeit, Konzentration und Orientierung soll über nonverbale und verbale Aktivität kommunikative und soziale Kompetenz fördern.

2.3.4.4.1 Musiktherapie

Musiktherapie wird zum einen als aktive Beteiligung des Demenzkranken mittels Stimme oder Instrument am musikalischen Geschehen innerhalb einer therapeutischen Beziehung definiert (aktive Musiktherapie). Zum anderen wird auch das gezielte Abspielen von Musik unter diesen Begriff gefasst (rezeptive Musiktherapie). Diese Verfahren nutzen emotional positiv besetzte Altgedächtnisinhalte und fördern interpersonale Erfahrungen.

In einem Cochrane-Review wurden fünf RCTs zur Musiktherapie bei Demenzerkrankten eingeschlossen.

Drei der Studien verfolgten einen aktiven Ansatz, zwei einen rezeptiven. Aufgrund der Studienqualität war es nicht möglich, eine abschließende Bewertung über die Wirkung vorzunehmen[282].

In einem RCT bei 32 Bewohnern eines Pflegeheims mit Demenz und Apathie zeigte sich unabhängig vom Schweregrad der Demenz eine signifikante Zunahme von Anteilnahme der Teilnehmer durch interaktives Musizieren im Vergleich zu einer Ruhephase (Responderrate: 69 %). Hören von aufgenommener Musik zeigte keine signifikante Zunahme des Antriebs im Vergleich zur Ruhe (Responderrate: 25 %)[283].

In einem RCT bei 59 Bewohnern in drei Pflegeeinrichtungen mit moderater bis schwerer Demenz zeigte sich eine signifikante Verbesserung der mit dem NPI gemessenen psychischen und Verhaltenssymptome nach acht und 16 Wochen (Ende der Intervention) und vier Wochen darüber hinaus mit aktiver Musiktherapie. Positive Effekte zeigten sich insbesondere auf Wahnerleben, agitiertes Verhalten, Angst, Apathie, Reizbarkeit, Unruhezustände sowie Schlafrhythmusstörungen[284].

71 Es gibt Hinweise, dass aktive Musiktherapie geringe Effekte auf psychische und Verhaltenssymptome bei Menschen mit Demenz hat. Sie kann empfohlen werden.	*Empfehlungsgrad C,* *Evidenzebene IIa*

In einer weiteren Übersichtsarbeit wurde im Speziellen die Anwendung persönlich bevorzugter Musik (»preferred music«) auf agitiertes und aggressives Verhalten bei Demenzkranken untersucht. Es wurde über sieben, vorwiegend kleine Studien berichtet, die überwiegend positive Effekte auf agitiertes Verhalten berichteten. Es wird in dieser Übersichtsarbeit ebenfalls auf die schlechte Studienqualität hingewiesen[285].

72 Rezeptive Musiktherapie, insbesondere das Vorspielen von Musik mit biographischem Bezug (»preferred music«), kann geringe Effekte auf agitiertes und aggressives Verhalten haben. Sie kann empfohlen werden.	*Empfehlungsgrad C,* *Evidenzebene III*

2.3.4.4.2 Kunsttherapie

In der kunsttherapeutischen Behandlung von Demenzen finden verhaltens- und tiefenpsychologische sowie heilpädagogisch-rehabilitative Ansätze Anwendung. Kunsttherapie mit Demenzerkrankten kann im stützenden, strukturierten Einzel- oder Gruppensetting die nonverbalen Ausdrucksmöglichkeiten eröffnen und erweitern, wenn kognitive Leistungen wie Sprach- und Erinnerungsvermögen beeinträchtigt sind[286].

In einem RCT bei 45 Demenzkranken wurden Verbesserungen im Bereich der Stimmung, der Gesamtbefindlichkeit im Lebensalltag sowie der kognitiven Leistungen älterer Demenzerkrankter, die an einer psychodynamisch orientierten Kunsttherapie in der Gruppe teilnahmen, berichtet. Aufgrund der ho-

hen Drop-out-Rate von mehr als 50 % der Versuchsgruppe sind diese Effekte aber unsicher[287].

Hochwertige RCTs für eine wissenschaftliche Bewertung der Wirkung liegen aktuell nicht vor.

2.3.4.4.3 Tanztherapie

In der Tanztherapie bei Demenz werden Bewegung und Tanz zur Interaktion mit dem Demenzkranken eingesetzt. Die Tanztherapie kann insbesondere bei Störungsbildern mit eingeschränkter sprachlicher Kommunikation bei Demenz einen ressourcenstärkenden Effekt haben.

Hochwertige RCTs für eine wissenschaftliche Bewertung der Wirkung liegen aktuell nicht vor.

2.3.4.5   Sensorische Verfahren

Unter sensorischen Verfahren werden Interventionen verstanden, die unmittelbar sensorisches Empfinden bei den Betroffenen ansprechen. Dieser Ansatz trägt insbesondere der Beeinträchtigung verbaler Kommunikation im Rahmen von Demenzerkrankungen Rechnung.

2.3.4.5.1   Aromatherapie

Der Einsatz von Geruchsstoffen zur positiven Beeinflussung von Verhaltenssymptomen bei Demenz wird als Aromatherapie bezeichnet. In einer Übersichtsarbeit wurden vier RCTs zur Aromatherapie identifiziert, von denen nur eine Arbeit als qualitativ ausreichend bewertet wurde[288]. In dieser cluster randomisierten Studie[289] wurde Melissenöl auf den Arm und das Gesicht von Pflegeheimbewohnern mit Demenz täglich über vier Wochen aufgetragen. Als Vergleichsbedingung diente Sonnenblumenöl. Es konnte eine signifikante Wirkung auf agitiertes Verhalten und allgemeine Verhaltenssymptome (»Cohen-Mansfield Agitation Inventory«, CMAI) gezeigt werden.

73	Die Anwendung von Aromastoffen kann geringe Effekte auf agitiertes Verhalten und allgemeine Verhaltenssymptome bei Patienten mit mittel- bis schwergradiger Demenz haben. Sie kann empfohlen werden.	*Empfehlungsgrad C, Evidenzebene Ib*

2.3.4.5.2   Snoezelen/multisensorische Verfahren

Unter Snoezelen wird die multisensorische Anwendung beruhigender Stimuli mit dem Ziel der beruhigenden und entspannenden Wirkung auf den Demenzkranken verstanden. In einer Übersichtsarbeit wurde über zwei RCTs von ausreichender Qualität berichtet[290]. In einer zitierten Arbeit zeigen sich positive Effekte von individualisiertem und biographiebezogenem 24-Stunden-Snoezelen auf emotionale Teilaspekte wie Freude und Aktivität sowie Apathie bei einer Studie mit 120 Bewohnern von Pflegeheimen mit mittelschwerer bis schwerer Demenz[291]. Die zweite Studie zeigte keine Effekte durch einen Snoezelen-Session-Ansatz[292]. Beide Studien zeigten keine überdauernden Effekte.

74	Multisensorische Verfahren (Snoezelen) mit individualisierten, biographiebezogenen Stimuli im 24-Stunden-Ansatz können geringe Effekte auf Freude und Aktivität bei Patienten mit moderater bis schwerer Demenz haben. Sie können empfohlen werden.	*Empfehlungsgrad C, Evidenzebene IIb*

2.3.4.5.3   Massagen/Berührung

Körperliche Berührung wurde als Mittel zur Kommunikation bei Menschen mit Demenz untersucht. Eine Übersichtsarbeit kommt zu dem Schluss, dass nur sehr wenige methodisch hochwertige Studien zu Interventionen dieser Art vorliegen[293]. Es wird über Wirkung durch Körperkontakt in Bezug auf agitiertes Verhalten aus einer Untersuchung[294] und Essverhalten aus einer anderen Untersuchung[295] berichtet. Körperliche Berührung kann als Kommunikationsmittel eingesetzt werden und kann beruhigende Wirkung haben. Es ist allerdings das individuelle Bedürfnis nach Distanz und Privatsphäre des Erkrankten zu beachten.

2.3.4.5.4   Lichttherapie

Durch den Einsatz von hellem Licht sollen bei Menschen mit Demenz positive Effekte auf den Schlaf-wach-Rhythmus und auf psychische und Verhaltenssymptome erreicht werden. In einer Meta-Analyse des Cochrane-Instituts zur Lichttherapie wurden fünf RCTs identifiziert und drei aufgrund ausreichender Ergebnisdarstellung in die Analyse einbezogen. Eine Wirkung von Lichttherapie zur Behandlung der häufig auftretenden Schlafstörungen und Verhaltenssymptome (u. a. Agitation, Depression) konnte nicht gezeigt werden[296]. In einer weiteren Übersichtsarbeit, bei der fünf RCTs berücksichtigt wurden, wird über Hinweise für Wirkung auf den Schlaf-wach-Rhythmus durch Lichttherapie berichtet. Diese Hinweise seien aber zu wenig eindeutig, um eine Empfehlung abzuleiten[297].

75	Es gibt keine ausreichenden Hinweise für einen therapeutischen Effekt von Licht, die eine spezielle Empfehlung in der Anwendung bei Menschen mit Demenz erlauben.	*Evidenzebene Ib*

2.3.4.6 Angehörigenbasierte Verfahren mit dem Ziel der Verbesserung der Situation des Erkrankten

In dem IQWiG-Bericht zur nichtmedikamentösen Behandlung der Alzheimer-Demenz wird in einer Meta-Analyse über 14 Studien Evidenz für Wirkung von Angehörigentraining auf Verhaltenssymptome bei Erkrankten im Allgemeinen und Depressivität bei Erkrankten im Speziellen berichtet. Aufgrund der geringen Größe der Effekte und methodischen Schwächen seien diese Effekte aber unsicher[259].

Zusätzlich zeigt ein RCT bei 406 Teilnehmern mit einer Intervention mit intensivem Angehörigentraining Evidenz für Verzögerung der Aufnahme in ein Pflegeheim[298]. In den anderen Studien zeigte sich hierfür kein Hinweis. Kein Effekt zeigte sich auf Alltagsfunktionen, Aggressivität/Agitation und Kognition des Erkrankten. Das Training umfasste Aufklärung über die Krankheit sowie verhaltenstherapeutische Elemente (z. B. Verhaltensmanagement, Stressbewältigung)[259].

| 76 | Angehörigentraining zum Umgang mit psychischen und Verhaltenssymptomen bei Demenz können geringe Effekte auf diese Symptome beim Erkrankten haben. Sie sollten angeboten werden. | *Empfehlungsgrad B, Evidenzebene IIb* |

2.3.5 Empfehlungen für den Einsatz psychosozialer Interventionen bei speziellen Indikationen

Im Folgenden werden häufige Konstellationen beschrieben, die bei Demenzerkrankten problematisch sein können und für die im Speziellen psychosoziale Interventionen untersucht wurden.

2.3.5.1 Psychosoziale Interventionen bei psychischen und Verhaltenssymptomen

Psychische und Verhaltenssymptome, wie aggressives oder agitiertes Verhalten, sind häufig[67]. Sie stellen oft eine besonders belastende Situation für den Erkrankten und eine schwierige Herausforderung für die Pflegenden sowie die Umgebung des Erkrankten dar. Begünstigender Faktor für das Auftreten von Verhaltenssymptomen ist die Missinterpretation der Umwelt, bedingt u. a. durch sensorische Beeinträchtigungen, Störung der zeitlich-räumlichen Orientierung und Gedächtnisstörungen[299].

Psychische und Verhaltenssymptome entstehen ferner häufig im interaktionellen Kontext. Um die Verantwortungszuweisung an den Erkrankten zu verhindern, sind solche Symptome als herausforderndes Verhalten konzeptualisiert worden. Hiermit ist gemeint, dass die umgebenden Personen des Erkrankten gefordert sind, ihr Verhalten oder die Umgebung zu reflektieren und zu modifizieren, da das Verhalten des Erkrankten Ausdruck von einer für ihn unangenehmen, schwierigen oder ängstigenden Situation ist.

Vor diesem konzeptuellen Hintergrund und dem Umstand, dass pharmakologische Behandlung von psychischen und Verhaltenssymptomen begrenzte Wirkung zeigt und im Fall von Antipsychotika zusätzlich mit Risiken für Nebenwirkungen und erhöhter Mortalität assoziiert ist, kommt den psychosozialen Interventionen in diesem Bereich eine besondere Rolle zu.

Die prinzipielle Möglichkeit, durch Modifikation und Intensivierung psychosozialer Umgebungsfaktoren die Gabe von Antipsychotika in Pflegeheimen zu reduzieren, ist in RCTs gezeigt worden. Zum Beispiel konnte in einer cluster-randomisierten multizentrischen Studie über 12 Pflegeeinrichtungen mit insgesamt 346 Teilnehmern durch ein 10-monatiges Programm intensivierter psychosozialer Maßnahmen eine Reduktion der Antipsychotikamedikation von 42,1 % auf 23 % der Bewohner erreicht werden. In den Einrichtungen, bei denen die Intervention nicht durchgeführt wurde, zeigte sich im Untersuchungszeitraum eine Reduktion von 49,7 % auf 47 %[300].

In einer systematischen Übersichtsarbeit über 162 Studien zu psychosozialen Interventionen bei Demenzkranken und psychischen und Verhaltenssymptomen wird Evidenz für einen verbessernden Einfluss von patientenzentriertem Verhaltensmanagement, von Angehörigenedukation und kognitiver Stimulation beschrieben. Diese Verfahren zeigten überdauernde Effekte. Schulungsprogramme für Mitarbeiter in Pflegeeinrichtungen zeigten ebenfalls positive Effekte[301].

Musiktherapie, Snoezelen und sensorische Stimulation zeigten Wirkung während der Anwendung, aber keine überdauernden Effekte[301]. In einer weiteren Übersichtsarbeit zu psychosozialen Interventionen auf psychische und Verhaltenssymptome zeigten Programme zur Verhaltensschulung von Pflegenden Wirkung[302].

Im Kontext der stationären Pflege wurden im Auftrag des Bundesministeriums für Gesundheit (BMG) Rahmenempfehlungen für psychische und Verhaltenssymptome (hier konzeptualisiert als herausforderndes Verhalten) bei Demenzerkrankten entwickelt[303].

Durch systematische Literaturrecherche und Expertenkonsens wurde folgende Empfehlung abgegeben:

- Verstehende Diagnostik zur Identifizierung von Bedingungsfaktoren
- Einsatz von Assessment-Instrumenten zur systematischen Aufdeckung und Dokumentation von herausforderndem Verhalten
- Validierendes Verhalten
- Erinnerungspflege
- Basale Stimulation, Snoezelen, körperliche Berührung
- Bewegungsförderung
- Handeln in Krisensituationen mit Selbst- und Fremdgefährdung

Über diese Hinweise aus zahlreichen Untersuchungen mit sehr unterschiedlicher Methodik hinaus lassen sich keine evidenzbasierten Empfehlungen zur speziellen Kombination von Verfahren oder dem spezifischen Einsatz einzelner Verfahren in eng definierten Situationen ableiten.

Die genannten Verfahren stellen nicht nur Interventionen dar, die bei bestehenden psychischen und Verhaltenssymptomen zur Anwendung kommen sollen, um solche Symptome zu reduzieren. Es ist davon auszugehen, dass die Anwendung dieser Verfahren auch zur Prävention von psychischen und Verhaltenssymptomen beiträgt und daher allgemeiner Bestandteil der Betreuung von Demenzerkrankten und Angehörigen sein sollte.

> *Statement:* Zur Prävention und Behandlung von psychischen und Verhaltenssymptomen (herausforderndes Verhalten) bei Demenzerkrankten kann verstehende Diagnostik, validierendes Verhalten und Erinnerungspflege eingesetzt werden. In der akuten Situation können basale bzw. sensorische Stimulation, der Einsatz von Musik, Snoezelen, körperliche Berührung und körperliche Bewegung wirksam sein. Individuelles Verhaltensmanagement, Angehörigen- und Pflegendenschulungen sowie kognitive Stimulation sind wichtige Elemente bei der Behandlung von psychischen und Verhaltenssymptomen.

2.3.5.2 Psychosoziale Interventionen zur Behandlung von Depression

In einer systematischen Übersichtsarbeit über RCTs zur Behandlung von Depression bei Demenzerkrankten in Pflegeheimen wurde Evidenz für Wirkung durch den Einsatz supervidierter ehrenamtlicher Kontakte, kognitiver Gruppentherapie und Therapie durch Freizeitaktivitäten beschrieben[304].

In einer weiteren Übersichtsarbeit zur Behandlung von Depression bei Demenzerkrankten über 11 RCTs wurde im Besonderen die Wirkung von Unterstützung und Edukationsprogrammen für Pflegende als wirksam herausgestellt. Betont wird die Wirkung durch

Individualisierung der Programme, den Einsatz verschiedener kombinierter Verfahren und die Auswahl der Themen in einer Intervention (z. B. Problemlösestrategien, Durchführung angenehmer Tätigkeiten durch Angehörige)[305].

In einem RCT bei 72 Demenzkranken zeigte sich Evidenz für Wirkung auf depressive Symptome durch Verhaltenstherapie (Erhöhung angenehmer Tätigkeiten) bei Demenzerkrankten[306].

In einem weiteren RCT finden sich Hinweise für Wirkung von körperlichen Übungen auf Depressionssymptome bei Betroffenen mit mittelschwerer bis schwerer Alzheimer-Demenz in Pflegeheimen (n = 45)[307].

77	Zur Behandlung depressiver Symptome bei Demenzerkrankten sind Edukations- und Unterstützungsprogramme von Pflegenden und Betreuenden wirksam und sollten eingesetzt werden.	*Empfehlungsgrad B, Evidenzebene IIb*

> *Statement:* Zur Behandlung depressiver Symptome können individualisierte patientenbezogene Interventionen und strukturierte Freizeitaktivitäten eingesetzt werden.

2.3.5.3 Behandlung eines erhöhten Bewegungsdrangs (»Wandering«)

Viele Demenzerkrankte haben einen großen Bewegungsdrang. Behinderungen der Bewegung können von den Betroffenen als belastend erlebt werden. Es sollte eine Umgebung geschaffen werden, die freie Bewegung ohne Gefährdung ermöglicht. Kann eine sol-

che Umgebung nicht geschaffen werden oder kommt es bei sehr großem Bewegungsdrang zu einer Gefährdung des Erkrankten, können Interventionen zur Reduktion der Bewegung erforderlich sein.

Eine systematische Übersichtsarbeit kommt zu dem Schluss, dass keine aussagekräftigen Studien zu psychosozialer Beeinflussung des Bewegungsdrangs bei Menschen mit Demenz vorliegen[308]. In einem »Health Technology Assessment« (HTA) werden 10 Studien zu verschiedenen Ansätzen der Behandlung des erhöhten Bewegungsdrangs benannt. Es wird über methodisch schwach belegte Evidenz für Wirkung für die gezielte Anwendung körperlicher Aktivität und für multisensorische Stimulation berichtet[309].

> *Statement:* Es lässt sich aus der aktuellen Literatur keine Empfehlung zur nichtmedikamentösen Behandlung von großem Bewegungsdrang von Demenzerkrankten ableiten.

2.3.5.4 Verbesserung der Nahrungsaufnahme

Angehörige und andere an der Versorgung Demenzerkrankter beteiligte Personen (Ärzte, Pflegepersonal) müssen insbesondere auf einen Gewichtsverlust der Erkrankten achten. Sollte sich eine deutliche Gewichtsreduktion einstellen, sollte frühzeitig eine Anpassung der Ernährung mit ergänzenden hochkalorischen Nahrungsmitteln durchgeführt werden[310].

In einer kontrollierten Studie mit 151 an Alzheimer-Demenz Erkrankten konnte durch ein Trainingsprogramm für die Angehörigen zur Ernährung (neun Beratungsstunden in einem Jahr) eine positive Beeinflussung des Gewichts und der kognitiven Leistung erreicht werden. Nach einem Jahr zeigten weniger Erkrankte in der Interventionsgruppe als in der Kontrollgruppe einen deutlichen Gewichtsverlust. Die kognitive Leistung, gemessen mit dem MMST, nahm in der Interventionsgruppe weniger als in der Kontrollgruppe ab[311].

Demenzerkrankte haben häufig ein deutlich verringertes Bedürfnis nach flüssiger und fester Nahrung und zeigen im Stadium der mittelschweren bis schweren Demenz Beeinträchtigungen beim selbstständigen Essen. In einer Übersichtsarbeit über Studien zur Verbesserung der Nahrungsaufnahme bei Menschen mit Demenz wurde ein RCT herausgestellt[312]. In dieser Studie wurden verbale Aufforderung und positive Verstärkung als Intervention bei 24 Demenzkranken eingesetzt. Es konnte eine Verbesserung des selbstständigen Essverhaltens, aber keine Zunahme der Häufigkeit des Essens erreicht werden[313].

In einem cluster-randomisierten RCT bei 178 Bewohnern von Pflegeheimen mit Demenz über sechs Monate wurde das Essen in einer familienähnlichen Situation (u. a. gedeckter gemeinsamer Tisch, Essen in Schüsseln serviert etc.) verglichen mit einer standardisierten krankenhausähnlichen Essensausgabe (u. a. vorgefertigte Tabletts). Es zeigten sich durch die familienähnliche Essenssituation signifikante Effekte auf das Körpergewicht, die Feinmotorik und die Lebensqualität der Teilnehmer[314].

Ferner gibt es Hinweise darauf, dass visuelle Farbkontraste die Nahrungs- und Flüssigkeitsaufnahme von Menschen mit Demenz erhöhen[315].

78	Familienähnliche Esssituationen, verbale Unterstützung und positive Verstärkung können das Essverhalten von Menschen mit Demenz verbessern und können empfohlen werden.	*Empfehlungsgrad B, Evidenzebene IIb*

2.3.5.5 Behandlung von Schluckstörungen

Im Verlauf von Demenzerkrankungen können Schluckstörungen auftreten. Aufgrund der kognitiven Beeinträchtigung ist eine funktionelle Übungstherapie, wie sie bei kognitiv nichtbeeinträchtigten Personen durchgeführt wird, meist nicht möglich. Alltagsorientierte Hilfen zur Nahrungsaufnahme können jedoch zur Anwendung kommen (Sitzhaltung, Gestaltung der Essenssituation, Führen beim Essen). Wesentlich ist auch, Nahrung mit appetitanregendem Charakter anzubieten, die ggf. individuell bestimmt werden muss. Dies ist erforderlich, da vermeintliche Schluckstörungen auch in einer Aversion des Erkrankten gegenüber der angebotenen Nahrung begründet sein könnten. Pflegende müssen darin geschult werden, das Risiko von Schluckstörungen zu erkennen, um die Häufigkeit von Aspirationspneumonien zu reduzieren. Bei Schluckstörungen im Rahmen einer Demenz sollte auch eine Anpassung mit gut schluckfähigen Nahrungsmitteln erfolgen.

Bei fortgeschrittener Demenz kann eine logopädische Abschätzung des möglichen Aspirationsrisikos erfolgen. Apparative Dysphagiediagnostik (Videoendoskopie und Videofluoroskopie) erfordern ein gezieltes Verständnis und Mitarbeit des Betroffenen und können daher bei mittlerer und schwerer Demenz im Regelfall nicht angewendet werden.

Eine logopädische Schulung von Angehörigen und Pflegekräften im Umgang mit Schluckstörungen bei Demenz kann sinnvoll sein.

2.3.5.6 Verbesserung des Schlafrhythmus

Veränderungen des Tag-Nacht-Rhythmus bzw. des Schlafrhythmus sind häufig bei Demenzerkrankten. Sie stellen in der häuslichen Pflegesituation eine große Belastung dar. In Pflegeeinrichtungen kann es auch zu Beeinträchtigungen der Qualität des Nachtschlafs von anderen Bewohnern kommen. Eine Regulierung des Tag-Nacht-Rhythmus mit Verbesserung des Nachtschlafs ist somit anzustreben. Organisatorische Abläufe in Pflegeeinrichtungen sind alleine keine Indikation für Maßnahmen zur Verbesserung des Tag-Nacht-Rhythmus.

In einem multizentrischen RCT bei 147 Menschen mit Demenz in Pflegeeinrichtungen führte ein 1- bis 2-stündiges individuelles Aktivitätsprogramm zu einer signifikanten Verminderung (d = 0,57) des Tagschlafes und zu einer signifikanten Abnahme des Tag-Nacht-Schlafverhältnisses (d = 0,23)[316].

| 79 | Angemessene strukturierte soziale Aktivierung während des Tages kann zu einer Besserung des Tag-Nacht-Schlafverhältnisses führen und sollte eingesetzt werden. | *Empfehlungsgrad B, Evidenzebene IIb* |

2.3.6 Schutz der Gesundheit von pflegenden Angehörigen

Die psychische und körperliche Gesundheit von pflegenden Angehörigen von Demenzerkrankten sind häufig beeinträchtigt. Im Vergleich zu Kontrollpersonen berichten pflegende Angehörige über reduzierte Lebensqualität und erhöhte körperliche und psychische Morbidität[194, 317, 318].

Darüber hinaus existiert ein Zusammenhang zwischen Belastung der Angehörigen und Aufnahme des Erkrankten in eine vollstationäre Pflegeeinrichtung[319]. Zur Erfassung von Angehörigenbelastung stehen Fragebögen zur Verfügung (z. B. CBS, »Caregiver Burden Scale«, BIZA-D, Berliner Inventar zur Angehörigenbelastung-Demenz).

2.3.6.1 Reduktion von psychischer Belastung pflegender Angehöriger

In einer Übersichtsarbeit zu psychologischen Verfahren bei Angehörigen von Demenzerkrankten werden Hinweise für eine Wirkung in Bezug auf die Stimmung der pflegenden Angehörigen durch Verhaltensmanagementansätze (sechs oder mehr Stunden) und Bewältigungsstrategien, bezogen auf das Verhalten des Erkrankten, berichtet. Diese Verfahren hatten bei den pflegenden Angehörigen überdauernde Effekte. Gruppeninterventionen zeigen generell weniger Wirkung als Einzeltherapie. Nicht wirksam in dieser Auswahl von Studien waren Aufklärung über Demenzerkrankungen allgemein, Gruppenverhaltenstherapie und supportive Therapien[320].

In einer weiteren Übersichtsarbeit über 14 RCTs zeigte sich Evidenz für die Wirkung von Trainingsmaßnahmen zu Verhaltens-, Depressions- und Ärgermanagement, kognitiv-behaviorale Therapie, individuelle Beratung und Besuch von Supportgruppen[321].

In einer weiteren Meta-Analyse über 44 Studien zeigte sich Evidenz für die Wirkung von edukativen und supportiven Gruppen auf depressive Symptome von Angehörigen Demenzerkrankter[322].

In einer Meta-Analyse über 30 Studien (21 RCTs) mit 34 unterschiedlichen Interventionen und erheblicher methodischer Variabilität wird eine mittlere geschätzte Effektstärke von d = 0,3 für die Reduktion von psychologischem Stress sowie Effekte auf weitere angehörigenbezogene Zielgrößen berichtet. Es wurden im Besonderen die Wichtigkeit des langfristigen Kontakts des Angehörigen mit einer Angehörigengruppe und die mögliche Einbindung des Erkrankten herausgestellt. Es zeigte sich auch der fehlende Effekt reiner Informationsgruppen oder unstrukturierter Unterstützungsgruppen[323].

Die Wirkung auf angehörigenrelevante Zielgrößen mit ähnlicher Effektstärke, insbesondere von Psychoedukations- und Psychotherapiegruppen, wird in einer weiteren Meta-Analyse über 78 Studien herausgestellt[324].

Um der Situation Rechnung zu tragen, dass der pflegende Angehörige häufig die erkrankte Person nicht allein lassen kann und somit nicht in der Lage ist, an Gruppenangeboten teilzunehmen, sind telefonbasierte Interventionen erprobt worden, die ebenfalls positive Effekte auf die psychische Belastung und depressiven Symptome von pflegenden Angehörigen zeigen[325].

| 80 | Zur Prävention von Erkrankungen, die durch die Pflege und Betreuung hervorgerufen werden, und zur Reduktion von Belastung der pflegenden Angehörigen sollten strukturierte Angebote für Bezugspersonen von Demenzerkrankten vorgesehen werden.

Inhaltlich sollten neben der allgemeinen Wissensvermittlung zur Erkrankung das Management in Bezug auf Patientenverhalten, Bewältigungsstrategien und Entlastungsmöglichkeiten für die Angehörigen sowie die Integration in die Behandlung des Demenzkranken im Vordergrund stehen. | *Empfehlungsgrad B, Evidenzebene IIb* |

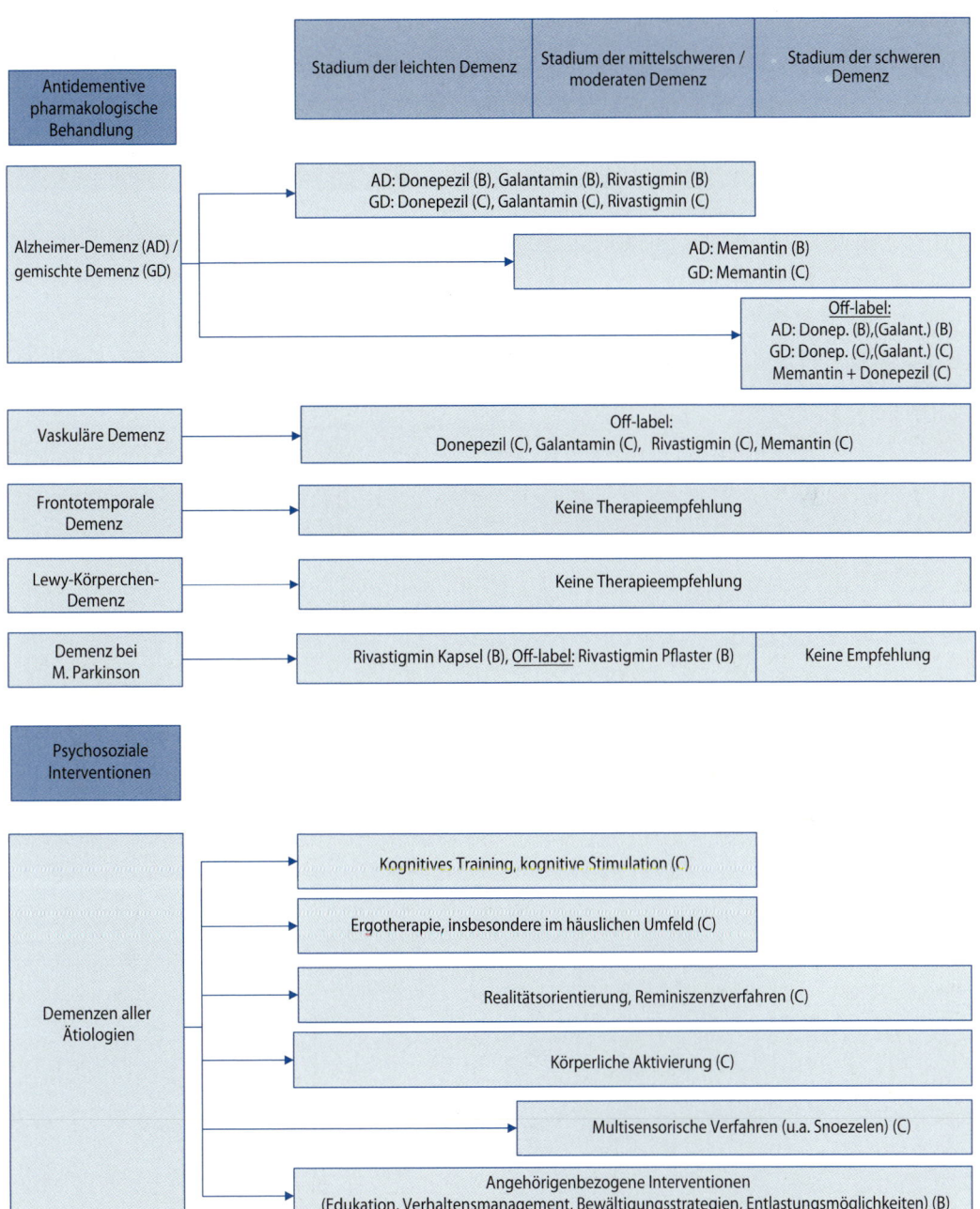

◾ **Abb. 2.4.** Schematische Darstellung der Behandlung von Demenzen mit Empfehlungsgraden (A, B, C)

2.3.7 Rehabilitation bei Demenz

Häufig werden Demenzkranke im Akutkrankenhaus oder in der stationären und ambulanten Altenpflege als körperlich und kognitiv so stark eingeschränkt angesehen, dass man ihnen spezifische Rehabilitations- und Übungsprogramme, die zum Behandlungsstandard bei somatischen Erkrankungen gehören, nicht mehr zukommen lässt. Personen mit einem MMST ≤ 24 Punkte werden von frührehabilitativen oder weiterführenden rehabilitativen Behandlungsprogrammen oftmals ausgeschlossen.

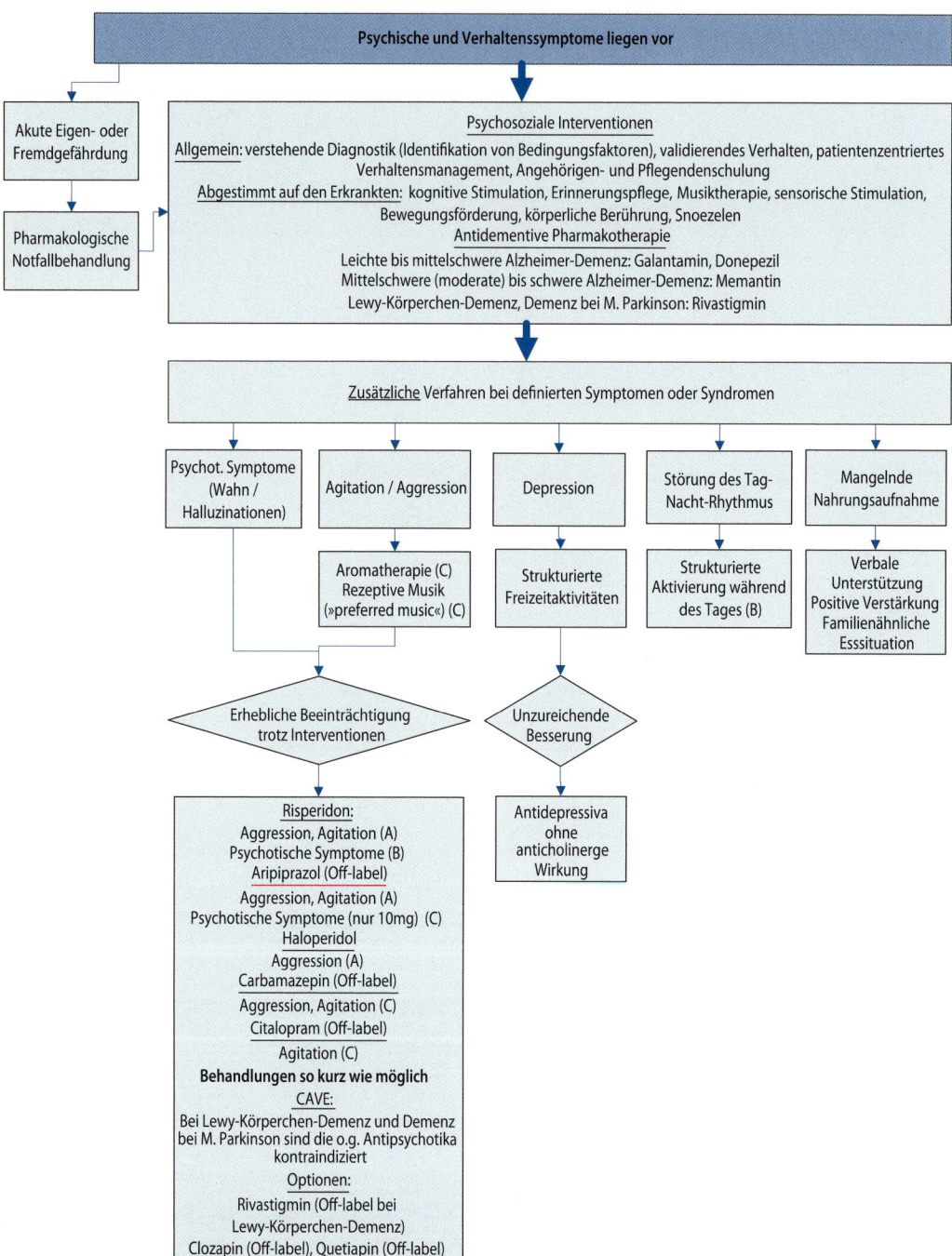

□ **Abb. 2.5.** Schematische Darstellung zur Prävention und Behandlung von psychischen und Verhaltenssymptomen bei Demenz mit Empfehlungsgraden (A, B, C)

Bezüglich der Trainierbarkeit körperlicher Kraft verglichen Heyn et al. in einer Meta-Analyse kognitiv eingeschränkte (MMST < 24) mit kognitiv nichtbeeinträchtigten Personen (MMST > 23), die an identischen Kraft-/Ausdauertrainingsmaßnahmen teilnahmen (mittlere Trainingsfrequenz dreimal in der Woche für 50 Minuten von 2 bis 40 Wochen Dauer). 21 RCTs mit kognitiv eingeschränkten (n = 1 411, MMST: Mittelwert 16 Punkte) und 20 RCTs mit kognitiv nicht beeinträchtigten Personen (n = 1 510, MMST: Mittelwert 28 Punkte) wurden eingeschlossen (mittleres Alter in beiden Gruppen: 81 Jahre). Signifikante Steigerungen wurden für die Endpunkte Kraft und Ausdauer und deren Kombination gleichermaßen für die kognitiv beeinträchtigten Personen als auch für die kognitiv nichtbeeinträchtigten berichtet. Der Trainingseffekt in den Studien der kognitiv beeinträchtigten Personen wies eine größere Varianz als in den Studien der kognitiv nichtbeeinträchtigten Personen auf. Beide Gruppen unterschieden sich in den Therapieerfolgen aber nicht signifikant voneinander[326].

In einem unizentrischen RCT (n = 243) wurden die Effekte multiprofessioneller, stationärer geria-trischer Rehabilitation Demenzerkrankter nach Schenkelhalsfraktur verglichen mit einer regulären Krankenhausbehandlung. Die Hauptzielgrößen waren die Dauer des Krankenhausaufenthaltes, Mortalität und Wohnsituation nach drei Monaten und nach einem Jahr. Der Median des Krankenhausaufenthaltes in der Interventionsgruppe betrug 47 Tage (MMST: 12–17 Punkte) und 29 Tage (MMST: 18–23 Punkte) im Vergleich zu 147 Tagen (MMST: 12–17 Punkte) bzw. 46 Tagen (MMST: 18–23 Punkte) in der Kontrollgruppe. Dieser Unterschied war signifikant. Nach drei Monaten lebten 63 % (MMST: 12–17 Punkte) bzw. 91 % (MMST: 18–23 Punkte) der Demenzkranken der Interventionsgruppe zu Hause. In der Kontrollgruppe lebten nach drei Monaten 17 % (MMST: 12–17 Punkte) bzw. 67 % (MMST: 18–23 Punkte) unabhängig zu Hause. Der Unterschied war für beide Subgruppen signifikant. Nach einem Jahr zeigten sich weiterhin numerische Unterschiede zwischen den Gruppen, die aber nicht signifikant waren. In der Gruppen der Demenzkranken mit einem MMST < 12 bzw. > 23 zeigten sich keine signifikanten Unterschiede in den genannten Zielgrößen[327].

Statement: Etablierte diagnostische und therapeutische Verfahren, einschließlich Frührehabilitationsprogramme, sollen im Falle körperlicher Erkrankungen Demenzkranken aller Schweregrade bei entsprechender Zielformulierung nicht vorenthalten werden.

---

81 Spezifische Behandlungsprogramme bewirken bei leicht- bis mittelgradig betroffenen Demenzkranken ähnliche, bis nur mäßig geringfügigere Therapieerfolge hinsichtlich Mobilität und Selbstversorgungsfähigkeit wie bei kognitiv Gesunden. | *Empfehlungsgrad B, Evidenzebene IIb*

2.4 Leichte kognitive Störung, »Mild Cognitive Impairment« (MCI) (4)

Die pathologischen Gehirnveränderungen, die die neurodegenerativen Demenzerkrankungen charakterisieren, beginnen viele Jahre vor dem Auftreten erster klinischer Symptome. Die Symptommanifestation ist ein meist langsam progredienter Prozess mit kognitiver Leistungsverschlechterung. Darauf aufbauend wurde das Syndrom der leichten kognitiven Störung (»Mild Cognitive Impairment«, MCI) als Prodromal- oder Risikosyndrom einer Demenz konzeptualisiert. MCI ist definiert als subjektive und objektivierbare kognitive Einbuße bei erhaltener Alltagskompetenz.

MCI mit Gedächtnisstörungen als Leitsymptom (»amnestic MCI«) ist in besonderem Maße mit dem Risiko für eine Alzheimer-Demenz assoziiert. Die jährliche Übergangshäufigkeit von MCI zur Demenz wird je nach Untersuchungssetting und MCI-Definition mit bis zu 10 % angegeben. Zum Beispiel ist die jährliche Übergangswahrscheinlichkeit von einem MCI zu einer Demenz, Alzheimer-Demenz und vaskulären Demenz nach einer Meta-Analyse von 41 Kohortenstudien im Spezialistensetting 9,6 %, 8,1 % und 1,9 %[328]. In nichtspezialisierten Settings sind die Übergangsraten tendenziell niedriger.

Es ist allerdings bis heute nicht gelungen, eine exakte und allgemeingültige MCI-Definition festzulegen[329]. MCI ist an sich kein Syndrom mit Krankheitswert und beinhaltet keine ätiologische Zuordnung. Bei einem Teil von MCI-Betroffenen, der wiederum in der Größe in Abhängigkeit von der Untersuchungsstichprobe variiert, ist MCI reversibel.

Das Syndrom MCI kann anhand des klinischen Bildes und unter Einbezug neuropsychologischer Testverfahren festgestellt werden. Kurztests wie der MMST, der DemTec und der TFDD haben keine hinreichende Sensitivität für die Feststellung des MCIs, weil sie zu

Deckeneffekten führen können. Die neuropsychologische Diagnostik sollte mindestens ein Verfahren zur Messung des verzögerten Abrufs umfassen, da diese Leistung einen Frühindikator für eine beginnende Alzheimer-Demenz darstellen kann, sowie Testungen zu Aufmerksamkeitsleistung und Exekutivfunktionsleistung beinhalten[44]. Wie bei der Demenzdiagnostik sollen für die Interpretation der Ergebnisse neuropsychologischer Verfahren alle aus der Anamnese sich ergebenden Informationen berücksichtigt werden, die einen Einfluss auf das Leistungsvermögen der untersuchten Person haben können, wie soziokultureller Hintergrund, Ausbildungsgrad, besondere Fähigkeiten, früheres Leistungsniveau, Sprachkompetenz, sensorische Funktionen, psychiatrische oder körperliche Erkrankungen sowie Testerfahrungen, auch wenn nicht für alle Faktoren validierte Normwerte in Bezug auf das kognitive Leistungsniveau zur Verfügung stehen.

Im Einzelfall kann eine Abgrenzung zur Demenz schwierig sein, da der Übergang von MCI zur leichten Demenz fließend ist.

82	MCI als klinisches Syndrom ist uneinheitlich definiert. Bei Hinweisen auf Vorliegen von Gedächtnisstörungen sollten diese objektiviert werden.	Good clinical practice, Expertenkonsens

83	Aufgrund des erhöhten Risikos für Demenz bedürfen Betroffene mit MCI im weiteren Verlauf erhöhter Aufmerksamkeit.	Good clinical practice, Expertenkonsens

Die zugrunde liegende Ursache von MCI kann eine beginnende neurodegenerative Demenz sein, ist es aber nicht in jedem Fall. Andere häufige mögliche Ursachen sind vaskuläre Läsionen, depressive Episoden, Medikamentennebenwirkungen und Alkoholabusus oder -abhängigkeit.

84	Mögliche Ursachen eines MCI sollten mit angemessenen diagnostischen Maßnahmen geklärt werden.	Good clinical practice, Expertenkonsens

Longitudinale Untersuchungen konnten zeigen, dass sich bei Personen mit MCI, die in der neuropsychologischen Untersuchung ein Defizit im verzögerten Abruf (»delayed recall«)[330] zeigen sowie in der zerebralen Bildgebung eine Atrophie des Hippocampus oder im Liquor Veränderungen der Marker beta-Amyloid-42, Gesamt-Tau und phosopho-Tau[87, 331–333] aufweisen, ein höheres Risiko haben, an einer Alzheimer-Demenz zu erkranken, als Betroffene mit einer leichten kognitiven Störung, die diese Veränderungen nicht zeigen. Daraus leitet sich ab, dass Veränderungen der Alzheimer-Krankheit bei betroffenen Personen häufig schon im MCI-Stadium nachweisbar sein können. Wann jedoch eine Person mit Alzheimer-Krankheit vom Stadium des MCI in das der Demenz übertritt, lässt sich anhand der Marker nicht voraussagen.

Ferner liegen bis heute keine Untersuchungen zur Behandlung von MCI-Betroffenen mit o. g. biologischen Hinweisen für die Alzheimer-Krankheit vor.

Bei der Abwägung, ob eine Diagnostik bezüglich des Vorliegens einer Alzheimer-Krankheit bei Personen mit MCI durchgeführt wird, müssen also die Risikoerhöhung für Demenz, die fehlende Möglichkeit der Vorhersage des Zeitpunkts des Demenzbeginns und die fehlende Evidenz für wirksame medikamentöse Strategien zur Verhinderung einer Demenz berücksichtigt werden. Eine Entscheidung über eine solche Diagnostik kann nur nach umfassender Aufklärung und Einwilligung des Betroffenen erfolgen.

2.4.1   Behandlung von MCI

Es sind große RCTs zur medikamentösen Behandlung von Personen mit einem MCI durchgeführt worden. Durch die Gabe der für die Alzheimer-Demenz zugelassenen Acetylcholinesterase-Hemmer konnte keine Verzögerung des Übergangs von MCI zu Demenz erreicht werden[334].

In einem multizentrischen RCT zeigten 240 mg Ginkgo/Tag über 6,5 Jahre (Median) bei 482 MCI-Betroffenen keine Verzögerung des Übergangs zur Demenz[335]. Vitamin E zeigte ebenfalls keine Verzögerung des Übergangs zur Demenz bei Personen mit MCI[336].

85	Es gibt keine Evidenz für eine wirksame Pharmakotherapie zur Risikoreduktion des Übergangs von MCI zu einer Demenz.	Evidenzebene Ib

Die methodische Schwierigkeit bei Studien zu nicht-pharmakologischen Therapien ist bei Betroffenen mit MCI durch die Unschärfe des MCI-Konstruktes noch verstärkt, so dass sich bei der aktuellen Literaturlage keine Empfehlungen ableiten lassen.

86 Es gibt keine Evidenz für wirksame nichtpharmakologische Therapien zur Risikoreduktion des Übergangs von MCI zu einer Demenz.	*Evidenzebene IV*

Das Risiko einer Demenz ist bei Personen mit MCI erhöht. Es sollten daher die Maßnahmen zur Demenzprävention empfohlen werden (▶ Kap. 2.5).

2.5 Risikofaktoren und Prävention (5)

Aus der epidemiologischen Forschung sind anhand von prospektiven Studien Risikofaktoren insbesondere für die Alzheimer-Demenz identifiziert worden. Zu unterscheiden sind beeinflussbare und nichtbeeinflussbare Risikofaktoren.

Präventionsempfehlungen leiten sich im Wesentlichen aus den modifizierbaren Risikofaktoren ab. Prospektive Studien zur Primärprävention werden aktuell durchgeführt. Die Untersuchungen, die bisher publiziert wurden, lassen noch keine Präventionsempfehlungen zu. Möglicherweise decken die bisher durchgeführten Studien einen zu kurzen Zeitraum ab. Diese These stützt sich auf den epidemiologischen Befund, dass viele Risikofaktoren, die im mittleren Lebensalter bereits vorliegen, das Risiko einer Demenz beeinflussen. Daher gelten Präventionsempfehlungen ab dem mittleren Lebensalter.

Jüngere Publikationen aus großen epidemiologischen Longitudinaluntersuchungen haben die Relevanz von kardiovaskulären Risikofaktoren im mittleren Lebensalter für Demenz, insbesondere auch für die Alzheimer-Demenz identifiziert[337, 338]. Rauchen wurde in longitudinalen Studien als unabhängiger Risikofaktor für Demenzerkrankungen identifiziert[338].

87 Vaskuläre Risikofaktoren und Erkrankungen (z. B. Hypertonie, Diabetes mellitus, Hyperlipidämie, Adipositas, Nikotinabusus) stellen auch Risikofaktoren für eine spätere Demenz dar. Daher trägt deren leitliniengerechte Diagnostik und frühzeitige Behandlung zur Primärprävention einer späteren Demenz bei.	*Empfehlungsgrad B, Leitlinienadaptation NICE-SCIE 2007*

Es gibt Hinweise, dass bestimmte Ernährungsgewohnheiten (u. a. Konsum von Fisch, mediterrane Diät) protektiv bezüglich des Auftretens einer Demenz sein können. Es ist allerdings nicht möglich, aus der aktuellen Datenlage eine Ernährungsempfehlung abzuleiten, die über einer allgemein ausgewogenen Ernährung mit der Vermeidung von Übergewicht hinaus geht[339, 340].

Statement: Eine ausgewogene Ernährung (z. B. mediterrane Diät) wird zur allgemeinen Risikoreduktion empfohlen.	

Leichter bis moderater Alkoholkonsum zeigte protektive Effekte bezüglich des Auftretens einer Demenz in einigen Studien[341]. Eine individuelle Schwellendosis wie auch eine besondere Art des Alkohols kann aber nicht angegeben werden. Aufgrund der Abhängigkeitsgefahr und toxischer Eigenschaften von Alkohol wird Alkoholkonsum nicht zur Prävention von Demenz empfohlen[342].

Statement: Regelmäßiger Alkoholkonsum wird nicht zur Prävention einer Demenz empfohlen.	

Ein aktiver Lebensstil mit körperlicher Bewegung, sportlicher, sozialer und geistiger Aktivität ist protektiv bezüglich des Auftretens einer Demenz[343, 344].

88 Regelmäßige körperliche Bewegung und ein aktives geistiges und soziales Leben sollten empfohlen werden.	*Empfehlungsgrad B, Leitlinienadaptation NICE-SCIE 2007*

2

In einer prospektiven, randomisierten Studie zur Prävention von Demenz zeigte Ginkgo Biloba keine Wirkung[335].

Es gibt epidemiologische Hinweise für die Erhöhung des Demenzrisikos durch die Einnahme von
Hormonersatzpräparaten [345].

89	Ginkgo Biloba wird nicht zur Prävention von Demenz empfohlen.	*Empfehlungsgrad B, Evidenzebene Ib*

90	Hormontherapie wird zur Prävention von Demenz nicht empfohlen.	*Empfehlungsgrad B, Leitlinienadaptation NICE-SCIE 2007*

2.6   Verzeichnisse zur Langversion

3 S3-Leitlinie »Demenzen« – Kurzversion

3.1 Methodik der Leitlinienentwicklung (1)

3.1.1 Zielsetzung, Anwendungsbereich und Adressaten der Leitlinie

Inhalt dieser evidenz- und konsensusbasierten Leitlinie sind Aussagen zu Prävention, Diagnostik und Therapie von Demenzerkrankungen sowie zur leichten kognitiven Störung.

Die Leitlinie bezieht sich auf die Alzheimer-Demenz, die vaskuläre Demenz, die gemischte Demenz, die frontotemporale Demenz, die Demenz bei Morbus Parkinson und die Lewy-Körperchen-Demenz. Seltene Formen der Demenz bei anderen Erkrankungen des Gehirns und Demenzsyndrome bei z. B. internistischen Erkrankungen sind nicht Thema dieser Leitlinie. Die Leitlinie umfasst Aussagen zu Kernsymptomen der Demenz inklusive psychischen und Verhaltenssymptomen. Sie umfasst keine Aussagen zu anderen Symptombereichen, die bei o. g. Erkrankungen relevant sein können (z. B. Behandlung der Bewegungsstörungen bei Morbus Parkinson, Behandlung und Prävention der zerebralen Ischämie bei der vaskulären Demenz). Hierzu wird auf die entsprechende jeweilige Leitlinie verwiesen.

Ziel ist es, den mit der Behandlung und Betreuung von Demenzkranken befassten Personen eine systematisch entwickelte Hilfe zur Entscheidungsfindung in Diagnostik, Therapie, Betreuung und Beratung zu bieten. Dazu gehören Ärzte, Psychologen, Ergotherapeuten, Physiotherapeuten, Musik-, Kunst- und Tanztherapeuten, Logopäden, Pflegekräfte und Sozialarbeiter. Der Schwerpunkt der Leitlinie liegt im medizinischen Bereich. Sie stellt keine vollständige Leitlinie aller Bereiche der Betreuung von Demenzkranken dar.

Darüber hinaus bietet die Leitlinie Informationen für Erkrankte und Angehörige und für alle anderen Personen, die mit Demenzkranken umgehen, sowie für Entscheidungsträger im Gesundheitswesen.

Grundlage der Leitlinie ist die vorhandene wissenschaftliche Evidenz sowie ein strukturierter Konsensusprozess aller beteiligten Gruppen. Sie soll somit den aktuellen konsentierten Standard zu Diagnostik, Therapie, Betreuung und Beratung von Demenzkranken und Angehörigen darstellen.

Durch die Empfehlungen soll die Qualität der Behandlung und Betreuung von Erkrankten und Angehörigen verbessert werden (Qualitätssicherung). Die Anwendung wirksamer und hilfreicher Verfahren soll gestärkt werden. Gleichzeitig werden bei einzelnen Verfahren bei Hinweisen auf fehlende Wirksamkeit Empfehlungen gegen eine Anwendung gegeben.

Wissenschaftlich basierte Evidenz bezieht sich auf die Untersuchung von Gruppen mit statistischen Vergleichen von Effekten. Aussagen, die auf solchen Studien basieren, sind individueller subjektiver Behandlungserfahrung und Expertenmeinungen überlegen. Gleichzeitig treffen aber die in Gruppenuntersuchungen gezeigten Effekte nicht immer auf jeden individuell Betroffenen zu. Anzumerken ist, dass die verfügbare Evidenz hoher Qualität für verschiedene Kernbereiche sehr variabel ist (z. B. pharmakologische Behandlung vs. psychosoziale Interventionen) und somit Empfehlungen zu wesentlichen Bereichen mit unterschiedlichem Evidenzgrad unterlegt sind. Hierbei wird auch der noch erhebliche Forschungsbedarf zu vielen Themen dieser Leitlinie deutlich.

Die S3-Leitlinie »Demenzen« ist, wie alle anderen Leitlinien auch, keine Richtlinie und entbindet Personen, die in der Behandlung und Betreuung von Demenzkranken tätig sind, nicht davon, Entscheidungen unter Berücksichtigung der Umstände des individuell Betroffenen zu treffen. Umstände, die die Anwendung von Verfahren im Einzelfall modifizieren können, sind u. a. Nutzen-Risiko-Abwägungen, die Verfügbarkeit von Verfahren und Kostenabwägungen. Auch garantiert die Anwendung der vorliegenden Leitlinienempfehlungen nicht die erfolgreiche Betreuung und Behandlung von Demenzkranken.

3.1.2 Gültigkeitsdauer der Leitlinie

Die Gültigkeitsdauer der Leitlinie ist zwei Jahre ab Zeitpunkt der Veröffentlichung. Eine Aktualisierung wird von Mitgliedern der Steuerungsgruppe koordiniert.

3.1.3 Diagnostische Kategorien

Diese Leitlinie bezieht sich auf die häufigen primären Formen der Demenz. Seltene Demenzursachen im Rahmen von Erkrankungen des Gehirns oder bei z. B. internistischen Erkrankungen sind nicht Gegenstand dieser Leitlinie.

3.1.3.1 Syndromdefinition Demenz

Der Begriff Demenz bezeichnet ein klinisches Syndrom. In der vorliegenden Leitlinie wird die Definition der Demenz nach ICD-10[1] zugrunde gelegt.

ICD-10-Definition: Demenz (ICD-10-Kode: F00–F03) ist ein Syndrom als Folge einer meist chronischen oder fortschreitenden Krankheit des Gehirns mit Störung vieler höherer kortikaler Funktionen, einschließlich Gedächtnis, Denken, Orientierung, Auffassung, Rechnen, Lernfähigkeit, Sprache, Sprechen und Urteilsvermögen im Sinne der Fähigkeit zur Entscheidung. Das Bewusstsein ist nicht getrübt. Für die Diagnose einer Demenz müssen die Symptome nach ICD über mindestens 6 Monate bestanden haben. Die Sinne (Sinnesorgane, Wahrnehmung) funktionieren im für die Person üblichen Rahmen. Gewöhnlich begleiten Veränderungen der emotionalen Kontrolle, des Sozialverhaltens oder der Motivation die kognitiven Beeinträchtigungen; gelegentlich treten diese Syndrome auch eher auf. Sie kommen bei Alzheimer-Krankheit, Gefäßerkrankungen des Gehirns und anderen Zustandsbildern vor, die primär oder sekundär das Gehirn und die Neuronen betreffen.

3.1.3.2 Ätiologische Kategorien

Demenzen werden in ICD-10 anhand klinischer Symptomatik ätiologisch zugeordnet. Zusätzlich zu den ICD-10-Definitionen existieren Kriterien, die sich aus der aktuellen Forschung ableiten und die einzelnen Syndrome detaillierter beschreiben.

3.1.3.2.1 Demenz bei Alzheimer-Krankheit

ICD-10-Definition: Die Alzheimer-Krankheit ist eine primär degenerative zerebrale Krankheit mit unbekannter Ätiologie und charakteristischen neuropathologischen und neurochemischen Merkmalen. Sie beginnt meist schleichend und entwickelt sich langsam aber stetig über einen Zeitraum von mehreren Jahren.

F00.0* , G30.0* Demenz bei Alzheimer-Krankheit, mit frühem Beginn: Demenz bei Alzheimer-Krankheit mit Beginn vor dem 65. Lebensjahr. Der Verlauf weist eine vergleichsweise rasche Verschlechterung auf, es bestehen deutliche und vielfältige Störungen der höheren kortikalen Funktionen.

F00.1*, G30.1* Demenz bei Alzheimer-Krankheit, mit spätem Beginn: Demenz bei Alzheimer-Krankheit mit Beginn ab dem 65. Lebensjahr, meist in den späten 70er Jahren oder danach, mit langsamer Progredienz und mit Gedächtnisstörungen als Hauptmerkmal.

F00.2*, G30.**8* Demenz bei Alzheimer-Krankheit, atypische oder gemischte Form:** Die gemischte Demenz subsumiert Patienten mit einer gemischten Alzheimer und vaskulären Demenz.

F00.9*, G30.9* Demenz bei Alzheimer-Krankheit, nicht näher bezeichnet.

Eine Differenzierung zwischen frühem und spätem Beginn bei der Demenz bei Alzheimer-Krankheit kann anhand neurobiologischer oder klinischer Charakteristika nach derzeitigem Wissen nicht sicher vorgenommen werden. Es ist derzeit kein prinzipieller Unterschied in der Pathophysiologie, in der Diagnostik oder Therapie zwischen beiden Formen bekannt. Eine Ausnahme im Sinne der Pathophysiologie bilden die genetischen autosomal-dominanten Varianten der Alzheimer-Krankheit, die häufig ein klinisches Auftreten vor dem 65. Lebensjahr zeigen (▶ auch Abschnitt 3.2.10).

3.1.3.2.2 Vaskuläre Demenz

Der Begriff der vaskulären Demenz bezeichnet eine Demenz als Folge von vaskulär bedingter Schädigung des Gehirns. Unter diesem Begriff werden makro- wie mikrovaskuläre Erkrankungen zusammengefasst. In der ICD-10 werden folgende Definitionen und Unterteilungen vorgenommen:

F01.- Vaskuläre Demenz: Die vaskuläre Demenz ist das Ergebnis einer Infarzierung des Gehirns als Folge einer vaskulären Krankheit, einschließlich der zerebrovaskulären Hypertonie. Die Infarkte sind meist klein, kumulieren aber in ihrer Wirkung. Der Beginn liegt gewöhnlich im späteren Lebensalter.

F01.0 Vaskuläre Demenz mit akutem Beginn: Diese entwickelt sich meist sehr schnell nach einer Reihe von Schlaganfällen als Folge von zerebrovaskulärer Thrombose, Embolie oder Blutung. In seltenen Fällen kann eine einzige massive Infarzierung die Ursache sein.

F01.1 Multiinfarkt-Demenz: Sie beginnt allmählich, nach mehreren vorübergehenden ischämischen Episoden (TIA), die eine Anhäufung von Infarkten im Hirngewebe verursachen.

F01.2 Subkortikale vaskuläre Demenz: Hierzu zählen Fälle mit Hypertonie in der Anamnese und ischämischen Herden im Marklager der Hemisphären. Im Gegensatz zur Demenz bei Alzheimer-Krankheit, an die das klinische Bild erinnert, ist die Hirnrinde gewöhnlich intakt.

F01.3 Gemischte kortikale und subkortikale vaskuläre Demenz.

F01.8 Sonstige vaskuläre Demenz.

F01.9 Vaskuläre Demenz, nicht näher bezeichnet.

◻ Tab. 3.1. Klinische Diagnosekriterien für die »wahrscheinliche« und »mögliche« Alzheimer-Demenz (AD) nach NINCDS-ADRDA (nach SIGN, 2006[2])

I. WAHRSCHEINLICHE AD

Nachweis einer Demenz in einer klinischen Untersuchung unter Einbeziehung neuropsychologischer Testverfahren

Defizite in mindestens zwei kognitiven Bereichen

Progrediente Störungen des Gedächtnisses und anderer kognitiver Funktionen

Keine Bewusstseinsstörungen

Beginn zwischen dem 40. und 90. Lebensjahr, meistens nach dem 65. Lebensjahr

Kein Hinweis für andere ursächliche System- oder Hirnerkrankungen

II. Unterstützende Befunde für die Diagnose einer WAHRSCHEINLICHEN AD

Zunehmende Verschlechterung spezifischer kognitiver Funktionen, wie z. B. der Sprache (Aphasie), der Motorik (Apraxie) oder der Wahrnehmung (Agnosie)

Beeinträchtigung von Alltagsaktivitäten und Auftreten von Verhaltensänderungen

Familienanamnese ähnlicher Erkrankungen (insbesondere, wenn neuropathologisch gesichert)

Ergebnisse von Zusatzuntersuchungen:

Hinweise auf eine – in Verlaufskontrollen zunehmende – zerebrale Atrophie in bildgebenden Verfahren

Normalbefund bzw. unspezifische Veränderungen im EEG

Unauffälliger Liquorbefund (bei Standardprozeduren)

III. Klinische Befunde, die nach Ausschluss anderer Ursachen für die demenzielle Entwicklung mit einer WAHRSCHEINLICHEN AD vereinbar sind

Vorübergehender Stillstand im Verlauf der Erkrankung

Begleitbeschwerden wie Depression, Schlaflosigkeit, Inkontinenz, Illusionen, Halluzinationen

Wahnvorstellungen, plötzliche aggressive Ausbrüche, sexuelle Dysfunktionen und Gewichtsverlust

Neurologische Auffälligkeiten (v.a. bei fortgeschrittener Erkrankung) wie erhöhter Muskeltonus, Myoklonien oder Gangstörungen

Epileptische Anfälle bei fortgeschrittener Erkrankung

Altersentsprechendes CT

IV. Ausschlusskriterien

Plötzlicher, apoplektischer Beginn

Fokale neurologische Zeichen wie Hemiparese, sensorische Ausfälle, Gesichtsfelddefekte oder Koordinationsstörungen in frühen Krankheitsstadien

Epileptische Anfälle oder Gangstörungen zu Beginn oder in frühen Stadien der Erkrankung

V. MÖGLICHE AD

Diagnose ist möglich bei Vorhandensein eines demenziellen Syndroms mit untypischer Symptomatik hinsichtlich Beginn, Verlauf und Defizitprofil, in Abwesenheit anderer neurologischer, psychiatrischer oder internistischer Erkrankungen, die ein demenzielles Syndrom verursachen könnten

Diagnose ist möglich bei Vorhandensein einer zweiten System- oder Hirnerkrankung, die eine Demenz verursachen könnte, aber nicht als die wesentliche Ursache der Demenz angesehen wird

Diagnose sollte in Forschungsstudien gestellt werden bei Vorhandensein eines einzelnen progredienten schwerwiegenden kognitiven Defizits ohne erkennbare andere Ursache

▣ **Tab. 3.2.** NINDS-AIREN-Kriterien für wahrscheinliche vaskuläre Demenz (nach Roman et al. 1993[3])

I. Demenz

Kognitive Verschlechterung bezogen auf ein vorausgehendes höheres Funktionsniveau manifestiert durch Gedächtnisstörung und mindestens zwei der folgenden Fähigkeiten:
- Orientierung, Aufmerksamkeit, Sprache, visuell-räumliche Fähigkeiten, Urteilsvermögen, Handlungsfähigkeit, Abstraktionsfähigkeit, motorische Kontrolle, Praxie

Alltagsaktivitäten müssen gestört sein

Ausschlusskriterien:
- Bewusstseinsstörung
- Delirium
- Psychose
- Schwere Aphasie
- Ausgeprägte sensomotorische Störung, die Testung unmöglich macht
- Systemische oder andere Hirnerkrankungen, die ihrerseits kognitive Störungen verursachen können

II. Zerebrovaskuläre Erkrankung

Zentrale fokal-neurologische Zeichen mit und ohne anamnestischem Schlaganfall und Zeichen einer relevanten zerebrovaskulären Erkrankung im CT/MR

Als relevant eingestufte zerebrovaskuläre Läsionen im radiologischen Befund

Lokalisation :
Schlaganfälle Großgefäßterritorien:
- Beidseitig A. cerebri anterior
- A. cerebri posterior
- Parietotemporale und tempoparietale Assoziationszentren
- Superiore frontale und parietale Wasserscheidengebiete

Kleingefäßerkrankungen:
- Basalganglien und frontale Marklagerlakunen
- Ausgedehnte periventrikuläre Marklagerläsionen
- Beidseitige Thalamusläsionen

Ausmaß:
- Großgefäßläsionen in der dominanten Hemisphäre
- Beidseitige hemisphärische Großgefäßläsionen
- Leukoenzephalopathie => 25 % des Marklagers

III. Eine Verknüpfung von I. und II.

Definiert durch mindestens eine der folgenden Bedingungen:
- Beginn der Demenz innerhalb von drei Monaten nach einem Schlaganfall
- Abrupte Verschlechterung kognitiver Funktionen
- Fluktuierende oder stufenweise Progression der kognitiven Defizite

Unterstützende Merkmale:
- Früh auftretende Gangstörungen
- Motorische Unsicherheit und häufige Stürze
- Blasenstörung (häufiger Harndrang, nicht urologisch erklärbar)
- Pseudobulbärparalyse
- Persönlichkeitsstörungen und Stimmungsänderungen, Abulie, Depression, emotionale Inkontinenz
- andere subkortikale Defizite

3

3.1.3.2.3 Gemischte Demenz

Die gemischte Demenz i. S. des Vorliegens von neuro-degenerativer (Alzheimer-Krankheit) und vaskulärer Schädigung als gemeinsame Ursache der Demenz ist in der ICD-10 wie folgt kodiert:

F00.2 Demenz bei Alzheimer-Krankheit, gemischte Form.

Etablierte wissenschaftliche Kriterien für die gemischte Demenz existieren nicht.

3.1.3.2.4 Frontotemporale Demenz

In der ICD-10 wird der Terminus der Pick-Krankheit verwendet.

F02.0*, G31.0* Demenz bei Pick-Krankheit: Eine progrediente Demenz mit Beginn im mittleren Lebensalter, charakterisiert durch frühe, langsam fortschreitende Persönlichkeitsänderung und Verlust sozialer Fähigkeiten. Die Krankheit ist gefolgt von Beeinträchtigungen von Intellekt, Gedächtnis und Sprachfunktionen mit Apathie, Euphorie und gelegentlich auch extrapyramidalen Phänomenen.

In der wissenschaftlichen Literatur werden klinisch-diagnostische Konsensuskriterien der frontotemporalen Demenz (FTD) verwendet (◘ Tab. 3.3). Die FTD wird in drei klinisch definierte Prägnanztypen unter-

---

◘ **Tab. 3.3.** Klinisch-diagnostische Konsensuskriterien der frontotemporalen Demenz (FTD) (nach Neary et. al. 1998[4])

Frontale/frontotemporale Verlaufsform

I. Grundlegende klinische Merkmale (alle zu erfüllen)

- Schleichender Beginn und allmähliche Progredienz
- Früh auftretendes Defizit im zwischenmenschlichen Sozialkontakt
- Früh auftretende Verhaltensauffälligkeit
- Früh auftretende emotionale Indifferenz
- Früh auftretender Verlust der Krankheitseinsicht

II. Unterstützende Merkmale

Verhaltensauffälligkeiten:
- Vernachlässigung der Körperpflege und Hygiene
- Geistige Inflexibilität
- Ablenkbarkeit und fehlende Ausdauer
- Hyperoralität und Veränderung der Essgewohnheiten
- Perseveratives und stereotypes Verhalten
- Unaufgeforderte Manipulation von Gegenständen (»utilization behaviour«)

▼

◘ **Tab. 3.3** (Fortsetzung)

Sprache und Sprechen:
- Veränderte Sprachproduktion
- Sprachantriebsstörung, Wortkargheit
- Logorrhö
- Sprachliche Stereotypien
- Echolalie
- Perseveration
- Mutismus

Zusatzuntersuchungen:
- Neuropsychologie: Defizite in Testverfahren »frontaler« Funktionen, bei Fehlen von schwerer Gedächtnisstörung, Aphasie oder visuell-räumlicher Störung
- Konventionelles EEG: normal trotz klinisch deutlicher Demenz
- Zerebrale Bildgebung (strukturell und/oder funktionell): vorherrschende frontale und/oder temporale Pathologie

Primär-progressive (nichtflüssige) Aphasie

I. Grundlegende klinische Merkmale (beide zu erfüllen)

- Schleichender Beginn und allmähliche Progredienz
- Nichtflüssige Aphasie mit mehr als einem dieser Symptome: Agrammatismus, Paraphasien, Benennstörung

II. Unterstützende Merkmale

Sprache und Sprechen:
- Stottern oder Sprechapraxie
- Störung des Nachsprechens
- Alexie, Agraphie
- Im frühen Stadium erhaltenes Sprachverständnis auf Wortebene
- Im späten Stadium Mutismus

Verhaltensauffälligkeiten:
- Im frühen Stadium intaktes Sozialverhalten
- Im späten Stadium Verhaltensauffälligkeiten ähnlich wie bei frontaler/frontotemporaler Verlaufsform

Semantische Demenz (verkürzte Wiedergabe)

I. Grundlegende klinische Merkmale

- Schleichender Beginn und allmähliche Progredienz
- Sprachstörung
- Inhaltsarme flüssige Spontansprache
- Verlust des Wissens über Wortbedeutungen, der sich beim Benennen und im Sprachverständnis zu erkennen gibt
- Semantische Paraphasien und/oder visuelle Agnosie mit
- Prosopagnosie (Störung des Erkennens von Gesichtern) und/oder Objektagnosie

Weitere Merkmale: Erhaltene Fähigkeit, Objekte anhand ihrer Gestalt zuzuordnen (ohne sie notwendigerweise zu erkennen) und Zeichnungen zu kopieren, Einzelwörter nachzusprechen, laut zu lesen und Worte orthographisch korrekt nach Diktat zu schreiben

◘ **Tab. 3.4.** Klinisch-diagnostische Konsensuskriterien der Parkinson-Disease-Demenz (PDD) (nach Goetz et al. 2008[5])

I. Kernmerkmale sind:

- Diagnose eines Morbus Parkinson entsprechend der »Queen Square Brain Bank«-Kriterien
- Ein demenzielles Syndrom mit schleichendem Beginn und langsamer Progression, welches sich bei bestehender Diagnose eines Parkinson-Syndroms entwickelt und sich basierend auf Anamnese, der klinischen und psychischen Untersuchung wie folgt darstellt:
- Einschränkungen in mehr als einer kognitiven Domäne (s. unten)
- Abnahme der Kognition im Vergleich zum prämorbiden Niveau
- Die Defizite sind ausgeprägt genug, um zu Einschränkungen im täglichen Leben (sozial, beruflich oder in der eigenen Versorgung) zu führen, unabhängig von Einschränkungen, die motorischen oder autonomen Symptomen zuzuordnen sind

II. Assoziierte klinische Merkmale sind:

Kognitive Funktionen:
- Aufmerksamkeit: beeinträchtigt. Beeinträchtigungen der spontanen und fokussierten Aufmerksamkeit, schlechte Leistungen in Aufmerksamkeitsaufgaben; die Leistungen können im Tagesverlauf und von Tag zu Tag fluktuieren
- Exekutive Funktionen: beeinträchtigt. Beeinträchtigungen bei Aufgaben, die Initiierung, Planung, Konzeptbildung, Regellernen, kognitive Flexibilität (Set-Shifting und Set-Maintenance) erfordern; beinträchtigte mentale Geschwindigkeit (Bradyphrenie)
- Visuell-räumliche Funktionen: beeinträchtigt. Beeinträchtigung bei Aufgaben, die räumliche Orientierung, Wahrnehmung oder Konstruktion verlangen
- Gedächtnis: beeinträchtigt. Beeinträchtigungen beim freien Abruf kürzlich stattgefundener Ereignisse oder beim Erlernen neuer Inhalte; das Erinnern gelingt besser nach Präsentation von Hinweisen, das Wiedererkennen ist meistens weniger beeinträchtigt als der freie Abruf
- Sprache: Die Kernfunktionen sind weitestgehend unbeeinträchtigt. Wortfindungsschwierigkeiten und Schwierigkeiten bei der Bildung komplexerer Sätze können vorliegen

Verhaltensmerkmale:
- Apathie: verringerte Spontaneität, Verlust von Motivation, Interesse und Eigenleistung
- Persönlichkeitsveränderungen und Stimmungsänderungen einschl. depressiver Symptome und Angst
- Halluzinationen: vorwiegend visuell, üblicherweise komplexe, ausgestaltete Wahrnehmung von Personen, Tieren oder Objekten
- Wahn: meist paranoid gefärbt, wie z. B. hinsichtlich Untreue oder Anwesenheit unwillkommener Gäste
- Verstärkte Tagesmüdigkeit

III. Merkmale, die die Diagnose einer Demenz bei Morbus Parkinson nicht ausschließen, aber unwahrscheinlich machen:

- Vorhandensein anderer Abnormalitäten, die eine kognitive Beeinträchtigung verursachen können, aber nicht als Ursache der Demenz gewertet werden, wie z. B. Nachweis relevanter vaskulärer Läsionen in der Bildgebung
- Der zeitliche Abstand zwischen Entwicklung der motorischen und kognitiven Symptome ist nicht bekannt

IV. Merkmale, die annehmen lassen, dass andere Umstände oder Erkrankungen die Ursache für die geistige Beeinträchtigung darstellen, so dass die verlässliche Diagnose einer Demenz bei Parkinson-Syndrom nicht gestellt werden kann:

- Kognitive und Verhaltenssymptome treten allein im Zusammenhang mit anderen Umständen wie folgt auf: akute Verwirrtheit aufgrund einer systemischen Erkrankung oder Abweichungen, Medikamentennebenwirkungen
- Major Depression entsprechend der DSM-IV
- Merkmale, die mit der Verdachtsdiagnose einer »wahrscheinlichen vaskulären Demenz« entsprechend den diagnostischen AIREN-Kriterien vereinbar sind

Kriterien für die Diagnose »wahrscheinliche« Parkinson-Demenz:
- Die beiden Kernmerkmale unter I. müssen vorhanden sein
- Es muss ein typisches Profil der kognitiven Einschränkungen vorliegen mit Nachweis von Defiziten in mindestens zwei der vier unter II. genannten Domänen
- Das Vorhandensein mindestens eines der unter II. aufgeführten Verhaltensymptome unterstützt die Diagnose, wobei das Fehlen von Verhaltenssymptomen die Diagnose nicht in Frage stellt
- Keiner der unter III. aufgeführten Punkte ist erfüllt
- Keines der unter IV. aufgeführten Merkmale liegt vor

▼

◘ Tab. 3.4 (Fortsetzung)

Kriterien für die Diagnose »mögliche« Parkinson-Demenz:
- Die beiden Kernmerkmale unter I. müssen vorhanden sein
- II. oder III. ist nicht erfüllt oder II. und III. sind nicht erfüllt

II. nicht erfüllt, wenn atypisches Profil der kognitiven Beeinträchtigung in einer oder mehreren Domänen, wie z. B. motorische oder sensomotorische Aphasie oder alleinige Störung der Merkfähigkeit (Gedächtnisleistung verbessert sich nicht nach Hilfeleistungen oder in der Wiedererkennung), bei erhaltener Aufmerksamkeit vorliegt. Verhaltenssymptome können vorliegen oder nicht ODER

- Ein oder mehrere der unter III. aufgeführten Punkte sind erfüllt
- Keines der unter IV. aufgeführten Merkmale liegt vor

◘ Tab. 3.5. Klinisch-diagnostische Konsensuskriterien der Lewy-Körperchen-Demenz (LKD) (nach McKeith et al. 2005[6])

I. Das **zentrale** Merkmal der LKD ist eine Demenz, die mit Funktionseinschränkungen im Alltag einhergeht. Die Gedächtnisfunktion ist beim Erkrankungsbeginn relativ gut erhalten. Aufmerk-samkeitsstörungen, Beeinträchtigungen der exekutiven und visuoperzeptiven Funktionen sind häufig

II. **Kernmerkmale sind:**

- Fluktuation der Kognition, insbesondere der Aufmerksamkeit und Wachheit
- Wiederkehrende ausgestaltete visuelle Halluzinationen
- Parkinson-Symptome

III. **Stark hinweisende Merkmale sind:**

- Verhaltensstörungen im REM-Schlaf (Schreien, Sprechen, motorisches Ausagieren von Träumen)
- Ausgeprägte Neuroleptikaüberempfindlichkeit
- Verminderte dopaminerge Aktivität in den Basalganglien, dargestellt mit SPECT oder PET

Für die Diagnose »**mögliche**« LKD muss das zentrale Merkmal zusammen mit einem Kernmerkmal vorkommen

Wenn Kernmerkmale fehlen, genügt mindestens ein stark hinweisendes Merkmal für die Diagnose »**mögliche**« LKD

Für die Diagnose »**wahrscheinliche**« LKD müssen mindestens zwei Kernmerkmale oder ein Kernmerkmal zusammen mit mindestens einem stark hinweisenden Merkmal erfüllt sein

IV. **Unterstützende** Merkmale kommen häufig vor, haben aber zurzeit keine diagnostische Spezifität: wiederholte Stürze oder Synkopen, vorübergehende Bewusstseinsstörung, schwere autonome Dysfunktion (orthostatische Hypotension; Urininkontinenz), Halluzinationen in anderen Modalitäten, systematischer Wahn, Depression, Erhaltung des medialen Temporallappens (cCT, cMRT), verminderter Metabolismus, insbesondere im Okzipitallappen, pathologisches MIBG-SPECT des Myokards, verlangsamte EEG-Aktivität mit temporalen scharfen Wellen

Gegen LKD sprechen:
- Zerebrovaskuläre Läsionen in der cCT oder cMRT oder fokal-neurologische Symptome
- Andere Erkrankungen, die das klinische Bild zureichend erklären können
- Spontane Parkinson-Symptome, die ausschließlich bei schwerer Demenz auftreten

teilt, die vor allem im Frühstadium unterscheidbar sind. Sie gehen im Verlauf, zum Teil auch schon von Beginn an, ineinander über:
1. frontale/frontotemporale Verlaufsform mit führender Wesensänderung (Haupttyp),
2. primär-progressive Aphasie (führende nichtflüssige Aphasie),
3. semantische Demenz (führende flüssige, semantische Aphasie).

Diese Subtypisierung wird in den Konsensuskriterien abgebildet[4].

3.1.3.2.5 Demenz bei Morbus Parkinson

In der ICD-10 wird die Demenz bei primärem Parkinson-Syndrom wie folgt definiert:

F02.3*, G20.* Demenz bei primärem Parkinson-Syndrom (G20.-+): Eine Demenz, die sich im Verlauf einer Parkinson-Krankheit entwickelt. Bisher konnten allerdings noch keine charakteristischen klinischen Merkmale beschrieben werden.

3.1.3.2.6 Lewy-Körperchen-Demenz

Die Lewy-Körperchen-Demenz (LKD) (Lewy Body Dementia, LBD) ist ohne syndromale Beschreibung in der ICD-10 benannt (G.31.82). Es liegen aber aktuelle, wissenschaftlich verwendete Konsensuskriterien für die LKD vor (Tab. 3.5).

3.1.3.3 Verlauf und Prognose von Demenzerkrankungen

Alle neurodegenerativen Demenzerkrankungen (Alzheimer-Demenz, frontotemporale Demenz, Parkinson-Demenz, Lewy-Körperchen-Demenz) sind progressive Erkrankungen mit Verläufen über mehrere Jahre. Die Dauer der Erkrankungsverläufe ist sehr variabel. Die frontotemporale Demenz zeigt einen deutlich früheren Erkrankungsbeginn als die anderen genannten Erkrankungen.

Da für keine der degenerativen Demenzerkrankungen eine Therapie zur Verminderung der Progression bzw. zur Heilung existiert, haben alle eine Prognose mit weitreichender Pflegebedürftigkeit und einer reduzierten Lebenserwartung.

Bei der vaskulären Demenz sind auch stufenförmige Verläufe mit langen Phasen ohne Progredienz und Phasen leichter Besserung möglich.

3.2 Diagnostik (2)

Das folgende Kapitel über die Diagnostik von Demenzerkrankungen umfasst einen allgemeinen Teil zum diagnostischen Prozess sowie Empfehlungen zum Einsatz einzelner diagnostischer Verfahren (Abb. 3.1, S. 92).

3.2.1 Allgemeine Empfehlungen zum diagnostischen Prozess

3.2.1.1 Diagnosestellung

Die Diagnostik von Demenzerkrankungen dient dazu, die syndromale und ätiologische Zuordnung der Demenz zu erreichen. Sie ist Grundlage der Therapie und Betreuung. Sie dient dazu, Erkrankte und deren Angehörige über die Ätiologie, die Symptomatik, die Prognose, die Therapie und über präventive Maßnahmen aufzuklären. Da es sich bei der Symptomatik von Demenzerkrankungen um einen dynamischen und progredienten Prozess handelt und viele therapeutische und präventive Ansätze gerade im Frühstadium der Erkrankung Belastung und Pflegebedürftigkeit verzögern können, ist eine frühzeitige Diagnostik von Demenzerkrankungen zu fordern.

Gleichzeitig erfordert die Frühdiagnostik besondere Sorgfalt, um die Möglichkeit der Stellung einer falsch-positiven Diagnose, die insbesondere früh im Krankheitsverlauf besteht, zu minimieren.

Vor dem Hintergrund unterschiedlicher Symptomatik, Prognosen und therapeutischen Optionen ist eine ätiologische Differenzialdiagnostik zu fordern. Sie soll die Identifikation von nichtdegenerativen bzw. nichtvaskulären Ursachen eines Demenzsyndroms ermöglichen, um hier ggf. spezielle Therapien einzuleiten. Sie soll ferner innerhalb der Demenzerkrankungen eine Spezifizierung nach ICD-10 erlauben.

Die Syndromdiagnose und die ätiologische Zuordnung werden unter Würdigung aller Informationen, die im Einzelfall zur Verfügung stehen, vorgenommen.

1 Eine frühzeitige syndromale und ätiologische Diagnostik ist Grundlage der Behandlung und Versorgung von Patienten mit Demenzerkrankungen und deshalb allen Betroffenen zu ermöglichen.	*Good clinical practice, Expertenkonsens*

3.2.1.2 Einwilligungsfähigkeit

Ein besonderes Kennzeichen von Demenzerkrankungen ist die Abnahme der kognitiven Leistungsfähigkeit und der Fähigkeit zu selbstständiger Lebensführung des Betroffenen. Dies ist ab einem bestimmten Krankheitsstadium mit dem Verlust der Einwilligungsfähigkeit für medizinische Maßnahmen assoziiert. Der Einsatz von diagnostischen Verfahren setzt aber die Einwilligungsfähigkeit des Betroffenen voraus. Es ist daher im Einzelfall zu prüfen, ob die Einwilligungsfähigkeit für die jeweilige diagnostische Maßnahme vorliegt. Liegt keine Einwilligungsfähigkeit vor, muss die gesetzliche Vertretungssituation geprüft werden (Vorliegen einer Vorsorgevollmacht oder Generalvollmacht, erstellt »in gesunden Tagen« oder einer gesetzlichen Betreuung für Gesundheitsfürsorge), ggf. müssen Maßnahmen ergriffen werden, um eine gesetzliche Vertretungssituation für Fragen der Gesundheitsfürsorge zu schaffen.

2 Bei der Durchführung diagnostischer Maßnahmen ist die Einwilligungsfähigkeit des Patienten zu prüfen und zu berücksichtigen. Es sind ggf. Maßnahmen zu ergreifen, um eine gesetzliche Vertretung des Betroffenen für Fragen der Gesundheitsfürsorge zu schaffen.	*Good clinical practice, Expertenkonsens*

3.2.1.3 Aufklärung

Die Diagnose einer Demenz zusammen mit der ätiologischen Zuordnung ist eine äußerst schwerwiegende Information für Erkrankte und Angehörige, die zu großer intraindividueller und zwischenmenschlicher psychischer Belastung führen kann. Diesem Umstand ist Rechnung zu tragen durch eine möglichst hohe diagnostische Sicherheit vor der Vermittlung der Diagnose und durch eine Aufklärung über die Diagnose, die dem Erkrankten, den Angehörigen und dem Umfeld gerecht wird.

Entsprechend der Progredienz der Erkrankung ist auch im weiteren Verlauf der Aufklärungs- und Beratungsprozess kontinuierlich fortzusetzen und den wechselnden Bedürfnissen der Demenzkranken und pflegenden Angehörigen anzupassen.

3	Die Patienten und ggf. auch ihre Angehörigen werden über die erhobenen Befunde und ihre Bedeutung im ärztlichen Gespräch in einem der persönlichen Situation des Erkrankten und der Angehörigen angemessenen Rahmen aufgeklärt, wobei sich Art und Inhalt der Aufklärung am individuellen Informationsbedarf und -wunsch sowie am Zustandsbild des Betroffenen orientieren. Die Aufklärung soll neben der Benennung der Diagnose auch Informationen zu Therapiemöglichkeiten, Verhaltensweisen im Umgang mit der Erkrankung, Hilfe- und Unterstützungsangeboten, über die Leistungen der Kranken- und Pflegeversicherung, Betroffenen- und Angehörigenverbände, z. B. Alzheimer Gesellschaft, und Prognose enthalten. Dem Informationsbedürfnis der Erkrankten und der Angehörigen ist umfassend Rechnung zu tragen.	*Good clinical practice, Expertenkonsens*

3.2.1.4 Fahrtauglichkeit

Eine spezielle Fragestellung, die häufig im diagnostischen Prozess auftritt, betrifft die Eignung des Erkrankten, ein Kraftfahrzeug zu führen. Die Problematik der Fahrtauglichkeit sollte, falls möglich, bereits in der frühen Erkrankungsphase angesprochen werden, um auf einen Verzicht des Fahrens hinzuwirken.

Eine Demenz im frühen Stadium geht allerdings nicht zwingend mit dem Verlust der Fahrtauglichkeit einher. Es gibt keine definierte Grenze im Bereich der leichten Demenz, bei der die Fahrtauglichkeit verloren geht. Das Stadium einer mittelschweren oder schweren Demenz ist nicht mehr mit dem Führen eines Kraftfahrzeuges zu vereinbaren.

Die Symptome, die die Fahrtauglichkeit bei einer Demenz beeinträchtigen, sind neben Orientierungsstörungen insbesondere eine eingeschränkte Reaktionsfähigkeit und eine verminderte Fähigkeit, komplexe Situationen schnell zu erfassen. Dazu können Störungen des räumlichen Sehens kommen. Insbesondere bei der frontotemporalen Demenz können Beeinträchtigungen der Verhaltenskontrolle zu gefährlichen Situationen im Straßenverkehr führen. Darüber hinaus sind ein höheres Lebensalter und Veränderungen in der Motorik unabhängige Prädiktoren für Fahrfehler[7].

Bei der Beurteilung der Fahrtauglichkeit ist eine ausführliche Anamnese des Betroffenen und Fremdanamnese der Angehörigen notwendig, wobei hier gezielt nach Fahrfehlern, Unsicherheiten im Straßenverkehr oder Unfällen gefragt werden soll. Zusätzlich können weitergehende Untersuchungen (neuropsychologische Testung, Fahrsimulator, ggf. Fahrprobe) erfolgen[8].

Sollte ein Erkrankter bei bestehender Fahruntauglichkeit trotz Aufklärung über die Gefährdung und trotz Aufforderung nicht zu fahren, weiter als Fahrer am Straßenverkehr teilnehmen, so kann ein Arzt trotz seiner grundsätzlichen Schweigepflicht aufgrund einer sorgfältigen Güterabwägung berechtigt sein, zum Schutze der potenziell betroffenen Verkehrsteilnehmer die zuständige Behörde zu benachrichtigen.

Hinweise zur Fahrtauglichkeit sind erhältlich unter:

www.fahrerlaubnisrecht.de/Begutachtungsleitlinien/BGLL %20Inhaltsverzeichnis.htm

3.2.2 Diagnostische Verfahren

Eine Demenz ist ein klinisches Syndrom, welches nach ICD-10 definiert ist und sich aus dem klinisch beschreibenden Befund ergibt. Die klinische Charakteristik erlaubt Rückschlüsse auf die Ätiologie der Demenz. Sie alleine ist jedoch nicht ausreichend für die ätiologische Zuordnung.

> **4** Die Diagnose einer Demenz ist eine Syndromdiagnose und soll auf anerkannten Kriterien fußen, wie sie z. B. in der ICD-10 niedergelegt sind. Demenz ist zunächst eine klinische, beschreibende Diagnose; eine prognostische Aussage ist damit nicht impliziert. Hinter der Syndromdiagnose verbirgt sich eine Fülle von ursächlichen Erkrankungen, die differenziert werden müssen, da erst die ätiologische Zuordnung eine fundierte Aussage über den Verlauf und die Behandlung erlaubt.
> Eine erste ätiologische Differenzierung kann ebenfalls an klinischen Merkmalen, die z. B. in der ICD-10 gelistet sind, erfolgen. Die ätiologische Zuordnung anhand dieser klinischen Merkmale alleine ist aber unzureichend.
>
> *Good clinical practice, Expertenkonsens*

3.2.2.1 Anamnese

Aufgrund der kognitiven Beeinträchtigung des Erkrankten ist neben der Eigenanamnese die Fremdanamnese von zentraler Bedeutung. Die Familien- und Sozialanamnese geben Hinweise auf Risikofaktoren sowie aktuelle Ressourcen und Problemkonstellationen für die Krankheitsbewältigung.

Die Anamnese sollte folgende Bereiche umfassen:
- Symptomentwicklung in den Bereichen Kognition, Verhalten und Alltagsfunktionen mit zeitlicher Dynamik,
- vegetative Anamnese,
- vorbestehende somatische und psychische Krankheiten,
- Medikamentenanamnese (insbesondere Medikamente mit kognitiv beeinträchtigenden Nebenwirkungen[9]),
- Familienanamnese,
- Sozialanamnese.

> **5** Eine genaue Eigen-, Fremd-, Familien- und Sozialanamnese unter Einschluss der vegetativen und Medikamentenanamnese soll erhoben werden. Aus ihr sollen besondere Problembereiche, Alltagsbewältigung und bisheriger Verlauf abschätzbar sein.
>
> *Good clinical practice, Expertenkonsens*

3.2.2.2 Körperliche und psychopathologische Untersuchung

Eine Vielzahl an Erkrankungen kann zu dem klinischen Syndrom einer Demenz führen. Daher sind eine körperliche internistische und neurologische Untersuchung unabdingbar. Besonderes Augenmerk sollte auf kardiovaskuläre, metabolische und endokrinologische Erkrankungen gelegt werden.

Die neurologische Untersuchung ist notwendig zur Feststellung von Symptomen, die auf Krankheiten hinweisen, die als primäre Ursache der Demenz gelten (z. B. Parkinson-Symptomatik bei M. Parkinson und Lewy-Körperchen-Demenz; Hinweise für zerebrale Ischämien bei vaskulärer Demenz). Darüber hinaus ist die neurologische Untersuchung erforderlich, um Demenzursachen zu erkennen, die nicht primär neurodegenerativ oder vaskulär bedingt sind (z. B. Normaldruckhydrozephalus).

Der psychopathologische Befund liefert Hinweise zu wesentlichen Differenzialdiagnosen zur Demenz, insbesondere Depression, Delir, Negativsymptomatik bei Schizophrenie, schizophrenes Residuum und Abhängigkeitserkrankungen. Insbesondere depressive Symptome sind gezielt zu erfassen, da diese als Risikofaktoren für die Entwicklung einer Demenz gelten, Begleitsymptome bei beginnender Demenz sein können, aber möglicherweise auch die Ursache von kognitiven Störungen darstellen. Gleichzeitig werden mithilfe des psychopathologischen Befundes wesentliche psychische und Verhaltenssymptome, die bei Demenz auftreten und von besonderer Relevanz in der Behandlung von Demenzerkrankten sind, erfasst.

3.2.2.3 Kognitiver Kurztest

Demenzerkrankungen sind u. a. durch kognitive Beeinträchtigungen definiert. Die Wahrnehmung kognitiver Beeinträchtigung durch den Erkrankten und die Angehörigen ist durch vielfältige Faktoren beeinflusst. In der täglichen Praxis können kognitive Störungen übersehen werden, falls nicht gezielt nachgefragt wird und keine Angaben von Angehörigen erfolgen. Als Instrumente zur orientierenden Einschätzung von kognitiven Störungen sind z. B. der Mini-Mental-Status-Test (MMST)[10], der DemTect[11] und der Test zur Früherkennung von Demenzen mit Depressionsabgrenzung (TFDD) zu nennen[12]. Der Uhrentest kann in Kombination mit den anderen genannten Kurztestverfahren die diagnostische Aussagekraft erhöhen, ist jedoch als alleiniger kognitiver Test nicht geeignet[13].

3

| 6 | Bei jedem Patienten mit Demenz oder Demenzverdacht sollte bereits bei der Erstdiagnose eine Quantifizierung der kognitiven Leistungseinbuße erfolgen.
Für die ärztliche Praxis sind die einfachen und zeitökonomischen Tests, z. B. MMST, DemTect, TFDD und Uhrentest, als Testverfahren geeignet, um das Vorhandensein und den ungefähren Schweregrad einer Demenz zu bestimmen.
Die Sensitivität dieser Verfahren bei leichtgradiger und fraglicher Demenz ist jedoch begrenzt und sie sind zur Differenzialdiagnostik verschiedener Demenzen nicht geeignet. | *Empfehlungsgrad B, Leitlinienadaptation NICE-SCIE 2007* |

3.2.2.4 Schweregradeinteilung

Eine subjektive Einschätzung der kognitiven Leistung ist ferner allein nicht geeignet, den Schweregrad der Beeinträchtigung zu quantifizieren. Die quantitative Abschätzung der kognitiven Beeinträchtigung ist jedoch notwendig für die Festlegung auf einen Demenzschweregrad. Die Schweregradeinschätzung ist Grundlage einer adäquaten Aufklärung und Betreuung von Erkrankten und Angehörigen sowie zur Indikationsstellung von Therapien.

Hinsichtlich der Schweregradeinteilung einer Demenz wird im Falle der Alzheimer-Demenz der MMST im Rahmen von Therapiestudien herangezogen. Angelehnt an das NICE[14] und das IQWiG[15] kann folgende Einteilung vorgenommen werden, wobei die Grenzen zwischen den einzelnen Stufen weich sind und im individuellen Fall nur als Orientierungshilfe dienen (▶ auch Kap. 3.3).

- MMST 20 bis 26 Punkte: leichte Alzheimer-Erkrankung
- MMST 10 bis 19 Punkte: moderate/mittelschwere Alzheimer-Erkrankung
- MMST weniger als 10 Punkte: schwere Alzheimer-Erkrankung

Die anamnestischen Angaben, die Ergebnisse der körperlichen und psychopathologischen Untersuchung sowie die Ergebnisse eines geeigneten Kurztests dienen als Grundlage der syndromalen diagnostischen Zuordnung.

| 7 | Grundlage der Diagnostik ist eine ärztliche Untersuchung unter Einschluss eines internistischen, neurologischen und psychopathologischen Befundes. Eine Schweregradabschätzung der kognitiven Leistungsstörung soll mithilfe eines geeigneten Kurztests durchgeführt werden. | *Good clinical practice, Expertenkonsens* |

3.2.3 Neuropsychologische Diagnostik

Kurztestverfahren sind besonders in Fällen von leichter oder fraglicher Demenz oder bei seltenen und ungewöhnlichen Demenzformen ggf. unzureichend, da sie Deckeneffekte haben bzw. relevante kognitive Funktionen nicht ausreichend abbilden. Eine vertiefte neuropsychologische Untersuchung leistet deshalb bei einem klinisch nicht eindeutigen Befund, im frühen Stadium oder zur ätiologischen Zuordnung eines Demenzsyndroms einen wesentlichen Beitrag. Gleichwohl kann eine Demenzdiagnose nicht alleine anhand eines neuropsychologischen Tests gestellt werden, da sie als wesentliches Merkmal zusätzlich Funktionseinschränkungen bei Alltagsaktivitäten umfasst.

| 8 | Ausführliche neuropsychologische Tests sollten bei fraglicher oder leichtgradiger Demenz zur differenzialdiagnostischen Abklärung eingesetzt werden. Die Auswahl der geeigneten Verfahren richtet sich im Einzelfall nach der Fragestellung, dem Krankheitsstadium und der Erfahrung des Untersuchers. Beeinflussende Variablen, wie z. B. prämorbides Funktionsniveau, Testvorerfahrung, Ausbildungsstatus und soziokultureller Hintergrund oder Sprachkenntnisse, müssen berücksichtigt werden.
Im Rahmen der vertieften neuropsychologischen Früh- und Differenzialdiagnostik sollten möglichst unter Zuhilfenahme von standardisierten Instrumenten u. a. die kognitiven Bereiche Lernen und Gedächtnis, Orientierung, Raumkognition, Aufmerksamkeit, Praxie, Sprache und Handlungsplanung untersucht werden. | *Empfehlungsgrad B, Leitlinienadaptation NICE-SCIE 2007* |

> **9** Bei wiederholtem Einsatz neuropsychologischer Testverfahren zur Beurteilung des Krankheitsverlaufs oder des Behandlungserfolgs müssen Testwiederholungseffekte durch einen ausreichenden zeitlichen Abstand zwischen den Testzeitpunkten (mindestens 6 Monate oder bei rascher Progredienz auch früher) oder durch Verwendung von Test-Parallelversionen so weit wie möglich vermieden werden. Die dennoch eingeschränkte Reliabilität der Testverfahren muss bei der Beurteilung von Veränderungen der Ergebnisse berücksichtigt werden.
>
> *Empfehlungsgrad C, Evidenzebene IV*

Beispiele für neuropsychologische Testverfahren und standardisierte diagnostische Interviews sind:
- Neuropsychologische Testbatterie des amerikanischen »Consortium to Establish a Registry for Alzheimer's Disease« (CERAD)[16],
- »Alzheimer's Disease Assessment Scale-cognitive Subscale« (ADAS-cog)[17],
- »Strukturiertes Interview für die Diagnose einer Demenz vom Alzheimer-Typ, der Multiinfarkt- (oder vaskulären) Demenz und Demenzen anderer Ätiologie nach DSM-III-R, DSM-IV und ICD-10« (SIDAM)[18],
- Bei mittelschwerer bis schwerer Demenz: »Severe Impairment Battery« (SIB)[19].

Für differenzialdiagnostische Fragestellungen, aber auch bei der Untersuchung leichter Formen der Demenz, sind Verfahren heranzuziehen, die für die Diagnosesicherung der Alzheimer-Demenz eine Überprüfung des »delayed recall«[20], eine Überprüfung der Fehleranfälligkeit der Gedächtnisleistung[21, 22] sowie der semantischen Gedächtnisleistung ermöglichen[23].

Für die Abgrenzung der Lewy-Körperchen-Demenz sollte die visuoperzeptive Leistungsfähigkeit und die Stabilität der Aufmerksamkeitsleistung untersucht werden.

Bei der Untersuchung der vaskulären Demenz sieht der Konsensus der kanadischen Gruppe die besondere Berücksichtigung der exekutiven Funktionen vor[24], die neben der Sprachleistung auch bei den frontotemporalen Demenzen im Vordergrund stehen. Eine Übersicht über Testverfahren findet sich in ◘ Tab. 3.6.

◘ **Tab. 3.6.** Übersicht neuropsychologischer Untersuchungen in der Differenzialdiagnose

Basisdiagnostik	
Kurztest (z.B. MMST, DemTect, TFDD)	Grobquantifizierung kognitiver Defizite Schweregradabschätzung Verlaufsuntersuchung
Vertiefte neuropsychologische Diagnostik (Indikation s. Text)	
Klinisch vermutete Erkrankung	Domänen mit beispielhaften Testverfahren
Alzheimer-Demenz	Prüfung der Vergessensrate über die Zeit[23], Fehler (nicht Auslassungen) in der Rekognitionsleistung[22], semantische Wortflüssigkeit (z.B. CERAD, RWT)[25]
Vaskuläre oder Multiinfarkt-Demenz	Prüfung der Geschwindigkeit und Seitendifferenzen in der visuellen Suche[26], phonologische vs. semantische Wortflüssigkeit[27], Arbeitsgedächtnisleistung und kognitive Flexibilität[28] als Exekutivfunktionsparameter[29]
Frontotemporale Demenz	Prüfung der kognitiven Flexibilität und der Exekutivfunktionen (TAP- Reaktionswechsel, Wisconsin Card Sorting Test, BADS-Arbeitsgedächtnistests), der Motorik (Antisakkaden[30], Lurija Motoriktests)
Primär progressive Aphasie und semantische Demenz	Prüfung des sprachlichen Verstehens, der Wortflüssigkeit (speziell phonologische Wortflüssigkeit, LPS 50+)[25], Benennleistung[31], Rechtschreibung und des Kopfrechnens[32] etc.
Lewy-Körperchen-Demenz	Prüfung der visuellen Wahrnehmungsleistung (VOSP – Incomplete Letters, BORB – overlapping figur es[33], Boston Naming Test[34]) und der Aufmerksamkeitsleistung (TAP Alertness & geteilte Aufmerksamkeit: Reaktionsvariabilität)[35]
Parkinson-Demenz	Prüfung des Verhältnisses verzögerter freier Abruf zu Wiedererkennensleistung[36], visuokonstruktiver Planungs-, nicht aber visuoperzeptiver Wahrnehmungsleistung, z.B. Mosaik-Test vs. VOSP[37] und Exekutivfunktionen[38]

3.2.4 Erfassung von Beeinträchtigungen alltagsbezogener Fähigkeiten sowie von psychischen und Verhaltenssymptomen

Funktionsbeeinträchtigungen in Alltagstätigkeiten sind ein diagnostisches Kriterium einer Demenz.

Psychische und Verhaltenssymptome sind ebenfalls charakteristisch für Demenzerkrankungen und stellen eine wesentliche Belastung für Erkrankte und die pflegenden Angehörigen dar. Eine Übersicht zu psychischen und Verhaltenssymptomen findet sich in ◻ Tab. 3.7.

10	Demenz-assoziierte psychische und Verhaltenssymptome und Beeinträchtigungen der Alltagsbewältigung sowie die Belastung der pflegenden Bezugspersonen sollten erfasst werden. Dazu stehen validierte Skalen zur Verfügung.	*Empfehlungsgrad B, Leitlinienadaptation Dementia MOH 2007[51]*

◻ **Tab. 3.7.** Psychische und Verhaltenssymptome demenzieller Syndrome

Untersuchungsinstrumente	
Häufig genutzte Verfahren	*Syndromübergreifend:* Neuropsychiatrisches Inventar (NPI) Behavioral Pathology in Alzheimer‹s Disease rating scale (BEHAVE-AD) Behavior Rating Scale for Dementia of the Consortium to Establish a Registry for Alzheimer‹s Disease (CERAD-BRSD) Nurses observation scale for geriatric patients (NOSGER) *Depression:* Cornell Depression bei Demenz Skala Geriatrische Depressionsskala (GDS) Hamilton Depressionsskala (HAM-D) BeckSection 0 Depressions Inventar (Selbstrating) (BDI) *Apathie:* Apathie Evaluation Skala (AES) *Agitation:* Cohen Mansfield Agitation Inventar (CMAI)
Ätiologisch unspezifische Symptome	
Leichte Demenz	Rückzug, Apathie, Angst, Depression[39]
Mittelschwere und schwere Demenz	Apathie, Depression, Agitation, Aggressivität, Störung des Tag-Nacht-Rhythmus[39]
Häufige Symptome bei spezifischer Ätiologie	
Alzheimer-Demenz	Angst, Depression (mit einem Häufigkeitsmaximum im mittelschweren Stadium), motorische Unruhe, Wahn[39, 40] Erkrankungen mit spätem Beginn sind häufiger mit psychischen und Verhaltenssymptomen assoziiert als Erkrankungen mit frühem Beginn[41]
Vaskuläre oder Multiinfarkt -Demenz	Psychomotorische Verlangsamung[42]
Frontotemporale Demenzen: Frontale Variante	Enthemmung, sozial unangepasstes Verhalten, Stereotypien, verändertes Essverhalten[43]
Semantische Demenz	Stereotypien, ähnlich wie frontale Variante, aber weniger deutlich ausgeprägt[44]
Primär Progressive Aphasie	Geringe Verhaltensänderungen im Frühstadium, später ähnlich der frontalen Variante[45]
Lewy-Körperchen-Demenz	Visuelle Halluzinationen (schon im Frühstadium), Capgras Syndrom, Wahn[46], Enthemmung[47], Schluckstörungen[48]
Parkinson-Demenz	Erhöhte Tagesmüdigkeit [49], Wahn, Halluzinationen [50]

3.2.5 Labordiagnostik

3.2.5.1 Serologische und biochemische Diagnostik im Blut

11 Im Rahmen der Basisdiagnostik werden folgende Serum- bzw. Plasmauntersuchungen empfohlen: Blutbild, Elektrolyte (Na, K, Ca), Nüchtern-Blutzucker, TSH, Blutsenkung oder CRP, GOT, Gamma-GT, Kreatinin, Harnstoff, Vitamin B12.	*Empfehlungsgrad B, Leitlinienadaptation NICE-SCIE 2007*

Beispiele von Erkrankungen, die zu kognitiven Störungen führen können, sind in ◻ Tab. 3.8 aufgeführt. Besonderes Augenmerk sollte auf die häufigen kardiovaskulären, metabolischen und endokrinologischen Erkrankungen gelegt werden. Bei klinischen Verdachtsfällen sind entsprechend gewählte Laboruntersuchungen durchzuführen.

12 Im Falle klinisch unklarer Situationen oder bei spezifischen Verdachtsdiagnosen sollen gezielte weitergehende Laboruntersuchungen durchgeführt werden. Beispiele hierfür sind: Differenzial-Blutbild, BGA, Phosphat, HBA1c, Homocystein, fT3, fT4, SD-Antikörper, Kortisol, Parathormon, Coeruloplasmin, Vitamin B6, Borrelien-Serologie, Pb, Hg, Cu, Lues-Serologie, HIV-Serologie, Drogenscreening, Urinteststreifen, Folsäure.	*Good clinical practice, Expertenkonsens*

◻ **Tab. 3.8.** Beispielhafte mögliche Ursachen eines Demenzsyndroms

1. Endokrinopathien

Hypothyreose
Hyperthyreose
Hypoparathyreoidismus
Hyperparathyreoidismus

2. Vitaminmangelkrankheiten

B12-Mangel
Folsäuremangel
B1-Mangel
B6-Mangel

3. Metabolische Enzephalopathien

chronisch hypoxische Zustände
chronische Lebererkrankungen (M. Wilson, Hämochromatose, Leberzirrhose)
chronische Nierenerkrankungen (Dialyse-Enzephalopathie)

4. Intoxikationen

Industriegifte (z. B. Kohlenmonoxid, Quecksilber, Blei, Perchlorethylen)
Medikamente (z. B. Kardiaka, Antihypertensiva, Psychopharmaka)
Alkoholabhängigkeit

5. Elektrolytstörungen

Hyponatriämie (z. B. diuretische Behandlung)
Hypernatriämie
▼

◻ **Tab. 3.8** (Fortsetzung)

6. Hämatologisch bedingte Störungen

Polyzythämie, Hyperlipidämie, multiples Myelom
Anämie

7. Chronische Infektionskrankheiten

bakteriell: M. Whipple, Neurosyphilis, Neuroborreliose
viral: Zytomegalie, HIV-Enzephalitis, progressive multifokale Leukoenzephalitis

8. Spätformen der Leukodystrophien, z. B. Zeroidlipofuszinose

3.2.5.2 Bestimmung des Apolipoprotein-E-Genotyps

Das Apolipoprotein-E-Gen (ApoE-Gen) ist in Abhängigkeit von der Allelkonstellation ein Risikofaktor für die Alzheimer-Krankheit. Epsilon 4 ist mit einem erhöhten Risiko, an der Alzheimer-Demenz zu erkranken, assoziiert. Heterozygote Träger mit der Allelkombination 3/4 haben ein ca. dreifach erhöhtes Lebenszeitrisiko für eine Demenz im Vergleich zu 3/3-Trägern. Homozygote 4/4-Träger haben ein bis zu zehnfach erhöhtes Risiko, an einer Alzheimer-Demenz zu erkranken[52]. Die Sensitivität für das ApoE4-Allel bezüglich der Diagnose einer Alzheimer-Demenz liegt bei 65 % und die Spezifität bei 68 %[53]. Diese Werte sind zu gering für die Verwendung als diagnostischer Test[54].

13 Eine isolierte Bestimmung des Apolipoprotein-E-Genotyps als genetischer Risikofaktor wird aufgrund mangelnder diagnostischer Trennschärfe und prädiktiver Wertigkeit im Rahmen der Diagnostik nicht empfohlen.	*Empfehlungsgrad A, Leitlinienadaptation NICE-SCIE 2007*

3.2.6 Liquordiagnostik

Der Liquordiagnostik kommen in der ätiologischen Diagnostik von Demenzerkrankungen zwei Funktionen zu. Sie dient dazu, Erkrankungen, für deren Vorliegen klinische Hinweise bestehen, zu diagnostizieren oder auszuschließen (s. unten). Ferner unterstützt sie die Diagnosestellung einer neurodegenerativen Erkrankung, insbesondere der Alzheimer-Krankheit. Insbesondere sollen folgende Krankheiten mithilfe der Liquordiagnostik ausgeschlossen werden, wenn sich klinische Hinweise dafür ergeben: Demenz bei Virusenzephalitiden und postviralen Enzephalitiden, Lues, M. Whipple, Neuroborreliose, Neurosarkoidose und Hirnabszess. Weiterhin können über die Liquordiagnostik Vaskulitiden, Metastasen, paraneoplastische Enzephalopathien und die multiple Sklerose abgegrenzt werden. Für einige dieser Erkrankungen gibt es bereits in der erweiterten Serumdiagnostik oder Bildgebung Hinweise (z. B. Lues, Hirnabszess, multiple Sklerose, Neurosarkoidose, AIDS-Demenzkomplex).

14 In der Erstdiagnostik einer Demenz sollte die Liquordiagnostik zum Ausschluss einer entzündlichen Gehirnerkrankung durchgeführt werden, wenn sich dafür Hinweise aus der Anamnese, dem körperlichen Befund oder der Zusatzdiagnostik ergeben.	*Good clinical practice, Expertenkonsens*

Es ist möglich, dass bei einer Liquoruntersuchung eine Erkrankung erkannt wird, für die aufgrund der klinischen Befunde kein unmittelbarer Verdacht vorlag. Daher sollen im Falle der Liquordiagnostik bei Demenz die Parameter mit erhoben werden, die auf eine solche Erkrankung hinweisen können. Dazu gehören (Liquorgrundprofil): Zellzahl, Gesamtprotein, Laktatkonzentration, Glukose, Albuminquotient, intrathekale IgG-Produktion und oligoklonale Banden. Ergänzend sind bei klinischer Indikation die Bestimmung der intrathekalen IgA- und IgM-Produktion möglich.

15 Die Liquordiagnostik kann auch Hinweise für nichtdegenerative Demenzursachen geben, bei denen Anamnese, körperlicher Befund und übrige technische Zusatzdiagnostik keine pathologischen Befunde zeigen. Wenn eine Liquordiagnostik bei Demenz durchgeführt wird, sollen die Parameter des Liquorgrundprofils untersucht werden.	*Good clinical practice, Expertenkonsens*

3.2.6.1 Neurodegenerationsmarker

Im Liquor sind Korrelate der neuropathologischen Veränderungen, die die Alzheimer-Krankheit definieren, messbar. Die aktuell klinisch relevanten Parameter sind beta-Amyloid-1-42, Gesamt-Tau und Phospho-Tau (pTau).

Mit der Kombination des beta-Amyloid-1-42-Werts und Gesamt-Tau-Werts bzw. des beta-Amyloid-1-42-Werts und Phospho-Tau-Werts gelingt eine Abgrenzung von Demenzkranken mit Alzheimer-Demenz gegenüber gesunden Personen mit einer Sensitivität 86–92 % und einer von Spezifität 89 %[55, 56].

Die differenzialdiagnostische Trennschärfe der Liquorbiomarker zwischen verschiedenen Demenzformen im klinischen Kontext ist heute noch unzureichend. Als Verlaufsmarker eignen sich die genannten Parameter nach heutigem Kenntnisstand nicht[57].

Allgemeingültige exakte Grenzwerte für die einzelnen Parameter existieren heute noch nicht. Grobe Referenzwerte stehen aber zur Verfügung.

16 Die liquorbasierte neurochemische Demenzdiagnostik unterstützt im Rahmen der Erstdiagnostik die Differenzierung zwischen primär neurodegenerativen Demenzerkrankungen und anderen Ursachen demenzieller Syndrome.	*Empfehlungsgrad B, Evidenzebene Ib*

17 Die kombinierte Bestimmung der Parameter beta-Amyloid-1-42 und Gesamt-Tau bzw. beta-Amyloid-1-42 und Phospho-Tau ist der Bestimmung nur eines einzelnen Parameters überlegen und wird empfohlen.	*Empfehlungsgrad B, Evidenzebene II*

| 18 | Die differenzialdiagnostische Trennschärfe dieser Marker innerhalb der Gruppe neurodegenerativer Erkrankungen und in Abgrenzung zur vaskulären Demenz ist nicht ausreichend. | *Empfehlungsgrad B, Evidenzebene II* |

| 19 | Die Ergebnisse der liquorbasierten neurochemischen Demenzdiagnostik sollen auf der Grundlage des Befundes der Routine-Liquordiagnostik und aller anderen zur Verfügung stehenden diagnostischen Informationen beurteilt werden. | *Good clinical practice, Expertenkonsens* |

Ergänzende Anmerkung:
Alle Liquor- und Serumproben sollten uneingefroren schnellstmöglich an das Labor versandt werden. Vorzugsweise sollten Polypropylen-Röhrchen verwendet werden, da es sonst zu Verlusten von beta-Amyloid-1-42, Gesamt-Tau und Phospho-Tau kommen kann. Für die klinische Routine sollten Proben nur in dafür spezialisierten Labors untersucht werden. Vor Bestimmung der Proben sollte mit dem Labor Rücksprache über das aktuelle präanalytische Vorgehen gehalten werden. Aktuelle Informationen zu Präanalytik finden sich auf der Internetseite der Deutschen Gesellschaft für Liquordiagnostik und Neurochemie (www.dgnl.de).

3.2.6.2 Durchführung der Liquordiagnostik

Zur Durchführung der Liquordiagnostik wird auf die Leitlinie zur »Diagnostischen Liquorpunktion« verwiesen[58] (http://www.dgn.org/images/stories/dgn/leitlinien/LL2008/ll08kap_091.pdf).

3.2.7 Zerebrale Bildgebung

Der bildgebenden Untersuchung des Gehirns im Rahmen der Diagnostik von Demenzerkrankungen kommen zwei Funktionen zu. Ihr Ergebnis soll helfen, behandelbare Ursachen einer Demenz aufzudecken (z. B. Tumor, subdurales Hämatom, Normaldruckhydroze-

phalus) und zur ätiologischen Differenzierung primärer Demenzerkrankungen beizutragen.

3.2.7.1 Feststellung von nichtdegenerativen und nichtvaskulären Ursachen einer Demenz

Bei ca. 5 % aller Demenzkranken wird eine potenziell behandelbare bzw. reversible Ursache nichtdegenerativer und nichtischämischer Art durch eine bildgebende Untersuchung aufgedeckt (z. B. subdurales Hämatom, Tumor, Normaldruckhydrozephalus)[59, 60]. Klinische Kriterien sind nicht ausreichend sensitiv, um eine solche Demenzursache auszuschließen[59]. Bei klinischem Verdacht auf entzündliche, tumoröse oder metabolische Erkrankungen sollte eine cMRT durchgeführt werden. Aufgrund der Strahlenbelastung sollte bei jüngeren Personen der cMRT generell der Verzug gegeben werden.

Bei fehlender Verfügbarkeit der MRT oder bei patientenbezogenen Kontraindikationen (z. B. Herzschrittmacher, ausgeprägte Platzangst) sollte eine cCT durchgeführt werden.

Die cCT ohne Kontrastmittel ist häufig ausreichend für den Nachweis oder Ausschluss von Raumforderungen, eines subduralen Hämatoms, vaskulärer Läsionen, einer subkortikalen arteriosklerotischer Enzephalopathie oder eines Hydrozephalus.

| 20 | Bei bestehendem Demenzsyndrom soll eine konventionelle cCT oder cMRT zur Differenzialdiagnostik durchgeführt werden. | *Empfehlungsgrad A, Leitlinienadaptation NICE-SCIE 2007* |

3.2.7.2 Bildgebung in der Differenzialdiagnose primärer Demenzerkrankungen

Die strukturelle Bildgebung kann zusätzlich zur Differenzialdiagnose zwischen Alzheimer-Krankheit und frontotemporaler Demenz beitragen, wobei die differenzialdiagnostische Trennschärfe der strukturellen Bildgebung zwischen beiden Ätiologien unzureichend für die alleinige Anwendung ist und nur einen Beitrag zur Gesamtbeurteilung in Verbindung mit Anamnese, klinischem und neuropsychologischem Befund liefern kann[61].

Ein wesentlicher Nutzen der strukturellen bildgebenden Untersuchung des Gehirns besteht in der Identifizierung und Beurteilung vaskulärer Läsionen in Lokalisation und Quantität, was in Verbindung mit Anamnese, klinischer und neuropsychologischer Untersuchung wesentlich für die Differenzialdiagnose zwischen degenerativer und vaskulärer Demenz ist[62, 63].

> **21** Für die Feststellung einer vaskulären Demenz sollten neben der Bildgebung (Ausmaß und Lokalisation von vaskulären Läsionen) Anamnese, klinischer Befund und neuropsychologisches Profil herangezogen werden. Der Beitrag der strukturellen MRT in der Differenzierung der Alzheimer-Demenz oder der frontotemporalen Demenz von anderen neurodegenerativen Demenzen ist bisher nicht ausreichend gesichert.
>
> *Empfehlungsgrad B, Leitlinienadaptation NIC-SCIE 2007*

> **22** Eine Notwendigkeit für eine cMRT-Untersuchung zur routinemäßigen Verlaufskontrolle besteht im Regelfall nicht.
>
> *Empfehlungsgrad C, Evidenzebene IV*

3.2.7.3 Nuklearmedizinische Verfahren

Funktionelle Messungen des Glukosemetabolismus (FDG-PET)[64] und der zerebralen Perfusion (HMPAO-SPECT)[65] mit nuklearmedizinischen Verfahren können in der Früh- und Differenzialdiagnose von Demenzerkrankungen wesentliche Hinweise zur ätiologischen Zuordnung liefern und können bei unklarer klinischer Situation angewandt werden.

> **23** FDG-PET und HMPAO-SPECT können bei Unsicherheit in der Differenzialdiagnostik von Demenzen (AD, FTD, VD) zur Klärung beitragen. Ein regelhafter Einsatz in der Diagnostik wird nicht empfohlen.
>
> *Empfehlungsgrad A, Leitlinienadaptation NICE-SCIE 2007*

Die Lewy-Körperchen-Demenz(LKD)-Differenzierung von Patienten mit Lewy-Körperchen-Demenz von Patienten mit Nicht-Lewy-Körperchen-Demenz mittels FP-CIT-SPECT-Messung ist durch eine Reduktion des Dopamintransporter-Proteins im Striatum charakterisiert[66, 67]. Der Dopamintransporter kann mittels FP-CIT-SPECT dargestellt werden.

> *Statement:* Ein FP-CIT-SPECT ist in klinisch unklaren Fällen für die Differenzialdiagnose einer Lewy-Körperchen-Demenz vs. Nicht-Lewy-Körperchen-Demenz hilfreich.

3.2.8 Elektroenzephalographie (EEG)

In diagnostisch unklaren Fällen kann ein EEG zur Verbesserung der diagnostischen Einschätzung durchgeführt werden. Bei der Alzheimer-Demenz und der Lewy-Körperchen-Demenz zeigt sich im EEG oft eine diffuse Verlangsamung des Grundrhythmus[68]. Auch bei frontotemporalen Demenzen finden sich entgegen der diagnostischen Kriterien in ca. 60 % der Fälle EEG-Veränderungen[69].

Periodische bi- oder triphasische Wellen stützen die Diagnose einer Creutzfeldt-Jakob-Erkrankung[70]. Das EEG kann ferner Hinweise auf ein Anfallsleiden i. S. von epilepsietypischen Potenzialen, auf einen nichtkonvulsiven Status epilepticus und auf ein Delir, i. S. von Allgemeinveränderungen mit Auftreten langsamer Theta- und Delta-Wellen, liefern. Bei Entwicklung einer Demenz mit Nachweis sowohl fokaler als auch generalisierter epilepsietypischer Muster im EEG kann ein Therapieversuch mit Antiepileptika erforderlich sein[71].

> **24** Ein EEG ist bei bestimmten Verdachtsdiagnosen indiziert (Anfallsleiden, Delir, Creutzfeldt-Jakob-Erkrankung). Das EEG kann zur Abgrenzung von neurodegenerativen und nichtneurodegenerativen Erkrankungen beitragen, ist jedoch zur Differenzialdiagnose von neurodegenerativen Demenzerkrankungen von geringem Wert. Ein regelhafter Einsatz in der ätiologischen Zuordnung von Demenzerkrankungen wird nicht empfohlen.
>
> *Empfehlungsgrad B, Leitlinienadaptation NICE-SCIE 2007*

3.2.9 Sonographie der gehirnversorgenden Gefäße

Bei vaskulärer Demenz oder bei gemischt vaskulär-degenerativen Demenzformen kann die Beurteilung von Stenosen hirnversorgender Gefäße relevant sein. Zum Einsatz der Doppler- und Duplexsonographie wird auf die Leitlinie der Deutschen Gesellschaft für Neurologie »Diagnostik zerebrovaskulärerer Erkrankungen« (www.dgn.org/leitlinien-der-dgn-2008-89.html) verwiesen[72].

3.2.10 Genetische Diagnostik bei familiären Demenzerkrankungen

Der Gesamtanteil der familiären Alzheimer-Krankheit (FAD) an allen Demenzkranken mit Alzheimer-Demenz liegt bei < 5 %[52].

5–10 % der an frontotemporaler Demenz Erkrankten haben eine positive Familienanamnese, die die Bedingungen für einen autosomal-dominanten Erbgang erfüllt.

Bei Verdacht auf eine autosomal dominante Erkrankung sollen eine genetische Beratung und ggf.

eine genetische Testung durchgeführt werden. Dies sollte durch eine humangenetische Beratungsstelle unter Einhaltung entsprechender Vorgaben erfolgen. Im Rahmen der Patientenaufklärung ist der Wunsch des Betroffenen bezüglich des möglichen Wissens um das Tragen eines Krankheitsgens zu ermitteln, da dies neben einer diagnostischen Zuordnung der Erkrankung auch Implikationen für die Verwandten des Betroffenen hat. Die Möglichkeit einer psychosozialen Beratung vor und nach der Ergebnismitteilung soll gegeben sein. Die Bestimmungen des Gendiagnostikgesetzes sind zu beachten.

25	Bei Verdacht auf eine monogen vererbte Demenzerkrankung (z. B. bei früh beginnender Demenz in Verbindung mit einer richtungsweisenden Familienanamnese) soll eine genetische Beratung angeboten werden. Im Rahmen der Beratung muss darauf hingewiesen werden, dass sich aus der molekulargenetischen Diagnostik keine kausale Therapie oder Prävention der klinischen Manifestation ergibt und das Wissen um eine genetisch determinierte Demenz Konsequenzen für die Angehörigen bedeuten kann. Nach erfolgter Beratung kann eine molekulargenetische Diagnostik angeboten werden.	*Empfehlungsgrad C, Leitlinienadaptation NICE-SCIE 2007*

Bei Verdacht auf oder dem gesicherten Vorliegen einer autosomal dominant vererbten Demenzerkrankung wird häufig von Angehörigen die Frage nach einer prädiktiven genetischen Diagnostik gestellt. Diese kann nur erfolgen, wenn beim Erkrankten eine krankheitsverursachende Mutation identifiziert wurde. Hier sind besondere juristische und ethische Rahmenbedingungen zur prädiktiven Diagnostik von genetischen

Erkrankungen zu beachten (s. auch Leitlinie der Deutschen Gesellschaft für Humangenetik und des Berufsverbands Medizinische Genetik e.V. »Genetische Beratung«: http://leitlinien.net/ sowie die Bestimmungen des Gendiagnostikgesetzes). Dies gilt insbesondere, da bei gesunden Mutationsträgern kausale Therapien zur Prävention oder Strategien zur Verzögerung des klinischen Auftretens einer Demenz nicht bekannt sind.

26	Vor einer prädiktiven genetischen Diagnostik bei gesunden Angehörigen von Patienten mit monogen vererbter Demenzerkrankung, die von den Angehörigen gewünscht wird, sind die Vorgaben der humangenetischen prädiktiven Diagnostik einzuhalten.	*Good clinical practice, Expertenkonsens*

3.3 Therapie (3)

Die Therapie von Demenzerkrankungen umfasst die pharmakologische Behandlung und die psychosozialen Interventionen für Betroffene und Angehörige im Kontext eines Gesamtbehandlungsplans. Sie ist aufgrund variabler Symptom- und Problemkonstellationen individualisiert zu gestalten und muss auf die progrediente Veränderung des Schweregrads der Erkrankung abgestimmt sein (◘ Abb. 3.2, S. 111).

Wie bei den diagnostischen Verfahren setzt die Therapie das Einverständnis des Betroffenen im Regelfall voraus, mit der möglichen Ausnahme einer krankheitsbedingten akuten Selbst- oder Fremdgefährdungssituation, die sich durch keine anderen Maßnahmen als solche gegen den Willen des Erkrankten abwenden lässt.

Ist der Betroffene krankheitsbedingt nicht einwilligungsfähig, ist das Vorliegen einer Vollmacht bzw. einer Betreuung für Gesundheitsfürsorge Voraussetzung der Behandlung. Der Erkrankte und ggf. die juristische Vertretungsperson sollen über Therapiemöglichkeiten, zu erwartende Effekte, Nutzen und Risiken aufgeklärt werden. Eine Therapieentscheidung soll im Rahmen eines »informed decision making«-Prozesses von der behandelnden Person und dem Erkrankten sowie ggf. der juristischen Vertretungsperson erzielt werden. Sollte von einem nichteinwilligungsfähigen Erkrankten eine angebotene wirksame, angemessene und verfügbare Therapie, die von der juristischen Vertretungsperson befürwortet wird, abgelehnt werden, soll nach den Ursachen für die Ablehnung (z. B. Missverständnisse, Ängste) gesucht werden. Identifizierten Ursachen sollte mit

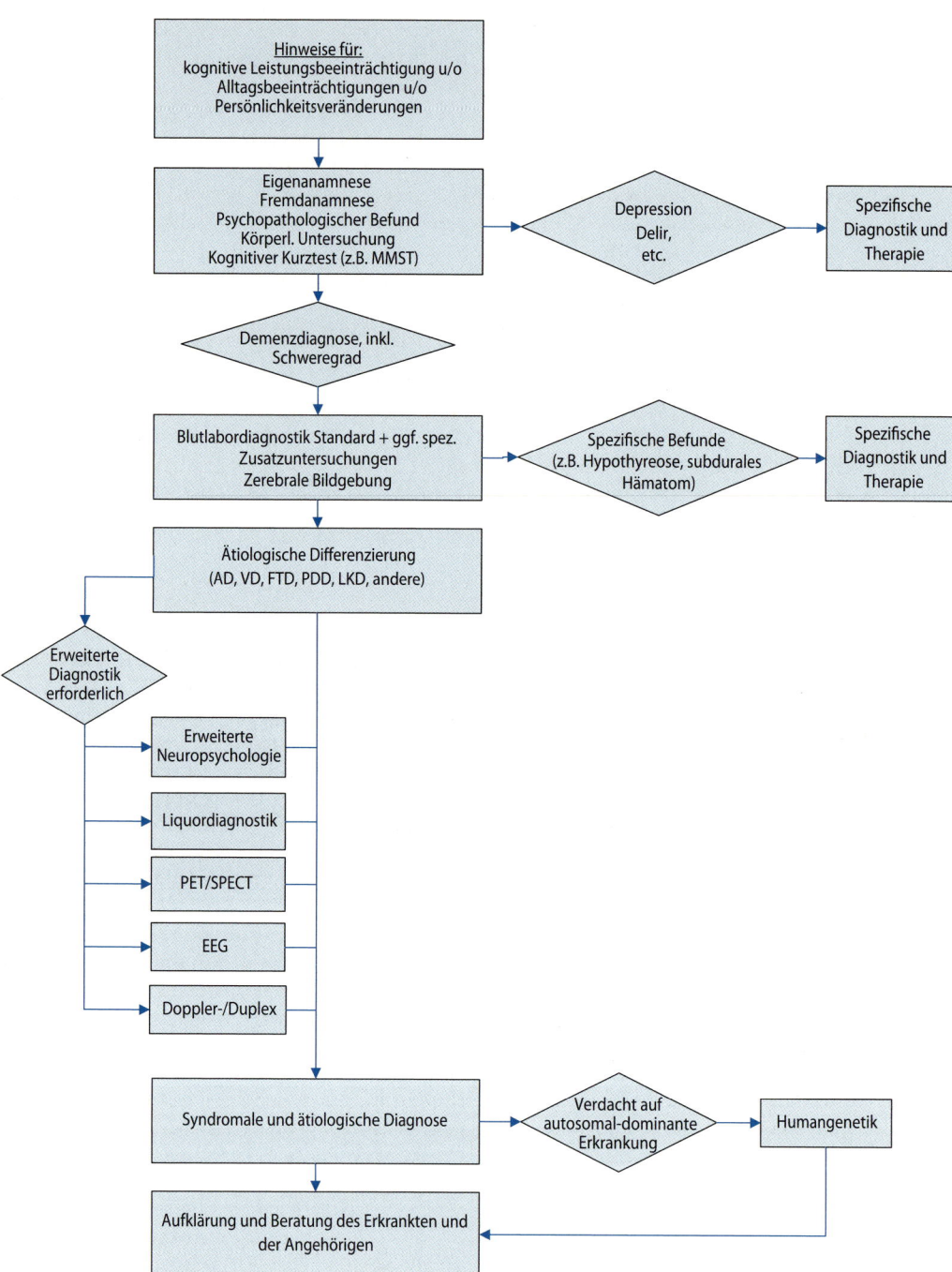

Abb. 3.1. Schematische Darstellung des diagnostischen Prozesses

geeigneten Maßnahmen begegnet werden (▶ auch Kap. 3.3.2).

Bei den Therapieentscheidungen sind Wirksamkeit, Nutzen-Risiko-Abwägungen, Kosten sowie Verfügbarkeit von Verfahren und Ressourcen sowie der individuelle Schweregrad der Erkrankung relevant.

Schweregradeinteilung: Die Alzheimer-Demenz lässt sich in drei Schweregrade einteilen. Zur Orientierung kann der MMST eingesetzt werden, der in klinischen Studien als Kriterium für die Schweregraddefinition verwendet wird. Die unten stehende Einteilung der Schweregrade anhand des MMST richtet sich u. a. nach der Einteilung der Zulassungsbehörden EMEA und FDA sowie des IQWiG und des NICE[14], wobei das IQWiG die Schwierigkeit der unscharfen Abgrenzbarkeit der einzelnen Stadien hervorhebt[15].

- MMST 20 bis 26 Punkte: leichte Alzheimer-Demenz
- MMST 10 bis 19 Punkte: moderate/mittelschwere Alzheimer-Demenz
- MMST weniger als 10 Punkte: schwere Alzheimer-Demenz

Es ist darauf hinzuweisen, dass die Einteilung nach dem MMST nicht alle Domänen der Demenzerkrankungen ausreichend berücksichtigt und bei anderen Demenzformen als der Alzheimer-Demenz weniger gut zur Einteilung geeignet ist[73]. Weiterhin ist die Leistung im MMST bildungs- und sprachabhängig und unterliegt Tagesschwankungen, was den Einsatz dieses Tests zur Schweregradfeststellung bei einem Individuum limitiert. Daher kann der MMST bei einer individuellen Person nur als ein grober Indikator für den Schweregrad angesehen werden. Die Schweregradbestimmung sollte unter Würdigung der gesamten vorliegenden Informationen erfolgen (▶ auch Kap. 3.2.2.4).

3.3.1   Pharmakologische Therapie von Demenzen

3.3.1.1   Alzheimer-Demenz

Die aktuell verfügbaren Medikamente mit Nachweis von Wirksamkeit zur Behandlung der Kernsymptomatik der Alzheimer-Demenz (kognitive Störungen, Beeinträchtigung der Alltagstätigkeiten) sind die Acetylcholinesterase-Hemmer und der nichtkompetitive NMDA-Antagonist Memantin. So genannte krankheitsmodifizierende Medikamente (»disease modifying drugs«), die den pathobiologischen Krankheitsverlauf verzögern, sind in der Entwicklung. Überzeugende Wirksamkeitsnachweise solcher Substanzen bei De-

menzkranken mit Alzheimer-Demenz liegen zurzeit nicht vor.

3.3.1.1.1   Acetylcholinesterase-Hemmer

Die Acetylcholinesterase-Hemmer Donepezil, Galantamin und Rivastigmin sind zur Behandlung der leichten bis mittelschweren Alzheimer-Demenz zugelassen und in Gebrauch[14, 15, 74, 75].

Es gibt Hinweise dafür, dass eine frühzeitige Behandlung den Verlauf der Erkrankung positiv beeinflussen kann[76].

Die Wirkung der Acetylcholinesterase-Hemmer ist dosisabhängig[15]. In Abhängigkeit von der Verträglichkeit sollte die Aufdosierung bis zur zugelassenen Maximaldosis erfolgen (10 mg/Tag Donepezil; 12 mg/Tag Rivastigmin; 9,5 mg/24 Stunden als Pflasterapplikation; 24 mg/Tag Galantamin). In einer Dosierung unterhalb der Maximaldosis liegt für Donepezil ab 5 mg, für Galantamin ab 16 mg und für Rivastigmin ab 6 mg oral und 9,5 mg/24h als Pflasteraplikation Evidenz für Wirksamkeit vor.

Sehr häufige (≥ 10 %) Nebenwirkungen dieser Substanzen sind bei im Allgemeinen guter Verträglichkeit das Auftreten von Erbrechen, Übelkeit, Schwindel, Appetitlosigkeit, Diarrhö und Kopfschmerzen. Diese Nebenwirkungen sind oft vorübergehend und durch eine langsamere Aufdosierung oder Einnahme der Medikation zum Essen ggf. zu vermeiden.

Bradykardien und Synkopen sind in den jeweiligen Fachinformationen als Nebenwirkungen von Acetylcholinesterase-Hemmern aufgeführt. In einer kanadischen Registerstudie wurde 19 803 Personen mit Demenz und Einnahme von Acetylcholinesterase-Hemmern mit 61 499 Personen mit Demenz ohne diese Behandlung verglichen. Es zeigte sich eine signifikant häufigere Krankenhausaufnahme wegen Synkopen (Risikoerhöhung: 1,76) und Bradykardien (Risikoerhöhung: 1,69) bei den behandelten Demenzkranken. Es zeigte sich ebenfalls ein leicht erhöhtes Risiko für eine Herzschrittmacherimplantation und Schenkelhalsfrakturen in dieser Gruppe, wobei der Zusammenhang mit den Bradykardien und Synkopen spekulativ ist[77]. Die methodischen Limitationen retrospektiver Registerstudien sind hier zu beachten.

Bezüglich weiterer Hinweise zu Nebenwirkungen, Gegenanzeigen und Anwendungsbeschränkungen sowie Vorsichtsmaßnahmen wird auf die jeweilige Fachinformation verwiesen.

Die folgenden Dosieranleitungen entsprechen den Empfehlungen der Fachinfomationen zum Zeitpunkt der Leitlinienerstellung (◻ Tab. 3.9). Die Eindosierungen sollten unter Umständen individuell entsprechend der Verträglichkeit angepasst werden.

■ **Tab. 3.9.** Übersicht über Darreichungsform und Zieldosis der Acetylcholinesterase-Hemmer

Präparat	Applikations form	Einnahme-intervall	Tägliche Startdosis	Zugelassene tägliche Maximaldosis	Minimale tägliche Dosis, ab der ein Wirksamkeits-nachweis besteht
Acetylcholinesterase-Hemmer					
Donepezil	Tabletten (5 mg, 10 mg) Schmelztabletten (5 mg, 10 mg)	1 × täglich	5 mg abends	10 mg	5 mg
Galantamin	Retardierte Hartkapseln (8 mg, 16 mg, 24 mg) Lösung (1 ml entspricht 4 mg)	1 × täglich 2 × täglich	8 mg retard morgens 4 mg morgens und abends	24 mg	16 mg
Rivastigmin	Hartkapseln (1,5 mg, 3 mg, 4,5 mg und 6 mg) Lösung (1 ml entspricht 2 mg) Transdermales Pflaster (4,6 mg/24 h, 9,5 mg/24 h)	2 × täglich 2 × täglich 1 × täglich	1,5 mg morgens und abends morgens und abends 4,6 mg/24 h	12 mg 9,5 mg	6 mg 6 mg 9,5 mg

Bezüglich Details zu Aufdosierung, Dosierungshinweisen bei Komorbidität, Kontraindikationen, Nebenwirkungen, und potenziellen Interaktionen mit anderen Medikamenten wird auf die Fachinformationen verwiesen.

3.3.1.1.1.1 Donepezil

Zu Beginn der Behandlung sollte 1 Tablette Donepezil-HCl 5 mg/Tag abends, kurz vor dem Schlafengehen gegeben werden. Nach mindestens einmonatiger Behandlung sollte auf 1 Tablette Donepezil-HCl 10 mg/Tag erhöht werden. Die Höchstdosis beträgt 10 mg Donepezil-HCl/Tag.

3.3.1.1.1.2 Galantamin

Galantamin retard sollte 1-mal täglich morgens, vorzugsweise mit dem Essen, eingenommen werden. Die initiale Dosierung der retardierten Form beträgt 8 mg. Frühestens nach vier Wochen sollte die Steigerung auf 16 mg retard erfolgen. Nach weiteren vier Wochen sollte eine Steigerung auf 24 mg retard vorgenommen werden.

3.3.1.1.1.3 Rivastigmin

Die Einnahme von Rivastigmin in Kapselform erfolgt initial mit 1,5 mg 2-mal täglich zu den Mahlzeiten.

Nach frühestens 14 Tagen sollte die Aufdosierung auf 3 mg morgens und abends erfolgen. Eine wietere Steigerung um jeweils 1,5 mg morgens und abends sollte jeweils frühestens nach weiteren 14 Tagen erfolgen. Wenn die Behandlung länger als einige Tage unterbrochen wurde, ist der Wiederbeginn mit täglich 2-mal 1,5 mg und anschließender Dosistitration notwendig.

Rivastigmin in Pflasterform wird mit einer Dosierung von 4,6 mg/24 Stunden begonnen. Nach mindestens 4-wöchiger Behandlung sollte auf die empfohlene wirksame Dosis von 9,5 mg/24 Stunden erhöht werden. Die Pflasterapplikation zeigt im Vergleich zur oralen Applikation von Rivastigmin eine geringere Häufigkeit von gastrointestinalen Nebenwirkungen. Bei ca. 10 % der Demenzkranken in einer vergleichenden Studie zwischen Kapsel und Pflaster traten lokale Hautirritationen auf [78].

27 Acetylcholinesterase-Hemmer sind wirksam in Hinsicht auf die Fähigkeit zur Verrichtung von Alltagsaktivitäten, auf die Besserung kognitiver Funktionen und auf den ärztlichen Gesamteindruck bei der leichten bis mittelschweren Alzheimer-Demenz und eine Behandlung wird empfohlen.	*Empfehlungsgrad B, Leitlinienadaptation NICE-SCIE 2007*

28	Es soll die höchste verträgliche Dosis angestrebt werden.	*Empfehlungsgrad A, Evidenzebene Ia, Leitlinienadaptation NICE-SCIE 2007*

29	Die Auswahl eines Acetylcholinesterase-Hemmers sollte sich primär am Neben- und Wechselwirkungsprofil orientieren, da keine ausreichenden Hinweise für klinisch relevante Unterschiede in der Wirksamkeit der verfügbaren Substanzen vorliegen.	*Empfehlungsgrad B, Leitlinienadaptation NICE-SCIE 2007*

Einige Fragen bei der medikamentösen Therapie der Alzheimer-Demenz sind bisher nicht ausreichend geklärt. Dies betrifft u. a. geeignete Maßnahmen zur Therapiekontrolle und Definition von Therapieerfolgskriterien beim einzelnen Demenzkranken sowie die Dauer der Behandlung. Es sollten in Analogie zu anderen progredienten Erkrankungen regelmäßige (z. B. halbjährlich) Therapiekontrollen durchgeführt werden. Aufgrund der fehlenden Nachweismöglichkeit von mangelnder Wirkung bei einem Individuum kann aber eine begründete Entscheidung zum Absetzen des Medikaments wegen fehlender Wirkung nicht getroffen werden. Gründe für das Absetzen bei einem Patienten können sich individuell aufgrund negativer Bewertungen des Verhältnisses von Nutzen zu Nebenwirkungen (Risiken) bei entsprechender Komorbidität und notwendiger anderer Pharmakotherapie sowie aufgrund des mutmaßlichen Patientenwillens ergeben.

30	Acetylcholinesterase-Hemmer können bei guter Verträglichkeit im leichten bis mittleren Stadium fortlaufend gegeben werden.	*Empfehlungsgrad B, Leitlinienadaptation SIGN 2006*

31	Ein Absetzversuch kann vorgenommen werden, wenn Zweifel an einem günstigen Verhältnis aus Nutzen zu Nebenwirkungen auftreten.	*Empfehlungsgrad B, Leitlinienadaptation MOH 2007*

Aus offenen Studien gibt es Hinweise für Wirkungsverbesserung durch das Umsetzen von einem Acetylcholinesterase-Hemmer auf einen anderen bei Demenzkranken, die von der ersten Substanz wenig profitieren[79, 80]. Ein verblindetes RCT liegt bisher nicht vor.

32	Wenn Zweifel an einem günstigen Verhältnis von Nutzen zu Nebenwirkungen eines Acetylcholinesterase-Hemmers auftreten, kann das Umsetzen auf einen anderen Acetylcholinesterase-Hemmer erwogen werden.	*Empfehlungsgrad B, Evidenzebene IIb*

Da es sich um eine progrediente Erkrankung handelt, kann der Patient trotz wirksamer Therapie vom Stadium der leichten bis mittelschweren Demenz in das Stadium der schweren Demenz eintreten.

33	Es gibt Hinweise für eine Wirksamkeit von Donepezil bei Alzheimer-Demenz im schweren Krankheitsstadium auf Kognition, Alltagsfunktionen und klinischen Gesamteindruck und für Galantamin auf die Kognition. Die Weiterbehandlung von vorbehandelten Patienten, die in das schwere Stadium eintreten, oder die erstmalige Behandlung von Patienten im schweren Stadium kann empfohlen werden.	*Empfehlungsgrad B, Evidenzebene Ib, Leitlinienadaptation SIGN 2006*

Die Behandlung der schweren Alzheimer-Demenz mit Acetylcholinesterase-Hemmern ist eine Off-label-Behandlung, und die Schwierigkeit des Off-label-Gebrauchs ist adäquat zu berücksichtigen.

3.1.1.2 *Memantin*

Der nichtkompetitive NMDA-Antagonist Memantin ist in Deutschland zur Behandlung der moderaten bis schweren Alzheimer-Demenz (MMST: 0–20 Punkte) zugelassen. Eine Zulassung für die leichte Demenz besteht für Memantin nicht.

Tab. 3.10. Übersicht über Darreichungsform und Zieldosis von Memantin

Präparat	Applikationsform	Einnahme-intervall	Tägliche Startdosis	Zugelassene tägliche Maximaldosis	Minimale tägliche Dosis, ab der ein Wirksamkeits-nachweis besteht
NMDA-Antagonist					
Memantin-HCL	Tabletten (10 mg, 20 mg) Für die Aufdosierung: 5 mg und 15 mg	1 × oder 2 × täglich	5 mg	20 mg Kreatininclearance > 60 ml/min/1,73m²	20 mg
	Tropfen (1 ml oder 20 Tropfen entspricht 10 mg)	2 × täglich		10 mg Kreatininclearance 40–60 ml/min/1,73m²	

Bezüglich Details zu Aufdosierung, Dosierungshinweisen bei Komorbidität, Kontraindikationen, Nebenwirkungen, und potenziellen Interaktionen mit anderen Medikamenten wird auf die Fachinformationen verwiesen.

Häufige Nebenwirkungen (≥ 1 bis < 10 %) sind Schwindel, Kopfschmerz, Obstipation, erhöhter Blutdruck und Schläfrigkeit, die passager sein können.

Bezüglich Dosierung, weiteren Hinweisen zu Nebenwirkungen, Gegenanzeigen und Anwendungsbeschränkungen sowie Vorsichtsmaßnahmen wird auf die jeweilige Fachinformation verwiesen (Tab. 3.10).

34 Memantin ist wirksam auf die Kognition, Alltagsfunktion und den klinischen Gesamteindruck bei Patienten mit moderater bis schwerer Alzheimer-Demenz. Eine Behandlung wird empfohlen.	*Empfehlungsgrad B, Evidenzebene Ia*

35 Bei leichtgradiger Alzheimer-Demenz ist eine Wirksamkeit von Memantin auf die Alltagsfunktion nicht belegt. Es findet sich ein nur geringer Effekt auf die Kognition. Eine Behandlung von Patienten mit leichter Alzheimer-Demenz mit Memantin wird nicht empfohlen.	*Empfehlungsgrad A, Evidenzebene Ib*

36 Eine Add-on-Behandlung mit Memantin bei Patienten, die Donepezil erhalten, ist der Monotherapie mit Donepezil bei schwerer Alzheimer-Demenz (MMST: 5–9 Punkte) überlegen. Eine Add-on-Behandlung kann erwogen werden.	*Empfehlungsgrad C, Evidenzebene Ib*

Die Behandlung der schweren Alzheimer-Demenz mit Donepezil ist eine Off-label-Behandlung, und die Schwierigkeit des Off-label-Gebrauchs ist adäquat zu berücksichtigen.

37 Für eine Add-on-Behandlung mit Memantin bei Patienten mit einer Alzheimer-Demenz im leichten bis oberen mittelschweren Bereich (MMST: 15–22 Punkte), die bereits einen Acetylcholinesterase-Hemmer erhalten, wurde keine Überlegenheit gegenüber einer Monotherapie mit einem Acetylcholinesterase-Hemmer gezeigt. Sie wird daher nicht empfohlen.	*Empfehlungsgrad B, Evidenzebene Ib*

38 Für eine Add-on-Behandlung mit Memantin bei Patienten mit mittelschwerer Alzheimer-Demenz (MMST: 10–14 Punkte), die bereits einen Acetylcholinesterase-Hemmer erhalten, liegt keine überzeugende Evidenz vor. Es kann keine Empfehlung gegeben werden.	*Empfehlungsgrad B, Evidenzebene Ib*

3.3.1.1.2   Ginkgo Biloba

Ginkgo Biloba wird häufig zur Behandlung von kognitiver Störung und Demenz eingesetzt. Das Extrakt EgB761 ist zugelassen zur symptomatischen Behandlung von »hirnorganisch bedingten geistigen Leistungseinbußen bei demenziellen Syndromen«.

Die Arzneimittelkommission der deutschen Ärzteschaft empfiehlt bei Anwendung von Ginkgo-Biloba-Präparaten zumindest eine eingehende Gerinnungsanamnese zu erheben, da es Hinweise für eine erhöhte Blutungsneigung gibt[81].

Die Datenlage zu Ginkgo-Biloba-Präparaten ist heterogen[14, 82, 83].

| 39 | Es gibt keine überzeugende Evidenz für die Wirksamkeit ginkgohaltiger Präparate. Sie werden daher nicht empfohlen. | *Empfehlungsgrad A, Evidenzebene Ia, Leitlinienadaptation MOH 2007* |

3.3.1.1.3   Andere Therapeutika

Die Behandlung der Alzheimer-Demenz mit Vitamin E wird aufgrund einer ungünstigen Nutzen-Risiko-Relation[14, 84] und fehlender Wirksamkeit nicht empfohlen[85].

| 40 | Eine Therapie der Alzheimer-Demenz mit Vitamin E wird wegen mangelnder Evidenz für Wirksamkeit und aufgrund des Nebenwirkungsrisikos nicht empfohlen. | *Empfehlungsgrad A, Evidenzebene Ib, Leitlinienadaptation NICE-SCIE 2007* |

Interventionsstudien mit nichtsteroidalen Antiphlogistika bei Demenzkranken mit Alzheimer-Demenz sind für einige Substanzen ohne überzeugenden Wirksamkeitsnachweis durchgeführt worden[86–91].

| 41 | Es gibt keine überzeugende Evidenz für eine Wirksamkeit von nichtsteroidalen Antiphlogistika (Rofecoxib, Naproxen, Diclofenac, Indomethacin) auf die Symptomatik der Alzheimer-Demenz. Eine Behandlung der Alzheimer-Demenz mit diesen Substanzen wird nicht empfohlen. | *Empfehlungsgrad A, Evidenzebene Ia, Leitlinienadaptation NICE-SCIE 2007* |

Therapiestudien zur Behandlung von Frauen mit Alzheimer-Demenz mit Hormonersatztherapie zeigten keine Hinweise für Wirksamkeit[92]. Darüber hinaus gibt es Hinweise für ein erhöhtes Risiko, u. a. für Schlaganfall, Thrombose oder Brustkrebs, bei Hormonersatztherapie[93, 94].

| 42 | Eine Hormonersatztherapie soll nicht zur Verringerung kognitiver Beeinträchtigungen bei postmenopausalen Frauen empfohlen werden. | *Empfehlungsgrad B, Übernahme-Statement aus der S3-Leitlinie »Hormontherapie in der Peri- und Postmenopause«[95]* |

Zahlreiche Substanzen sind in der Versorgungspraxis unter dem Begriff der Nootropika in Anwendung (Piracetam[96], Nicergolin[97], Hydergin[98], Phosphatidylcholin (Lecithin)[99], Nimodipin[100], Selegilin[101], Cerebrolysin[102, 103]. Ausreichende Wirksamkeitsnachweise für die Substanzen bei Alzheimer-Demenz liegen nicht vor.

| 43 | Die Evidenz für eine Wirksamkeit von Piracetam, Nicergolin, Hydergin, Phosphatidylcholin (Lecithin), Nimodipin, Cerebrolysin und Selegilin bei Alzheimer-Demenz ist unzureichend. Eine Behandlung wird nicht empfohlen. | *Empfehlungsgrad A, Evidenzebene Ia, Ib, Leitlinienadaptation NICE-SCIE 2007, SIGN 2006* |

3.3.1.2 Vaskuläre Demenz

Das Konzept der vaskulären Demenz umfasst alle zerebrovaskulär bedingten Schädigungen, die zu einer Demenz führen. Dazu gehören im Wesentlichen mikroangiopathische Läsionen und Makroinfarkte. Daraus ergibt sich, dass die Prävention von weiteren vaskulären Schädigungen ein wesentlicher Bestandteil der Therapie der vaskulären Demenz ist. Bezüglich der Prävention zerebraler ischämischer Schädigung wird auf die Leitline »Schlaganfall« der Deutschen Gesellschaft für Neurologie verwiesen (http://www.dgn.org/images/stories/dgn/leitlinien/LL2008/ll08kap_024.pdf).

44 Die Behandlung relevanter vaskulärer Risikofaktoren und Grunderkrankungen, die zu weiteren vaskulären Schädigungen führen, ist bei der vaskulären Demenz zu empfehlen.	*Good clinical practice, Expertenkonsens*

Für Antidementiva (Donepezil, Galantamin, Rivastigmin und Memantin) zeigte sich ein signifikanter Effekt aller Substanzen auf die kognitive Leistungsfähigkeit bei der vaskulären Demenz. Die Effekte waren insgesamt geringer als die Effekte der Acetylcholinesterase-Hemmer bei der Alzheimer-Demenz[104].

Ein RCT zeigte Wirksamkeit von Donepezil auf Exekutiv- und Geschwindigkeitsfunktionen im Rahmen der subkortikalen vaskulären Demenz bei CADASIL-Erkrankten[105].

45 Es existiert keine zugelassene oder durch ausreichende Evidenz belegte medikamentöse symptomatische Therapie für vaskuläre Demenzformen, die einen regelhaften Einsatz rechtfertigt. Es gibt Hinweise für eine Wirksamkeit von Acetylcholinesterase-Hemmern und Memantin, insbesondere auf exekutive Funktionen bei Patienten mit subkortikaler vaskulärer Demenz. Im Einzelfall kann eine Therapie erwogen werden.	*Empfehlungsgrad C, Evidenzebene Ib, Leitlinienadaptation SIGN 2006*

Die Behandlung der vaskulären Demenz mit einem Acetylcholinesterase-Hemmer oder Memantin ist eine Off-label-Behandlung, und die Schwierigkeit des Off-label-Gebrauchs ist adäquat zu berücksichtigen.

Es liegt keine ausreichende Evidenz für eine Wirksamkeit von ASS bei vaskulärer Demenz vor[106]. Bezüglich der Indikation von ASS zur Prävention einer zerebralen Ischämie wird auf die Schlaganfall-Leitlinie der Deutschen Gesellschaft für Neurologie verwiesen[107] (http://www.dgn.org/images/stories/dgn/leitlinien/LL2008/ll08kap_024.pdf).

46 Thrombozytenfunktionshemmer sind bei vaskulärer Demenz nicht zur primären Demenzbehandlung indiziert. Bezüglich der Indikationsstellung zum Einsatz von Thrombozytenfunktionshemmern zur Prävention einer zerebralen Ischämie wird auf die Schlaganfall-Leitlinie der Deutschen Gesellschaft für Neurologie verwiesen.	*Empfehlungsgrad C, Evidenzebene IV, Leitlinienadaptation SIGN 2006*

3.3.1.3 Gemischte Demenz

In der ICD-10 wird die gemischte Demenz unter F00.2 kodiert, wobei detaillierte Kriterien fehlen. Im klinischen Kontext besteht der Verdacht auf eine gemischte Demenz bei einem Krankheitsverlauf, der mit einer Alzheimer-Demenz vereinbar ist, und zusätzlichen vaskulären Ereignissen, die den Verlauf klinisch modifizieren, bzw. deutliche Hinweise auf vaskuläre Schädigungen in der zerebralen Bildgebung nachweisbar sind.

Bei geringer Evidenz für die Wirksamkeit von Antidementiva aufgrund fehlender RCTs, die speziell diese Patientengruppe untersuchten, setzt die Indikationsstellung zur Therapie eine sorgfältige Nutzen- und Risikoabwägung voraus.

47 Es gibt gute Gründe, eine gemischte Demenz als das gleichzeitige Vorliegen einer Alzheimer-Demenz und einer vaskulären Demenz zu betrachten. Folglich ist es gerechtfertigt, Patienten mit einer gemischten Demenz entsprechend der Alzheimer-Demenz zu behandeln.	*Empfehlungsgrad C, Evidenzebene IV, Leitlinienadaptation NICE-SCIE 2007*

3.3.1.4 Frontotemporale Demenz

Die vorhandenen RCTs zu Galantamin, Trazodon und Paroxetin[108–110] zur frontotemporalen Demenz verfügen über eine zu geringe Fallzahl, um Aussagen zur Wirksamkeit von Therapieansätzen machen zu können.

| 48 | Es existiert keine überzeugende Evidenz zur Behandlung kognitiver Symptome oder Verhaltenssymptome bei Patienten mit frontotemporaler Demenz. Es kann keine Behandlungsempfehlung gegeben werden. | *Empfehlungsgrad B, Evidenzebene IIb* |

3.3.1.5 Demenz bei Morbus Parkinson

Rivastigmin als Kapsel ist für die Behandlung der Demenz bei Morbus Parkinson zugelassen[111, 112]. Das Rivastigmin-Pflaster ist aktuell nicht zur Behandlung der Demenz bei Morbus Parkinson zugelassen. Es liegen keine Studien von ausreichender Qualität vor, um die Wirksamkeit von Donepezil oder Galantamin zu beurteilen. Bei der Therapie mit Acetylcholinesterase-Hemmern sollte insbesondere auf eine Zunahme der motorischen Symptome bei Patienten mit Parkinson-Syndrom geachtet werden.

| 49 | Rivastigmin ist zur antidementiven Behandlung der Demenz bei M. Parkinson im leichten und mittleren Stadium wirksam im Hinblick auf kognitive Störung und Alltagsfunktion und wird empfohlen. | *Empfehlungsgrad B, Evidenzebene Ib, Leitlinienadaptation MOH 2007* |

Die Behandlung der Demenz bei M. Parkinson mit Rivastigmin-Pflaster ist eine Off-label-Behandlung, und die Schwierigkeit des Off-label-Gebrauchs ist adäquat zu berücksichtigen.

3.3.1.6 Lewy-Körperchen-Demenz

Es existieren keine plazebo-kontrollierten doppelblinden RCTs, die Evidenz für Wirksamkeit einer Behandlung kognitiver Symptome bei Demenzkranken mit Lewy-Körperchen-Demenz liefern. Ein RCT zeigte eine Wirksamkeit von Rivastigmin auf Verhaltenssymptome bei Demenzkranken mit Lewy-Körperchen-Demenz[113, 114]. Bei der Therapie der Lewy-Körperchen-Demenz mit Acetylcholinesterase-Hemmern sollte insbesondere auf eine Zunahme der motorischen Symptome geachtet werden.

| 50 | Für die antidementive Behandlung der Lewy-Körperchen-Demenz existiert keine zugelassene oder ausreichend belegte Medikation. Es gibt Hinweise für eine Wirksamkeit von Rivastigmin auf Verhaltenssymptome. Ein entsprechender Behandlungsversuch kann erwogen werden. | *Empfehlungsgrad C, Evidenzebene Ib* |

Die Behandlung der Lewy-Körperchen-Demenz mit Rivastigmin ist eine Off-label-Behandlung, und die Schwierigkeit des Off-label-Gebrauchs ist adäquat zu berücksichtigen.

Zum Einsatz von Memantin lässt sich auf der aktuellen Datenlage keine Behandlungsempfehlung für die Behandlung von Parkinson-Demenz und Lewy-Körperchen-Demenz ableiten[115].

3.3.2 Pharmakologische Therapie von psychischen und Verhaltenssymptomen

Demenzerkrankungen sind neben kognitiven Störungen durch Veränderungen des Erlebens und Verhaltens charakterisiert. Das Auftreten solcher Symptome variiert in Häufigkeit, Dauer und Intensität über die verschiedenen Krankheitsstadien bei einzelnen Erkrankten[116].

Entsprechend der wesentlichen Rolle, die Umwelteinflüsse und subjektives Erleben des Betroffenen bei der Entstehung und Aufrechterhaltung von psychischen und Verhaltenssymptomen spielen, ist die Identifizierung von Auslösern der erste Schritt der Behandlung. Können körperliche Symptome (z. B. Schmerzen) und Umweltbedingungen (z. B. Kommunikationsverhalten, Umgebung) als ursächlich identifiziert und geändert werden, können psychische und Verhaltenssymptome abklingen. Auf die psychosozialen Interventionen, die zur Besserung dieser Symptome beitragen können, wird in dem entsprechenden Kapitel eingegangen (▶ Kap. 3.3.5).

Soweit es die klinische Situation erlaubt, sollten alle verfügbaren und einsetzbaren psychosozialen Interventionen ausgeschöpft werden, bevor eine pharmakologische Intervention in Erwägung gezogen wird (◘ Abb. 3.3, S. 112).

51 Vor dem Einsatz von Psychopharmaka bei Verhaltenssymptomen soll ein psychopathologischer Befund erhoben werden. Die medizinischen, personen- und umgebungsbezogenen Bedingungsfaktoren müssen identifiziert und, soweit möglich, behandelt bzw. modifiziert werden. Darüber hinaus besteht eine Indikation für eine pharmakologische Intervention, wenn psychosoziale Interventionen nicht effektiv, nicht ausreichend oder nicht verfügbar sind. Bei Eigen- oder Fremdgefährdung, die nicht anders abwendbar ist, kann eine unmittelbare pharmakologische Intervention erforderlich sein.

Good clinical practice, Expertenkonsens

Für Patienten mit Parkinson-Demenz, Lewy-Körperchen-Demenz und verwandten Erkrankungen sind klassische und viele atypische Neuroleptika kontraindiziert, da sie Parkinson-Symptome verstärken und Somnolenzattacken auslösen können. Einsetzbare Neuroleptika bei diesen Erkrankungen sind Clozapin und mit geringerer Evidenz Quetiapin.

3.3.2.1 Wirksamkeit von Antidementiva auf globale psychische und Verhaltenssymptome ohne Differenzierung in Einzelsymptome

In zahlreichen Untersuchungen zur Wirksamkeit von Acetylcholinesterase-Hemmern (Alzheimer-Demenz, Parkinson-Demenz, Lewy-Körperchen-Demenz) und Memantin (Alzheimer-Demenz) wurden Verhaltenssymptome als sekundäre Zielgröße untersucht[15, 111, 113, 117–121].

Statement: Global werden Verhaltenssymptome durch die Gabe von Donepezil und Galantamin bei leichter bis mittelschwerer Alzheimer-Demenz und von Memantin bei moderater bis schwerer Alzheimer-Demenz leicht positiv beeinflusst. Zu Rivastigmin liegen keine ausreichenden Daten vor. Zur pharmakologischen Behandlung psychotischer Symptome bei Lewy-Körperchen-Demenz und Demenz bei M. Parkinson gibt es für Rivastigmin Hinweise für Wirksamkeit.

3.3.2.2 Generelle Prinzipien der Behandlung von Demenzkranken mit psychotroper Medikation außer Antidementiva

Die Behandlung von psychischen und Verhaltenssymptomen erfordert bei unzureichender Wirkung verfügbarer psy9chosozialer Interventionen und Therapie mit Antidementiva gelegentlich die Anwendung psychotroper Medikamente (Antipsychotika, Antidepressiva, Antikonvulsiva, Tranquilizer). Bei der Behandlung von Demenzerkrankten mit psychotropen Substanzen sind prinzipielle Punkte zu beachten:

- Aufgrund des Mangels an Acetylcholin bei Demenzerkrankten, der delirogenen Potenz und der potenziell negativen Effekte auf die Kognition ist die Anwendung psychotroper Medikation mit anticholinerger Wirkung zu vermeiden[9]. Übersichtsarbeiten zu dem anticholinergen Potenzial einzelner Substanzen und Substanzgruppen liegen vor[122].
- Medikamente mit sedierender Wirkung sind möglichst zu vermeiden, da die Sedierung die kognitive Leistung negativ beeinflussen und die Sturzgefahr der Erkrankten erhöhen kann.
- Allgemeine Verfahrensweisen zur Medikamentenauswahl und Dosierung, die bei der Anwendung psychotroper Medikation bei älteren Menschen zu beachten sind, gelten bei Demenzkranken in besonderem Maße.
- Pharmakologische Interaktionen von Medikamenten sind zu beachten.

3.3.2.3 Generelle Aspekte der Antipsychotika-Behandlung von Demenzerkrankten

Der Einsatz von Antipsychotika bei Demenzerkrankten ist mit einem erhöhten Mortalitätsrisiko assoziiert[123–126]. Darüber hinaus ist ein erhöhtes Risiko durch Antipsychotika bezüglich des Auftretens zerebrovaskulärer Ereignisse bei Demenzerkrankten beschrieben worden[127–130].

Über diese Risiken hinaus sind die potenziellen, z. B. extrapyramidalen, kardialen oder orthostatischen, Nebenwirkungen dieser Medikamente sowie die Gefahr von Stürzen zu beachten, welche alle bei Personen mit Demenz in besonderem Maße auftreten können. Es gelten die entsprechenden allgemeinen Vorsichtsmaßnahmen für die jeweils einzelne Substanz.

In einer doppelblinden multizentrischen Studie wurde die vorbestehende Antipsychotika-Einnahme wietergeführt oder durch eine Plazebobehandlung ersetzt. Es zeigte sich keine signifikante Zunahme von psychischen und Verhaltenssymptomen in der Plazebogruppe im Vergleich zur antipsychotisch weiterbehandelten Gruppe[131]. Dies unterstreicht, vor dem Hintergund des erhöhten Mortalitätsrisikos und des erhöhten Risikos für zerebrovaskuläre Ereignisse durch Antipsychotika, die Notwendigkeit, eine initiierte Antipsychotikatherapie engmaschig zu kontrollieren und, falls möglich, zu beenden.

52 Die Gabe von Antipsychotika bei Patienten mit Demenz ist mit einem erhöhten Risiko für Mortalität und für zerebrovaskuläre Ereignisse assoziiert. Patienten und rechtliche Vertreter müssen über dieses Risiko aufgeklärt werden. Die Behandlung soll mit der geringstmöglichen Dosis und über einen möglichst kurzen Zeitraum erfolgen. Der Behandlungsverlauf muss engmaschig kontrolliert werden.	*Empfehlungsgrad A, Evidenzebene Ia und III*

3.3.2.3.1 Antipsychotikabehandlung bei Patienten mit Parkinson-Demenz und Lewy-Körperchen-Demenz

Eine Sonderstellung bei der Behandlung mit Antipsychotika nehmen Patienten mit Parkinson-Demenz, Lewy-Körperchen-Demenz und verwandten Erkrankungen ein (▶ Eingangsbewertung, S. 100). Bei dieser Patientengruppe besteht ein besonderes Risiko für Nebenwirkungen von Antipsychotika, insbesondere i. S. ausgeprägter Verschlechterung der Beweglichkeit und der Vigilanz[119]. Antipsychotika, inklusive der meisten atypischen Antipsychotika, sind daher bei dieser Patientengruppe kontraindiziert[119, 132–138].

▶ Empfehlung 51: Für Patienten mit Parkinson-Demenz, Lewy-Körper-Demenz und verwandten Erkrankungen sind klassische und viele atypische Neuroleptika kontraindiziert, da sie Parkinson-Symptome verstärken und Somnolenzattacken auslösen können. Einsetzbare Neuroleptika bei diesen Erkrankungen sind Clozapin und mit geringerer Evidenz Quetiapin.	*Good clinical practice, Expertenkonsens*

3.3.2.4 Generelle Aspekte zum Einsatz von Benzodiazepinen bei Demenzerkrankten

Benzodiazepine werden häufig bei älteren Menschen verordnet. Die Anwendung bei Menschen mit Demenz ist problematisch wegen der negativen Effekte auf die Kognition, der Erhöhung der Sturzgefahr, möglicher paradoxer Reaktionen und des Abhängigkeitspotenzials, welches bei plötzlichem Absetzen mit der Gefahr eines Delirs verbunden ist. In Ausnahmefällen kommen Einzeldosen kurz wirksamer Präparate in Betracht. Präparate mit langer Halbwertszeit sollen vermieden werden.

53 Benzodiazepine sollen bei Patienten mit Demenz nur bei speziellen Indikationen kurzfristig eingesetzt werden.	*Empfehlungsgad C, Leitlinienadaptation SIGN 2006*

3.3.2.5 Generelle Aspekte zum Einsatz von Antidepressiva und Antikonvulsiva bei Demenzerkrankten

Bezüglich der Anwendung von Antidepressiva und Antikonvulsiva existieren keine Hinweise für spezifische Nebenwirkungen bei Demenzkranken. Auf anticholinerge Nebenwirkungen und Sedierungspotenzial ist bei der Auswahl von Präparaten zu achten. Sedierende Medikamente erhöhen die Sturzgefahr und können die kognitive Leistung bei Patienten mit Demenz verschlechtern. Bei allen Substanzen wird generell zunächst eine niedrigere Dosierung gewählt als bei jüngeren Patienten.

3.3.2.6 Pharmarmakologische Behandlung des Delirs

Delirien stellen eine häufige, aber in vielen Fällen nicht erkannte Komplikation im Verlauf einer Demenz dar. Sie können hyperaktiv, hypoaktiv und in Mischformen auftreten. Maßnahmen zur Prävention umfassen u. a. Vermeidung delirogener Medikamente, Sicherstellung ausreichender Flüssigkeitsaufnahme und Früherkennung von komorbiden Erkrankungen (z. B. Infektionen)[139]. Bei bestehendem Delir ist eine Behandlung des Auslösers erforderlich. Darüber hinaus ist ggf. eine symptomatische Behandlung des Delirs mit Antipsychotika notwendig[140, 141].

54	Nach diagnostischer Abklärung kann ein Delir bei Demenz mit Antipsychotika behandelt werden. Antipsychotika mit anticholinerger Nebenwirkung sollen vermieden werden.	*Empfehlungsgrad C, Expertenkonsens*

3.3.3 Pharmakologische Behandlung einzelner psychischer und Verhaltenssymptome und -symptomkomplexe

Im Folgenden orientiert sich die Darstellung der medikamentösen Behandlungsempfehlungen von psychischen und Verhaltenssymptomen im Wesentlichen an empirisch identifizierten Symptomclustern (affektive Symptome, Hyperaktivität, psychotische Symptome, Apathie)[40]. Es werden Empfehlungen unterteilt nach Wirkstoffgruppen und einzelnen Substanzen gegeben.

3.3.3.1 Affektive Symptome
3.3.3.1.1 Depression

Die depressive Episode im Rahmen der Demenz ist durch gedrückte Stimmung und weitere Symptome nach ICD-10 definiert. Antriebsstörungen können auch ohne gedrückte Stimmung bei Demenzkranken auftreten und werden dann eigenständig mit dem Begriff der Apathie bezeichnet[40].

55	Medikamentöse antidepressive Therapie bei Patienten mit Demenz und Depression ist wirksam und wird empfohlen. Bei der Ersteinstellung und Umstellung sollen trizyklische Antidepressiva aufgrund des Nebenwirkungsprofils nicht eingesetzt werden.	*Empfehlungsgrad B, Evidenzebene Ib*

3.3.3.1.2 Angst

Angstsymptome, wie innere Anspannung, Befürchtungen und Nervosität, können bei Demenzkranken auftreten. Sie sind häufig, aber nicht immer, vergesellschaftet mit Symptomen einer Depression.

Statement: Es existiert für die Therapie der Angst und Angststörung bei Patienten mit Demenz keine evidenzbasierte medikamentöse Behandlung.

3.3.3.2 Hyperaktivität

Der Symptomcluster Hyperaktivität besteht aus den Symptomen agitiertes Verhalten/Aggressivität, Euphorie, Enthemmung und psychomotorische Unruhe. Die Symptome treten beim einzelnen Erkrankten nicht immer gemeinsam auf. Im Folgenden werden die Symptome separat dargestellt.

3.3.3.2.1 Agitiertes Verhalten/Aggressivität

Unter dem Begriff des agitierten Verhaltens wird Unruhe mit erhöhter Anspannung und gesteigerte Psychomotorik verstanden. Häufig tritt verstärkte Reizbarkeit mit zum Teil konfrontativen Verhaltensweisen verbaler und körperlicher Art gegenüber anderen auf.

Agitiertes Verhalten und Aggressivität stellen eine sehr hohe Belastung für Pflegende dar. Meist resultieren diese Verhaltensweisen aus dem Eindruck, sich nicht verständlich machen zu können, aus Angst oder dem Gefühl, beeinträchtigt zu werden. Oft helfen bereits Verständnis, eine Änderung von Kommunikationsformen und eine Modifikation der Lebens- und Wohnsituation. Für die erfolgreiche Änderung aufrechterhaltender Umstände ist eine genaue Exploration der jeweiligen Bedingungsfaktoren notwendig. Eine pharmakologische Behandlung sollte erst in Erwägung gezogen werden, wenn alle Modifikationen der Umwelt und der Kommunikation, die möglich sind, durchgeführt und alle verfügbaren psychosozialen Interventionen eingesetzt wurden. Aufgrund der hohen Belastung des Betroffenen und der Pflegenden liegt eine im Vergleich zu anderen Verhaltenssymptomen umfangreichere Literatur zu pharmakologischen Interventionen vor.

3.3.3.2.1.1 Antipsychotika

Haloperidol Die Dosierung in klinischen Prüfungen zu Haloperidol bei Demenzkranken lag im Regelfall zwischen 0,5 und 2 mg. Ein Cochrane-Review zu Haloperidol zur Behandlung von agitiertem Verhalten bei Demenzkranken fand keinen Hinweis für die Wirksamkeit von Haloperidol gegenüber Plazebo, aber Hinweise für eine Wirksamkeit auf aggressives Verhalten[142].

In Vergleichsstudien zu Risperidon zeigte sich Haloperidol entweder unterlegen oder gleich wirksam bei einem höheren Anteil extrapyramidaler Nebenwirkungen[143, 144]. Zwischen Olanzapin und Haloperidol zeigte sich hinsichtlich Wirksamkeit und Nebenwirkungen kein Unterschied[145].

56 Haloperidol wird aufgrund fehlender Evidenz für Wirksamkeit nicht zur Behandlung von Agitation empfohlen. Es gibt Hinweise auf Wirksamkeit von Haloperidol auf aggressives Verhalten mit geringer Effektstärke. Unter Beachtung der Risiken (extrapyramidale Nebenwirkungen, zerebrovaskuläre Ereignisse, erhöhte Mortalität) kann der Einsatz bei diesem Zielsymptom erwogen werden.

Empfehlungsgrad A, Evidenzebene Ia

Atypische Antipsychotika Ein Cochrane-Review über 15 RCTs (neun in der meta-analytischen Auswertung) berichtet eine Überlegenheit von Risperidon gegenüber Plazebo in der Behandlung von Aggressivität und Agitation[224].

In einer weiteren Meta-Analyse über 16 Studien zeigte sich eine Wirksamkeit von Risperidon (0,5–2 mg) und Aripiprazol (2,5–15 mg) auf Agitation. Olanzapin (1–10 mg) und Quetiapin (25–600 mg) zeigten keine Wirksamkeit auf Agitation[188].

Die häufigsten Nebenwirkungen in den durchgeführten Studien waren ein erhöhtes Auftreten zerebrovaskulärer Ereignisse, extrapyramidaler Symptome, Somnolenz, Harnwegsinfektionen, Inkontinenz, Verschlechterung der kognitiven Leistung und eine erhöhte Mortalität[123, 146].

Risperidon ist zur Behandlung der schweren chronischen Aggressivität bei Demenz, durch die sich der Erkrankte selbst oder andere gefährdet, in Deutschland zugelassen.

57 Risperidon ist in der Behandlung von agitiertem und aggressivem Verhalten bei Demenz wirksam. Aripiprazol kann aufgrund seiner Wirksamkeit gegen Agitation und Aggression als alternative Substanz empfohlen werden. Olanzapin soll aufgrund des anticholinergen Nebenwirkungsprofils und heterogener Datenlage bezüglich Wirksamkeit nicht zur Behandlung von agitiertem und aggressivem Verhalten bei Patienten mit Demenz eingesetzt werden.

Empfehlungsgrad A, Evidenzebene Ia, Ib

Die Behandlung von Agitation und Aggressivität bei Demenz mit Aripiprazol ist eine Off-label-Behandlung und die Schwierigkeit des Off-label-Gebrauchs ist adäquat zu berücksichtigen.

Antikonvulsiva Zu Carbamazepin (mittlere Dosis: 300 mg) sind plazebo-kontrollierte RCTs zur Behandlung von agitiertem Verhalten[147, 148] durchgeführt worden. Es zeigte sich Wirksamkeit von Carbamazepin auch bei Demenzkranken, bei denen Antipsychotika nicht zu einer Symptomverbesserung geführt hatten[148]. In den Studien zeigte sich eine gute Verträglichkeit.

58 Es gibt Hinweise auf eine günstige Wirkung von Carbamazepin auf Agitation und Aggression. Carbamazepin kann nach fehlendem Ansprechen anderer Therapien empfohlen werden. Es ist auf Medikamenteninteraktionen zu achten.

Empfehlungsgrad C, Evidenzebene Ib

Die Behandlung von Agitation und Aggressivität bei Demenz mit Carbamazepin ist eine Off-label-Behandlung, und die Schwierigkeit des Off-label-Gebrauchs ist adäquat zu berücksichtigen.

Valproat zeigte keinen Hinweis für Wirksamkeit bei häufig auftretenden Nebenwirkungen[149].

59 Eine Behandlung von Agitation und Aggression mit Valproat wird nicht empfohlen.

Empfehlungsgrad B, Evidenzebene Ib

Antidepressiva In einer randomisierten Vergleichsstudie mit Citalopram und Risperidon sowie im Vergleich von Citalopram zu Plazebo zeigte sich Wirksamkeit von Citalopram auf agitiertes Verhalten[150, 151].

60 Es gibt eine schwache Evidenz für die Wirksamkeit von Citalopram bei agitiertem Verhalten von Demenzkranken. Ein Behandlungsversuch kann gerechtfertigt sein.

Empfehlungsgrad C, Evidenzebene IIb

Die Behandlung von Agitation und Aggressivität bei Demenz mit Citalopram ist eine Off-label-Behandlung, und die Schwierigkeit des Off-label-Gebrauchs ist adäquat zu berücksichtigen.

3.3.3.2.2 Disinhibition/Enthemmung

Phänomene der Disinhibition können bei Demenzkranken auftreten. Dies kann u. a. Sozialverhalten, inklusive sexueller Disinhibition, wie auch andere Bereiche, z. B. die Nahrungsaufnahme, betreffen.

> *Statement:* Bei enthemmtem Verhalten im Rahmen einer Demenzerkrankung gibt es keine belastbare Evidenz für eine bestimmte Behandlung.

3.3.3.2.3 Euphorie

Eine euphorische Stimmungslage kann ebenfalls bei Demenzkranken auftreten. Es exi9stiert aktuell keine höhergradige Evidenz für die Behandlung von Euphorie bei Demenzerkrankten.

3.3.3.2.4 Gesteigerte Psychomotorik

Gesteigerte Bewegung und repetitives Durchführen gleicher Bewegungsabläufe ist ein häufiges Phänomen bei Demenzkranken. Bei gesteigertem Bewegungsdrang ohne erkennbares Leid für den Betroffenen ergibt sich keine unmittelbare Interventionsnotwendigkeit. Bewegungsdrang kann aber auch zur Belastung des Erkrankten werden und z. B. zur Gewichtsabnahme führen. Umgebungsgestaltung und psychosoziale Interventionen können die gesteigerte Psychomotorik dämpfen. Bei quälendem Bewegungsdrang kann eine medikamentöse Behandlung in Erwägung gezogen werden.

Von besonderer Bedeutung ist, dass die motorische Unruhe eines Erkrankten, insbesondere in Pflegeeinrichtungen, als Belastung für die Mitarbeiter empfunden werden kann. Aus dieser Belastung leitet sich jedoch keine pharmakologische und freiheitsentziehende Indikation ab. Die Indikation einer Intervention ergibt sich generell, wenn die Unruhe für den Betroffenen leidvoll ist oder zu einer Gefährdung führt. In der häuslich-familiären Pflegesituation kann es zu starker Beastung der pflegenden Angehörigen durch gesteigerte Psychomotorik des Erkrankten kommen, was im Einzelfall und bei unzureichender Wirksamkeit anwendbarer psychosozialer Verfahren eine medikamentöse Behandlung erforderlich machen kann.

Eine Post-hoc-Analyse von plazebo-kontrollierten RCTs zu Risperidon bei Demenzkranken mit mittlerer bis schwerer Demenz zeigte eine Wirksamkeit auf repetitive Bewegungen und scheinbar zielloses Umhergehen[152].

61	Bei schwerer psychomotorischer Unruhe, die zu deutlicher Beeinträchtigung des Betroffenen und/oder der Pflegenden führt, kann ein zeitlich begrenzter Therapieversuch mit Risperidon empfohlen werden.	*Empfehlungsgrad C, Evidenzebene II*

Die Behandlung der psychomotorischen Unruhe bei Demenz mit Risperidon ist eine Off-label-Behandlung, und die Schwierigkeit des Off-label-Gebrauchs ist adäquat zu berücksichtigen.

3.3.3.3 Psychotische Symptome (Halluzination, Wahn)

Halluzinationen und Wahn sind häufige Phänomene bei Demenz. Die Beeinträchtigung des Betroffenen entsteht häufig durch die damit ausgelösten Affekte, wie z. B. Angst oder Wut. Bevor eine medikamentöse Behandlung eingeleitet wird, soll die mögliche Induktion der psychotischen Symptome durch Medikamente oder andere Ursachen (z. B. Delir) geprüft werden.

3.3.3.3.1 Antipsychotika

Zur Behandlung von psychotischen Symptomen müssen gelegentlich Antipsychotika eingesetzt werden. Es sind auch hier Nebenwirkungen und Risiken gegenüber dem potenziellen Nutzen abzuwägen. Die Behandlung ist kurz zu halten, regelmäßig zu kontrollieren und in der niedrigsten möglichen Dosis durchzuführen (▶ auch Kap. 3.3.2.3).

3.3.3.3.1.1 Haloperidol

Eine Dosierung von 2–3 mg Haloperidol zeigte sich einer Dosierung von 0,5–0,75 mg Haloperidol und Plazebo in der Behandlung von psychotischen Symptomen bei an Alzheimer-Demenz Erkrankten überlegen. In dieser Dosierung traten bei 20 % der Demenzkranken extrapyramidale Nebenwirkungen auf[153].

3.3.3.3.1.2 Atypische Antipsychotika

Risperidon zeigt eine signifikante Wirkung auf psychotische Symptome gegenüber Plazebo. Olanzapin zeigte in diesem Review keine antipsychotische Wirkung[123, 146, 154]. Olanzapin, Aripiprazol und Quetiapin zeigten keine antipsychotische Wirksamkeit bei Demenzkranken[123, 154, 155].

| 62 | Die günstige Wirkung von Risperidon auf psychotische Symptome bei Demenz ist belegt. Falls eine Behandlung mit Antipsychotika bei psychotischen Symptomen (Wahn, Halluzinationen) notwendig ist, wird eine Behandlung mit Risperidon (0,5–2 mg) empfohlen. | *Empfehlungsgrad B, Evidenzebene Ia* |

Risperidon ist zur Behandlung von psychotischen Symptomen bei Demenz, durch die der Demenzkranke erheblich beeinträchtigt ist, zugelassen.

Aripiprazol zeigt in höheren Dosen (10 mg) Wirksamkeit in Bezug auf psychotische Symptome. Niedrige Dosierungen (2 mg und 5 mg) Aripiprazol zeigten keinen spezifisch antipsychotischen Effekt[156].

| 63 | Für die Wirksamkeit von Aripiprazol 10 mg bei psychotischen Symptomen bei Patienten mit Demenz gibt es Hinweise. Die Datenlage ist jedoch heterogen. | *Empfehlungsgrad C, Evidenzebene Ib* |

Die Behandlung von psychotischen Symptomen bei Demenz mit Aripiprazol ist eine Off-label-Behandlung, und die Schwierigkeit des Off-label-Gebrauchs ist adäquat zu berücksichtigen.

| 64 | Für andere atypische Antipsychotika gibt es keine Evidenz für Wirksamkeit bei psychotischen Symptomen bei Demenz, daher wird der Einsatz nicht empfohlen. | *Empfehlungsgrad B, Evidenzebene Ia* |

3.3.3.4   Apathie

Das häufigste Verhaltenssymptom bei Demenzkranken ist die Apathie, definiert durch reduzierten Antrieb und Initiative. Die Apathie führt zu einer emotionalen Belastung der Pflegenden und verhindert die Teilnahme von Demenzkranken am Alltagsleben und psychosoziale Interventionen.

In einer Übersichtsarbeit zu 13 Antidementiva-RCTs zeigt sich ein Hinweis für eine Wirksamkeit von Acetylcholinesterase-Hemmern auf Apathie, basierend auf Einzelitemanalysen sekundärer Endpunkte[157]. Eine Behandlungsempfehlung lässt sich hieraus nicht ableiten.

3.3.3.5   Schlafstörungen

Störungen des Nachtschlafs und des Tag-Nacht-Rhythmus sind häufig bei Demenzkranken und führen insbesondere bei Pflegenden im häuslichen Umfeld zu einer erheblichen Belastung. Aufgrund von Sedierung, Sturzgefahr und Verschlechterung der Kognition sollten Hypnotika nur in Situationen angewendet werden, die durch Verhaltensempfehlungen und Interventionen[158] nicht ausreichend verbessert werden können und die zu einer erheblichen Belastung des Betroffenen und der Pflegenden führen. Störungen von Arbeitsabläufen und Organisationsstrukturen in Heimen durch gestörten Schlaf von Betroffenen stellen keine Indikation für den Einsatz von Hypnotika dar. Es liegen keine RCTs zum Einsatz von Hypnotika bei Demenzkranken vor.

Die Datenlage zum Einsatz von Melatonin bei Demenzkranken ist als uneinheitlich zu werten, so dass der Einsatz nicht empfohlen werden kann[159–162].

| 65 | Melatonin ist in der Behandlung von Schlafstörungen bei Demenz nicht wirksam. Eine Anwendung wird nicht empfohlen. | *Empfehlungsgrad A, Evidenzebene Ib* |

Es existiert keine höhergradige Evidenz für eine Behandlung von Schlafstörungen bei Demenzerkrankten mit anderen pharmakologischen Ansätzen. Eine Empfehlung kann nicht gegeben werden.

| 66 | Für eine medikamentöse Therapie von Schlafstörungen bei Demenz kann keine evidenzbasierte Empfehlung ausgesprochen werden. | *Empfehlungsgrad B, Evidenzebene IV* |

3.3.3.6   Appetit- und Essstörungen

Demenzkranke leiden häufig unter Appetitstörungen und als Folge an Gewichtsverlust. Die Datenlage reicht nicht aus, eine medikamentöse Therapieempfehlung zu formulieren[163].

3.3.3.6.1   Ernährung mittels perkutaner endoskopischer Gastrostomie (PEG)

Es liegen keine randomisierten, plazebo-kontrollierten Studien zur Verwendung von PEG-Sonden zur enteralen Ernährung im Stadium der schweren Demenz vor. Basierend auf der bisherigen Datenlage ist eine positive Beeinflussung der Überlebenszeit, der klinischen Symptomatik, des Auftretens von Infektionen oder Dekubitalulzera durch den Einsatz der PEG nicht gegeben[164, 165]. Bei der Anlage einer PEG sind insbesondere Patientenverfügungen zu beachten, und es ist der mutmaßliche Wille des Erkrankten zu ermitteln.

3.3.4   Psychosoziale Interventionen

Psychosoziale Interventionen sind zentraler und notwendiger Bestandteil der Betreuung von Menschen mit Demenz und deren Angehörigen. Ansätze und Ziele dieser Verfahren sind wesentlich breiter als die pharmakologischer Therapien. Gleichzeitig ist aus methodischen Gründen die Qualität der Studien zu den einzelnen Verfahren oft deutlich geringer als bei pharmakologischen Prüfungen.

Verschiedene Interventionen haben häufig unterschiedliche Ziele und wurden in verschiedenen Stichproben und in verschiedenen Settings untersucht. Die Gliederung richtet sich zunächst nach Interventionstyp (☐ Abb. 3.2, S. 111) und im Weiteren nach der Zielsymptomatik (☐ Abb. 3.3, S. 112).

Viele psychosoziale Interventionen verwenden Methoden der Psychotherapie als wesentliche Bestandteile, was den Stellenwert der Psychotherapie belegt. Im Rahmen der Behandlung von Depression beim Demenzkranken sowie der Reduktion von Belastung pflegender Angehöriger nehmen z. B. verhaltenstherapeutische Verfahren einen großen Raum ein. In den jeweiligen Abschnitten wird darauf verwiesen.

3.3.4.1 Kognitive Verfahren

Unter kognitiven Verfahren werden Interventionen verstanden, bei denen kognitive Funktionen (Gedächtnis, Aufmerksamkeit, Sprache etc.) aktiviert werden. Eine allgemeingültige Definition kognitiver Verfahren oder eine allgemeingültige scharfe Abgrenzung von Unterformen existiert nicht. Grob eingeteilt werden können diese Verfahren in:

a) *kognitives Training*: Durchführung von Übungen kognitiver Funktionen
b) *kognitive Stimulation*: Anregung kognitiver Tätigkeit, z. B. über Aktivierung von Altgedächtnisinhalten oder Einbindung in Konversation
c) *kognitive Rehabilitation*: unterschiedliche Kombination aus a. und b.
d) *Realitätsorientierung*: Förderung der Orientierung in Zeit und Raum durch Hinweise und Hilfen
e) *Reminiszenz/autobiographische Arbeit*: Aktivierung von autobiographischen, insbesondere emotional positiv besetzten Altgedächtnisinhalten

Die Studienlage für das kognitive Training bzw. die kognitive Stimulation ist heterogen hinsichtlich der eingesetzten Verfahren und des Studiendesigns. Es finden sich teilweise Hinweise auf eine Wirkung auf die kognitive Leistung. Insgesamt ist die Bewertung der Wirkung aufgrund der angeführten Punkte schwierig, welches jedoch nicht primär auf eine Ineffektivität der Ansätze Rückschluss ziehen lässt, sondern die Notwendigkeit qualitativ hochwertiger Studien mit standardisierten Verfahren und Zielgrößen unterstreicht[166–174].

67	Es gibt Evidenz für geringe Effekte von kognitivem Training/kognitiver Stimulation auf die kognitive Leistung bei Patienten mit leichter bis moderater Demenz. Die Möglichkeit, an einem strukturierten kognitiven Stimulationsprogramm teilzunehmen, kann angeboten werden.	*Empfehlungsgrad C, Evidenzebene IIb, Leitlinienadaptation NICE-SCIE 2007*

Für die Realitätsorientierung und Reminiszenzverfahren finden sich Hinweise auf Wirkung für alle Schweregrade der Demenz[175–177].

68	Realitätsorientierung und Reminiszenzverfahren können in allen Krankheitsstadien aufgrund von geringen Effekten auf die kognitive Leistung zur Anwendung kommen.	*Empfehlungsgrad C, Evidenzebene IIb*

Die Effekte von kognitiven Verfahren sind generell klein. Überdauernde Wirkung nach Beendigung der Therapien können nicht überzeugend gezeigt werden. Ausreichende Evidenz für Effekte von kognitiven Verfahren auf Alltagsfunktionen oder Verhaltenssymptome gibt es nicht. Die Datenlage ist nicht ausreichend, um im Detail einzelne Verfahren in Abgrenzung zu anderen zu empfehlen.

3.3.4.2 Ergotherapie

Die Ergotherapie (»Occupational Therapy«) wird hier verstanden als Intervention zur Verbesserung und Stützung von Alltagsfunktionen und Handlungsfähigkeit mit dem Ziel der Verbesserung von Teilhabe und Lebensqualität im individuellen Alltag und Lebens- kontext. Es existieren Hinweise für eine Wirkung von Ergotherapie insbesondere im häuslichen Umfeld der Betroffenen[178].

Eine abschließende Beurteilung der Studienlage ist aufgrund der unterschiedlichen Zielgrößen und me- thodischer Mängel nicht möglich[178–184].

69 Es gibt Evidenz, dass ergotherapeutische, individuell angepasste Maßnahmen bei Pati- enten mit leichter bis mittelschwerer Demenz unter Einbeziehung der Bezugspersonen zum Erhalt der Alltagsfunktionen beitragen. Der Einsatz kann angeboten werden.	*Empfehlungsgrad C, Evidenzebene IIb, Leit- linienadaptation NICE-SCIE 2007*

3.3.4.3 Körperliche Aktivität

Körperliche Aktivierung und leichtes körperliches Training kann eine Verbesserung der Beweglichkeit und Balance bewirken[185]. Hinsichtlich der Wirkung von körperlicher Aktivierung auf Kognition, Alltags- funktionen, Schlafverhalten, Verhaltenssymptome, Depressivität oder Mortalität[186, 187, 188] sind die Stu- dienergebnisse uneinheitlich. Bei Berücksichtigung auch methodisch schwacher Studien finden sich Hin- weise auf eine positive Wirkung auf die Alltagsfunkti- onen, Stimmung und Schlafverhalten durch körper- liche Aktivität.

70 Es gibt Hinweise, dass körperliche Aktivierung zum Erhalt der Alltagsfunktionen, Be- weglichkeit und Balance beiträgt. Der Einsatz kann angeboten werden. Es existiert je- doch keine ausreichende Evidenz für die systematische Anwendung bestimmter kör- perlicher Aktivierungsverfahren.	*Empfehlungsgrad C, Evidenzebene IIb*

3.3.4.4 Künstlerische Therapien

Künstlerische Therapien (u. a. Musiktherapie, Kunstthe- rapie, Tanztherapie, Theatertherapie) nutzen in der the- rapeutischen Interaktion nonverbale und prozedurale Kommunikation, um mit künstlerischen Medien und Prozessen wahrnehmungs- und gestaltungsorientiert Fähigkeiten zu stärken und Ressourcen zu aktivieren.

3.3.4.4.1 Musiktherapie

Musiktherapie wird einerseits als aktive Beteiligung des Demenzkranken mittels Stimme oder Instrument am musikalischen Geschehen innerhalb einer thera- peutischen Beziehung definiert (aktive Musikthe- rapie). Das gezielte Abspielen von Musik wird auch unter dem Begriff der Musiktherapie gefasst (rezep- tive Musiktherapie)[189]. Die Datenlage zur Wirksam- keit ist aufgrund der Studienqualität eingeschränkt beurteilbar. Es finden sich jedoch Hinweise, dass ak- tive und rezeptive Musiktherapie geringe positive Ef- fekte auf psychische und Verhaltenssymptome haben können[190–192].

71 Es gibt Hinweise, dass aktive Musiktherapie geringe Effekte auf psychische und Ver- haltenssymptome bei Menschen mit Demenz hat. Sie kann empfohlen werden.	*Empfehlungsgrad C, Evidenzebene IIa*

72 Rezeptive Musiktherapie, insbesondere das Vorspielen von Musik mit biographischem Bezug (»preferred music«), kann geringe Effekte auf agitiertes und aggressives Verhal- ten haben. Sie kann empfohlen werden.	*Empfehlungsgrad C, Evidenzebene III*

3.3.4.4.2 Kunsttherapie

Aussagekräftige RCTs für eine wissenschaftliche Be- wertung der Wirkung der Kunsttherapie bei Demenz liegen aktuell nicht vor.

3.3.4.4.3 Tanztherapie

In der Tanztherapie bei Demenz werden Bewegung und Tanz zur Interaktion mit dem Demenzkranken eingesetzt. Hochwertige RCTs für eine wissenschaft- liche Bewertung der Wirkung der Tanztherapie bei Demenz liegen aktuell nicht vor.

3.3.4.5 Sensorische Verfahren

Unter sensorischen Verfahren werden Interventionen verstanden, die unmittelbar sensorisches Empfinden bei den Betroffenen ansprechen. Dieser Ansatz trägt insbesondere der Beeinträchtigung verbaler Kommunikation im Rahmen von Demenzerkrankungen Rechnung.

3.3.4.5.1   Aromatherapie

Der Einsatz von Geruchsstoffen zur positiven Beeinflussung von Verhaltenssymptomen bei Demenz wird als Aromatherapie bezeichnet. Es konnte eine signifikante Wirkung bei äußerer Anwendung von Melissenöl auf agitiertes Verhalten und allgemeine Verhaltenssymptome gezeigt werden[193, 194].

73 Die Anwendung von Aromastoffen kann geringe Effekte auf agitiertes Verhalten und allgemeine Verhaltenssymptome bei Patienten mit mittel- bis schwergradiger Demenz haben. Sie kann empfohlen werden.	*Empfehlungsgrad C, Evidenzebene Ib*

3.3.4.5.2   Snoezelen/multisensorische Verfahren

Unter Snoezelen wird die multisensorische Anwendung beruhigender Stimuli mit dem Ziel der beruhigenden und entspannenden Wirkung auf den Demenzkranken verstanden. Es finden sich positive Effekte von individualisiertem und biographiebezogenem 24-Stunden-Snoezelen auf emotionale Teilaspekte wie Freude und Aktivität sowie Apathie bei mittelschwerer bis schwerer Demenz. Snoezelen-Session-Ansätze zeigten keine Wirkung[195–197].

74 Multisensorische Verfahren (Snoezelen) mit individualisierten, biographiebezogenen Stimuli im 24-Stunden-Ansatz können geringe Effekte auf Freude und Aktivität bei Patienten mit moderater bis schwerer Demenz haben. Sie können empfohlen werden.	*Empfehlungsgrad C, Evidenzebene IIb*

3.3.4.5.3   Massagen/Berührung

Körperliche Berührung wurde als Mittel zur Kommunikation bei Menschen mit Demenz untersucht[198–200]. Körperliche Berührung kann als Kommunikationsmittel eingesetzt werden und kann beruhigende Wirkung haben. Es ist allerdings das individuelle Bedürfnis nach Distanz und Privatsphäre des Erkrankten zu beachten.

3.3.4.5.4   Lichttherapie

Durch den Einsatz von hellem Licht sollen bei Menschen mit Demenz positive Effekte auf den Schlaf-wach-Rhythmus und auf psychische und Verhaltenssymptome erzielt werden[201, 202]. Dieses konnte aber nicht hinreichend nachgewiesen werden.

75 Es gibt keine ausreichenden Hinweise für einen therapeutischen Effekt von Licht, die eine spezielle Empfehlung in der Anwendung bei Menschen mit Demenz erlauben.	*Evidenzebene Ib*

3.3.4.6   Angehörigenbasierte Verfahren mit dem Ziel der Verbesserung der Situation des Erkrankten

Angehörigentraining mit Aufklärung über die Krankheit sowie mit verhaltenstherapeutischen Elementen (z. B. Verhaltensmanagement, Stressbewältigung) können Wirkung auf Verhaltenssymptome im Allgemeinen und speziell auf Depressivität bei Erkrankten haben[166].

76 Angehörigentraining zum Umgang mit psychischen und Verhaltenssymptomen bei Demenz können geringe Effekte auf diese Symptome beim Erkrankten haben. Sie sollten angeboten werden.	*Empfehlungsgrad B, Evidenzebene IIb*

3.3.5   Empfehlungen für den Einsatz psychosozialer Interventionen bei speziellen Indikationen

Im Folgenden werden häufige Konstellationen beschrieben, die bei Demenzerkrankten problematisch sein können und für die psychosoziale Interventionen untersucht wurden.

3.3.5.1   Psychosoziale Interventionen bei psychischen und Verhaltenssymptomen

Patientenzentriertes Verhaltensmanagement, Schulungsprogramme für Mitarbeiter in Pflegeeinrichtungen, Angehörigenedukation und kognitive Stimulation zeigen überdauernde positive Effekte auf psychische und Verhaltenssymptome bei Erkrankten[203, 204].

Musiktherapie, Snoezelen und sensorische Stimulation zeigten Wirkung während der Anwendung, aber keine überdauernden Effekte[203].

Es besteht die Möglichkeit, durch Modifikation und Intensivierung psychosozialer Umgebungsfaktoren die Gabe von Antipsychotika in Pflegeheimen zu reduzieren[205].

Die Rahmenempfehlungen des Bundesministeriums für Gesundheit (BMG) im Bereich der stationären Pflege für den Umgang mit psychischen und Verhaltenssymptomen bei Demenzerkrankten[206] beinhalten:

- Verstehende Diagnostik zur Identifizierung von Bedingungsfaktoren
- Einsatz von Assessment-Instrumenten zur systematischen Aufdeckung und Dokumentation von herausforderndem Verhalten
- Validierendes Verhalten
- Erinnerungspflege
- Basale Stimulation, Snoezelen, körperliche Berührung
- Bewegungsförderung
- Handeln in Krisensituationen mit Selbst- und Fremdgefährdung

> *Statement:* Zur Prävention und Behandlung von psychischen und Verhaltenssymptomen (herausforderndes Verhalten) bei Demenzerkrankten kann verstehende Diagnostik, validierendes Verhalten und Erinnerungspflege eingesetzt werden. In der akuten Situation können basale bzw. sensorische Stimulation, der Einsatz von Musik, Snoezelen, körperliche Berührung und körperliche Bewegung wirksam sein.
> Individuelles Verhaltensmanagement, Angehörigen- und Pflegendenschulungen sowie kognitive Stimulation sind wichtige Elemente bei der Behandlung von psychischen und Verhaltenssymptomen.

3.3.5.2 Psychosoziale Interventionen zur Behandlung von Depression

Interventionen, die bei Depressionen Wirkung zeigen können, sind der Einsatz supervidierter ehrenamtlicher Kontakte[207], kognitive Gruppentherapie[207], Freizeitaktivitäten[207]. Unterstützung und Edukationsprogrammen für Pflegende[208], Verhaltenstherapie[209] sowie körperliche Aktivierung[210].

77 Zur Behandlung depressiver Symptome bei Demenzerkrankten sind Edukations- und Unterstützungsprogramme von Pflegenden und Betreuenden wirksam und sollten eingesetzt werden.	*Empfehlungsgrad B, Evidenzebene IIb*

> *Statement:* Zur Behandlung depressiver Symptome können individualisierte patientenbezogene Interventionen und strukturierte Freizeitaktivitäten eingesetzt werden.

3.3.5.3 Behandlung eines erhöhten Bewegungsdrangs (»Wandering«)

> *Statement:* Es lässt sich aus der aktuellen Literatur keine Empfehlung zur psychosozialen Behandlung von hohem Bewegungsdrang von Demenzerkrankten ableiten.

3.3.5.4 Verbesserung der Nahrungsaufnahme

Angehörige und andere an der Versorgung Demenzerkrankter beteiligte Personen (Ärzte, Pflegepersonal) müssen auf einen Gewichtsverlust der Erkrankten achten.

Interventionen, die bei deutlicher Gewichtsreduktion eingesetzt werden können, sind ergänzende hochkalorische Nahrungsmittel[211], ein Trainingsprogramm für die Angehörigen zur Ernährung[212], verbale Aufforderung und positive Verstärkung während der Mahlzeiten[213], familienähnliche Essenssituation[214] und visuelle Farbkontraste der Nahrungsmittel[215].

78 Familienähnliche Esssituationen, verbale Unterstützung und positive Verstärkung können das Essverhalten von Menschen mit Demenz verbessern und können empfohlen werden.	*Empfehlungsgrad B, Evidenzebene IIb*

3.3.5.5 Behandlung von Schluckstörungen

Interventionen, die bei einem Auftreten von Schluck-störung eingesetzt werden können, sind alltagsorientierte Hilfen (Sitzhaltung, Gestaltung der Essenssituation, Führen beim Essen), Nahrung mit appetitanregendem Charakter, Schulung von Angehörigen und Pflegekräfte (eventuell logopädisch) sowie gut schluckfähige Nahrungsmittel.

3.3.5.6 Verbesserung des Schlafrhythmus

Veränderungen des Tag-Nacht- bzw. des Schlafrhythmus sind häufig bei Demenzerkrankten. Interventionen, die zu einer Verbesserung des Tag-Nacht- bzw. des Schlafrhythmus führen können, sind Aktivierungsprogramme über ca. 1–2 Stunden am Tag.

79 Angemessene strukturierte soziale Aktivierung während des Tages kann zu einer Besserung des Tag-Nacht-Schlafverhältnisses führen und sollte eingesetzt werden.	*Empfehlungsgrad B , Evidenzebene IIb*

3.3.6 Schutz der Gesundheit von pflegenden Angehörigen

Die psychische und körperliche Gesundheit von pflegenden Angehörigen von Demenzerkrankten sind häufig beeinträchtigt[216–218].

Fragebögen zur Erfassung der Belastung von Angehörigen sind z. B.: CBS, »Caregiver Burden Scale«; BIZA-D, »Berliner Inventar zur Angehörigenbelastung-Demenz«.

3.3.6.1 Reduktion von psychischer Belastung pflegender Angehöriger

Interventionen, die zu einer Reduktion der psychischen Belastung von Angehörigen führen können, sind Verhaltensmanagementansätze[219], Verhaltens-, Depressions- und Ärgermanagement, kognitiv-behaviorale Therapie, individuelle Beratung, Besuch von Supportgruppen, Angehörigengruppe, Psychoedukations- und Psychotherapiegruppen und telefonbasierte Interventionen[220–224].

80 Zur Prävention von Erkrankungen, die durch die Pflege und Betreuung hervorgerufen werden, und zur Reduktion von Belastung der pflegenden Angehörigen sollten strukturierte Angebote für Bezugspersonen von Demenzerkrankten vorgesehen werden. Inhaltlich sollten neben der allgemeinen Wissensvermittlung zur Erkrankung das Management in Bezug auf Patientenverhalten, Bewältigungsstrategien und Entlastungsmöglichkeiten für die Angehörigen sowie die Integration in die Behandlung des Demenzkranken im Vordergrund stehen.	*Empfehlungsgrad B, Evidenzebene IIb*

3.3.7 Rehabilitation bei Demenz

Häufig werden Demenzkranke im Akutkrankenhaus oder in der stationären und ambulanten Altenpflege als körperlich und kognitiv so stark eingeschränkt angesehen, dass man ihnen spezifische Rehabilitations- und Übungsprogramme, die zum Behandlungsstandard bei somatischen Erkrankungen gehören, nicht mehr zukommen lässt. Auch für Personen mit einem MMST $\leq$ 24 Punkte sind frührehabilitative oder weiterführende rehabilitative Behandlungsprogramme geeignet[225, 226].

Statement: Etablierte diagnostische und therapeutische Verfahren, einschließlich Frührehabilitationsprogramme, sollen im Falle körperlicher Erkrankungen Demenzkranken aller Schweregrade bei entsprechender Zielformulierung nicht vorenthalten werden.	

81 Spezifische Behandlungsprogramme bewirken bei leicht bis mittelgradig betroffenen Demenzkranken ähnliche bis nur mäßig geringfügigere Therapieerfolge hinsichtlich Mobilität und Selbstversorgungsfähigkeit wie bei kognitiv Gesunden.	*Empfehlungsgrad B, Evidenzebene IIb*

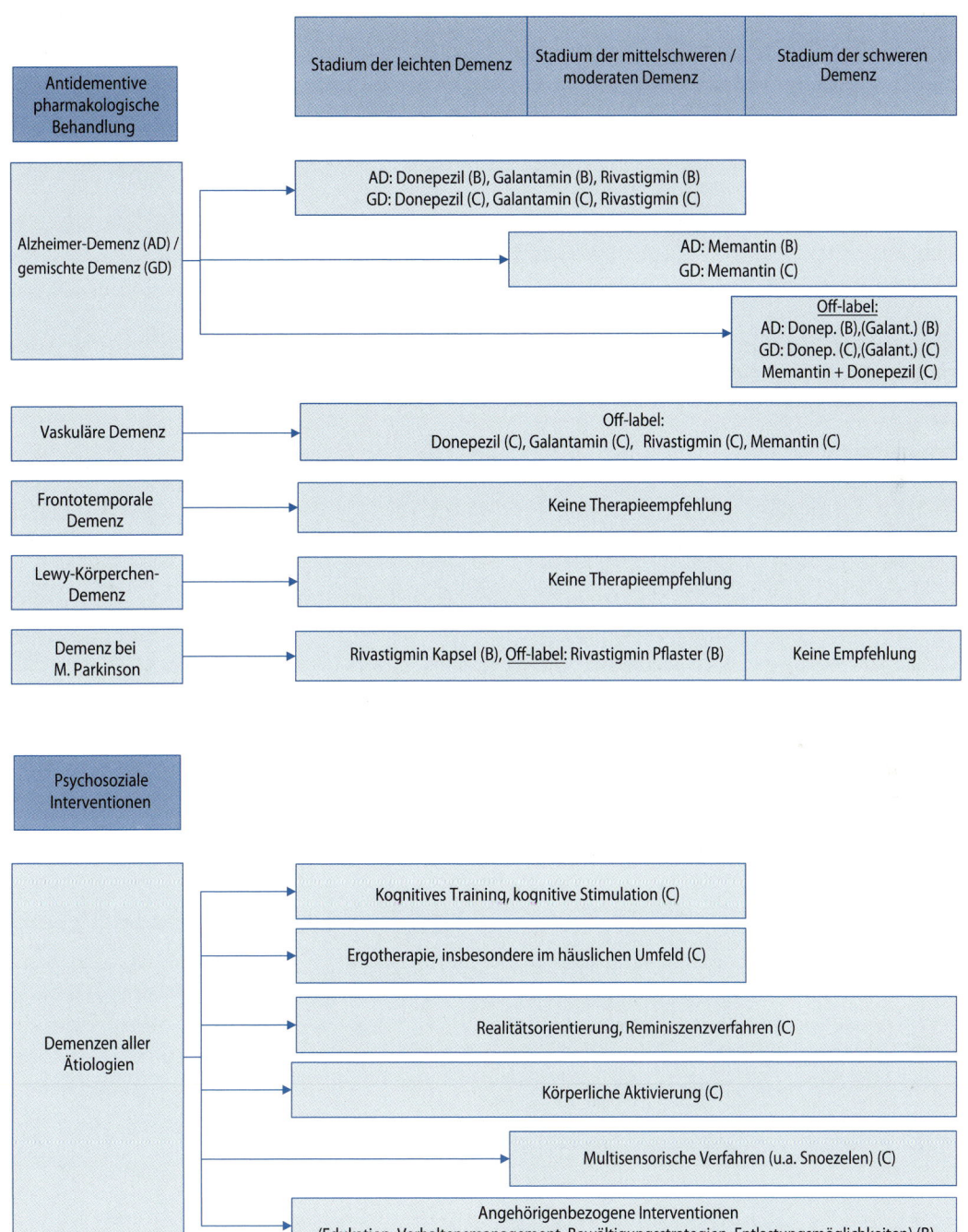

◻ Abb. 3.2. Schematische Darstellung der Behandlung von Demenzen mit Empfehlungsgraden (A, B, C)

3

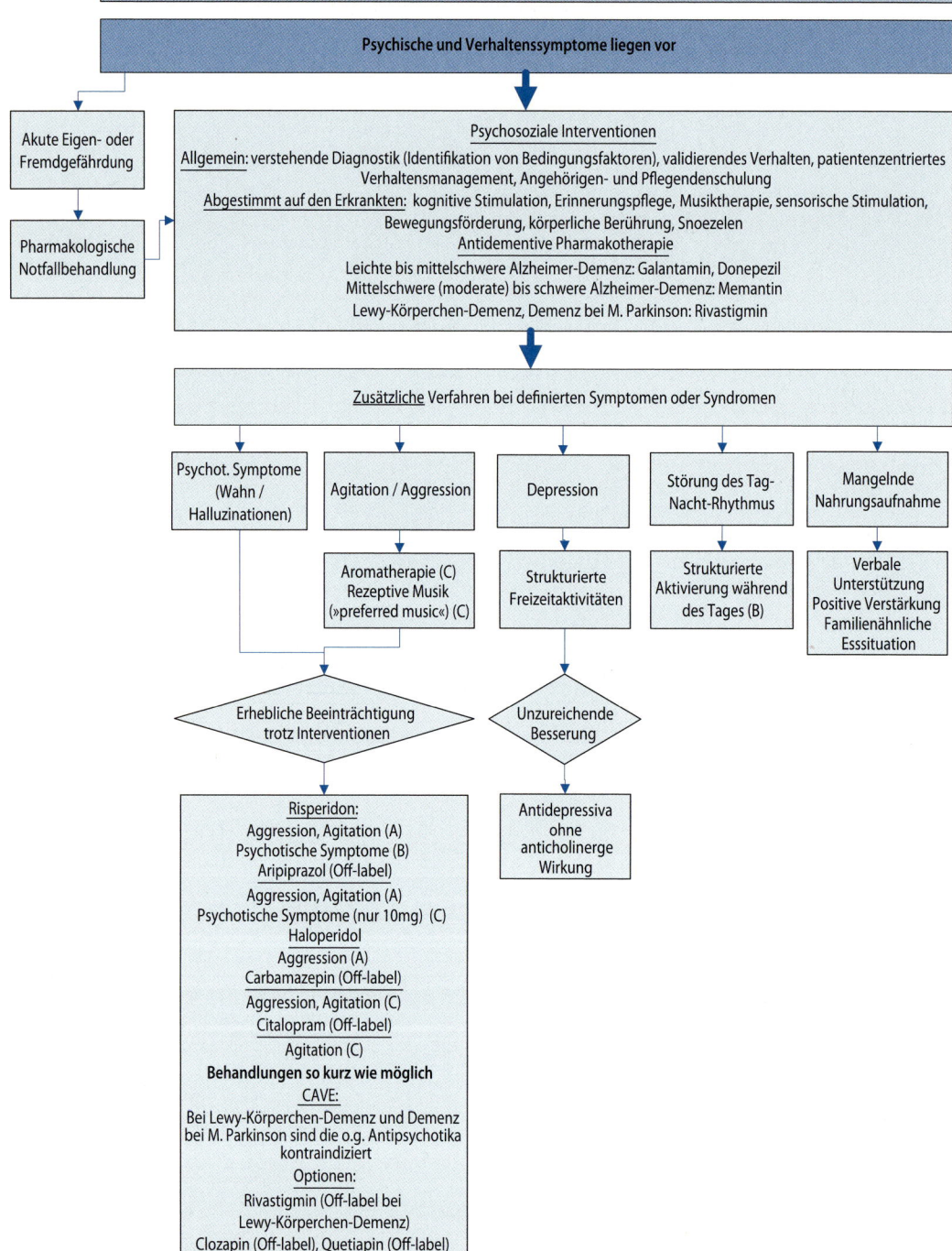

Abb. 3.3. Schematische Darstellung zur Prävention und Behandlung von psychischen und Verhaltenssymptomen bei Demenz mit Empfehlungsgraden (A, B, C)

3.4 Leichte kognitive Störung, »Mild Cognitive Impairment« (MCI) (4)

MCI ist definiert als subjektive und objektivierbare kognitive Leistungsverschlechterung bei erhaltener Alltagskompetenz.

MCI mit Gedächtnisstörungen als Leitsymptom (»amnestic MCI«) ist in besonderem Maße mit dem Risiko für eine Alzheimer-Demenz assoziiert. Die jährliche Übergangshäufigkeit von MCI zur Demenz wird je nach Untersuchungssetting und MCI-Definition mit bis zu 10 % angegeben[227].

Es ist allerdings bis heute nicht gelungen, eine exakte und allgemeingültige MCI-Definition festzulegen[228]. MCI ist an sich kein Syndrom mit Krankheitswert und beinhaltet keine ätiologische Zuordnung. Bei einem Teil von MCI-Betroffenen, der wiederum in der Größe in Abhängigkeit von der Untersuchungsstichprobe variiert, ist MCI reversibel.

Das Syndrom MCI kann anhand des klinischen Bildes und unter Einbezug neuropsychologischer Testverfahren festgestellt werden. Kurztests wie der MMST, der DemTec und der TFDD haben keine hinreichende Sensitivität für die Feststellung des MCIs, weil sie zu Deckeneffekten führen können. Die neuropsychologische Diagnostik sollte mindestens ein Verfahren zur Messung des verzögerten Abrufs umfassen, da diese Leistung einen Frühindikator für eine beginnende Alzheimer-Demenz darstellen kann sowie Testungen zu Aufmerksamkeitsleistung und Exekutivfunktionsleistung beinhalten[20]. Wie bei der Demenzdiagnostik sollen für die Interpretation der Ergebnisse neuropsychologischer Verfahren alle aus der Anamnese sich ergebenden Informationen berücksichtigt werden, die einen Einfluss auf das Leistungsvermögen der untersuchten Person haben können, wie soziokultureller Hintergrund, Ausbildungsgrad, besondere Fähigkeiten, früheres Leistungsniveau, Sprachkompetenz, sensorische Funktionen, psychiatrische oder körperliche Erkrankungen sowie Testerfahrungen, auch wenn nicht für alle Faktoren validierte Normwerte in Bezug auf das kognitive Leistungsniveau zur Verfügung stehen.

Im Einzelfall kann eine Abgrenzung zur Demenz schwierig sein, da der Übergang von MCI zur leichten Demenz fließend ist.

| 82 | MCI als klinisches Syndrom ist uneinheitlich definiert. Bei Hinweisen auf Vorliegen von Gedächtnisstörungen sollten diese objektiviert werden. | *Good clinical practice, Expertenkonsens* |

| 83 | Aufgrund des erhöhten Risikos für Demenz bedürfen Betroffene mit MCI im weiteren Verlauf erhöhter Aufmerksamkeit. | *Good clinical practice, Expertenkonsens* |

Die zugrunde liegende Ursache von MCI kann eine beginnende neurodegenerative Demenz sein, ist es aber nicht in jedem Fall. Andere häufige mögliche Ursachen sind vaskuläre Läsionen, depressive Episoden, Medikamentennebenwirkungen und Alkoholabusus oder -abhängigkeit.

| 84 | Mögliche Ursachen eines MCI sollten mit angemessenen diagnostischen Maßnahmen geklärt werden. | *Good clinical practice, Expertenkonsens* |

3.4.1 Behandlung von MCI

Es sind große RCTs zur medikamentösen Behandlung von Personen mit einem MCI durchgeführt worden. Durch die Gabe der für die Alzheimer-Demenz zugelassenen Acetylcholinesterase-Hemmer konnte keine Verzögerung des Übergangs von MCI zu Demenz erreicht werden[229].

Ginkgo Biloba[230] und Vitamin E[231] zeigten ebenfalls keine Verzögerung des Übergangs zur Demenz bei Personen mit MCI.

| 85 | Es gibt keine Evidenz für eine wirksame Pharmakotherapie zur Risikoreduktion des Übergangs von MCI zu einer Demenz. | *Evidenzebene Ib* |

Die methodische Schwierigkeit bei Studien zu nicht-pharmakologischen Therapien ist bei Betroffen mit MCI durch die Unschärfe des MCI-Konstruktes noch verstärkt, so dass sich bei der aktuellen Literaturlage keine Empfehlungen ableiten lassen.

86 Es gibt keine Evidenz für wirksame nichtpharmakologische Therapien zur Risikoreduktion des Übergangs von MCI zu einer Demenz.	*Evidenzebene IV*

Das Risiko einer Demenz ist bei Personen mit MCI erhöht. Es sollten daher die Maßnahmen zur Demenzprävention empfohlen werden (▶ Kap. 3.5).

3.5   Risikofaktoren und Prävention (5)

Aus der epidemiologischen Forschung sind anhand von prospektiven Studien Risikofaktoren, insbesondere für die Alzheimer-Demenz, identifiziert worden. Zu unterscheiden sind beeinflussbare und nichtbeeinflussbare Risikofaktoren.

Präventionsempfehlungen leiten sich aus den modifizierbaren Risikofaktoren ab. Prospektive Studien zur Primärprävention werden aktuell durchgeführt. Die Untersuchungen, die bisher publiziert wurden, lassen noch keine auf prospektiven randomisierten Studien basierende Präventionsempfehlungen zu. Möglicherweise decken die bisher durchgeführten Studien einen zu kurzen Zeitraum ab.

Große epidemiologische Longitudinaluntersuchungen zeigen die Relevanz von kardiovaskulären Risikofaktoren bereits ab dem mittleren Lebensalter für die spätere Entwicklung einer Demenz[232, 233]. Rauchen wurde in longitudinalen Studien als unabhängiger Risikofaktor für Demenzerkrankungen identifiziert[233].

87 Vaskuläre Risikofaktoren und Erkrankungen (z. B. Hypertonie, Diabetes mellitus, Hyperlipidämie, Adipositas, Nikotinabusus) stellen auch Risikofaktoren für eine spätere Demenz dar. Daher tragen deren leitliniengerechte Diagnostik und frühzeitige Behandlung zur Primärprävention einer späteren Demenz bei.	*Empfehlungsgrad B, Leitlinienadaptation NICE-SCIE 2007*

Es gibt Hinweise, dass bestimmte Ernährungsgewohnheiten (u. a. Konsum von Fisch, mediterrane Diät) protektiv bezüglich des Auftretens einer Demenz sein können. Es ist allerdings nicht möglich, aus der aktuellen Datenlage eine Ernährungsempfehlung abzuleiten, die über einer allgemein ausgewogenen Ernährung mit der Vermeidung von Übergewicht hinaus geht[234, 235].

Statement: Eine ausgewogene Ernährung (z. B. mediterrane Diät) wird zur allgemeinen Risikoreduktion empfohlen.	

Leichter bis moderater Alkoholkonsum zeigte protektive Effekte bezüglich des Auftretens einer Demenz in einigen Studien[236]. Eine individuelle Schwellendosis wie auch eine besondere Art des Alkohols kann aber nicht angegeben werden. Aufgrund der Abhängigkeitsgefahr und toxischer Eigenschaften von Alkohol wird Alkoholkonsum nicht zur Prävention von Demenz empfohlen[237].

Statement: Regelmäßiger Alkoholkonsum wird nicht zur Prävention einer Demenz empfohlen.	

Ein aktiver Lebensstil mit körperlicher Bewegung, sportlicher, sozialer und geistiger Aktivität ist protektiv bezüglich des Auftretens einer Demenz[238, 239].

88 Regelmäßige körperliche Bewegung und ein aktives geistiges und soziales Leben sollten empfohlen werden.	*Empfehlungsgrad B, Leitlinienadaptation NICE-SCIE 2007*

In einer prospektiven randomisierten Studie zur Prävention von Demenz zeigte Ginkgo Biloba keine Wirkung[230].

89 Ginkgo Biloba wird nicht zur Prävention von Demenz empfohlen.	*Empfehlungsgrad B, Evidenzebene Ib*

Es gibt epidemiologische Hinweise für die Erhöhung des Demenzrisikos durch die Einnahme von Hormonersatzpräparaten[240].

90 Hormontherapie wird zur Prävention von Demenz nicht empfohlen.	*Empfehlungsgrad B, Leitlinienadaptation NICE-SCIE 2007*

3.6 Übersicht über Abbildungen und Tabellen in der Kurzversion

3.7 Literatur der Kurzversion

1. WHO, Dilling H, Mombour W, et al.: Internationale Klassifikation psychischer Störungen. ICD-10 Kapitel V (F), Klinisch-diagnostische Leitlinien. 6. Aufl. Bern, Huber 2008.
2. McKhann G, Drachman D, Folstein M, et al.: Clinical diagnosis of Alzheimer's disease: report of the NINCDS-ADRDA Work Group under the auspices of Department of Health and Human Services Task Force on Alzheimer's Disease. Neurology 1984; 34: 939-944.
3. Roman GC, Tatemichi TK, Erkinjuntti T, et al.: Vascular dementia: diagnostic criteria for research studies. Report of the NINDS-AIREN International Workshop. Neurology 1993; 43: 250-260.
4. Neary D, Snowden JS, Gustafson L, et al.: Frontotemporal lobar degeneration: a consensus on clinical diagnostic criteria. Neurology 1998; 51: 1546-1554.
5. Goetz CG, Emre M, Dubois B: Parkinson's disease dementia: definitions, guidelines, and research perspectives in diagnosis. Ann Neurol 2008; 64, Suppl 2: S81-92.
6. McKeith IG, Dickson DW, Lowe J, et al.: Diagnosis and management of dementia with Lewy bodies: third report of the DLB Consortium. Neurology 2005; 65: 1863-1872.
7. Dawson JD, Anderson SW, Uc EY, et al.: Predictors of driving safety in early Alzheimer disease. Neurology 2009; 72: 521-527.
8. Lukas A, Nikolaus T: Fahreignung bei Demenz. Z Gerontol Geriatr 2009; 42: 205-211.
9. Carriere I, Fourrier-Reglat A, Dartigues JF, et al.: Drugs with anticholinergic properties, cognitive decline, and dementia in an elderly general population: the 3-city study. Arch Intern Med 2009; 169:1317-1324.
10. Mitchell AJ: A meta-analysis of the accuracy of the mini-mental state examination in the detection of dementia and mild cognitive impairment. J Psychiatr Res 2009; 43: 411-431.
11. Kalbe E, Kessler J, Calabrese P, et al.: DemTect: a new, sensitive cognitive screening test to support the diagnosis of mild cognitive impairment and early dementia. Int J Geriatr Psychiatry 2004; 19:136-143.
12. Ihl R, Grass-Kapanke B, Lahrem P, et al.: Entwicklung und Validierung eines Tests zur Früherkennung der Demenz mit Depressionsabgrenzung (TFDD)]. Fortschr Neurol Psychiatr 2000; 68: 413-422.
13. Cullen B, O'Neill B, Evans JJ, et al.: A review of screening tests for cognitive impairment. J Neurol Neurosurg Psychiatr 2007; 78: 790-799.

14. National Collaborating Centre for Mental Health (commissioned by the Social Care Institute for Excellence and the National Institute for Health and Clinical Excellence): Dementia. A NICE-SCIE Guideline on supporting people with dementia and their carers in health and social care. National clinical practice guideline, number 42. London, The British Psychological Society and Gaskell 2007

15. Institut für Qualität und Wirtschaftlichkeit im Gesundheitswesen (IQWiG) (Hrsg.): Cholinesterasehemmer bei Alzheimer Demenz. Abschlussbericht A05-19A (Version 1.0, Stand: 7.2.2007). Köln, IQWiG 2007.

16. Morris JC, Heyman A, Mohs RC, et al.: The Consortium to Establish a Registry for Alzheimer's Disease (CERAD). Part I. Clinical and neuropsychological assessment of Alzheimer's disease. Neurology 1989; 39: 1159-1165.

17. Verhey FR, Houx P, Van Lang N, et al.: Cross-national comparison and validation of the Alzheimer's Disease Assessment Scale: results from the European Harmonization Project for Instruments in Dementia (EURO-HARPID). Int J Geriatr Psychiatry 2004; 19: 41-50.

18. Bickel H, Mosch E, Forstl H: Screening of cognitive functions and the prediction of incident dementia by means of the SIDAM. Psychiatr Prax 2007; 34: 139-144.

19. Schmitt FA, Ashford W, Ernesto C, et al.: The severe impairment battery: concurrent validity and the assessment of longitudinal change in Alzheimer's disease. The Alzheimer's Disease Cooperative Study. Alzheimer Dis Assoc Disord 1997; 11, Suppl 2: S51-56.

20. Bondi MW, Jak AJ, Delano-Wood L, et al.: Neuropsychological contributions to the early identification of Alzheimer's disease. Neuropsychol Rev 2008; 18: 73-90.

21. Gainotti G, Marra C: Some aspects of memory disorders clearly distinguish dementia of the Alzheimer's type from depressive pseudo-dementia. J Clin Exp Neuropsychol 1994; 16: 65-78.

22. Hildebrandt H, Haldenwanger A, Eling P: False recognition helps to distinguish patients with Alzheimer's disease and amnestic MCI from patients with other kinds of dementia. Dement Geriatr Cogn Disord 2009; 28: 159-167.

23. Jacova C, Kertesz A, Blair M, et al.: Neuropsychological testing and assessment for dementia. Alzheimers Dement 2007; 3: 299-317.

24. Hachinski V, Iadecola C, Petersen RC, et al.: National Institute of Neurological Disorders and Stroke-Canadian Stroke Network vascular cognitive impairment harmonization standards. Stroke 2006; 37: 2220-2241.

25. Rascovsky K, Salmon DP, Hansen LA, et al.: Disparate letter and semantic category fluency deficits in autopsy-confirmed frontotemporal dementia and Alzheimer's disease. Neuropsychology 2007; 21: 20-30.

26. Gainotti G, Marra C, Villa G: A double dissociation between accuracy and time of execution on attentional tasks in Alzheimer's disease and multi-infarct dementia. Brain 2001;124: 731-738.

27. Oguro H, Yamaguchi S, Abe S, et al.: Differentiating Alzheimer's disease from subcortical vascular dementia with the FAB test. J Neurol 2006; 253: 1490-1494.

28. Graham NL, Emery T, Hodges JR: Distinctive cognitive profiles in Alzheimer's disease and subcortical vascular dementia. J Neurol Neurosurg Psychiatry 2004; 75: 61-71.

29. Reed BR, Mungas DM, Kramer JH, et al.: Profiles of neuropsychological impairment in autopsy-defined Alzheimer's disease and cerebrovascular disease. Brain 2007; 130: 731-739.

30. Garbutt S, Matlin A, Hellmuth J, et al.: Oculomotor function in frontotemporal lobar degeneration, related disorders and Alzheimer's disease. Brain 2008; 131: 1268-1281.

31. Marra C, Quaranta D, Zinno M, et al.: Clusters of cognitive and behavioral disorders clearly distinguish primary progressive aphasia from frontal lobe dementia, and Alzheimer's disease. Dement Geriatr Cogn Disord 2007; 24: 317-326.

32. Fukui T, Lee E: Progressive agraphia can be a harbinger of degenerative dementia. Brain Lang 2008; 104: 201-210.

33. Mori E, Shimomura T, Fujimori M, et al.: Visuoperceptual impairment in dementia with Lewy bodies. Arch Neurol 2000; 57: 489-493.

34. Williams VG, Bruce JM, Westervelt HJ, et al.: Boston naming performance distinguishes between Lewy body and Alzheimer's dementias. Arch Clin Neuropsychol 2007; 22: 925-931.

35. Ballard C, O'Brien J, Gray A, et al.: Attention and fluctuating attention in patients with dementia with Lewy bodies and Alzheimer disease. Arch Neurol 2001; 58: 977-982.

36. Troster AI: Neuropsychological characteristics of dementia with Lewy bodies and Parkinson's disease with dementia: differentiation, early detection, and implications for »mild cognitive impairment« and biomarkers. Neuropsychol Rev 2008;18: 103-119.

37. Lees AJ, Smith E: Cognitive deficits in the early stages of Parkinson's disease. Brain.1983;106: 257-270.

38. Metzler-Baddeley C: A review of cognitive impairments in dementia with Lewy bodies relative to Alzheimer's disease and Parkinson's disease with dementia. Cortex 2007; 43: 583-600.

39. Caputo M, Monastero R, Mariani E, et al.: Neuropsychiatric symptoms in 921 elderly subjects with dementia: a comparison between vascular and neurodegenerative types. Acta Psychiatr Scand 2008; 117: 455-464.

40. Aalten P, Verhey FR, Boziki M, et al.: Consistency of neuropsychiatric syndromes across dementias: results from the European Alzheimer Disease Consortium. Part II. Dement Geriatr Cogn Disord. 2008; 25: 1-8.

41. Toyota Y, Ikeda M, Shinagawa S, et al.: Comparison of behavioral and psychological symptoms in early-onset and late-onset Alzheimer's disease. Int J Geriatr Psychiatry 2007; 22: 896-901.

42. Hargrave R, Geck LC, Reed B, Mungas D.: Affective behavioural disturbances in Alzheimer's disease and ischaemic vascular disease. J Neurol Neurosurg Psychiatry 2000; 68: 41-46.

43. Bozeat S, Gregory CA, Ralph MA, Hodges JR: Which neuropsychiatric and behavioural features distinguish frontal and temporal variants of frontotemporal dementia from Alzheimer's disease? J Neurol Neurosurg Psychiatry 2000; 69: 178-186.

44. Nyatsanza S, Shetty T, Gregory C, et al.: A study of stereotypic behaviours in Alzheimer's disease and frontal and temporal variant frontotemporal dementia. J Neurol Neurosurg Psychiatry 2003; 74: 1398-1402.

45. Banks SJ, Weintraub S: Neuropsychiatric symptoms in behavioral variant frontotemporal dementia and primary progressive aphasia. J Geriatr Psychiatry Neurol 2008; 21: 133-141.

46. Ballard C, Holmes C, McKeith I, et al.: Psychiatric morbidity in dementia with Lewy bodies: a prospective clinical and neuropathological comparative study with Alzheimer's disease. Am J Psychiatry 1999; 156: 1039-1045.

47. Engelborghs S, Maertens K, Nagels G, et al.: Neuropsychiatric symptoms of dementia: cross-sectional analysis from a prospective, longitudinal Belgian study. Int J Geriatr Psychiatry 2005; 20: 1028-1037.

48. Shinagawa S, Adachi H, Toyota Y, et al.: Characteristics of eating and swallowing problems in patients who have dementia with Lewy bodies. Int Psychogeriatr 2009; 21: 520-525.

49. Caballol N, Marti MJ, Tolosa E: Cognitive dysfunction and dementia in Parkinson disease. Mov Disord 2007; 22, Suppl 17: S358-366.

50. Aarsland D, Cummings JL, Larsen JP: Neuropsychiatric differences between Parkinson's disease with dementia and Alzheimer's disease. Int J Geriatr Psychiatry 2001; 16: 184-191.

51. Ministry of Health Singapore (ed.): Clincial practice guidelines: dementia. MOH clinical practice guidelines 3/2007 Singapore, Ministry of Health 2007.

52. Bertram L, Tanzl RE: Thirty years of Alzheimer's disease genetics: the implications of systematic meta-analyses. Nat Rev Neurosci 2008; 9: 768-778.

53. Mayeux R, Saunders AM, Shea S, et al.: Utility of the apolipoprotein E genotype in the diagnosis of Alzheimer's disease. Alzheimer's Disease Centers Consortium on Apolipoprotein E and Alzheimer's Disease. N Engl J Med 1998; 338: 506-511.

54. Working Group on Molecular and Biochemical Markers of Alzheimer'sDisease: Consensus report of the Working Group on: »Molecular and Biochemical Markers of Alzheimer's Disease«. The Ronald and Nancy Reagan Research Institute of the Alzheimer's Association and the National Institute on Aging Working Group. Neurobiol Aging 1998; 19: 109-116.

55. Sunderland T, Linker G, Mirza N, et al.: Decreased beta-amyloid1-42 and increased tau levels in cerebrospinal fluid of patients with Alzheimer disease. JAMA 2003; 289: 2094-2103.

56. Engelborghs S, De Vreese K, Van de Casteele T, et al.: Diagnostic performance of a CSF-biomarker panel in autopsy-confirmed dementia. Neurobiol Aging 2008; 29: 1143-1159.

57. Frankfort SV, Tulner LR, van Campen JP, et al.: Amyloid beta protein and tau in cerebrospinal fluid and plasma as biomarkers for dementia: a review of recent literature. Curr Clin Pharmacol 2008; 3: 123-131.

58. Kommission »Leitlinien der Deutschen Gesellschaft für Neurologie«, Diener H-C, Putzki N, et al. (Hrsg.): Leitlinien für Diagnostik und Therapie in der Neurologie, Abschnitt: Diagnostische Liquorpunktion. 4. Aufl. Stuttgart, Thieme 2008: 854-859.

59. Gifford DR, Holloway RG, Vickrey BG: Systematic review of clinical prediction rules for neuroimaging in the evaluation of dementia. Arch Intern Med 2000; 160: 2855-2862.

60. Hejl A, Hogh P, Waldemar G: Potentially reversible conditions in 1000 consecutive memory clinic patients. J Neurol Neurosurg Psychiatry 2002; 73: 390-394.

61. Krueger CE, Dean DL, Rosen HJ, et al.: Longitudinal rates of lobar atrophy in frontotemporal dementia, semantic dementia, and Alzheimer's disease. Alzheimer Dis Assoc Disord 2009 (Epub ahead of print: June 30, 2009).

62. Mathias JL, Burke J: Cognitive functioning in Alzheimer's and vascular dementia: a meta-analysis. Neuropsychology 2009; 23: 411-423.

63. Targosz-Gajniak M, Siuda J, Ochudlo S, et al.: Cerebral white matter lesions in patients with dementia - from MCI to severe Alzheimer's disease. J Neurol Sci 2009; 283: 79-82.

64. Patwardhan MB, McCrory DC, Matchar DB, et al.: Alzheimer disease: operating characteristics of PET – a meta-analysis. Radiology 2004; 231: 73-80.

65. Dougall NJ, Bruggink S, Ebmeier KP: Systematic review of the diagnostic accuracy of 99mTc-HMPAO-SPECT in dementia. Am J Geriatr Psychiatry 2004; 12: 554-570.

66. McKeith I, O'Brien J, Walker Z, et al.: Sensitivity and specificity of dopamine transporter imaging with 123I-FP-CIT SPECT in dementia with Lewy bodies: a phase III, multicentre study. Lancet Neurol 2007; 6: 305 313.

67. Walker Z, Jaros E, Walker RW, et al.: Dementia with Lewy bodies: a comparison of clinical diagnosis, FP-CIT single photon emission computed tomography imaging and autopsy. J Neurol Neurosurg Psychiatry 2007; 78: 1176-1181.

68. Andersson M, Hansson O, Minthon L, et al.: Electroencephalogram variability in dementia with lewy bodies, Alzheimer's disease and controls. Dement Geriatr Cogn Disord 2008; 26: 284-290.

69. Chan D, Walters RJ, Sampson EL, et al.: EEG abnormalities in frontotemporal lobar degeneration. Neurology 2004; 62: 1628-1630.

70. Wieser HG, Schwarz U, Blattler T, et al.: Serial EEG findings in sporadic and iatrogenic Creutzfeldt-Jakob disease. Clin Neurophysiol 2004;115: 2467-2478.

71. Hogh P, Smith SJ, Scahill RI, et al.: Epilepsy presenting as AD: neuroimaging, electroclinical features, and response to treatment. Neurology 2002; 58: 298-301.

72. Kommission »Leitlinien der Deutschen Gesellschaft für Neurologie«, Diener H-C, Putzki N, et al. (Hrsg.): Leitlinien für Diagnostik und Therapie in der Neurologie, Abschnitt: Diagnostik zerebrovaskulärer Erkrankungen. 4. Aufl. Stuttgart, Thieme 2008: 234-242.

3

73. Committee for Medicinal Products for Human Use (CHMP): Guideline on medicinal products for the treatment of Alzheimer's Disease and other dementias (Doc. Ref. CPMP/EWP/553/95 Rev. 1). London, European Medicines Agency 2008.
74. Birks J: Cholinesterase inhibitors for Alzheimer's disease. Cochrane Database Syst Rev. 2006(1):CD005593.
75. Scottish Intercollegiate Guidelines Network (SIGN): Management of patients with dementia. A national clinical guideline, volume 86. Edinburgh, SIGN 2006.
76. Winblad B, Wimo A, Engedal K, et al.: 3-year study of donepezil therapy in Alzheimer's disease: effects of early and continuous therapy. Dement Geriatr Cogn Disord 2006; 21: 353-363.
77. Gill SS, Anderson GM, Fischer HD, et al.: Syncope and its consequences in patients with dementia receiving cholinesterase inhibitors: a population-based cohort study. Arch Intern Med 2009; 169: 867-873.
78. Winblad B, Grossberg G, Frolich L, et al.: IDEAL: a 6-month, double-blind, placebo-controlled study of the first skin patch for Alzheimer disease. Neurology 2007; 69, Suppl 1: S14-22.
79. Emre M: Switching cholinesterase inhibitors in patients with Alzheimer's disease. Int J Clin Pract Suppl 2002: (127): 64-72.
80. Gauthier S, Emre M, Farlow MR, et al.: Strategies for continued successful treatment of Alzheimer's disease: switching cholinesterase inhibitors. Curr Med Res Opin 2003; 19: 707-714.
81. Arzneimittelkommission der deutschen Ärzteschaft (Hrsg.): Blutungen unter der Gabe von Ginkgo-biloba-Extrakten – Cave Kombination mit Gerinnungshemmern! (Mitteilungen aus der UAW-Datenbank). Dtsch Ärztebl 2002; 99(33): A-2214 / B-1886 / C-1770.
82. Birks J, Grimley Evans J: Ginkgo biloba for cognitive impairment and dementia. Cochrane Database Syst Rev 2009(1): CD003120.
83. Institut für Qualität und Wirtschaftlichkeit im Gesundheitswesen (IQWiG) (Hrsg.): Ginkgohaltige Präparate bei Alzheimer Demenz. Abschlussbericht A05-19B (Version 1.0, Stand: 29.9.2008). Köln, IQWiG 2008.
84. Boothby LA, Doering PL: Vitamin C and vitamin E for Alzheimer's disease. Ann Pharmacother 2005; 39: 2073-2080.
85. Isaac MG, Quinn R, Tabet N: Vitamin E for Alzheimer's disease and mild cognitive impairment. Cochrane Database Syst Rev 2008 (3): CD002854.
86. Tabet N, Feldman H: Indomethacin for the treatment of Alzheimer's disease patients. Cochrane Database Syst Rev. 2002 (2): CD003673.
87. Tabet N, Feldmand H: Ibuprofen for Alzheimer's disease. Cochrane Database Syst Rev 2003(2): CD004031.
88. Reines SA, Block GA, Morris JC, et al.: Rofecoxib: no effect on Alzheimer's disease in a 1-year, randomized, blinded, controlled study. Neurology 2004; 62: 66-71.
89. Aisen PS, Schafer KA, Grundman M, et al.: Effects of rofecoxib or naproxen vs placebo on Alzheimer disease progression: a randomized controlled trial. JAMA 2003; 289: 2819-2826.
90. Scharf S, Mander A, Ugoni A, et al.: A double-blind, placebo-controlled trial of diclofenac/misoprostol in Alzheimer's disease. Neurology 1999; 53: 197-201.
91. Martin BK, Szekely C, Brandt J, et al.: Cognitive function over time in the Alzheimer's Disease Anti-inflammatory Prevention Trial (ADAPT): results of a randomized, controlled trial of naproxen and celecoxib. Arch Neurol 2008; 65: 896-905.
92. Hogervorst E, Yaffe K, Richards M, et al.: Hormone replacement therapy to maintain cognitive function in women with dementia. Cochrane Database Syst Rev 2002 (3): CD003799.
93. Gabriel SR, Carmona L, Roque M, et al.: Hormone replacement therapy for preventing cardiovascular disease in post-menopausal women. Cochrane Database Syst Rev 2005 (2): CD002229.
94. Farquhar C, Marjoribanks J, Lethaby A, et al.: Long term hormone therapy for perimenopausal and postmenopausal women. Cochrane Database Syst Rev 2009 (2): CD004143.
95. Arbeitsgemeinschaft der Wissenschaftlichen Medizinischen Fachgesellschaften (AWMF) (Hrsg.): S3-Leitlinie Hormontherapie in der Peri- und Postmenopause (HT). AWMF-Leitlinien-Register Nr. 015/062, Entwicklungsstufe: 3 + IDA. AWMF online 2009.
96. Flicker L, Grimley Evans G: Piracetam for dementia or cognitive impairment. Cochrane Database Syst Rev 2001 (2): CD001011.
97. Fioravanti M, Flicker L: Efficacy of nicergoline in dementia and other age associated forms of cognitive impairment. Cochrane Database Syst Rev 2001 (4): CD003159.
98. Olin J, Schneider L, Novit A, et al.: Hydergine for dementia. Cochrane Database Syst Rev 2001 (2): CD000359.
99. Higgins JP, Flicker L: Lecithin for dementia and cognitive impairment. Cochrane Database Syst Rev 2003 (3): CD001015.
100. Lopez-Arrieta JM, Birks J: Nimodipine for primary degenerative, mixed and vascular dementia. Cochrane Database Syst Rev 2002 (3): CD000147.
101. Birks J, Flicker L: Selegiline for Alzheimer's disease. Cochrane Database Syst Rev 2003 (1): CD000442.
102. Wei ZH, He QB, Wang H, et al.: Meta-analysis: the efficacy of nootropic agent Cerebrolysin in the treatment of Alzheimer's disease. J Neural Transm 2007; 114: 629-634.
103. Alvarez XA, Cacabelos R, Laredo M, et al.: A 24-week, double-blind, placebo-controlled study of three dosages of Cerebrolysin in patients with mild to moderate Alzheimer's disease. Eur J Neurol 2006; 13: 43-54.
104. Kavirajan H, Schneider LS: Efficacy and adverse effects of cholinesterase inhibitors and memantine in vascular dementia: a meta-analysis of randomised controlled trials. Lancet Neurol 2007; 6: 782-792.
105. Dichgans M, Markus HS, Salloway S, et al.: Donepezil in patients with subcortical vascular cognitive impairment: a randomised double-blind trial in CADASIL. Lancet Neurol 2008; 7: 310-318.

106. Williams PS, Rands G, Orrel M, et al.: Aspirin for vascular dementia. Cochrane Database Syst Rev 2000 (4): CD001296.

107. Kommission »Leitlinien der Deutschen Gesellschaft für Neurologie«, Diener H-C, Putzki N, et al. (Hrsg.): Leitlinien für Diagnostik und Therapie in der Neurologie, Abschnitt: Primär- und Sekundärprävention der zerebralen Ischämie. 4. Aufl. Stuttgart, Thieme 2008: 261-287.

108. Kertesz A, Morlog D, Light M, et al.: Galantamine in frontotemporal dementia and primary progressive aphasia. Dement Geriatr Cogn Disord 2008; 25: 178-185.

109. Lebert F, Stekke W, Hasenbroekx C, et al.: Frontotemporal dementia: a randomised, controlled trial with trazodone. Dement Geriatr Cogn Disord 2004; 17: 355-359.

110. Deakin JB, Rahman S, Nestor PJ, et al.: Paroxetine does not improve symptoms and impairs cognition in frontotemporal dementia: a double-blind randomized controlled trial. Psychopharmacology (Berl) 2004; 172: 400-408.

111. Emre M, Aarsland D, Albanese A, et al.: Rivastigmine for dementia associated with Parkinson's disease. N Engl J Med 2004; 351: 2509-2518.

112. Maidment I, Fox C, Boustani M: Cholinesterase inhibitors for Parkinson's disease dementia. Cochrane Database Syst Rev 2006 (1): CD004747.

113. McKeith I, Del Ser T, Spano P, et al.: Efficacy of rivastigmine in dementia with Lewy bodies: a randomised, double-blind, placebo-controlled international study. Lancet 2000; 356: 2031-2036.

114. Wild R, Pettit T, Burns A: Cholinesterase inhibitors for dementia with Lewy bodies. Cochrane Database Syst Rev 2003 (3): CD003672.

115. Aarsland D, Ballard C, Walker Z, et al.: Memantine in patients with Parkinson's disease dementia or dementia with Lewy bodies: a double-blind, placebo-controlled, multicentre trial. Lancet Neurol 2009; 8: 613-618.

116. Savva GM, Zaccai J, Matthews FE, et al.: Prevalence, correlates and course of behavioural and psychological symptoms of dementia in the population. Br J Psychiatry 2009; 194: 212-219.

117. Birks J, Harvey RJ: Donepezil for dementia due to Alzheimer's disease. Cochrane Database Syst Rev 2006 (1): CD001190.

118. Loy C, Schneider L: Galantamine for Alzheimer's disease and mild cognitive impairment. Cochrane Database Syst Rev 2006 (1): CD001747.

119. Weintraub D, Hurtig HI: Presentation and management of psychosis in Parkinson's disease and dementia with Lewy bodies. Am J Psychiatry 2007; 164: 1491-1498.

120. McShane R, Areosa Sastre A, Minakaran N: Memantine for dementia. Cochrane Database Syst Rev 2006 (2): CD003154.

121. nstitut für Qualität und Wirtschaftlichkeit im Gesundheitswesen (IQWiG) (Hrsg.): Memantin bei Alzheimer Demenz. Abschlussbericht A05-19C (Version 1.0, Stand: 8.7.2009). Köln, IQWiG 2009.

122. Chew ML, Mulsant BH, Pollock BG, et al.: Anticholinergic activity of 107 medications commonly used by older adults. J Am Geriatr Soc 2008; 56: 1333-1341.

123. Schneider LS, Dagerman K, Insel PS: Efficacy and adverse effects of atypical antipsychotics for dementia: meta-analysis of randomized, placebo-controlled trials. Am J Geriatr Psychiatry 2006; 14: 191-210.

124. Gill SS, Seitz DP: Association of antipsychotics with mortality among elderly patients with dementia. Am J Geriatr Psychiatry 2007; 15: 983-984 (author reply 984-985).

125. Wang PS, Schneeweiss S, Avorn J, et al.: Risk of death in elderly users of conventional vs. atypical antipsychotic medications. N Engl J Med 2005; 353: 2335-2341.

126. Ballard C, Hanney ML, Theodoulou M, et al.: The dementia antipsychotic withdrawal trial (DART-AD): long-term follow-up of a randomised placebo-controlled trial. Lancet Neurol 2009; 8: 151-157.

127. Wooltorton E: Risperidone (Risperdal): increased rate of cerebrovascular events in dementia trials. CMAJ 2002; 167: 1269-1270.

128. Wooltorton E: Olanzapine (Zyprexa): increased incidence of cerebrovascular events in dementia trials. CMAJ 2004; 170:1395.

129. Layton D, Harris S, Wilton LV, et al.: Comparison of incidence rates of cerebrovascular accidents and transient ischaemic attacks in observational cohort studies of patients prescribed risperidone, quetiapine or olanzapine in general practice in England including patients with dementia. J Psychopharmacol 2005; 19: 473-482.

130. Douglas IJ, Smeeth L: Exposure to antipsychotics and risk of stroke: self controlled case series study. BMJ 2008; 337: a1227.

131. Ballard C, Lana MM, Theodoulou M, et al.: A randomised, blinded, placebo-controlled trial in dementia patients continuing or stopping neuroleptics (the DART-AD trial). PLoS Med 2008;5 (4): e76.

132. The French Clozapine Parkinson Study Group: Clozapine in drug induced psychosis in Parkinson's disease. Lancet 1999; 353: 2041-2042.

133. The Parkinson Study Group: Low-dose clozapine for the treatment of drug-induced psychosis in Parkinson's disease. N Engl J Med 1999; 340: 757-763.

134. Ondo WG, Tintner R, Voung KD, et al.: Double-blind, placebo-controlled, unforced titration parallel trial of quetiapine for dopaminergic-induced hallucinations in Parkinson's disease. Mov Disord 2005; 20: 958-963.

135. Rabey JM, Prokhorov T, Miniovitz A, et al.: Effect of quetiapine in psychotic Parkinson's disease patients: a double-blind labeled study of 3 months' duration. Mov Disord 2007; 22: 313-318.

136. Ondo WG, Levy JK, Vuong KD, et al.: Olanzapine treatment for dopaminergic-induced hallucinations. Mov Disord 2002; 17: 1031-1035.

137. Breier A, Sutton VK, Feldman PD, et al.: Olanzapine in the treatment of dopamimetic-induced psychosis in patients with Parkinson's disease. Biol Psychiatry 2002; 52: 438-445.

138. Morgante L, Epifanio A, Spina E, et al.: Quetiapine and clozapine in parkinsonian patients with dopaminergic psychosis. Clin Neuropharmacol 2004; 27: 153-156.

3

139. Inouye SK: Delirium in older persons. N Engl J Med 2006; 354: 1157-1165.

140. Ozbolt LB, Paniagua MA, Kaiser RM: Atypical antipsychotics for the treatment of delirious elders. J Am Med Dir Assoc 2008; 9: 18-28.

141. Lonergan E, Britton AM, Luxenberg J, et al.: Antipsychotics for delirium. Cochrane Database Syst Rev 2007 (2): CD005594.

142. Lonergan E, Luxenberg J, Colford J: Haloperidol for agitation in dementia. Cochrane Database Syst Rev 2002 (2): CD002852.

143. Chan WC, Lam LC, Choy CN, et al.: A double-blind randomised comparison of risperidone and haloperidol in the treatment of behavioural and psychological symptoms in Chinese dementia patients. Int J Geriatr Psychiatry 2001; 16: 1156-1162.

144. Suh GH, Son HG, Ju YS, et al.: A randomized, double-blind, crossover comparison of risperidone and haloperidol in Korean dementia patients with behavioral disturbances. Am J Geriatr Psychiatry.2004; 12: 509-516.

145. Verhey FR, Verkaaik M, Lousberg R: Olanzapine versus haloperidol in the treatment of agitation in elderly patients with dementia: results of a randomized controlled double-blind trial. Dement Geriatr Cogn Disord 2006; 21: 1-8.

146. Ballard C, Waite J: The effectiveness of atypical antipsychotics for the treatment of aggression and psychosis in Alzheimer's disease. Cochrane Database Syst Rev 2006 (1): CD003476.

147. Olin JT, Fox LS, Pawluczyk S, et al.: A pilot randomized trial of carbamazepine for behavioral symptoms in treatment-resistant outpatients with Alzheimer disease. Am J Geriatr Psychiatry 2001; 9: 400-405.

148. Tariot PN, Erb R, Podgorski CA, et al.: Efficacy and tolerability of carbamazepine for agitation and aggression in dementia. Am J Psychiatry 1998; 155: 54-61.

149. Lonergan E, Luxenberg J: Valproate preparations for agitation in dementia. Cochrane Database Syst Rev 2009 (3): CD003945.

150. Pollock BG, Mulsant BH, Rosen J, et al.: A double-blind comparison of citalopram and risperidone for the treatment of behavioral and psychotic symptoms associated with dementia. Am J Geriatr Psychiatry 2007; 15: 942-952.

151. Pollock BG, Mulsant BH, Rosen J, et al.: Comparison of citalopram, perphenazine, and placebo for the acute treatment of psychosis and behavioral disturbances in hospitalized, demented patients. Am J Psychiatry 2002; 159: 460-465.

152. Rabinowitz J, Katz I, De Deyn PP, et al.: Treating behavioral and psychological symptoms in patients with psychosis of Alzheimer's disease using risperidone. Int Psychogeriatr 2007; 19: 227-240.

153. Devanand DP, Marder K, Michaels KS, et al.: A randomized, placebo-controlled dose-comparison trial of haloperidol for psychosis and disruptive behaviors in Alzheimer's disease. Am J Psychiatry 1998; 155: 1512-1520.

154. Sultzer DL, Davis SM, Tariot PN, et al.: Clinical symptom responses to atypical antipsychotic medications in Alzheimer's disease: phase 1 outcomes from the CATIE-AD effectiveness trial. Am J Psychiatry 2008; 165: 844-854.

155. Paleacu D, Barak Y, Mirecky I, et al.: Quetiapine treatment for behavioural and psychological symptoms of dementia in Alzheimer's disease patients: a 6-week, double-blind, placebo-controlled study. Int J Geriatr Psychiatry 2008; 23: 393-400.

156. Mintzer JE, Tune LE, Breder CD, et al.: Aripiprazole for the treatment of psychoses in institutionalized patients with Alzheimer dementia: a multicenter, randomized, double-blind, placebo-controlled assessment of three fixed doses. Am J Geriatr Psychiatry 2007; 15: 918-931.

157. Cummings JL, Mackell J, Kaufer D: Behavioral effects of current Alzheimer's disease treatments: a descriptive review. Alzheimers Dement 2008; 4: 49-60.

158. McCurry SM, Gibbons LE, Logsdon RG, et al.: Nighttime insomnia treatment and education for Alzheimer's disease: a randomized, controlled trial. J Am Geriatr Soc 2005; 53: 793-802.

159. Riemersma-van der Lek RF, Swaab DF, Twisk J, et al.: Effect of bright light and melatonin on cognitive and noncognitive function in elderly residents of group care facilities: a randomized controlled trial. JAMA 2008; 299: 2642-2655.

160. Dowling GA, Burr RL, Van Someren EJ, et al.: Melatonin and bright-light treatment for rest-activity disruption in institutionalized patients with Alzheimer's disease. J Am Geriatr Soc 2008; 56: 239-246.

161. Serfaty M, Kennell-Webb S, Warner J, et al.: Double blind randomised placebo controlled trial of low dose melatonin for sleep disorders in dementia. Int J Geriatr Psychiatry 2002; 17: 1120-1127.

162. Singer C, Tractenberg RE, Kaye J, et al.: A multicenter, placebo-controlled trial of melatonin for sleep disturbance in Alzheimer's disease. Sleep 2003; 26: 893-901.

163. Cummings JL, Schneider E, Tariot PN, et al.: Behavioral effects of memantine in Alzheimer disease patients receiving donepezil treatment. Neurology 2006; 67: 57-63.

164. Garrow D, Pride P, Moran W, et al.: Feeding alternatives in patients with dementia: examining the evidence. Clin Gastroenterol Hepatol 2007; 5: 1372-1378.

165. Sampson EL, Candy B, Jones L. Enteral tube feeding for older people with advanced dementia. Cochrane Database Syst Rev. 2009(2): CD007209.

166. Institut für Qualität und Wirtschaftlichkeit im Gesundheitswesen (IQWiG) (Hrsg.): Nichtmedikamentöse Behandlung der Alzheimer Demenz. Abschlussbericht A05-19D (Version 1.0, Stand: 13.1.2009). Köln, IQWiG 2009.

167. Bottino CM, Carvalho IA, Alvarez AM, et al.: Cognitive rehabilitation combined with drug treatment in Alzheimer's disease patients: a pilot study. Clin Rehabil 2005;19: 861-869.

168. Quayhagen MP, Quayhagen M, Corbeil RR, et al.: A dyadic remediation program for care recipients with dementia. Nurs Res 1995; 44: 153-159.

169. Onder G, Zanetti O, Giacobini E, et al.: Reality orientation therapy combined with cholinesterase inhibitors in Alzheimer's disease: randomised controlled trial. Br J Psychiatry 2005; 187: 450-455.

170. Loewenstein DA, Acevedo A, Czaja SJ, et al.: Cognitive rehabilitation of mildly impaired Alzheimer disease patients on cholinesterase inhibitors. Am J Geriatr Psychiatry 2004; 12: 395-402.

171. Clare L, Woods RT, Moniz Cook ED, et al.: Cognitive rehabilitation and cognitive training for early-stage Alzheimer's disease and vascular dementia. Cochrane Database Syst Rev 2003 (4): CD003260.

172. Sitzer DI, Twamley EW, Jeste DV: Cognitive training in Alzheimer's disease: a meta-analysis of the literature. Acta Psychiatr Scand 2006; 114: 75-90.

173. Zanetti O, Zanieri G, Di Giovanni G, et al.: Effectiveness of procedural memory stimulation in mild Alzheimer's disease patients: A controlled study. Neuropsychol Rehab 2001; 11: 263-272.

174. Spector A, Thorgrimsen L, Woods B, et al.: Efficacy of an evidence-based cognitive stimulation therapy programme for people with dementia – Randomised controlled trial. Br J Psychiatry 2003; 183: 248-254.

175. Frank W, Konta B: Kognitives Training bei Demenzen und andere Störungen mit kognitiven Defiziten. In: DIMDI, Rüther, A, Warda F (Hrsg.): Schriftenreihe Health Technology Assessment, Vol. 26. DIMDI: DAHTA-Datenbank (DAHTA), Bundesministerium für Gesundheit 2005.

176. Bates J, Boote J, Beverley C: Psychosocial interventions for people with a milder dementing illness: a systematic review. J Adv Nurs 2004; 45: 644-658.

177. Woods B, Spector A, Jones C, et al.: Reminiscence therapy for dementia. Cochrane Database Syst Rev 2005 (2): CD001120.

178. Rieckmann N, Schwarzbach C, Nocon M, et al.: Pflegerische Versorgungskonzepte für Personen mit Demenz erkrankungen. In: DIMDI (Hrsg.): Schriftenreihe Health Technology Assessment, Vol. 80. DIMDI: DAHTA-Datenbank (DAHTA), Bundesministerium für Gesundheit 2009.

179. Graff MJ, Vernooij-Dassen MJ, Thijssen M, et al.: Community based occupational therapy for patients with dementia and their care givers: randomised controlled trial. BMJ 2006; 333: 1196.

180. Graff MJ, Vernooij-Dassen MJ, Thijssen M, et al.: Effects of community occupational therapy on quality of life, mood, and health status in dementia patients and their caregivers: a randomized controlled trial. J Gerontol A Biol Sci Med Sci 2007; 62: 1002-1009.

181. Gitlin LN, Winter L, Burke J, et al.: Tailored activities to manage neuropsychiatric behaviors in persons with dementia and reduce caregiver burden: a randomized pilot study. Am J Geriatr Psychiatry 2008; 16: 229-239.

182. Dooley NR, Hinojosa J: Improving quality of life for persons with Alzheimer's disease and their family caregivers: brief occupational therapy intervention. Am J Occup Ther 2004; 58: 561-569.

183. Gitlin LN, Hauck WW, Dennis MP, et al.: Maintenance of effects of the home environmental skill-building program for family caregivers and individuals with Alzheimer's disease and related disorders. J Gerontol A Biol Sci Med Sci 2005; 60: 368-374.

184. Wells DL, Dawson P, Sidani S, et al.: Effects of an abilities-focused program of morning care on residents who have dementia and on caregivers. J Am Geriatr Soc 2000; 48: 442-449.

185. Toulotte C, Fabre C, Dangremont B, et al.: Effects of physical training on the physical capacity of frail, demented patients with a history of falling: a randomised controlled trial. Age Ageing 2003; 32: 67-73.

186. Forbes D, Forbes S, Morgan DG, et al.: Physical activity programs for persons with dementia. Cochrane Database Syst Rev 2008 (3): CD006489.

187. Rolland Y, Pillard F, Klapouszczak A, et al.: Exercise program for nursing home residents with Alzheimer's disease: a 1-year randomized, controlled trial. J Am Geriatr Soc 2007; 55: 158-165.

188. Eggermont L, Scherder E. Physical activity and behaviour in dementia. A review of the literature and implications for psychosocial intervention in primary care. Dementia 2006; 30: 411-428.

189. Sung HC, Chang AM: Use of preferred music to decrease agitated behaviours in older people with dementia: a review of the literature. J Clin Nurs 2005; 14: 1133-1140.

190. Vink AC, Birks JS, Bruinsma MS, et al.: Music therapy for people with dementia. Cochrane Database Syst Rev. 2004 (3): CD003477.

191. Holmes C, Knights A, Dean C, et al.: Keep music live: music and the alleviation of apathy in dementia subjects. Int Psychogeriatr 2006; 18: 623-630.

192. Raglio A, Bellelli G, Traficante D, et al.: Efficacy of music therapy in the treatment of behavioral and psychiatric symptoms of dementia. Alzheimer Dis Assoc Disord 2008; 22: 158-162.

193. Holt FE, Birks TPH, Thorgrimsen LM, et al.: Aroma therapy for dementia. Cochrane Database Syst Rev 2003 (3): CD003150.

194. Ballard CG, O'Brien JT, Reichelt K, et al.: Aromatherapy as a safe and effective treatment for the management of agitation in severe dementia: the results of a double-blind, placebo-controlled trial with Melissa. J Clin Psychiatry 2002; 63: 553-558.

195. Chung JC, Lai CK, Chung PM, et al.: Snoezelen for dementia. Cochrane Database Syst Rev 2002 (4): CD003152.

196. van Weert JC, van Dulmen AM, Spreeuwenberg PM, et al.: Behavioral and mood effects of snoezelen integrated into 24-hour dementia care. J Am Geriatr Soc 2005; 53: 24-33.

197. Baker R, Holloway J, Holtkamp CC, et al.: Effects of multisensory stimulation for people with dementia. J Adv Nurs 2003; 43: 465-477.

198. Hansen NV, Jorgensen T, Ortenblad L: Massage and touch for dementia. Cochrane Database Syst Rev 2006 (4): CD004989

199. Remington R: Calming music and hand massage with agitated elderly. Nurs Res 2002; 51: 317-323.

200. Eaton M, Mitchell-Bonair IL, Friedmann E: The effect of touch on nutritional intake of chronic organic brain syndrome patients. J Gerontol 1986; 41: 611-616.

201. Forbes D, Morgan DG, Bangma J, et al.: Light therapy for managing sleep, behaviour, and mood disturbances in dementia. Cochrane Database Syst Rev 2004 (2): CD003946.

202. Skjerve A, Bjorvatn B, Holsten F: Light therapy for behavioural and psychological symptoms of dementia. Int J Geriatr Psychiatry 2004; 19: 516-522.

203. Livingston G, Johnston K, Katona C, et al.: Systematic review of psychological approaches to the management of neuropsychiatric symptoms of dementia. Am J Psychiatry 2005; 162: 1996-2021.

204. Ayalon L, Gum AM, Feliciano L, et al.: Effectiveness of nonpharmacological interventions for the management of neuropsychiatric symptoms in patients with dementia: a systematic review. Arch Intern Med 2006; 166: 2182-2188.

205. Fossey J, Ballard C, Juszczak E, et al.: Effect of enhanced psychosocial care on antipsychotic use in nursing home residents with severe dementia: cluster randomised trial. BMJ 2006; 332: 756-761.

206. Bartholomeyczik S, Halek M, Sowinski C, et al.: Rahmenempfehlungen zum Umgang mit herausforderndem Verhalten bei Menschen mit Demenz in der stationären Altenhilfe. Berlin, Bundesministerium für Gesundheit 2007.

207. Snowden M, Sato K, Roy-Byrne P: Assessment and treatment of nursing home residents with depression or behavioral symptoms associated with dementia: a review of the literature. J Am Geriatr Soc 2003; 51: 1305-1317.

208. Teri L, McKenzie G, LaFazia D: Psychosocial treatment of depression in older adults with dementia. Clin Psychol – Sci Pr 2005; 12: 303-316.

209. Teri L, Logsdon RG, Uomoto J, McCurry SM: Behavioral treatment of depression in dementia patients: a controlled clinical trial. J Gerontol B Psychol Sci Soc Sci 1997; 52: P159-166.

210. Williams CL, Tappen RM: Exercise training for depressed older adults with Alzheimer's disease. Aging Ment Health 2008; 12: 72-80.

211. Gillette Guyonnet S, Abellan Van Kan G, Alix E, et al.: IANA (International Academy on Nutrition and Aging) Expert Group: weight loss and Alzheimer's disease. J Nutr Health Aging 2007; 11: 38-48.

212. Riviere S, Gillette-Guyonnet S, Voisin T, et al.: A nutritional education program could prevent weight loss and slow cognitive decline in Alzheimer's disease. J Nutr Health Aging 2001; 5: 295-299.

213. Watson R, Green SM: Feeding and dementia: a systematic literature review. J Adv Nurs 2006; 54: 86-93.

214. Nijs KA, de Graaf C, Kok FJ, et al.: Effect of family style mealtimes on quality of life, physical performance, and body weight of nursing home residents: cluster randomised controlled trial. BMJ 2006; 332: 1180-1184.

215. Dunne TE, Neargarder SA, Cipolloni PB, et al.: Visual contrast enhances food and liquid intake in advanced Alzheimer's disease. Clin Nutr 2004; 23: 533-538.

216. Baumgarten M, Hanley JA, Infante-Rivard C, et al.: Health of family members caring for elderly persons with dementia. A longitudinal study. Ann Intern Med 1994; 120: 126-132.

217. Bruce DG, Paley GA, Nichols P, et al.: Physical disability contributes to caregiver stress in dementia caregivers. J Gerontol A Biol Sci Med Sci 2005; 60: 345-349.

218. Scholzel-Dorenbos CJ, Draskovic I, Vernooij-Dassen MJ, et al.: Quality of life and burden of spouses of Alzheimer disease patients. Alzheimer Dis Assoc Disord 2009; 23: 171-177.

219. Selwood A, Johnston K, Katona C, et al.: Systematic review of the effect of psychological interventions on family caregivers of people with dementia. J Affect Disord 2007; 101: 75-89.

220. Gallagher-Thompson D, Coon DW: Evidence-based psychological treatments for distress in family caregivers of older adults. Psychol Aging 2007; 22: 37-51.

221. Thompson CA, Spilsbury K, Hall J, et al.: Systematic review of information and support interventions for caregivers of people with dementia. BMC Geriatr 2007; 7: 18.

222. Brodaty H, Green A, Koschera A: Meta-analysis of psychosocial interventions for caregivers of people with dementia. J Am Geriatr Soc 2003; 51: 657-664.

223. Sorensen S, Pinquart M, Duberstein P: How effective are interventions with caregivers? An updated meta-analysis. Gerontologist 2002; 42: 356-372.

224. Chang BL: Cognitive-behavioral intervention for homebound caregivers of persons with dementia. Nurs Res 1999; 48: 173-182.

225. Heyn PC, Johnson KE, Kramer AF: Endurance and strength training outcomes on cognitively impaired and cognitively intact older adults: a meta-analysis. J Nutr Health Aging 2008; 12: 401-409.

226. Huusko TM, Karppi P, Avikainen V, et al.: Randomised, clinically controlled trial of intensive geriatric rehabilitation in patients with hip fracture: subgroup analysis of patients with dementia. BMJ 2000; 321: 1107-1111.

227. Mitchell AJ, Shiri-Feshki M: Rate of progression of mild cognitive impairment to dementia--meta-analysis of 41 robust inception cohort studies. Acta Psychiatr Scand 2009; 119: 252-265.

228. Matthews FE, Stephan BC, McKeith IG, et al.: Two-year progression from mild cognitive impairment to dementia: to what extent do different definitions agree? J Am Geriatr Soc 2008; 56:1424-1433.

229. Raschetti R, Albanese E, Vanacore N, et al.: Cholinesterase inhibitors in mild cognitive impairment: a systematic review of randomised trials. PLoS Med 2007; 4(11): e338.

230. DeKosky ST, Williamson JD, Fitzpatrick AL, et al.: Ginkgo biloba for prevention of dementia: a randomized controlled trial. JAMA 2008; 300: 2253-2262.

231. Petersen RC, Thomas RG, Grundman M, et al.: Vitamin E and donepezil for the treatment of mild cognitive impairment. N Engl J Med 2005; 352: 2379-2388.

232. Kivipelto M, Solomon A: Alzheimer's disease – the ways of prevention. J Nutr Health Aging.2008; 12: 89S-94S.

233. Alonso A, Jacobs DR, Jr., Menotti A, et al.: Cardiovascular risk factors and dementia mortality: 40 years of follow-up in the Seven Countries Study. J Neurol Sci 2009; 280: 79-83.

234. Feart C, Samieri C, Rondeau V, et al.: Adherence to a Mediterranean diet, cognitive decline, and risk of dementia. JAMA 2009; 302: 638-648.

235. Scarmeas N, Luchsinger JA, Schupf N, et al.: Physical activity, diet, and risk of Alzheimer disease. JAMA 2009; 302: 627-637.

236. Xu G, Liu X, Yin Q, et al.: Alcohol consumption and transition of mild cognitive impairment to dementia. Psychiatry Clin Neurosci 2009; 63: 43-49.

237. Panza F, Capurso C, D'Introno A, et al.: Alcohol drinking, cognitive functions in older age, predementia, and dementia syndromes. J Alzheimers Dis 2009; 17: 7-31.

238. Liu-Ambrose T, Donaldson MG: Exercise and cognition in older adults: is there a role for resistance training programmes? Br J Sports Med 2009; 43: 25-27.

239. Andel R, Crowe M, Pedersen NL, et al.: Physical exercise at midlife and risk of dementia three decades later: a population-based study of Swedish twins. J Gerontol A Biol Sci Med Sci 2008; 63: 62-66.

240. Shumaker SA, Legault C, Rapp SR, et al.: Estrogen plus progestin and the incidence of dementia and mild cognitive impairment in postmenopausal women: the Women's Health Initiative Memory Study: a randomized controlled trial. JAMA 2003; 289: 2651-2662.

4 Leitliniensynopse zur S3-Leitlinie »Demenzen« (November 2009)

4.1   Erstellung der Leitlinien-synopse als Grundlage für die Entwicklung der S3-Leitlinie »Demenzen«

Die vorliegende Leitliniensynopse umfasst die nationalen und internationalen Leitlinien, die bei der Erstellung der S3-Leitlinie »Demenzen« berücksichtigt wurden. Es werden die Kriterien für die Auswahl der Leitlinien, die systematische Bewertung der Leitlinien mit dem »Deutschen Instrument zur methodischen Leitlinien-Bewertung (DELBI)« und die von den Leitlinien angelegten Empfehlungsgraduierungen vorgestellt. Im Weiteren werden allen Empfehlungen der S3-Leitlinie »Demenzen«, für die eine Leitlinienrecherche durchgeführt wurde, die jeweiligen Empfehlungen mit Empfehlungsgraden und Literaturreferenzen aus den entsprechenden Leitlinien zugeordnet.

4.1.1   Hintergrund

Leitlinien werden entwickelt, um den verschiedenen Versorgungsebenen (z. B. Diagnostik, Therapie, Prävention) einer Erkrankung Rechnung zu tragen. Grundlage der Leitlinienentwicklung ist es, einzelne Studien zu Teilaspekten systematisch zu recherchieren und zu bewerten. Basierend auf die dadurch dargelegte wissenschaftliche Evidenz werden durch Experten Empfehlungen ausgesprochen. Ziel ist es, den an der Versorgung der Erkrankten Beteiligten die aktuellen und auf der besten zur Verfügung stehenden Evidenz basierenden Empfehlungen zu Diagnose, Therapie und Versorgung zu geben.

4.1.1.1   Krankheitsbild

Die S3-Leitlinie bezieht sich auf die Diagnostik, die Therapie und die Prävention von Demenzen.

4.1.1.1.1   Definition der Demenz nach ICD-10

Demenz (F00–F03) ist ein Syndrom als Folge einer meist chronischen oder fortschreitenden Krankheit des Gehirns mit Störung vieler höherer kortikaler Funktionen, einschließlich Gedächtnis, Denken, Orientierung, Auffassung, Rechnen, Lernfähigkeit, Sprache und Urteilsvermögen. Das Bewusstsein ist nicht getrübt. Die kognitiven Beeinträchtigungen werden gewöhnlich von Veränderungen der emotionalen Kontrolle, des Sozialverhaltens oder der Motivation begleitet, gelegentlich treten diese auch eher auf. Dieses Syndrom kommt bei Alzheimer-Krankheit, bei zerebrovaskulären Störungen und bei anderen Zuständs-bildern vor, die primär oder sekundär das Gehirn betreffen.

Die S3-Leitlinie »Demenzen« umfasst folgende Demenzformen: Demenz bei Alzheimer-Krankheit (Alzheimer-Demenz), die vaskuläre Demenz, die gemischte Demenz, die frontotemporale Demenz, die Lewy-Körperchen-Demenz und die Demenz bei Morbus Parkinson.

4.1.2   Ziel der Leitliniensynopse

Ziel dieser Leitliniensynopse ist die Darstellung der aktuell zugänglichen, evidenzbasierten nationalen und internationalen Empfehlungen für die Bereiche Diagnostik, Therapie und Prävention von Demenzen. Empfehlungen der gelisteten Leitlinien bilden zum Teil die Grundlage der Empfehlungen der S3-Leitlinie »Demenzen«. Empfehlungen, die Aussagen anderer Leitlinien als Grundlage haben, sind in der S3-Leitlinie »Demenzen« entsprechend kenntlich gemacht.

4.1.3   Methodik

4.1.3.1   Kriterien für den Einschluss von Leitlinien in den Bericht
4.1.3.1.1   Population

Die Zielpopulation der eingeschlossenen Leitlinien sind Männer und Frauen ohne Altersbegrenzung mit Demenz bei Alzheimer-Krankheit (Alzheimer-Demenz), die vaskuläre Demenz, die gemischte Demenz, die frontotemporale Demenz, die Lewy-Körperchen-Demenz und die Demenz bei Morbus Parkinson.

4.1.3.2   Versorgungsbereiche

Es wurden Leitlinien oder ähnliche Publikationstypen (z. B. HTA-Bericht, Arzneimittelempfehlung nationaler Institute) ausgewählt, die Empfehlungen zu einem oder mehreren der folgenden Versorgungsbereiche beinhalten:

- Diagnostik,
- Therapie,
- Risikofaktoren und dazu gehörige Interventionen.

4.1.3.3   Allgemeine Ein- und Ausschluss-kriterien

Grundlage der Auswahl der Leitlinien waren folgende Ein- und Ausschlusskriterien (◘ Tab. 4.1 und ◘ Tab. 4.2):

◻ **Tab. 4.1.** Einschlusskriterien

Einschlusskriterien	
E1	Die Publikationen beinhalten Empfehlungen zu den in 4.1.3.2 definierten Versorgungsbereichen bei mindestens einer der definierten Demenzformen
E2	Publikationszeitraum in 2001 oder später
E3	Publikationssprachen: Deutsch, Englisch

◻ **Tab. 4.2.** Ausschlusskriterien

Ausschlusskriterien	
A1	Mehrfachpublikation einer bereits identifizierten Leitlinie ohne Zusatzinformation
A2	Vorversion aktueller Leitlinien
A3	Entwurfsfassung einer Leitlinie
A4	Leitlinie nicht mehr aktuell (Überarbeitungsdatum überschritten bzw. von den Autoren als nicht mehr aktuell eingestuft)
A5	Keine kostenfreie Volltextpublikation verfügbar

4.1.3.4   Methodische Ein- und Ausschlusskriterien

Gemäß den Abschnitten 4.1.3.2 und 4.1.3.3 erfolgte 03/2008 eine systematische Leitlinienrecherche in der Guidelines International Network (G-I-N); entspre-

chend der unter http://www.leitlinien.de hinterlegten Recherchestrategie des Leitlinien-Clearingberichtes »Demenz« (2004) und in der Medline.

Die Recherche erfolgte mit folgenden Schlagwörtern in Kombination mit Demenz: Guideline/s; Practice Guideline/s; Clinical Guidelines; Leitlinie/n; Consensus Statement, Recommendation/s; Standard/s; Empfehlung/en; Richtlinie/n.

4.1.3.5   Bewertung der methodischen Qualität von Leitlinien

Im Sinne einer möglichst großen Akzeptanz sind die Klarheit der Leitlinie und die Methodik der Erstellung mit transparenter Darstellung des Entwicklungsprozesses von zentraler Bedeutung. Die Bewertung aller ausgewählten Leitlinien erfolgt diesbezüglich mithilfe des »Deutschen Instruments zur methodischen Leitlinien-Bewertung (DELBI) Fassung 2005/2006«. Zwei unabhängig arbeitende Gutachter führten die Bewertung durch.

4.1.4   Ergebnisse der Leitlinienrecherche und Auswahl der Leitlinien

Anhand der oben beschriebenen Methodik ergab sich eine Trefferzahl von insgesamt 2 381 (inkl. Literatur und Dubletten). Nach Vorauswahl (manuelle Sichtung zur Trennung der Leitlinien von Literatur und Dubletten) verblieben 30 Zitate, die im Volltext gesichtet wurden. Nach Überprüfung der Recherche und nach Berücksichtigung der in Abschnitt 4.1.3.3 dargestellten Ein- und Ausschlusskriterien wurden 15 Publikationen in die Leitliniensynopse mit aufgenommen (◻ Tab. 4.3).

4.1.5   Leitlinienbewertung nach DELBI

◻ Tab. 4.3 Leitlinienbewertung nach DELBI

Leitlinie Jahr/Land
Dementia. A NICE–SCIE Guideline on supporting people with dementia and their carers in health and social care. 2007/GB
Management of patients with dementia (SIGN 86). 2006/Schottland
Practice parameter: Early detection of dementia: mild cognitive impairment (an evidence-based review). Report of the Quality Standards Subcommittee of the American Academy of Neurology. 2001/USA
DEGAM-Leitlinie. Stand 2007/Deutschland
Practice Guideline for the treatment of patients with Alzheimer‹s disease and other dementias. 2007/USA
»Dementia« Clinical Practice Guidelines. 2007/Singapur
Practice parameter: Management of dementia (an evidence-based review). 2001/USA
Practice parameter: Diagnosis of dementia (an evidence-based review). 2001/USA
Current pharmacologic treatment of dementia. 2008/USA
Diagnosis nd treatment of dementia (Intro, Part 1+2). 2008/Canada
Leitlinien für Diagnostik und Therapie in der Neurologie, Diagnostik degenerativer Demenzen: Morbus Alzheimer, frontotemporale Demenz, Lewy-Körperchen-Demenz. 2008/Deutschland
Cognitive impairment in the elderly – recognition, diagnosis and management. 2007/Canada
Leitlinien für Diagnostik und Therapie in der Neurologie: Therapie neurodegenerativer Demenzen. 2008/ Deutschland
Leitlinien für Diagnostik und Therapie in der Neurologie: Vaskuläre Demenzen. 2008/Deutschland
1: Geltungsbereich und Zweck; 2: Beteiligung von Interessengruppen; 3: Methodische Exaktheit der Leitlinienentwicklung; 4: Klarheit und Gestaltung; 5: Generelle Anwendbarkeit; 6: Redaktionelle Unabhängigkeit; 7: Anwendbarkeit im Deutschen Gesundheitssystem Abkürzungen der Organisationen: AAN: American Academy of Neurology ACP: The American College of Physicians and American Academy of Family Physicians AkdÄ: Arzneimittelkommission der deutschen Ärzteschaft APA: American Psychiatric Association CMA: Canadian Medical Association DEGAM: Deutsche Gesellschaft für Allgemeinmedizin und Familienmedizin DGN: Deutsche Gesellschaft für Neurologie NICE-SCIE: National Institute for Health and Clinical Excellence (NICE) and the Social Care Institute for Excellence (SCIE) SIGN: Scottish Intercollegiate Guidelines Network

Organisation	Domäne 1	Domäne 2	Domäne 3	Domäne 4	Domäne 5	Domäne 6	Domäne 7	Σ gesamt	Rang
NICE-SCIE	0,67	0,54	0,76	0,75	0,56	0,83	0,58	4,69	1
SIGN	0,72	0,54	0,74	0,92	0,67	0,17	0,53	4,28	2
AAN	0,72	0,33	0,62	0,67	0,17	0,17	0,33	3,01	3
DEGAM	0,61	0,50	0,40	0,38	0,11	0,33	0,33	2,67	4
APA	0,33	0,33	0,36	0,46	0,11	0,67	0,28	2,54	5
Ministry of Health Singapur	0,56	0,21	0,33	0,79	0,22	0,00	0,33	2,44	6
AAN	0,56	0,29	0,43	0,46	0,11	0,17	0,33	2,35	7
AAN	0,61	0,29	0,45	0,63	0,00	0,00	0,25	2,23	8
ACP	0,67	0,21	0,29	0,33	0,00	0,50	0,22	2,22	9
CMA	0,44	0,25	0,40	0,42	0,22	0,17	0,31	2,21	10
DGN	0,50	0,04	0,02	0,50	0,28	0,25	0,39	1,98	11
Ministry of Health of British Columbia	0,28	0,13	0,12	0,71	0,17	0,00	0,25	1,65	12
DGN	0,44	0,17	0,12	0,54	0,06	0,00	0,22	1,55	13
DGN	0,56	0,08	0,19	0,25	0,06	0,00	0,25	1,38	14

4.1.6 Zusammenfassung der jeweilig verwendeten Evidenzgrade und Empfehlungsstärken der Leitlinien (Originalzitate)

Dementia. A NICE-SCIE Guideline on supporting people with dementia and their carers in health and social care, 2007:

Individual sources of evidence were categorised as either:

1. Evidence from empirical research and other professional literature:
    A1 (systematic review that includes at least one RCT)
    A2 (other systematic and high-quality reviews that synthesise studies)
    B1 (individual RCTs)
    B2 (individual experimental/intervention non-randomised studies)
    B3 (individual non-experimental studies, controlled statistically if appropriate; includes studies using case
         control, longitudinal, cohort, matched pairs or cross-sectional random sample methodologies and sound
         qualitative studies)
    C1 (descriptive and other research or evaluation not in B), or

2. Evidence from expert opinion (in the absence of empirical research evidence):
    C2 (case studies and examples of good practice)
    D   (summary review articles and discussions of relevant literature and conference proceedings, not otherwise
         classified)
    E   (professional opinion-based practice or reports of committees)
    U   (user opinion from carers or carer organisations, or people with dementia)

Scottish Intercollegiate Guidelines Network (SIGN): Management of patients with dementia (SIGN 86), February 2006:

Key to evidence statements and grades of recommendations:

Levels of evidence:
1++   High quality meta-analyses, systematic reviews of randomised controlled trials (RCTs),
      or RCTs with a very low risk of bias
1+   Well conducted meta-analyses, systematic reviews of RCTs, or RCTs with a low risk of bias
1 -   Meta-analyses, systematic reviews of RCTs, or RCTs with a high risk of bias
2++   High quality systematic reviews of case control or cohort studies, high quality case control or cohort studies
      with a very low risk of confounding or bias and a high probability that the relationship is causal
2+   Well conducted case control or cohort studies with a low risk of confounding or bias and a moderate
      probability that the relationship is causal
2 -   Case control or cohort studies with a high risk of confounding or bias and a significant risk that the
      relationship is not causal
3   Non-analytic studies, e.g. case reports, case series
4   Expert opinion

Grades of recommendations:
Note: The grade of recommendation relates to the strength of the evidence on which the recommendation
        is based. It does not reflect the clinical importance of the recommendation.
A   At least one meta-analysis, systematic review of RCTs, or RCT rated as 1++ and directly applicable to the
        target population; or A body of evidence consisting principally of studies rated as 1+, directly applicable to
        the target population, and demonstrating overall consistency of results
B   A body of evidence including studies rated as 2++, directly applicable to the target population, and
        demonstrating overall consistency of results; or Extrapolated evidence from studies rated as 1++ or 1+
C   A body of evidence including studies rated as 2+, directly applicable to the target population and
        demonstrating overall consistency of results; or Extrapolated evidence from studies rated as 2++
D   Evidence level 3 or 4; or extrapolated evidence from studies rated as 2+
        GOOD PRACTICE POINTS
√   Recommended best practice based on the clinical experience of the guideline development group

Practice parameter: Early detection of dementia: Mild cognitive impairment (an evidence-based review). Report of the Quality Standards Subcommittee of the American Academy of Neurology, 2001 (Neurology 2001; 56: 1133-1142):

Classification of evidence

Class Description:

I   Evidence provided by one or more well designed, randomized, controlled clinical trials, including overviews (meta-analyses) of such trials

II Evidence provided by well designed observational studies with concurrent controls (e.g., case control or cohort studies)

III Evidence provided by expert opinion, case series, case reports, and studies with historical controls

Levels of recommendation

Recommendation level of evidence:

Standard   Principle for patient management that reflects a high degree of clinical certainty.
           (Usually requires Class I evidence that directly addresses clinical questions, or overwhelming
           Class II evidence when circumstances preclude randomized clinical trials)

Guideline Recommendation for patient management that reflects moderate clinical certainty.
           (Usually requires Class II evidence or a strong consensus of Class III evidence)

Option   Strategy for patient management for which clinical utility is uncertain (inconclusive or conflicting
           evidence or opinion).

DEGAM-Leitlinie, Stand Oktober 2007:

Codierung der Fragestellung

Code-Fragestellung:

T   Therapie – Prävention

K   Kausalität/Ätiologie – Risikofaktoren – Nebenwirkungen von Therapie

P   Prognose

D   Diagnose

S   Symptomevaluation – Differenzialdiagnose

Fragestellung: Therapie

Level	Empfehlung	Definition
T I a	A	Meta-Analyse, systematische Übersichtsarbeit von RCTs, oder ›Megatrial‹
T I b		einzelne(r) RCT(s)
T II a	B	Kohortenstudie mit Kontrollgruppe/nicht randomisierter CT, quasiexperimentelle St.
T II b		Fall-Kontroll-St.
T III	C	Querschnitts-, ökologische Studie, Kohorte ohne Kontrollgruppe (Anwendungsbeobachtung), Fallserie
T IV		Expertenmeinung, Grundlagenforschung

Erläuterungen:

(R)CT - (randomisierte) kontrollierte Interventionsstudie, Megatrial: mehr als 1 000 Patienten insgesamt. Bei Übersichts-arbeiten ist entscheidend, dass eine systematische Suche nach einschlägigen Arbeiten durchgeführt worden ist, die das Risiko übersehener Publikationen minimiert; ob die Ergebnisse einzeln referiert werden oder durch ein mathema-tisches Verfahren kombiniert werden (Meta-Analyse), ist zweitrangig. Bei therapeutischen Fragestellungen (Wirksam-keit) sind die Levels II a+b kaum noch, Level III definitiv nicht diskutabel, zumindest bei medikamentösen Behand-lungen.

Fragestellung: Kausalität

Level	Empfehlung	Definition
K I	A	RCT
K II		Kohortenstudie
K III a	B	Fall-Kontroll-Studie
K III b		Querschnitts-, ökologische Studie, Fallserie
K IV	C	Expertenmeinung, Grundlagenforschung

Erklärungen für Abkürzungen s. „Therapie"

Erläuterungen: Bei allen nichttherapeutischen Fragestellungen werden Meta-Analysen/systematische Übersichtsarbeiten nicht gesondert berücksichtigt. Die Einordnung erfolgt also nach der Einzelstudie mit dem stärksten Studiendesign.

Ein RCT wird bei ätiologischen/Risikofaktoren-Fragestellungen nur ausnahmsweise zu erwarten sein (man kann kaum eine Gruppe zum Rauchen einteilen, die andere zum Nichtrauchen, um die Schädlichkeit nachzuweisen). Bei häufiger auftretenden Nebenwirkungen von Medikamenten, die hier kodiert werden, ist aber die Auswertung von RCTs sinnvoll.

Fragestellung: Prognose

Level	Empfehlung	Definition
P I	A	prospektive Kohorte
P II	B	retrospektive Kohorte oder Kontrollgruppe eines RCT
P III		Fallserie/-bericht
P IV	C	Expertenmeinung

Erklärungen für Abkürzungen s. »Therapie«

Fragestellung: Diagnostischer Test

Level	Empfehlung	Definition
D I	A	unabhängige, verblindete Beurteilung, konsekutive Patienten, angemessenes Spektrum
D II	B	wie oben, aber Kriterien »konsekutive Patienten« und/oder »angem. Spektrum« nicht erfüllt
D III		übrige Studien mit Vergleich zu »Goldstandard«
D IV	C	Expertenmeinung, Grundlagenforschung

Erklärungen für Abkürzungen s. »Therapie«

Erläuterungen:

Studien vergleichen grundsätzlich eine Prüf- und eine Referenzmethode (letztere als »Goldstandard« angenommen). Unabhängige, verblindete Beurteiler: diagnostische Einordnung beim einzelnen Patienten erfolgt ohne das Wissen über das Ergebnis der jeweils anderen Methode; konsekutive Patienten: jeder während eines definierten Zeitraums in die Studienpraxis (o. Ä.) kommende Patient wird eingeschlossen; angemessenes Spektrum: nicht nur Extreme (sind uninteressant, da diagnostisch offensichtlich) oder nur ganz enges Spektrum von Schweregraden der Erkrankung (für andere Patienten nicht anwendbar).

Dazu gleich ein Beispiel: Es soll untersucht werden, ob mithilfe der Perkussion des Kopfes ein Schlaganfall (ischämisch oder hämorrhagisch) diagnostiziert werden kann; als »Goldstandard« wird das CT festgelegt. Das Kriterium »konsekutive Aufnahme« in die Studie ist dann erfüllt, wenn jeder mit einem akut aufgetretenen neurologischen Defizit auf die teilnehmenden Abteilungen aufgenommene Patient eingeschlossen wird, und nicht nur eine willkürliche Auswahl. »Unabhängige, verblindete« Beurteilung verlangt, dass CT-Befundung und Perkussion durch verschiedene Beurteiler erfolgen, denen der Befund des anderen nicht mitgeteilt wird, die auch sonst keine Hinweise zu dem individuellen Patienten erhalten, sei es aus den Unterlagen oder durch direkte Beobachtung. »Angemessenes Spektrum« beinhaltet, dass Patienten verschiedener Schweregrade eingeschlossen werden, gerade auch solche mit geringer ausgeprägter Symptomatik/Befunden, die diagnostisch ja meist die größeren Probleme bereiten.

Fragestellung: Symptomevaluierende Studie

Level	Empfehlung	Definition
S I	A	konsekutive Patienten oder vollständige Erhebung nach Patientenregister/-liste, Vergleichsgruppe ohne Symptom, jeweils identische Diagnostik/Beurteilung, Follow-up
S II		obige Kriterien erfüllt, aber keine Vergleichsgruppe und/oder kein Follow-up
S III	B	übrige Studien
S IV	C	Expertenmeinung

Erklärungen für Abkürzungen s. »Therapie«

Erläuterungen:

Ein optimales Studiendesign liegt vor, wenn jeder in den Studienpraxen sich mit dem Symptom präsentierende Patient eingeschlossen wird (»konsekutiv«), ein Vergleich mit einer Kontrollgruppe ohne das Symptom stattfindet, sämtliche Patienten die gleichen Untersuchungen durchlaufen (Fragebögen zu Depression, apparative Diagnostik usw.) und schließlich ein Follow-up stattfindet (Ätiologien werden klarer, Information über Prognose usw.).

Empfehlungsstärken:

A: basiert auf wissenschaftlichen Studien hoher Qualität
B: basiert auf sonstigen Studien
C: basiert auf Konsensusaussagen oder Expertenurteil

Practice Guideline for the treatment of patients with Alzheimer's disease and other dementias, October 2007 (APA Web site at www.psych.org):

Coding system:

Each recommendation is identified as falling into one of three categories of endorsement, indicated by a bracketed Roman numeral following the statement. The three categories represent varying levels of clinical confidence:

[I]   Recommended with substantial clinical confidence
[II]   Recommended with moderate clinical confidence
[III] May be recommended on the basis of individual circumstances

References:

The following coding system is used to indicate the nature of the supporting evidence in the references:

[A]   Double-blind, randomized clinical trial. A study of an intervention in which subjects are prospectively followed over time; there are treatment and control groups; subjects are randomly assigned to the two groups; both the subjects and the investigators are blind to the assignments.
[A–]   Randomized clinical trial. Same as above, but not double-blind.
[B]   Clinical trial. A prospective study in which an intervention is made and the results of that intervention are tracked longitudinally; study does not meet standards for a randomized clinical trial.
[C]   Cohort or longitudinal study. A study in which subjects are prospectively followed over time without any specific intervention.
[D]   Case-control study. A study in which a group of patients is identified in the present and information about them is pursued retrospectively or backward in time.
[E]   Review with secondary data analysis. A structured analytic review of existing data, for example, a meta-analysis or a decision analysis.
[F]   Review. A qualitative review and discussion of previously published literature without a quantitative synthesis of the data.
[G]   Other. Textbooks, expert opinions, case reports, and other reports not included above.

»Dementia« Clinical Practice Guidelines, 2007/Singapur:

Levels of evidence:

1++	High quality meta-analyses, systematic reviews of randomised controlled trials (RCTs), or RCTs with a very low risk of bias.
1+	Well conducted meta-analyses, systematic reviews of RCTs, or RCTs with a low risk of bias.
1-	Meta-analyses, systematic reviews of RCTs, or RCTs with a high risk of bias.
2++	High quality systematic reviews of case-control or cohort studies. High quality case control or cohort studies with a very low risk of confounding or bias and a high probability that the relationship is causal.
2+	Well conducted case-control or cohort studies with a low risk of confounding or bias and a moderate probability that the relationship is causal.
2-	Case-control or cohort studies with a high risk of confounding or bias and a significant risk that the relationship is not causal.
3	Non-analytic studies, e.g. case reports, case series.
4	Expert opinion.

Grades of recommendation:

A	At least one meta-analysis, systematic review of RCTs, or RCT rated as 1++ and directly applicable to the target population; or A body of evidence consisting principally of studies rated as 1+, directly applicable to the target population, and demonstrating overall consistency of results
B	A body of evidence including studies rated as 2++, directly applicable to the target population, and demonstrating overall consistency of results; or Extrapolated evidence from studies rated as 1++ or 1+
C	A body of evidence including studies rated as 2+, directly applicable to the target population and demonstrating overall consistency of results; or Extrapolated evidence from studies rated as 2++
D	Evidence level 3 or 4; or Extrapolated evidence from studies rated as 2+
GPP	(good practice points) Recommended best practice based on the clinical experience of the guideline development group.

Practice Parameter: Management of dementia (an evidence-based review), 2001 (Neurology 2001; 56: 1154–1166):

Classification of evidence:

Class	Description
I	Evidence provided by one or more well designed, randomized, controlled clinical trials, including overviews (meta-analyses) of such trials.
II	Evidence provided by well designed observational studies with concurrent controls (e.g., case control or cohort studies).
III	Evidence provided by expert opinion, case series, case reports, and studies with historical controls.

Levels of recommendations:

Recommendation	Level of evidence
Standard	Principle for patient management that reflects a high degree of clinical certainty (usually this requires Class I evidence that directly addresses the clinical questions, or overwhelming Class II evidence when circumstances preclude randomized clinical trials).
Guideline	Recommendation for patient management that reflects moderate clinical certainty (usually this requires Class II evidence or a strong consensus of Class III evidence).
Practice Option	Strategy for patient management for which the clinical utility is uncertain (inconclusive or conflicting evidence or opinion).

Practice Parameter: Diagnosis of dementia (an evidence-based review), 2001 (Neurology 2001; 56: 1143-1153):

Classification of evidence:

Class	Description
I	Evidence provided by a well designed prospective study in a broad spectrum of persons with the suspected condition, using a »gold standard« for case definition, in which test is applied in a blinded evaluation, and enabling the ass essment of appropriate tests of diagnostic accuracy.
II	Evidence provided by a well designed prospective study of a narrow spectrum of persons with the suspected condition, or a well designed retrospective study of a broad spectrum of persons with an established condition (by »gold standard«) compared with a broad spectrum of controls, in which test is applied in blinded evaluation, and enabling the assessment of appropriate tests of diagnostic accuracy.
III	Evidence provided by a retrospective study in which either persons with the established condition or controls are of a narrow spectrum, and in which test is applied in a blinded evaluation.
IV	Any design in which test is not applied in blinded evaluation OR evidence provided by expert opinion alone or in descriptive case series (without controls).

Definitions for practice recommendations based on classification of evidence:

Recommendation	Description
Standard	Principle for patient management that reflects a high degree of clinical certainty (usually this requires Class I evidence that directly addresses the clinical question, or overwhelming Class II evidence when circumstances preclude randomized clinical trials).
Guideline	Recommendation for patient management that reflects moderate clinical certainty (usually this requires Class II evidence or a strong consensus of Class III evidence).
Practice Option	Strategy for patient management for which the clinical utility is uncertain (inconclusive or conflicting evidence or opin ion).
Practice Advisory	Practice recommendation for emerging and/or newly approved therapies or technologies based on evidence from at least one Class I study. The evidence may demonstrate only a modest statistical effect or limited (partial) clinical response, or significant cost-benefit questions may exist. Substantial (or potential) disagreement among practitioners or between payers and practitioners may exist.

Current pharmacologic treatment of dementia: A Clinical Practice Guideline from the American College of Physicians and the American Academy of Family Physicians, 2008 (Ann Intern Med. 2008; 148: 370-378):

The American College of Physicians' Guideline Grading System*

Quality of Evidence	Strength of Recommendation	
	Benefits Clearly Outweigh Risks and Burden OR Risks and Burden Clearly Outweigh Benefits	Benefits Finely Balanced with Risks and Burden
High	Strong	Weak
Moderate	Strong	Weak
Low	Strong	Weak
Insufficient evidence to determine net benefits or risks	I-recommendation	

* Adopted from the classification developed by the Grading of Recommendations, Assessment, Development, and Evaluation (GRADE) workgroup.

Diagnosis and treatment of dementia: 1. Risk assessment and primary prevention of Alzheimer disease, 2008 (CMAJ 2008; 178: 548–556) and Diagnosis and treatment of dementia: 2. Diagnosis, 2008 (CMAJ 2008; 178: 825–836):

Levels of evidence at the Third Canadian Consensus Conference on the Diagnosis and Treatment of Dementia:
1. Evidence obtained from at least 1 properly randomized controlled trial
2.1. Evidence obtained from well-designed controlled trials without randomization, or
2.2. Evidence obtained from well-designed cohort or case–control analytic studies preferably from more than 1 centre or research group, or
2.3. Evidence obtained from comparisons between times or places with or without the intervention. Dramatic results in uncontrolled experiments are included in this category
3. Opinions of respected authorities based on clinical experience, descriptive studies or reports of expert committees

Grades indicating the strength of recommendations from the Third Canadian Consensus Conference on the Diagnosis and Treatment of Dementia:
A. There is good evidence to support this manoeuvre
B. There is fair evidence to support this manoeuvre
C. There is insufficient evidence to recommend for or against this manoeuvre but recommendations may be made on other grounds
D. There is a fair evidence to recommend against this procedure
E. There is good evidence to recommend against this procedure

Arzneiverordnung in der Praxis, Band 31, Sonderheft 4 (Therapieempfehlungen), Dezember 2004:

Kategorien zur Evidenz:
⇧⇧⇧ Aussage (z. B. zur Wirksamkeit) wird gestützt durch mehrere adäquate, valide klinische Studien (z. B. randomisierte kontrollierte klinische Studie) bzw. durch eine oder mehrere valide Meta-Analysen oder systematische Reviews randomisierter kontrollierter klinischer Studien. Positive Aussage gut belegt.
⇧ Aussage (z. B. zur Wirksamkeit) wird gestützt durch zumindest eine adäquate, valide klinische Studie (z. B. randomisierte kontrollierte klinische Studie). Positive Aussage belegt.
⇩⇩ Negative Aussage (z. B. zu Wirksamkeit oder Risiko) wird gestützt durch eine oder mehrere adäquate, valide klinische Studien (z. B. randomisierte kontrollierte klinische Studie), durch eine oder mehrere Meta-Analysen bzw. systematische Reviews randomisierter kontrollierter klinischer Studien. Negative Aussage gut belegt.
⇔ Es liegen keine sicheren Studienergebnisse vor, die eine günstige oder schädigende Wirkung belegen. Dies kann begründet sein durch das Fehlen adäquater Studien, aber auch durch das Vorliegen mehrerer, aber widersprüchlicher Studienergebnisse.

Leitlinien für Diagnostik und Therapie in der Neurologie, 4. Aufl., 2008: (1) Morbus Alzheimer, frontotemporale Demenz, Lewy-Körperchen-Demenz. (2) Therapie neurodegenerativer Erkrankungen. (3) Vaskuläre Demenzen. (4) Extrapyramidal-motorische Erkrankungen, Parkinson-Syndrome:

⇧⇧⇧ Aussage zur Wirksamkeit wird gestützt durch mehrere adäquate, valide klinische Studien (z. B. randomisierte klinische Studien) bzw. durch eine oder mehrere valide Meta-Analysen oder systematische Reviews. Positive Aussage gut belegt.
⇧ Aussage zur Wirksamkeit wird gestützt durch zumindest eine adäquate, valide klinische Studie (z. B. randomisierte klinische Studie). Positive Aussage belegt.
⇩⇩ Negative Aussage zur Wirksamkeit wird gestützt durch eine oder mehrere adäquate, valide klinische Studien (z. B. randomisierte klinische Studie), durch eine oder mehrere Meta-Analysen bzw. systematische Reviews. Negative Aussage gut belegt.
⇔ Es liegen keine sicheren Studienergebnisse vor, die eine günstige oder ungünstige Wirkung belegen. Dies kann bedingt sein durch das Fehlen adäquater Studien, aber auch durch das Vorliegen mehrerer, aber widersprüchlicher Studienergebnisse.

Empfehlungsstärken:
A Hohe Empfehlungsstärke aufgrund starker Evidenz oder bei schwächerer Evidenz aufgrund besonders hoher Versorgungsrelevanz.
B Mittlere Empfehlungsstärke aufgrund mittlerer Evidenz oder bei schwacher Evidenz mit hoher Versorgungsrelevanz oder bei starker Evidenz und Einschränkungen der Versorgungsrelevanz.
C Niedrige Empfehlungsstärke aufgrund schwächerer Evidenz oder bei höherer Evidenz mit Einschränkungen der Versorgungsrelevanz.

Die Einstufung der Empfehlungsstärke kann neben der Evidenzstärke die Größe des Effekts, die Abwägung von bekannten und möglichen Risiken, Aufwand, Verhältnismäßigkeit, Wirtschaftlichkeit oder ethische Gesichtspunkte berücksichtigen.

4.2 Leitliniensynopse für die Leitlinienempfehlungen

Unterlegt dargestellt sind die Empfehlungen der S3-Leitlinie »Demenzen« mit der jeweiligen Nummer, denen Empfehlungen anderer Leitlinien mit zugrunde liegen. Unter den Empfehlungen sind die Empfehlungen mit Empfehlungsgraden und Referenzen der hochwertigsten Leitlinien gelistet.

> **6** Bei jedem Patienten mit Demenz oder Demenzverdacht sollte bereits bei der Erstdiagnose eine Quantifizierung der kognitiven Leistungseinbuße erfolgen. Für die ärztliche Praxis sind die einfachen und zeitökonomischen Tests, z. B. MMST, DemTect, TFDD und Uhrentest, als Testverfahren geeignet, um das Vorhandensein und den ungefähren Schweregrad einer Demenz zu bestimmen. Die Sensitivität dieser Verfahren bei leichtgradiger und fraglicher Demenz ist jedoch begrenzt und sie sind zur Differenzialdiagnostik verschiedener Demenzen nicht geeignet.

Zitate:

Dementia. A NICE–SCIE Guideline on supporting people with dementia and their carers in health and social care, 2007:

Clinical cognitive assessment in those with suspected dementia should include examination of attention and concentration, orientation, short and long-term memory, praxis, language and executive function. As part of this assessment, formal cognitive testing should be undertaken using a standardised instrument. The Mini Mental State Examination (MMSE) has been frequently used for this purpose, but a number of alternatives are now available, such as the 6-item Cognitive Impairment Test (6-CIT), the General Practitioner Assessment of Cognition (GPCOG) and the 7-Minute Screen.

Evidenzgrad und/oder Empfehlungsstärke: keine Angaben

Referenzen: keine Angaben

Scottish Intercollegiate Guidelines Network (SIGN). Management of patients with dementia (SIGN 86), February 2006:

In individuals with suspected cognitive impairment, the MMSE should be used in the diagnosis of dementia. (B)

Empfehlungsstärke: s. Text

Referenzen: keine Angaben

Practice Parameter: Early detection of dementia: Mild cognitive impairment (an evidence-based review). Report of the Quality Standards Subcommittee of the American Academy of Neurology, 2001 (Neurology 2001; 56: 1133–1142):

General cognitive screening instruments (e.g., MMSE) should be considered for the detection of dementia in individuals with suspected cognitive impairment. (Guideline)
Brief cognitive assessment instruments that focus on limited aspects of cognitive function (i.e., CDT, Time and Change Test) may be considered when screening patients for dementia. (Option)

Empfehlungsstärke: s. Text

Referenzen: keine Angaben

DEGAM-Leitlinie, Stand Oktober 2007:

In vielen Fällen werden (erlebte) Anamnese und die körperliche Untersuchung sogar ausreichen, um den Verdacht einer Demenzerkrankung zu erhärten (Chodosh et al. 2004). Ebenso leisten Angehörige einen wesentlichen Beitrag zur Diagnosefindung (Monnot et al. 2005). Psychometrische Testverfahren (= standardisierte mentale Leistungstests) können jedoch die Diagnosesicherheit des Arztes erhöhen, insbesondere dann, wenn der Patient nicht gut bekannt ist oder seine soziale Fassade weitgehend aufrechterhält (Cooper et al. 1992; Demers et al. 2000; Holsinger et al. 2007; O'Connor et al. 1992; Tekin et al. 2001).

Der MMST ist geeignet, um eine Demenz mittleren Schweregrads zu diagnostizieren oder um Verläufe bei Patienten mit bekannter Demenz zu dokumentieren (Holsinger et al. 2007). Der Punkteverlust bei unbehandelten Patienten beträgt ca. 4 Punkte pro Jahr. Der UZT ist alltagspraktisch und eignet sich zur Erfassung von visuell-konstruktiven Defiziten, die auf räumliche Orientierungsstörungen hindeuten.

Psychometrische Tests können an entsprechend qualifizierte medizinische Fachangestellte delegiert werden, wobei auch hier eine Testung der Interraterreliabilität wünschenswert wäre. Das Delegieren kann von Vorteil sein, beispielsweise wenn sich Patienten gegenüber medizinischen Fachangestellten eher kognitive Defizite eingestehen als in Gegenwart des Arztes.
Kurzfassung: Einsatz von Testverfahren, z. B. Demenz-Detektionstest (DEMTECT), Test zur Früherkennung einer Demenz mit Depressionsabgrenzung (TFDD), Mini-Mental-Status-Test (MMST), Uhrzeit-Zeichnen-Test (UZT). **B**

Empfehlungsstärke: s. Text
Evidenzgrad: s. Referenzen

Referenzen:
Chodosh J, Petitti D.B, Elliott M, et al.: Physician recognition of cognitive impairment: evaluating the need for improvement. J Am Geriatr Soc 2004; 52: 1051-1059. *Level of evidence: F III*
Cooper B, Bickel H, Schaufele, M: The ability of general practitioners to detect dementia and cognitive impairment in their elderly patients. A study in Mannheim. Int J Geriatr Psychiatry 1992; 7: 591-598. *Level of evidence: III*
Demers L, Oremus M, Perrault A, et al.: Review of outcome measurement instruments in Alzheimer's disease drug trials: psychometric properties of functional and quality of life scales. J Geriatr Psychiatry Neurol 2000; 13: 170-180. *Level of evidence: P IV*
Holsinger T, Deveau J, Boustani M et al.: Does this patient have dementia? JAMA 2007, 297: 2391-2404. *Level of evidence: D I a*
Monnot M, Brosey M, Ross, E: Screening for dementia: family caregiver questionnaires reliably predict dementia. J Am Board Fam Pract 2005; 18: 240-256. *Level of evidence: D III*
O'Connor DW, Fertig A, Grande MJ, et al.: Dementia in general practice: the practical consequences of a more positive approach to diagnosis. Br J Gen Pract 1993; 43: 185-188. *Level of evidence: III*
Tekin S, Fairbanks LA, O'Connor S, et al.: Activities of daily living in Alzheimer's disease: neuropsychiatric, cognitive, and medical illness influences. Am J Geriatr Psychiatry 2001; 9: 81-86. *Level of evidence: III*

Practice Guideline for the treatment of patients with Alzheimer's disease and other dementias, October 2007 (APA Web site at: www.psych.org):

Verweis auf Agency for Health Care Policy and Research: Recognition and Initial Assessment of Alzheimer's Disease and Related Dementias: Clinical Practice Guideline, vol. 19. Washington, DC, US Department of Health and Human Services, Agency for Health Care Policy and Research, 1996

Diese Guideline ist nach Angaben der Herausgeber nicht mehr aktuell.

»Dementia« MOH Clinical Practice Guidelines 3/2007:

In individuals with suspected cognitive impairment, diagnosis can be made using the DSM-IV criteria for dementia with history from a reliable informant. This can be supplemented by an objective approach with cognitive tests (ECAQ/AMT/CMMSE) and/or neuropsychological assessment.

Empfehlungsstärke: **B**
Evidenzgrad: **Level 2++**

▼

»Dementia« MOH Clinical Practice Guidelines 3/2007:

Referenzen:

American Psychiatric Association (ed): Diagnostic and Statistical Manual of Mental Disorders. 4th ed. Washington, DC: 1994: 142-143.

Holmes C, Cairns N, Lantos P, et al.: Validity of current clinical criteria for Alzheimer's disease, vascular dementia and dementia with Lewy bodies. Br J Psychiatry 1999; 174: 45-50.

Jobst KA, Barnetson LP, Shepstone BJ: Accurate prediction of histologically confirmed Alzheimer's disease and the differential diagnosis of dementia: the use of NINCDS-ADRDA and DSM-III-R criteria, SPECT, X-ray CT, and ApoE4 in medial temporal lobe dementias. Oxford Project to Investigate Memory and Aging. Int Psychogeriatr 1998; 10: 271-302.

Jorm AF, Scott R, Cullen JS, et al.: Performance of the Informant Questionnaire on Cognitive Decline in the Elderly (IQCODE) as a screening test for dementia. Psychol Med 1991; 21: 785-790.

Lim A, Tsuang D, Kukull W, et al.: Clinico-neuropathological correlation of Alzheimer's disease in a community-based case series. J Am Geriatr Soc 1999; 47: 564-569.

Lim HJ, Lim JP, Anthony P, et al.: Prevalence of cognitive impairment amongst Singapore‹s elderly Chinese: a community-based study using the ECAQ and the IQCODE. Int J Geriatr Psychiatry 2003; 18: 142-148.

Kua EH, Ko SM: A questionnaire to screen for cognitive impairment among elderly people in developing countries. Acta Psychiatr Scand 1992; 85: 119-122.

Kua EH, Ko SM. Prevalence of dementia among elderly Chinese and Malay residents of Singapore. Int Psychogeriatr 1995; 7: 439-446.

Sahadevan S, Lim PP, Tan NJ, et al.: Diagnostic performance of two mental status tests in the older Chinese: influence of education and age on cut-off values. Int J Geriatr Psychiatry 2000; 15: 234-241.

Diagnosis and treatment of dementia: 2. Diagnosis, 2008 (CMAJ 2008; 178: 825-836):

A range of brief cognitive tests, including the Montréal Cognitive Assessment (Nasreddine et al. 2005), the DemTect (Kalbe et al. 2004), the 7-minute Screen (Solomon et al. 1998), the General Practitioner Assessment of Cognition (Brodaty et al. 2002) and the Behavioural Neurology Assessment Short Form (Darvesh et al. 2005) may be more accurate than the Mini-Mental State Examination in discriminating between dementia and the normal state. There is insufficient evidence to recommend one test over the others.

[grade B recommendation, level 2 evidence; new recommendation]

Brief cognitive tests have not been developed to differentiate between dementia subtypes and should not be used for this purpose

[grade D recommendation, level 2 evidence; new recommendation]

Evidenzgrad und Empfehlungsstärke: s. Text

Referenzen:

Brodaty H, Pond D, Kemp NM, et al.: The GPCOG: a new screening test for dementia designed for general practice. J Am Geriatr Soc 2002; 50: 530-534.

Darvesh S, Leach L, Black SE, et al.: The behavioural neurology assessment. Can J Neurol Sci 2005; 32: 167-177.

Kalbe E, Kessler J, Calabrese P, et al.: DemTect: a new, sensitive cognitive screening test to support the diagnosis of mild cognitive impairment and early dementia. Int J Geriatr Psychiatry 2004; 19: 136-143.

Nasreddine ZS, Phillips NA, Bedirian V: The Montreal Cognitive Assessment, MoCA: a brief screening tool for mild cognitive impairment. J Am Geriatr Soc 2005; 53: 695-699.

Solomon PR, Hirschoft A, Kelly B, et al.: A 7 minute neurocognitive screening battery highly sensitive to Alzheimer's disease. Arch Neurol 1998; 55: 349-355.

Leitlinien für Diagnostik und Therapie in der Neurologie: Diagnostik degenerativer Demenzen (Morbus Alzheimer, frontotemporale Demenz, Lewy-Körperchen-Demenz), 4. Aufl., 2008:

Als Screening-Tests, als orientierende Hilfen in der Verlaufsbeobachtung und zur Stadieneinteilung werden Kurztests empfohlen: Mini-Mental-Status-Test (MMST), Demenz-Detections-Test (DemTect), Test zur Früherkennung von Demenzen mit Depressionsabgrenzung (TFDD) (Bezug der Tests kostenlos über Firma Pfizer, Firma Eisei, Firma Wilmar Schwabe, zum Teil über das Internet). Bei sehr leichten und bei schweren Demenzgraden sind sie wenig aussagestark. Allgemein genügen sie nicht zur näheren Diagnostik.

Evidenzgrad und/oder Empfehlungsstärke: keine Angaben

Referenzen: keine Angaben

Cognitive Impairment in the Elderly – Recognition, Diagnosis and Management, July 15, 2007, Ministry of Health of British Columbia:

Perform an objective test of cognition such as the Standardized Mini Mental State Examination (SMMSE). While the normal range for SMMSE scores is 24-30, performance on this test must be interpreted along with the other information gathered such as sensory impairment, education attainment, language and cultural issues. Cognitive status indicated by the SMMSE is an important benchmark for following the course of cognitive impairment. Supplementary test to consider: Clock Drawing Test.

Evidenzgrad und/oder Empfehlungsstärke: keine Angaben

Referenzen: keine Angaben

Screening for Dementia U.S. Preventive Services Task Force (USPSTF) Recommendations, 2003:

The best evidence is available for a cognitive test – the Mini-Mental Status Examination (MMSE) – from studies in primary care settings that used standardized diagnostic instruments (e.g., the DSM-IV) as a »gold standard«. Other cognitive screening tests, such as the Short Portable Mental Status Questionnaire, Clock Drawing Test, Modified MMSE, Mini-Cog, Hopkins Verbal Learning Test, and the 7-minute screen are promising, but have not been adequately evaluated in primary care settings (Boustani et al. 2003).

Evidenzgrad und/oder Empfehlungsstärke: keine Angaben

Referenzen:
Boustani M, Peterson B, Hanson L, et al.: Screening for dementia in primary care: a summary of the evidence for the U.S. preventive services task force. Ann Int Med. 2003; 138: 927-937.

---

8   Ausführliche neuropsychologische Tests sollten bei fraglicher oder leichtgradiger Demenz zur differenzialdiagnostischen Abklärung eingesetzt werden. Die Auswahl der geeigneten Verfahren richtet sich im Einzelfall nach der Fragestellung, dem Krankheitsstadium und der Erfahrung des Untersuchers. Beeinflussende Variablen, wie z. B. prämorbides Funktionsniveau, Testvorerfahrung, Ausbildungsstatus und soziokultureller Hintergrund oder Sprachkenntnisse, müssen berücksichtigt werden.

Im Rahmen der vertieften neuropsychologischen Früh- und Differenzialdiagnostik sollten möglichst unter Zuhilfenahme von standardisierten Instrumenten u.a. die kognitiven Bereiche Lernen und Gedächtnis, Orientierung, Raumkognition, Aufmerksamkeit, Praxie, Sprache und Handlungsplanung untersucht werden.

Zitate:

Dementia. A NICE–SCIE Guideline on supporting people with dementia and their carers in health and social care, 2007:

Those interpreting the scores of such tests should take full account of other factors known to affect performance, including educational level, skills, prior level of functioning and attainment, language, and any sensory impairments, psychiatric illness or physical/neurological problems.
Formal neuropsychological testing should form part of the assessment in cases of mild or questionable dementia.
[…] for example, Cambridge Cognitive Examination – Revised (CAMCOG-R) (Roth et al. 1998; Williams et al. 2003), Addenbrooke's Cognitive Examination (ACE) (Mathuranath et al. 2000), Alzheimer's Disease Assessment Scale cognitive subscale (ADAS-cog) (Rosen et al. 1984), Middlesex Elderly Assessment of Mental State (MEAMS) (Golding 1989) and Repeatable Battery for the Assessment of Neuropsychological Status (RBANS) (Randolph 1998) may be needed. This would usually be undertaken as part of specialist referral. These more detailed assessments might form the first

▼

Dementia. A NICE–SCIE Guideline on supporting people with dementia and their carers in health and social care, 2007:

part of a full and detailed neuropsychological assessment by a clinical psychologist. Where there is also a significant impairment of language, an assessment by a speech and language therapist will contribute to the overall neuropsychological assessment. Such testing may provide important information regarding diagnosis and management, with specific comparisons made with predicted life-long levels of attainment and ability, but, if diagnosis is unclear, also provides a baseline against which any future cognitive change can be measured. This may be particularly important in cases where cognitive change has been identified but does not meet the diagnostic criteria for dementia, as in MCI. Hentschel and colleagues (2005) provide evidence that a neuropsychological assessment (using the Consortium to Establish a Registry for Alzheimer's Disease (CERAD) battery of tests) adds to the basic neuropsychiatric evaluation, with the initial diagnosis being changed in a significant number of cases. This occurs mainly at the borderline between ›no dementia‹ and ›dementia‹.

Evidenzgrad und/oder Empfehlungsstärke: keine Angaben

Referenzen:
Golding E: MEAMS: The Middlesex Elderly Assessment of Mental State. Thames Valley Test Company, Titchfield 1989.
Hentschel F, Kreis M, Damian M, et al.: The clinical utility of structural neuroimaging with MRI for diagnosis and differential diagnosis of dementia: a memory clinic study. Int J Geriatr Psychiatry 2005; 20: 645-650.
Mathuranath PS, Nestor PJ, Berrios GE, et al.: A brief cognitive test battery to differentiate Alzheimer's disease and frontotemporal dementia. Neurology 2000; 55: 1613-1620.
Randolph C: The Repeatable Battery for the Assessment of Neuropsychological Status (RBANS). Harcourt Assessment, London 1998.
Rosen WG, Mohs RC, Davis KL: A new rating scale for Alzheimer's disease. Am J Psychiatry 1984; 141: 1356-1364.
Roth M, Huppert FA, Mountjoy CQ, et al.: CAMDEX–R: The Cambridge Examination for Mental Disorders of the Elderly. Cambridge University Press, Cambridge 1998.
Williams JG, Huppert FA, Matthews FE, et al.: Performance and normative values of a concise neuropsychological test (CAMCOG) in an elderly population sample. Int J Geriatr Psychiatry 2003; 18: 631-644.

Scottish Intercollegiate Guidelines Network (SIGN): Management of patients with dementia (SIGN 86), February 2006:

Neuropsychological testing should be used in the diagnosis of dementia, especially in patients where dementia is not clinically obvious. **(B)**

Empfehlungsstärke: s. Text

Referenzen: keine Angaben

Practice Parameter: Early detection of dementia: Mild cognitive impairment (an evidence-based review). Report of the Quality Standards Subcommittee of the American Academy of Neurology, 2001 (Neurology 2001; 56: 1133-1142):

Neuropsychologic batteries should be considered useful in identifying patients with dementia, particularly when administered to a population at increased risk of cognitive impairment. **(Guideline)**

Empfehlungsstärke: s. Text

Referenzen: keine Angaben

DEGAM-Leitlinie, Stand Oktober 2007:

Die folgenden Tests sind zwar nicht ausreichend untersucht, aber dennoch dem MMST und UZT vorzuziehen, weil sie eine viel höhere Inhaltsvalidität für die Symptome leichter Demenzen besitzen, d.h. die Einzelaufgaben haben sich als sensitiv für leichte Demenzen erwiesen. Zu bedenken ist aber, dass bis auf eine Altersdifferenzierung zwischen Unter- und Über-Sechzigjährigen beim DemTect, keine alters- und bildungsspezifischen »Cut-off«-Werte bekannt sind. Der Demenz-Detektions-Test (DemTect) besteht aus 5 Untertests zu den schon im Frühstadium beeinträchtigten Leis-
▼

DEGAM-Leitlinie, Stand Oktober 2007:

tungsbereichen Neugedächtnisbildung, mentale Flexibilität, Sprachproduktion, Aufmerksamkeit und Gedächtnisabruf (Fischer-Altevogt et al. 2002; Kalbe et al. 2004, 2005; Kessler e al., 2000; Perneczky et al. 2003; Scheurich et al. 2003). Der Test zur Früherkennung von Demenzen mit Depressionsabgrenzung (TFDD) besteht aus 11 Aufgaben zur (jahres-) zeitlichen und örtlichen Orientierung, Merkfähigkeit, Handlungsausführung und Sprachproduktion. Er beinhaltet als Untertest auch den UZT (Brinkmeyer et al. 2004; Grass-Kapanke et al. 2005; Ihl et al. 2000; Mahoney et al. 2005). Mit 2 Fragen zur Depressivität (Selbst- und Fremdbeurteilung) soll eine Abgrenzung zu einer möglichen Depression erleichtert werden.

Evidenzgrad: s. Referenzen

Referenzen:

Brinkmeyer J, Grass-Kapanke B, Ihl R: EEG and the Test for the Early Detection of Dementia with Discrimination from Depression (TE4D): a validation study. Int J Geriatr Psychiatry 2004; 19: 749-753. *Level of evidence: D III*

Fischer-Altevogt L, Calabrese P, Kalbe E, et al.: DemTect: A new diagnostic tool in the detection of dementia. Revue Geriatr 2002; 27: 437-444. *Level of evidence: D III*

Grass-Kapanke B, Brieber S, Pentzek M, et al.: Der TFDD - Test zur Früherkennung von Demenzen mit Depressionsab-grenzung. Z Gerontopsychol Psychiatr 2005; 18: 155-167. *Level of evidence: D III*

Ihl R, Grass-Kapanke B, Lahrem P, et al.: Entwicklung und Validierung eines Tests zur Früherkennung der Demenz mit Depressionsabgrenzung (TFDD). Fortschr Neurol Psychiatr 2000; 68: 413-422. *Level of evidence: D III*

Kalbe E, Kessler J, Calabrese P et al.: DemTect: a new, sensitive cognitive screening test to support the diagnosis of mild cognitive impairment and early dementia. Int J Geriatr Psychiatry 2004; 19: 136-143. *Level of evidence: D III*

Kalbe E, Brand M, Kessler, RK et al.: Der DemTect in der klinischen Anwendung. Sensitivität und Spezifität eines kogni-tiven Screeninginstruments. Z Gerontopsychol Psychiatr 2005; 18: 121-130. *Level of evidence: D III*

Kessler J, Calabrese P, Kalbe E, et al.: DemTect: A new screening method to support diagnosis of dementia. Psycho 2000; 26: 343-347. *Level of evidence: D III*

Mahoney R, Johnston K, Katona C, et al.: The TE4D-Cog: a new test for detecting early dementia in English-speaking populations. Int J Geriatr Psychiatry 2005; 20: 1172-1179. *Level of evidence: D III*

Perneczky R: The appropriateness of short cognitive tests for the identification of mild cognitive impairment and mild dementia. Akt Neurol 2003; 30: 114-117. *Level of evidence: D III*

Scheurich A., Muller MJ, Siessmeier T, et al.: Validating the DemTect with 18-fluoro-2-deoxy-glucose positron emission tomography as a sensitive neuropsychological screening test for early Alzheimer disease in patients of a memory clinic. Dement Geriatr Cogn Disord 2005; 20: 271-277. *Level of evidence: D III*

Practice Guideline for the treatment of patients with Alzheimer's disease and other dementias, October 2007 (APA Web site at: www.psych.org):

Verweis auf Agency for Health Care Policy and Research: Recognition and Initial Assessment of Alzheimer's Disease and Related Dementias: Clinical Practice Guideline, vol. 19. Washington, DC, US Department of Health and Human Services, Agency for Health Care Policy and Research, 1996

Diese Guideline ist nach Angaben der Herausgeber nicht mehr aktuell.

»Dementia« MOH Clinical Practice Guidelines 3/2007:

Neuropsychological testing is usually administered by clinical psychologists. It is useful in detecting subtle cognitive difficulties which are not picked up by the brief screening instruments. They should be performed on subjects:

- who have memory complaints but do not yet satisfy criteria for dementia;
- depressed subjects who present with memory complaints to help in determining whether the memory com-plaints are due solely to the depression or whether they have concomitant dementia;
- Subjects in whom decision-making capacity is being assessed. Psychometric testing can be a useful adjunct in the latter scenario. They are also useful in aetiologic differentiation of dementia. Neuropsychometric batteries have been validated locally in the elderly Chinese (Sahadevan et al. 2002) and the Vascular Dementia Battery test has also been validated in the Singapore population (Tham et al. 2002).

▼

»Dementia« MOH Clinical Practice Guidelines 3/2007:

Neuropsychological tests are also useful in individuals in whom the diagnosis of dementia is inconclusive and serial monitoring for performance decline over time may be useful in establishing the diagnosis In individuals with suspected cognitive impairment, diagnosis can be made using the DSM-IV criteria for dementia with history from a reliable informant. This can be supplemented by an objective approach with cognitive tests (ECAQ/AMT/CMMSE) and/or neuropsychological assessment.

Empfehlungsstärke: Grad B
Evidenzgrad: Level 2++

Referenzen:
Sahadevan S, Lim JP, Tan NJ, et al.: Psychometric identification of early Alzheimer disease in an elderly Chinese population with differing educational levels. Alzheimer Dis Assoc Disord 2002; 16: 65-72.
Tham W, Auchus AP, Thong M, et al.: Progression of cognitive impairment after stroke: one year results from a longitudinal study of Singaporean stroke patients. J Neurol Sci 2002; 203: 49-52.

Diagnosis and treatment of dementia: 2. Diagnosis, 2008 (CMAJ 2008; 178: 825-836):

- The diagnosis and differential diagnosis of dementia is currently a clinically integrative one. Neuropsychological testing alone cannot be used for this purpose and should be used selectively in clinical settings
  [grade B recommendation, level 2 evidence; new recommendation]
- Neuropsychological testing may aid in:
  - addressing the distinction between normal aging, mild cognitive impairment or cognitive impairment without dementia, and early dementia
    [grade B recommendation, level 2 evidence; new recommendation]
  - addressing the risk of progression from mild cognitive impairment or cognitive impairment without dementia to dementia or Alzheimer disease
    [grade B recommendation, level 2 evidence; new recommendation]; and
  - determining the differential diagnosis of dementia and other syndromes of cognitive impairment
    [grade B recommendation, level 2 evidence; new recommendation]

Evidenzgrad und Empfehlungsstärke: s. Text

Referenzen: keine Angaben

Leitlinien für Diagnostik und Therapie in der Neurologie: Diagnostik degenerativer Demenzen (Morbus Alzheimer, frontotemporale Demenz, Lewy-Körperchen-Demenz), 4. Aufl., 2008:

Eine vertiefte Untersuchung des Profils geistiger Leistungsstörungen erfordert spezielle psychologische oder fachärztliche Kenntnisse. Die Einbeziehung einer Spezialambulanz oder Schwerpunktpraxis in der Demenzdiagnostik bei unklaren oder atypischen Fällen ist empfehlenswert.
Standardisierte Tests und Testserien dienen der Erstellung eines Defizit-Profils und damit der Differenzialdiagnose: CERAD-Testserie, Tests aus dem Nürnberger Altersinventar (z. B. Zahlenverbindungstest ZVT-G für ältere Personen), Trail Making Test A und B, Tests aus dem Wechsler Intelligenztest für Erwachsene (von Aster et al. 2006).

Evidenzgrad und/oder Empfehlungsstärke: keine Angaben

Referenzen:
Von Aster M, Neubauer A, Horn R (Hrsg): Wechsler Intelligenztest für Erwachsene (WIE). Deutschsprachige Bearbeitung und Adaptation des WAIS-III von David Wechsler. Harcourt Test Services, Frankfurt/Main 2006.

Cognitive Impairment in the Elderly – Recognition, Diagnosis and Management, July 15, 2007, Ministry of Health of British Columbia:

Keine Stellungnahme

10 Demenz-assoziierte psychische und Verhaltenssymptome und Beeinträchtigungen der Alltags-
bewältigung sowie die Belastung der pflegenden Bezugspersonen sollten erfasst werden. Dazu stehen validierte Skalen zur Verfügung.

Zitate:

Dementia. A NICE–SCIE Guideline on supporting people with dementia and their carers in health and social care, 2007:

Useful standardised informant-administered assessment measures include the Informant Questionnaire on Cognitive Decline in the Elderly (IQCODE) (Jorm and Jacomb, 1989) and measure of activities of daily living such as the Bristol Activities of Daily Living Scale (BADL) (Bucks et al. 1996).

Evidenzgrad und/oder Empfehlungsstärke: keine Angaben

Referenzen:
Bucks RS, Ashworth DL, Wilcock GK, et al.: Assessment of activities of daily living in dementia: development of the Bristol Activities of Daily Living Scale. Age Ageing 1996; 25: 113-120.
Jorm AF, Jacomb PA: The Informant Questionnaire on Cognitive Decline in the Elderly (IQCODE): socio-demographic correlates, reliability, validity and some norms. Psychol Med 1989; 19: 1015-1022.

Scottish Intercollegiate Guidelines Network (SIGN): Management of patients with dementia (SIGN 86), February 2006:

Keine Stellungnahme

Practice Parameter: Early detection of dementia: Mild cognitive impairment (an evidence-based review). Report of the Quality Standards Subcommittee of the American Academy of Neurology, 2001 (Neurology 2001; 56: 1133-1142):

Keine Stellungnahme

DEGAM-Leitlinie, Stand Oktober 2007:

Weitere Instrumente werden für ein komplettes geriatrisches Basisassessment angeboten. Es sei an dieser Stelle auf die DEGAM-Leitlinie »Ältere Sturzpatienten« verwiesen, in der der Barthel-Index, die Aktivitäten des täglichen Lebens (IADL) und der Geh- und Zähltest vorgestellt werden (BDA 1999; Reisberg et al. 2001; Zeitler u. Gulich 2004).

I

Eine eigene DEGAM-Leitlinie zum Thema »Geriatrisches Basisassessment« ist ebenfalls in Arbeit.

Empfehlungsstärke: keine Angaben
Evidenzgrad: s. Referenzen

Referenzen:
Bund deutscher Allgemeinärzte (BDA): Manual Demenz. BDA, Emsdetten 1999. *Level of evidence: keine Angabe*
Reisberg B, Finkel S, Overall J, et al.: The Alzheimer's disease activities of daily living international scale (ADL-IS). Int Psychogeriatr 2001; 13: 163-181. *Level of evidence: III*
Zeitler HP, Gulich M: Leitlinie Ältere Sturzpatienten. DEGAM-Leitlinie 4, Hrsg.: DGfA.u. Familienmedizin. DEGAM und omikron publishing, Düsseldorf 2004. *Level of evidence: keine Angabe*

Practice Guideline for the treatment of patients with Alzheimer's disease and other dementias, October 2007 (APA Web site at: www.psych.org):

Keine Angaben

»Dementia« MOH Clinical Practice Guidelines 3/2007:

The complications of dementia can be broadly divided into behavioural and psychological symptoms, functional problems and social problems. These should be evaluated in all patients with dementia as these issues are the major causes of stress on the caregiver and assessment would enable the clinician to target subsequent management effectively. **Grade B**

The Behavioural Pathology in Alzheimer's Disease Rating Scale (BEHAVE-AD) (Reisberg et al. 1987) and Neuropsychiatric Inventory (NPI) (Cummings et al. 1994) are examples of behaviour scales, but they are often used only in research settings.

Locally, the single-question test for depression, Geriatric Depression Scale (GDS) and EvenBriefer Assessment Scale for Depression (EBAS-DEP) have been validated in cognitively intact, community-dwelling Chinese elderly (Lim et al. 2000). The Cornell Depression Scale in Dementia specifically assesses depression in dementia (Alexopoulos et al. 1988) and has been shown to be a useful screening instrument in our local population (Lam et al. 2004).

Functional difficulties can be assessed at three levels: community functioning, home functioning and self-care (Chong and Sahadevan, 2003).

They are generally affected with the progression of dementia in a descending order and also allow these functional deficits to serve as markers of dementia severity. It is also important to make sure that these difficultties result from cognitive difficulties and not physical disabilities. The severity of dementia can be staged using the Diagnostic and Statistical Manual of Mental Disorders - 3rd revised edition (DSM-III-R) (American Psychiatric Association, 1987) or other formal functional assessment scales which include Clinical Dementia Rating Scale (CDR) (Morris, 1993; Lim et al. 2005), Functional Assessment Staging (FAST), Barthel Index and Blessed Dementia Scale (BDS).

Empfehlungsstärke: s. Text
Evidenzgrad: **Level 2++**

Referenzen:
Alexopoulos GS, Abrams RC, Young RC, et al.: Cornell scale for depression in dementia. Biol Psychiatry 1988; 23: 271-284.

American Psychiatric Association (ed): Diagnostic and Statistical Manual of Mental Disorders. 3rd ed. Washington, DC, 1987.

Chong MS, Sahadevan S: An evidence-based clinical approach to the diagnosis of dementia. Ann Acad Med Singapore 2003; 32: 40-48.

Cummings JL, Mega M, Gray K, et al.: The Neuropsychiatric Inventory: comprehensive assessment of psychopathology in dementia. Neurology 1994; 44: 2308-2314.

Lam CK, Lim PP, Low BL, et al.: Depression in dementia: a comparative and validation study of four brief scales in the elderly Chinese. Int J Geriatr Psychiatry 2004; 19: 422-428.

Lim PP, Ng LL, Chiam PC, et al.: Validation and comparison of three brief depression scales in an elderly Chinese population. Int J Geriatr Psychiatry 2000; 15: 824-830.

Lim WS, Chin JJ, Lam CK, et al.: Clinical dementia rating: experience of a multi-racial Asian population. Alzheimer Dis Assoc Disord 2005; 19: 135-142.

Morris J C: The Clinical Dementia Rating (CDR): current version and scoring rules. Neurology 1993; 43: 2412-2414.

Reisberg B, Borenstein J, Salob SP, et al.: Behavioral symptoms in Alzheimer's disease: phenomenology and treatment. J Clin Psychiatry 1987; 48: 9-15.

Diagnosis and treatment of dementia: 2. Diagnosis, 2008 (CMAJ 2008; 178: 825-836):

Keine Stellungnahme

Leitlinien für Diagnostik und Therapie in der Neurologie: Diagnostik degenerativer Demenzen (Morbus Alzheimer, frontotemporale Demenz, Lewy-Körperchen-Demenz), 4. Aufl., 2008:

Keine Stellungnahme

Cognitive Impairment in the Elderly – Recognition, Diagnosis and Management, July 15, 2007, Ministry of Health of British Columbia :

Keine Stellungnahme

Screening for Dementia U.S. Preventive Services Task Force (USPSTF) Recommendations, 2003:

Some informant-based functional tests, such as the Functional Activities Questionnaire (FAQ), the Informant Questionnaire on Cognitive Decline in the Elderly (IQCODE), and the Instrumental Activities of Daily Living (IADL) Questionnaire,
have also been tested (Boustani et al. 2003; Costa et al. 1996; Law and Wolfson 1995). The sensitivity and specificity of
FAQ is reported to be 90 % (Costa et al. 1996). The functional test instruments offer the advantages of »everyday rel-
evance«, acceptability by subjects, adaptability to various types of patients, administrative ease, longitudinal perspective, and cross-cultural portability. The primary limitations of these tests are that not all patients have caregivers and
that some functions (e.g., cognition) are not tested. Most important, few methodologically sound studies regarding
the accuracy of these questionnaires in primary care settings have been completed.

Evidenzgrad und/oder Empfehlungsstärke: keine Angaben

Referenzen:
Boustani M, Peterson B, Harris R, et al.: Screening for Dementia. Systematic Evidence Review No. 20. Agency for Health-
    care Research and Quality. Rockville, MD, June 2003.
Costa PT Jr, Williams T, Somerfield M, et al.: Early identification of Alzheimer's disease and related dementias. Clinical
    Practice Guideline, Quick Reference Guide for Clinicians, No. 19. Vol. AHCPR Publication No. 97-0703. Rockville, MD
    1996: 1-28.
Law S, Wolfson C: Validation of a French version of an informant-based questionnaire as a screening test for Alzheimer's
    disease. Br J Psychiatry 1995; 167: 541-544.

---

11 Im Rahmen der Basisdiagnostik werden folgende Serum- bzw. Plasmauntersuchungen empfohlen:
Blutbild, Elektrolyte (Na, K, Ca), Nüchtern-Blutzucker, TSH, Blutsenkung oder CRP, GOT, Gamma-GT,
Kreatinin, Harnstoff, Vitamin B12.

Zitate:

**Dementia. A NICE–SCIE Guideline on supporting people with dementia and their carers in health and social
care, 2007:**

A basic dementia screen should be performed at the time of presentation, usually within primary care. It should
include:
routine haematology
biochemistry tests (including electrolytes, calcium, glucose, and renal and liver function)
thyroid function tests
serum vitamin B12 and folate levels.

Evidenzgrad und/oder Empfehlungsstärke: keine Angaben

Referenzen: keine Angaben

**Scottish Intercollegiate Guidelines Network (SIGN): Management of patients with dementia (SIGN 86),
February 2006:**

Reversible causes of dementia, for example, due to hypothyroidism and vitamin B12 deficiency are very rare (less than
1 %) and very few cases of reversible or partially reversible dementia have been detected by batteries of routine physical investigations (Burke et al. 2000; Clarfield, 2003; Massoud et al. 2000). Physical investigations including laboratory
tests should be selected on clinical grounds according to history and clinical circumstances.

Empfehlungsstärke: **Good practice point**
Evidenzgrad: **Level 2++**

Referenzen:
Clarfield AM: The decreasing prevalence of reversible dementias: an updated meta-analysis. Arch Intern Med 2003; 163:
    2219-2229.
Burke D, Sengoz A, Schwartz R: Potentially reversible cognitive impairment in patients presenting to a memory dis-
    orders clinic. J Clin Neurosci 2000; 7: 120-123.
Massoud F, Devi G, Moroney JT, et al.: The role of routine laboratory studies and neuroimaging in the diagnosis of
    dementia: A clinicopathological study. J Am Geriatr Soc 2000; 48: 1204-1210.

DEGAM-Leitlinie, Stand Oktober 2007:

Es wurden keine Studien gefunden, die systematisch die Wertigkeit von Laborparametern zur Differentialdiagnose von Demenzerkrankungen untersucht hätten. In jedem Fall sollten bei einem Demenzverdacht folgende Laborparameter erhoben werden (Kasa et al. 1989; Larson et al. 1986): Blutbild, TSH , Natrium, Kalium, Kalzium, Chlorid, Blutzucker, Urin-Teststreifen.
Kurzfassung: **B**
Laboruntersuchungen
Blutbild, Glukose, TSH, Na, K, Ca
Urin-Teststreifen
Weitere bei Bedarf, z. B. Kreatinin, Gamma-GT, Viamin B12 etc.

Empfehlungsstärke: s. Text
Evidenzgrad: s. Referenzen

Referenzen:
Kasa M, Bierma TJ, Waterstraat F, Jr, et al.: Routine blood chemistry screen: a diagnostic aid for Alzheimer's disease. Neuroepidemiology 1989; 8: 254-261. *Level of evidence: III*
Larson EB, Reifler BV, Sumi S, et al.: Diagnostic tests in the evaluation of dementia. A prospective study of 200 elderly outpatients. Arch Intern Med 1986; 146: 1917-1922. *Level of evidence: IV*

Practice Guideline for the treatment of patients with Alzheimer's disease and other dementias, October 2007 (APA Web site at: www.psych.org):

An assessment for past or current psychiatric illnesses that might mimic or exacerbate dementia, such as schizophrenia or major depression, is also critical, as are laboratory studies, including a complete blood count (CBC), blood chemistry battery (including glucose, electrolytes, calcium, and kidney and liver function tests), measurement of vitamin B12 level, and thyroid function tests.

Evidenzgrad und/oder Empfehlungsstärke: keine Angaben

Referenzen: keine Angaben

»Dementia« MOH Clinical Practice Guidelines 3/2007:

Dementias which are related to metabolic abnormalities are thought to be reversible. The haematological tests include full blood count, urea and electrolytes, serum calcium, serum glucose, thyroid function tests and vitamin B12 levels.

Evidenzgrad und/oder Empfehlungsstärke: keine Angaben

Referenzen: keine Angaben

Practice Parameter: Diagnosis of dementia (an evidence-based review) (Neurology 2001; 56: 1143-1153):

The prior Practice Parameter (1994) recommended a number of laboratory tests (including complete blood count, serum electrolytes, glucose, blood urea nitrogen/creatinine, folate, B12, thyroid function, and syphilis serology as routine assessment in patients undergoing assessment for dementia. Since that time, no studies were identified that evaluated these recommendations. However, since 1994, several studies have been published that specifically addressed the diagnostic value of vitamin B12 levels, thyroid function analysis, and syphilis screening. No studies were identified that addressed the utility of such tests as 24-hour urine collection for heavy metals or serum toxicology screens.

- B12 deficiency is common in the elderly, and B12 levels should be included in routine assessments of the elderly. **(Guideline)**
- Because of its frequency, hypothyroidism should be screened for in elderly patients. **(Guideline)**

Empfehlungsstärke: s. Text

Referenzen:
Practice parameter for diagnosis and evaluation of dementia (summary statement). Report of the Quality Standards Subcommittee of the American Academy of Neurology. Neurology 1994; 44: 2203-2206.

Diagnosis and treatment of dementia: 2. Diagnosis, 2008 (CMAJ 2008; 178: 825-836):

Laboratory investigations*:
- For all patients who have a clinical presentation consistent with Alzheimer disease with typical cognitive symptoms or presentation, only a basic set of laboratory tests should be ordered to rule out causes of chronic metabolic encephalopathy producing chronic confusion and memory loss [grade B recommendation, level 3 evidence; recommendation unchanged]:
    - Complete blood count (to rule out anemia)
    - Thyroid stimulating hormone (to rule out hypothyroidism)
    - Serum electrolytes (to rule out hyponatremia)
    - Serum calcium (to rule out hypercalcemia)
    - Serum fasting glucose (to rule out hyperglycemia)
- The serum vitamin B12 level should be determined in all older adults suspected of having dementia or cognitive decline [grade B recommendation, level 2 evidence; new recommendation].
- Older adults found to have a low vitamin B12 level should be given vitamin B12 (either orally or parenterally) because of potential improvement of cognitive function and the deleterious effects of low vitamin B12 levels on multiple organ systems, besides the effects on cognition [grade B recommendation, level 2 evidence; new recommendation].

- Determination of serum folic acid or red blood cell folate levels in older adults in Canada is optional and may be reserved for patients with celiac disease, inadequate diet or other condition that prevents them from ingesting grain products [grade E recommendation, level 2 evidence; new recommendation].
- There is currently insufficient evidence to support the need for the determination of serum homocysteine levels in older adults with suspected dementia or cognitive decline [grade C recommendation, level 3 evidence; new recommendation].
- There is currently insufficient evidence that treatment of elevated serum homocysteine levels affects cognition [grade C recommendation, level 3 evidence; new recommendation].

Evidenzgrad und/oder Empfehlungsstärke: s. Text
(*Based on recommendations from the Third Canadian Consensus Conference on Diagnosis and Treatment of Dementia, held in March 2006)

Referenzen: keine Angaben

Leitlinien für Diagnostik und Therapie in der Neurologie: Diagnostik degenerativer Demenzen (Morbus Alzheimer, frontotemporale Demenz, Lewy-Körperchen-Demenz), 4. Aufl., 2008:

Labor-Ausschlussdiagnostik: Basisprogramm, immer durchzuführen (A): Blutbild, CRP oder Blutsenkung (Hinweise für entzündliche/vaskulitische Erkrankungen), TSH (Hypothyreose), GOT, CK, LDH, Harnstoff, Glukose (schwere internistische Erkrankungen), B12- und Folatspiegel, Lues-Suchtest (nach Ermessen; Knopman et al. 2001); s. auch unten »Vertiefte Laberdiagnostik«.

Empfehlungsstärke: s. Text

Referenzen:
Knopman DS, de Kosky ST, Cummings JL, et al.: Practice parameter: Diagnosis of dementia (an evidence-based review). Neurology 2001; 56: 1143–1153.

Cognitive Impairment in the Elderly – Recognition, Diagnosis and Management, July 15, 2007, Ministry of Health of British Columbia:

The following tests are recommended in the initial work up of suspected MCI or dementia:
- Complete blood count
- Serum electrolytes
- Serum calcium
- Serum glucose
- Thyroid Stimulating Hormone (TSH)
- B12
▼

Cognitive Impairment in the Elderly – Recognition, Diagnosis and Management, July 15, 2007, Ministry of Health of British Columbia:

Observational studies suggest elevated total homocysteine levels are a risk factor for dementia and impaired cognitive function (Garcia and Zanibbi, 2004; Wright et al. 2004). These effects may be mediated by impaired function of the B vitamins involved in homocysteine metabolism (B12, folate and B6). Current data from systematic reviews of randomized double blind trials, however, do not provide evidence of improvement in cognition or dementia with B12 treatment (Malouf and Areosa Sastre, 2003).

Evidenzgrad und/oder Empfehlungsstärke: keine Angaben

Referenzen:
Garcia A, Zanibbi K: Homocysteine and cognitive function in elderly people. CMAJ 2004; 171: 897-904.
Malouf R, Areosa Sastre A: Vitamin B12 for cognition. Cochrane Database Syst Rev. 2003 (3): CD004326.
Wright CB, Lee HS, Paik MC, et al.: Total homocysteine and cognition in a tri-ethnic cohort: the Northern Manhattan Study. Neurology 2004; 63: 254-260.

---

12 Im Falle klinisch unklarer Situationen oder bei spezifischen Verdachtsdiagnosen sollen gezielte weitergehende Laboruntersuchungen durchgeführt werden. Beispiele hierfür sind: Differenzial-Blutbild, BGA, Phosphat, HBA1c, Homocystein, fT3, fT4, SD-Antikörper, Kortisol, Parathormon, Coeruloplasmin, Vitamin B6, Borrelien-Serologie, Pb, Hg, Cu, Lues-Serologie, HIV-Serologie, Drogenscreening, Urinteststreifen, Folsäure.

Zitate:

Dementia. A NICE–SCIE Guideline on supporting people with dementia and their carers in health and social care, 2007:

Testing for syphilis serology or HIV should not be routinely undertaken in the investigation of people with suspected dementia. These tests should be considered only in those with histories suggesting they are at risk or if the clinical picture dictates. A midstream urine test should always be carried out if delirium is a possibility.

Evidenzgrad und/oder Empfehlungsstärke: keine Angaben

Referenzen: keine Angaben

Scottish Intercollegiate Guidelines Network (SIGN): Management of patients with dementia (SIGN 86), February 2006:

There is no evidence that routine batteries of laboratory tests improve the accuracy of the clinical diagnosis of dementia, nor is there evidence for the routine use of genetic markers or syphilis serology to increase the predictive value of a diagnosis (Clarfield, 2003; Knopman et al. 2001; Petersen et al. 2001).

Evidenzgrad: 2++

Referenzen:
Clarfield AM: The decreasing prevalence of reversible dementias: an updated meta-analysis. Arch Intern Med 2003; 163: 2219-2229.
Knopman DS, de Kosky ST, Cummings JL, et al.: Practice parameter: Diagnosis of dementia (an evidence-based review): Report of the Quality Standards Subcommittee of the American Academy of Neurology. Neurology 2001; 56: 1143-1153.
Petersen RC, Stevens JC, Ganguli M, et al.: Practice parameter: Early detection of dementia: Mild cognitive impairment (an evidence-based review). Neurology 2001; 56: 1133-1142.

DEGAM-Leitlinie, Stand Oktober 2007:

Ergeben sich aus Anamnese, körperlicher Untersuchung oder Laborbefunden entsprechende Verdachtsmomente können zusätzliche Laborparameter (z. B. Kreatinin, Leberwerte, Vitamin B12, etc.) erforderlich werden.

Empfehlungsstärke: **B**

Referenzen: keine Angaben

Practice Guideline for the treatment of patients with Alzheimer's disease and other dementias, October 2007 (APA Web site at: www.psych.org):

For some patients, toxicology studies, syphilis serology, erythrocyte sedimentation rate, HIV testing, serum homocysteine, a lumbar puncture, or an electroencephalogram may also be indicated.

Evidenzgrad und/oder Empfehlungsstärke: keine Angaben

Referenzen: keine Angaben

»Dementia« MOH Clinical Practice Guidelines 3/2007:

Routine testing for neurosyphilis is problematic given the difficulties in interpretation of test results. It is best done when patients exhibit clinical features of neurosyphilis.

Evidenzgrad und/oder Empfehlungsstärke: keine Angaben

Referenzen: keine Angaben

Practice Parameter: Diagnosis of dementia (an evidence-based review) (Neurology 2001; 56: 1143-1153):

Unless the patient has some specific risk factor or evidence of prior syphilitic infection, or resides in one of the few areas in the United States with high numbers of syphilis cases, screening for the disorder in patients with dementia is not justified **(Guideline).**

Evidenzgrad und/oder Empfehlungsstärke: s. Text

Referenzen: keine Angaben

Diagnosis and treatment of dementia: 2. Diagnosis, 2008 (CMAJ 2008; 178: 825-836):

Other laboratory tests were to be applied selectively based on an individual‹s presenting medical history, and cognitive and physical examination findings. Selective testing of serum folate levels, rapid plasma reagin for syphilis screening, and HIV antibodies were recommended.

Evidenzgrad und/oder Empfehlungsstärke: keine Angaben

Referenzen: keine Angaben

Leitlinien für Diagnostik und Therapie in der Neurologie: Diagnostik degenerativer Demenzen (Morbus Alzheimer, frontotemporale Demenz, Lewy-Körperchen-Demenz), 4. Aufl., 2008:

Vertiefte Labordiagnostik: Durchführung bei begründetem Verdacht.
Im Einzelnen: Lues-Suchtest (sofern nicht bereits durchgeführt), Differenzialblutbild, HIV- und Borrelien-Serologie, Bestimmung von Kalzium und Phosphat (Hypoparathyreoidismus), immunologisches Screening einschließlich Schilddrüsen-Antikörpern, Drogen- und Schwermetall-Screening (Blei, Quecksilber), HbA1c (Diabetes), Kupfer-Clearance im 24-Stunden-Urin (MorbusWilson), Vitamin und Hormonspiegel B1, B6, Niacin, Kortisol, Parathormon), ggf. Selen/Wismut bei Einnahme entsprechender Präparate.

Evidenzgrad und/oder Empfehlungsstärke: keine Angaben

Referenzen: keine Angaben

Cognitive Impairment in the Elderly – Recognition, Diagnosis and Management, July 15, 2007, Ministry of Health of British Columbia:

Other tests may be added as indicated by clinical suspicion (e.g. Serological test for Syphilis [STS], HIV, renal function tests, liver function test).

Evidenzgrad und/oder Empfehlungsstärke: keine Angaben

Referenzen: keine Angaben

> **13** Eine isolierte Bestimmung des Apolipoprotein-E-Genotyps als genetischer Risikofaktor wird aufgrund mangelnder diagnostischer Trennschärfe und prädiktiver Wertigkeit im Rahmen der Diagnostik nicht empfohlen.

Zitate:

Dementia. A NICE–SCIE Guideline on supporting people with dementia and their carers in health and social care, 2007:

If a genetic cause for dementia is not suspected, including late-onset dementia, genotyping should not be undertaken for clinical purposes.

Evidenzgrad und/oder Empfehlungsstärke: keine Angabe

Referenzen:
Kuusisto J, Koivisto K, Kervinen K, et al.: Association of apolipoprotein E phenotypes with late onset Alzheimer's disease: population based study. Br Med J 1994; 309: 636-638.
Pedersen NL, Gatz M, Berg S, et al.: How heritable is Alzheimer's disease late in life? Findings from Swedish twins. Ann Neurol 2004; 55: 180-185.
Skoog I, Hesse C, Aevarsson O, et al.: A population study of apoE genotype at the age of 85: relation to dementia, cerebrovascular disease and mortality. J Neurol Neurosurg Psychiatry 1998; 64: 37-43.

Scottish Intercollegiate Guidelines Network (SIGN): Management of patients with dementia (SIGN 86), February 2006:

s. Empfehlung 12

DEGAM-Leitlinie, Stand Oktober 2007:

Eine Genotypisierung des ApoE ist kein Bestandteil einer Routinediagnostik der Demenz (AKDÄ, 2004).

Empfehlungsstärke: keine Angaben

Referenzen:
Arzneimittelkommission der deutschen Ärzteschaft (AKDÄ), Höffler D, Lasek, R et al. (Hrsg): Demenz. Arzneiverordnung in der Praxis (AVP). Therapieempfehlungen der Arzneimittelkommission der deutschen Ärzteschaft. 3. Aufl. AKDÄ, Köln 2004.

Practice Guideline for the treatment of patients with Alzheimer's disease and other dementias, October 2007 (APA Web site at: www.psych.org):

Thus, the presence of an APOE4 allele does not change the need for a thorough workup and does not add substantially to diagnostic confidence (American College of Medical Genetics et al. 1995; Knopman et al. 2001; Mayeux et al. 1998; National Institute on Aging et al. 1996).

Evidenzgrad: s. Referenzen

Referenzen:
American College of Medical Genetics/American Society of Human Genetics Working Group on ApoE and Alzheimer Disease, Farrer LA, Brin MF et al.: Statement on use of apolipoprotein E testing for Alzheimer disease. JAMA 1995; 274: 1627-1629. (G)
Knopman DS, De Kosky ST, Cummings JL, et al.: Practice parameter: diagnosis of dementia (an evidence-based review). Report of the Quality Standards Subcommittee of the American Academy of Neurology. Neurology 2001; 56: 1143-1153. (G)
Mayeux R, Saunders AM, Shea S, et al.: Utility of the apolipoprotein E genotype in the diagnosis of Alzheimer's disease. Alzheimer's Disease Centers Consortium on Apolipoprotein E and Alzheimer's Disease. N Engl J Med 1998; 338: 506-511. (G)
National Institute on Aging/Alzheimer's Association Working Group, Relkin NR: Apolipoprotein E genotyping in Alzheimer's disease. Lancet 1996; 347: 1091-1095. (G)

4

»Dementia« MOH Clinical Practice Guidelines 3/2007:

There is a body of evidence that APOE ε4 is strongly associated with late-onset Alzheimer's Disease (AD) and that when present may represent an important risk factor for the disease. However, at the present time, it is not recommended for use in routine clinical diagnosis nor should it be used for predictive testing.

a. APOE genotyping does not provide sufficient sensitivity or specificity to be used alone as a diagnostic test for AD (Mayeux et al. 1998). It is therefore **not recommended** as a diagnostic tool in routine clinical evaluation of patients for sporadic early- and late onset AD (American College of Medical Genetics et al. 1995; Connell et al. 1998; Mayeux et al. 1998; Post, 2000; Post et al. 1997; Practice parameter, 2001; American Geriatrics Society Ethics Committee, 2001; van der Cammen et al. 2004).

b. Based on presently available data, APOE genotyping is not established as a predictive marker of AD. Furthermore, APOE testing does not provide any medically useful information linked to treatments that are effective in preventing or delaying the onset of disease. Therefore, susceptibility testing in asymptomatic individuals is **not recommended** and may be associated with potential psychological harm (American College of Medical Genetics et al. 1995; Post, 2000; Post et al. 1997; American Geriatrics Society Ethics Committee, 2001).

Empfehlungsstärke: s. Text

Referenzen:

American College of Medical Genetics/American Society of Human Genetics Working Group on ApoE and Alzheimer Disease, Farrer LA, Brin MF et al.: Statement on use of apolipoprotein E testing for Alzheimer disease. JAMA 1995; 274: 1627-1629.

American Geriatrics Society Ethics Committee: Genetic testing for late-onset Alzheimer's disease. J Am Geriatr Soc 2001; 49: 225-226.

Connell LM, Koenig BA, Greely HT, et al.: Genetic testing and Alzheimer disease: Has the time come? Nat Med 1998; 4: 757-759.

Mayeux R, Saunders AM, Shea S, et al.: Utility of the apolipoprotein E genotype in the diagnosis of Alzheimer's disease. Alzheimer's Disease Centers Consortium on Apolipoprotein E and Alzheimer's Disease. N Engl J Med 1998; 338: 506-511.

Post SG: Key issues in the ethics of dementia care. Neurol Clin 2000; 18: 1011-1022.

Post SG, Whitehouse PJ, Binstock RH, et al.: The clinical introduction of genetic testing for Alzheimer's disease. JAMA 1997; 277: 832-836.

Practice parameter: diagnosis of dementia (an evidence-based review). Report of the Quality Standards Subcommittee of the American Academy of Neurology. Neurology 2001; 56: 1143-1153.

Van der Cammen TJM, Croes EA, Dermaut B, et al.: Genetic testing has no place as a routine diagnostic test in sporadic and familial cases of Alzheimer's disease. J Am Geriatr 2004; 52: 2110-2113.

Practice Parameter: Diagnosis of dementia (an evidence-based review) (Neurology 2001; 56: 1143-1153):

Routine use of APOE genotyping in patients with suspected AD is not recommended at this time.

Evidenzgrad und/oder Empfehlungsstärke: keine Angaben

Referenzen: keine Angaben

Diagnosis and treatment of dementia: 2. Diagnosis, 2008 (CMAJ 2008; 178: 825-836):

Genetic testing, including screening for the apolipoprotein E gene, is not recommended for the purpose of diagnosing Alzheimer disease because the positive and negative predictive values are low.
[grade E recommendation, level 2 evidence; new recommendation]

Evidenzgrad und Empfehlungsstärke: s. Text

Referenzen: keine Angaben

Leitlinien für Diagnostik und Therapie in der Neurologie: Diagnostik degenerativer Demenzen (Morbus Alzheimer, frontotemporale Demenz, Lewy-Körperchen-Demenz), 4. Aufl., 2008:

APO-E-Gentypisierung wird für die klinische Routine nicht empfohlen (Knopman et al. 2001). Ein APO-E4-Allel erhöht zwar das Risiko für die sporadische AD um das Zwei- bis Dreifache, lässt aber im Einzelfall keine Rückschlüsse zu. **(C)**

Empfehlungsstärke: s. Text

Referenzen:
Knopman DS, de Kosky ST, Cummings JL, et al.: Practice parameter: Diagnosis of dementia (an evidence-based review). Neurology 2001; 56: 1143–1153.

Cognitive Impairment in the Elderly – Recognition, Diagnosis and Management, July 15, 2007, Ministry of Health of British Columbia:

Keine Stellungnahme

> **20** Bei bestehendem Demenzsyndrom soll eine konventionelle cCT oder cMRT zur Differenzialdiagnostik durchgeführt werden.

Zitate:

Dementia. A NICE–SCIE Guideline on supporting people with dementia and their carers in health and social care, 2007:

Structural imaging should be used in the assessment of people with suspected dementia to exclude other cerebral pathologies and to help establish the subtype diagnosis. There are two main reasons for undertaking structural imaging in people with suspected dementia. The first is to exclude an intracerebral lesion (for example, a space-occupying or subdural lesion, or normal pressure hydrocephalus) as a cause for the cognitive impairment. Systematic reviews have suggested that between 2.2 and 5 % of cases with suspected dementia had conditions that required structural neuroimaging to assist with diagnosis (Chui and Zhang, 1997; Clarfield, 2003).
Though such lesions can sometimes be suspected on clinical grounds by factors such as atypical history, early neurological signs, seizure, disturbance and short duration – factors that may prioritise those who undergo imaging if resources are limited (Royal College of Psychiatrists, 2005) – a systematic review of six different clinical prediction rules for neuroimaging in dementia showed that most had poor sensitivity and all low specificity (Gifford et al. 2000).

Evidenzgrad und/oder Empfehlungsstärke: keine Angabe

Referenzen:
Chui H, Zhang Q: Evaluation of dementia: a systematic study of the usefulness of the American Academy of Neurology's practice parameters. Neurology 1997; 49: 925-935.
Clarfield AM: The decreasing prevalence of reversible dementias: an updated meta-analysis. Arch Int Med 2003; 163: 2219-2229.
Gifford DR, Holloway RG, Vickrey BG: Systematic review of clinical prediction rules for neuroimaging in the evaluation of dementia. Arch Int Med 2000; 160: 2855-2862.
Royal College of Psychiatrists: Forgetful but not forgotten: assessment and aspects of treatment of people with dementia by a Specialist Old Age Psychiatry Service. Royal College of Psychiatrists, London 2005.

Scottish Intercollegiate Guidelines Network (SIGN): Management of patients with dementia (SIGN 86), February 2006:

Imaging can be used to detect reversible causes of dementia and to aid in the differential diagnosis of dementia. The choice of imaging technique varies widely, and includes computed tomography (CT), magnetic resonance imaging (MRI), single photon emission controlled tomography (SPECT) and positron emission tomography (PET).

▼

A systematic review showed that clinical prediction rules which attempt to detect those patients who should undergo imaging have poor sensitivity and specificity (Gifford et al. 2000), and could result in patients with potentially reversible causes of dementia being missed. **(2++)**

Structural imaging should ideally form part of the diagnostic workup of patients with suspected dementia. **(C)**

Evidenzgrad und/oder Empfehlungsstärke: s. Text

Referenzen:
Gifford DR, Holloway RG, Vickrey BG: Systematic review of clinical prediction rules for neuroimaging in the evaluation of dementia. Arch Int Med 2000; 160: 2855-2862.

DEGAM-Leitlinie, Stand Oktober 2007:

Bildgebende Verfahren werden nicht für ein allgemeines Demenz-Screening empfohlen, können in vielen Fällen aber hilfreich für Diagnose, Differenzialdiagnosen und Therapieentscheidungen sein (Condefer et al. 2004).

Ein Schädel-CT oder MRT wird empfohlen, wenn eines oder mehrere der folgenden Kriterien vorliegen (Chui u. Zhang, 1997; Organizing Committee, Canadian Consensus Conference on the Assessment of Dementia, 1991):

- der Patient ist jünger als 65 Jahre
- die Symptomatik hat sich rasch (kleiner ein Jahr) entwickelt
- die Demenz schreitet rasch voran
- eine Kopfverletzung in der Kurzzeitanamnese
- ungeklärte neurologische Symptomatik (z. B. Krampfanfälle, Inkontinenz, Gangstörungen, Apathie etc.)
- neu auftretende fokale Symptome (z. B. Babinski-Reflex, Hemiparese)
- Krebsleiden in der Anamnese (insbesondere metastasierende Karzinome)
- Hinweise auf Antikoagulanzieneinnahme oder Blutgerinnungsstörung
- atypische kognitive Symptomatik (z. B. rasch zunehmende Aphasie)
- atypischer Verlauf

Kurzfassung: **B**

CCT oder MRT
- bei allen unklaren oder untypischen Verläufen und zur Diagnosesicherung
- unter 65 Jahren

Empfehlungsstärke: s. Text
Evidenzgrad: s. Referenzen

Referenzen:
Chui H, Zhang Q: Evaluation of dementia: a systematic study of the usefulness of the American Academy of Neurology's practice parameters. Neurology 1997; 49: 925-935. *Level of evidence: III*
Condefer KA, Haworth J, Wilcock GK: Clinical utility of computed tomography in the assessment of dementia: a memory clinic study. Int J Geriatr Psychiatry 2004; 19: 414-421. *Level of evidence: keine Angaben*
Organizing Committee, Canadian Consensus Conference on the Assessment of Dementia: Assessing dementia: the Canadian consensus. CMAJ 1991; 144: 851-853. *Level of evidence: keine Angaben*

Practice Guideline for the treatment of patients with Alzheimer's disease and other dementias, October 2007 (APA Web site at: www.psych.org):

The use of a structural neuroimaging study, such as computerized tomography or magnetic resonance imaging (MRI) scan, is generally recommended as part of an initial evaluation, although clinical practice varies. Imaging is particularly important for those with a subacute onset (less than 1 year), symptom onset before age 65, vascular risk factors suggesting a higher likelihood of cerebrovascular involvement in their dementia, or a history or neurological examination findings suggesting a possible focal lesion. Nonetheless, clinically important lesions may be found on neuroimaging in the absence of these indications (Chui and Zhang, 1997). The value of imaging in patients with late-stage disease who have not been previously evaluated has not been established.

Evidenzgrad: s. Referenzen

Referenzen:
Chui H, Zhang Q: Evaluation of dementia: a systematic study of the usefulness of the American Academy of Neurology‹s practice parameters. Neurology 1997; 49: 925-935. **(G)**

»Dementia« MOH Clinical Practice Guidelines 3/2007:

Whether all patients with dementia require a structural imaging is an important clinical question, for which there is no consensus. The value of neuroimaging is in the identification of cerebral infarcts and clinically important surgical brain lesions (SBLs) such as subdural haematomas, cerebral tumors and normal pressure hydrocephalus.
The Canadian Consensus Conference on the Assessment of Dementia (CCCAD) (Patterson et al. 1999) has outlined the criteria for undertaking a CT scan of the head, only if certain clinical conditions are met. In a patient with advanced dementia of a long duration (> 2 years based on CCCAD‹s recommendations), we believe a brain scan is not warranted to detect potentially reversible SBLs. Conversely, if the patient‹s dementia is only mild to moderate (even after 2 years), it is still advisable to request for an initial CT scan of the brain) (Sitoh et al. 2006). If the clinician is not inclined to perform a brain scan, there is immense value in discussing the matter with the caregivers and in securing their agreement not to order a neuroimaging procedure.
Neuroimaging is also useful for aetiologic differentiation of the different dementias.

Evidenzgrad und/oder Empfehlungsstärke: keine Angaben

Referenzen:
Patterson CJ, Gauthier S, Bergman H, et al.: The recognition, assessment and management of dementing disorders: conclusions from the Canadian Consensus Conference on Dementia. CMAJ 1999; 160: S1-15.
Sitoh YY, Kanagasabai K, Sitoh YY, et al.: Evaluation of dementia: The case for neuroimaging all mild to moderate cases. Ann Acad Med Singapore 2006; 35: 383-389.

Practice Parameter: Diagnosis of dementia (an evidence-based review) (Neurology 2001; 56: 1143-1153):

Structural neuroimaging with either a noncontrast CT or MR scan in the routine initial evaluation of patients with dementia is appropriate.

Evidenzgrad und/oder Empfehlungsstärke: keine Angaben

Referenzen: keine Angaben

Diagnosis and treatment of dementia: 2. Diagnosis, 2008 (CMAJ 2008; 178: 825-836):

Cranial computed tomography scanning is recommended if one or more of the following criteria are present [grade B recommendation, level 3 evidence; recommendation unchanged].
Age < 60 years
Rapid (e.g., over 1–2 months) unexplained decline in cognition or function
Short duration of dementia (< 2 years)
Recent and significant head trauma
Unexplained neurologic symptoms (e.g., new onset of severe headache or seizures)
History of cancer (especially types that metastasize to the brain)
Use of anticoagulants or history of bleeding disorder
History of urinary incontinence and gait disorder early in the course of dementia (as may be found in normal pressure hydrocephalus)
Any new localizing sign (e.g., hemiparesis or a Babinski reflex)
Unusual or atypical cognitive symptoms or presentation (e.g., progressive aphasia)
Gait disturbance
There is fair evidence to support the use of structural neuroimaging with computed tomography or magnetic resonance imaging to rule in concomitant cerebrovascular disease that can affect patient management [grade B recommendation, level 2 evidence; new recommendation].

Evidenzgrad und/oder Empfehlungsstärke: s. Text

Referenzen: keine Angaben

Leitlinien für Diagnostik und Therapie in der Neurologie: Diagnostik degenerativer Demenzen (Morbus Alzheimer, frontotemporale Demenz, Lewy-Körperchen-Demenz), 4. Aufl., 2008:

Strukturelle zerebrale Bildung **(A)**. Sie ist unverzichtbar in der Basisdiagnostik (Knopman et al. 2001).

Empfehlungsstärke: s. Text

Referenzen:
Knopman DS, de Kosky ST, Cummings JL, et al.: Practice parameter: Diagnosis of dementia (an evidence-based review). Neurology 2001; 56: 1143-1153.

Cognitive Impairment in the Elderly – Recognition, Diagnosis and Management, July 15, 2007, Ministry of Health of British Columbia:

Neuroimaging 4,5 (CT or MRI of head) is not routinely indicated but may be useful when:
- the patient is less than 60 years old
- the onset has been abrupt or the course of progression rapid
- there is a history of significant recent head injury
- the presentation is atypical or the diagnosis is uncertain
- there is a history of cancer
- there are new localizing neurological signs or symptoms
- vascular dementia is suspected
- the patient is on anticoagulants or has a bleeding disorder
- there is a history of urinary incontinence and early presentation of gait disorder

Evidenzgrad und/oder Empfehlungsstärke: keine Angaben

Referenzen:
Patterson C, Gauthier S, Bergman H, et al.: The recognition, assessment and management of dementing disorders: Conclusions from the Canadian consensus conference on dementia Can J of Neurol Sci 2001; 28 (Suppl 1): S3-S16.
Third Canadian Consensus Conference on Diagnosis and Treatment of Dementia, Montreal, March 9-11, 2006.

American College of Radiology: ACR Appropriateness Criteria (Am J Neuroradiol 2008; 29: 204-206):

Exclusion of other causes of dementia with imaging is required.

Evidenzgrad und/oder Empfehlungsstärke: keine Angaben

Referenzen: keine Angaben

---

21 Für die Feststellung einer vaskulären Demenz sollten neben der Bildgebung (Ausmaß und die Lokalisation von vaskulären Läsionen) Anamnese, klinischer Befund und neuropsychologisches Profil herangezogen werden. Der Beitrag der strukturellen MRT in der Differenzierung der Alzheimer-Demenz oder der frontotemporalen Demenz von anderen neurodegenerativen Demenzen ist bisher nicht ausreichend gesichert.

Zitate:

Dementia. A NICE–SCIE Guideline on supporting people with dementia and their carers in health and social care, 2007:

However, such structural imaging changes are less helpful in distinguishing AD from other types of dementia, including VaD and DLB, where atrophy of the hippocampus also occurs, albeit to a lesser extent than in AD (Barber et al. 1999). In FTD, frontal lobe atrophy may be seen on CT and MRI but, while this is a fairly specific marker, it can lack sensitivity. VaD is associated with a number of cerebrovascular changes, including cortical infarcts, lacunes and extensive white-matter lesions (Roman et al. 1993). Many lesions can be seen on CT, but MRI has greater sensitivity to detect small vascular lesions and subcortical white-matter change.

▼

Dementia. A NICE–SCIE Guideline on supporting people with dementia and their carers in health and social care, 2007:

Evidenzgrad und/oder Empfehlungsstärke: keine Angaben

Referenzen:
Barber R, Gholkar A, Scheltens P, et al.: Medial temporal lobe atrophy on MRI in dementia with Lewy bodies. Neurology 1999; 52: 1153-1158.
Roman GC, Tatemichi TK, Erkinjuntti T, et al.: Vascular dementia: diagnostic criteria for research studies. Report of the NINDS-AIREN international Workshop. Neurology 1993; 43: 250-260.

Scottish Intercollegiate Guidelines Network (SIGN): Management of patients with dementia (SIGN 86), February 2006:

s. Empfehlung 20

DEGAM-Leitlinie, Stand Oktober 2007:

Keine Stellungnahme

Practice Guideline for the treatment of patients with Alzheimer's disease and other dementias, October 2007 (APA Web site at: www.psych.org):

Keine Stellungnahme

»Dementia« MOH Clinical Practice Guidelines 3/2007:

Neuroimaging is useful in the differential diagnosis of dementia and also necessary in the diagnostic criteria in Alzheimer's disease and vascular dementia.

Evidenzgrad und/oder Empfehlungsstärke: keine Angaben

Referenzen: keine Angaben

Practice Parameter: Diagnosis of dementia (an evidence-based review) (Neurology 2001; 56: 1143-1153):

Keine Stellungnahme

Diagnosis and treatment of dementia: 2. Diagnosis, 2008 (CMAJ 2008; 178: 825-836):

Keine Stellungnahme

Leitlinien für Diagnostik und Therapie in der Neurologie: Diagnostik degenerativer Demenzen (Morbus Alzheimer, frontotemporale Demenz, Lewy-Körperchen-Demenz), 4. Aufl., 2008:

Sie (Anm.: die strukturelle Bildgebung) ist unverzichtbar in der Basisdiagnostik (Knopman et al. 2001). Die Auswertung soll durch einen neuroradiologisch erfahrenen Arzt erfolgen. Dies gilt insbesondere für die Einschätzung von vaskulären Veränderungen sowie für Ort und Ausmaß einer Hirnatrophie. Jeder Facharzt sollte jedes cCT/NMR selbst mitbeurteilen.

Evidenzgrad und/oder Empfehlungsstärke: keine Angaben

Referenzen:
Knopman DS, de Kosky ST, Cummings JL, et al.: Practice parameter: Diagnosis of dementia (an evidence-based review). Neurology 2001; 56: 1143-1153.

Cognitive Impairment in the Elderly – Recognition, Diagnosis and Management, July 15, 2007, Ministry of Health of British Columbia:

Keine Stellungnahme

American College of Radiology: ACR Appropriateness Criteria (Am J Neuroradiol 2008; 29: 204-206):

MR imaging is preferred for detecting vascular lesions (van Straaten et al. 2003). Differentiation of VaD from AD and VaD is difficult. When VaD is diagnosed, this pathologic diagnosis alone is confirmed in about 25 % of cases; more commonly, a mixed disorder with neuropathologic changes of both AD and VaD is found. Vascular lesions on MR or CT favor VaD over AD.

Evidenzgrad und/oder Empfehlungsstärke: keine Angaben

Referenzen:
van Straaten EC, Scheltens P, Knol DL, et al.: Operational definitions for the NINDS-AIREN criteria for vascular dementia: an interobserver study. Stroke 2003; 34: 1907-1912.

23 FDG-PET und HMPAO-SPECT können bei Unsicherheit in der Differenzialdiagnostik von Demenzen (AD, FTD, VaD) zur Klärung beitragen. Ein regelhafter Einsatz in der Diagnostik wird nicht empfohlen.

Zitate:

Dementia. A NICE–SCIE Guideline on supporting people with dementia and their carers in health and social care, 2007:

Perfusion hexamethylpropyleneamine oxime (HMPAO) single-photon emission computed tomography (SPECT) should be used to help differentiate Alzheimer's disease, vascular dementia and frontotemporal dementia if the diagnosis is in doubt. The SPECT can be helpful in selected cases in the differentiation of AD, in particular from FTD and VaD. Other studies have suggested that perfusion SPECT is particularly helpful when there is diagnostic uncertainty, for example, in cases of possible as opposed to probable AD (Jagust et al. 2001). If HMPAO SPECT is unavailable, 2-[18F]fluoro-2-deoxy-D-glucose positron emission tomography (FDG PET) should be considered to help differentiate between Alzheimer's disease, vascular dementia and frontotemporal dementia if the diagnosis is in doubt. PET scanning has been shown to improve the sensitivity and specificity of clinical criteria in much the same way as SPECT, and sensitivities of around 90 % and specificity of 70 % have been reported in pathological verification studies (Mosconi, 2005; Patwardhan et al. 2004). FDG PET may show some superiority over perfusion SPECT in detecting AD (Mielke and Heiss, 1998) but currently PET is not widely available in the UK and remains an expensive and invasive investigation.

Evidenzgrad und/oder Empfehlungsstärke: keine Angaben

Referenzen:
Jagust W, Thisted R, Devous MD Sr, et al.: SPECT perfusion imaging in the diagnosis of Alzheimer's disease: a clinical-pathologic study. Neurology 2001; 56: 950-956.
Mielke R, Heiss WD: Positron emission tomography for diagnosis of Alzheimer's disease and vascular dementia. J Neural Transm Suppl 1998; 53: 237-250.
Mosconi L: Brain glucose metabolism in the early and specific diagnosis of Alzheimer's disease. FDG-PET studies in MCI and AD. Eur J Nucl Med Mol Imaging 2005; 32: 486-510.
Patwardhan MB, McCrory DC, Matchar DB, et al.: Alzheimer's disease: operating characteristics of PET – a meta-analysis. Radiology 2004; 231: 73-80.

Scottish Intercollegiate Guidelines Network (SIGN) Management of patients with dementia (SIGN 86), February 2006

A systematic review and several subsequent studies have shown the benefit of SPECT in the diagnosis of Alzheimer's disease (Dougall et al. 2003, 2004 a; Fleming et al. 2002; Jagust et al. 2001). While clinical criteria may be more sensitive at detecting AD than SPECT, SPECT provides greater specificity against other types of dementia than clinical criteria (Dougall et al. 2004 b). Its use in discriminating AD from VaD, dementia with Lewy bodies and FTD has been demonstrated (Donnemiller et al. 1997; Sjogren et al. 2000; Talbot et al. 1998). SPECT may be used in combination with CT to aid the differential diagnosis of dementia when the diagnosis is in doubt. **(C)**

Empfehlungsstärke: s. Text
Evidenzgrad: **Level 2++, 2+**

Referenzen:
Donnemiller E, Heilmann J, Wenning GK, et al.: Brain perfusion scintigraphy with 99mTc-HMPAO or 99mTc-ECD and 123I-beta-CIT single-photon emission tomography in dementia of the Alzheimer-type and diffuse Lewy body disease. Eur J Nucl Med 1997; 24: 320-325.
Dougall N, Bruggink S, Ebmeier KP: The clinical use of 99mTc-HMPAO SPECT in Alzheimer's Disease. Adv Biol Psychiatry 2003; 22: 4-37.
Dougall N, Nobili F, Ebmeier KP: Predicting the accuracy of a diagnosis of Alzheimer's disease with 99mTc HMPAO single photon emission computed tomography. Psychiatry Res 2004 a; 131: 175-168.
Dougall NJ, Bruggink S, Ebmeier KP: Systematic review of the diagnostic accuracy of 99mTc-HMPAO-SPECT in dementia. Am J Geriatr Psychiatry 2004 b; 12: 554-570.
Fleming JS, Kemp PM, Bolt L, et al.: Measurement of cerebral perfusion volume and 99mTc-HMPAO uptake using SPECT in controls and patients with Alzheimer's disease. Nucl Med Commun 2002; 23: 1057-1064.
Jagust W, Thisted R, Devous MD, Sr., et al.: SPECT perfusion imaging in the diagnosis of Alzheimer's disease: A clinical-pathologic study. Neurology 2001; 56: 950-956.
Sjogren M, Gustafson L, Wikkelso C, et al.: Frontotemporal dementia can be distinguished from Alzheimer's disease and subcortical white matter dementia by an anterior-to-posterior rCBF-SPET ratio. Dement Geriatr Cogn Disord 2000; 11: 275-285.
Talbot PR, Lloyd JJ, Snowden JS, et al.: A clinical role for 99mTc-HMPAO SPECT in the investigation of dementia? J Neurol Neurosurg Psychiatry 1998; 64: 306-313.

DEGAM-Leitlinie, Stand Oktober 2007:

Die Positronenemissionstomografie (PET) bzw. die Single-Photon-Emissions-Computertomografie (SPECT) bringen nach dem heutigen Wissensstand bzgl. der Demenzdiagnose keinen zusätzlichen Nutzen (Knopman et al. 2001).

Evidenzgrad: s. Referenzen

Referenzen:
Knopman DS, de Kosky ST, Cummings JL, et al.: Practice parameter: Diagnosis of dementia (an evidence-based review): Report of the Quality Standards Subcommittee of the American Academy of Neurology. Neurology 2001; 56: 1143-1153. Level of evidence: DIa

Practice Guideline for the Treatment of Patients With Alzheimer's Disease and Other Dementias, October 2007 (APA Web site at: www.psych.org):

Functional neuroimaging using brain positron emission tomography (PET) scans may contribute to diagnostic specificity in certain instances and has been recently approved by Medicare for the indication of differentiating between Alzheimer's disease and frontotemporal dementia.

Evidenzgrad und/oder Empfehlungsstärke: keine Angaben

Referenzen: keine Angaben

»Dementia« MOH Clinical Practice Guidelines 3/2007:

Keine Stellungnahme

Practice Parameter: Diagnosis of dementia (an evidence-based review) (Neurology 2001; 56: 1143-1153):

For patients with suspected dementia, SPECT cannot be recommended for routine use in either initial or differential diagnosis as it has not demonstrated superiority to clinical criteria. PET imaging is not recommended for routine use in the diagnostic evaluation of dementia at this time.

Evidenzgrad und/oder Empfehlungsstärke: keine Angaben

Referenzen: keine Angaben

Diagnosis and treatment of dementia: 2. Diagnosis, 2008 (CMAJ 2008; 178: 825-836):

Modalities of functional neuroimaging include positron emission tomography with fluoro-D-2-deoxyglucose, single photon emission computed tomography, functional magnetic resonance imaging and magnetic resonance spectroscopy. They vary from being widely available (single photon emission computed tomography) to being available only in research settings (magnetic resonance spectroscopy). None of these technologies is recommended for current routine diagnostic evaluation of dementia. Nevertheless, there is fair evidence that positron emission tomography or single photon emission computed tomography can assist specialists in diagnosing cases of questionable early dementia or in discriminating between frontotemporal dementia and Alzheimer disease.

Evidenzgrad und/oder Empfehlungsstärke: keine Angaben

Referenzen: keine Angaben

Leitlinien für Diagnostik und Therapie in der Neurologie: Diagnostik degenerativer Demenzen (Morbus Alzheimer, frontotemporale Demenz, Lewy-Körperchen-Demenz), 4. Aufl., 2008:

Perfusions-SPECT:
Der Stellenwert des SPECT ist wegen des Fehlens von populationsbasierten Studien, die eine Abschätzung der positiven und negativen prädiktiven Werte erlauben würden, nicht abschließend zu beurteilen. Von Nachteil ist die Strahlenexposition. **(B)**
Bei gleichem klinischen Einsatzbereich ist die PET der SPECT im direkten Vergleich überlegen. Für den klinischen Alltag ist ein genereller Zusatznutzen der PET über andere diagnostische Verfahren hinaus nicht belegt und eher fraglich (Gill et al. 2003).
Nachteile: Hohe Kosten, keine Erstattung im ambulanten Bereich, Strahlenexposition. **(C)**

Empfehlungsstärke: s. Text

Referenzen:
Gill SS, Rochon PA, Guttman M, et al.: The value of positron emission tomography in the clinical evaluation of dementia. J Am Geriatr Soc. 2003; 51: 258-264.

Cognitive Impairment in the Elderly – Recognition, Diagnosis and Management, July 15, 2007, Ministry of Health of British Columbia:

Keine Stellungnahme

American College of Radiology: ACR Appropriateness Criteria (Am J Neuroradiol 2008; 29: 204-206):

SPECT imaging cannot be recommended for either initial or differential diagnosis of dementia (Knopman et al. 2001).

Evidenzgrad und/oder Empfehlungsstärke: keine Angaben

Referenzen:
Knopman DS, de Kosky ST, Cummings JL, et al.: Practice parameter: Diagnosis of dementia (an evidence-based review): Report of the Quality Standards Subcommittee of the American Academy of Neurology. Neurology 2001; 56: 1143-1153.

24 Ein EEG ist bei bestimmten Verdachtsdiagnosen indiziert (Anfallsleiden, Delir, Creutzfeldt-Jakob-Erkrankung). Das EEG kann zur Abgrenzung von neurodegenerativen und nichtneurodegenerativen Erkrankungen beitragen, ist jedoch zur Differenzialdiagnose von neurodegenerativen Demenz-erkrankungen von geringem Wert. Ein regelhafter Einsatz in der ätiologischen Zuordnung von Demenzerkrankungen wird nicht empfohlen.

Zitate:

Dementia. A NICE–SCIE Guideline on supporting people with dementia and their carers in health and social care, 2007:

Electroencephalography should not be used as a routine investigation in people with dementia. Electroencephalography should be considered if a diagnosis of delirium, frontotemporal dementia or Creutzfeldt-Jakob disease is suspected, or in the assessment of associated seizure disorder in those with dementia.

Evidenzgrad und/oder Empfehlungsstärke: keine Angaben

Referenzen: keine Angaben

Scottish Intercollegiate Guidelines Network (SIGN): Management of patients with dementia (SIGN 86), February 2006:

There is evidence to support only the limited use of electroencephalography (EEG) in the diagnosis of dementia, for example, in the diagnosis of sporadic CJD, with reported sensitivity of 65 % and specificity of 86 % (Sunderland et al. 2003) (2++). CSF and EEG examinations are not recommended as routine investtigations for dementia (B). CSF and EEG examinations may be useful where CJD is suspected (Good practice point).

Evidenzgrad und Empfehlungsstärke: s. Text

Referenzen:
Sunderland T, Linker G, Mirza N, et al.: Decreased beta-amyloid1-42 and increased tau levels in cerebrospinal fluid of patients with Alzheimer disease. JAMA 2003; 289: 2094-2103.

DEGAM Leitlinie, Stand Oktober 2007:

Das EEG hat bei der Diagnostik – außer in Sonderfällen (z. B. Creutzfeldt-Jakob-Erkrankung) – keine Bedeutung.

Evidenzgrad und/oder Empfehlungsstärke: keine Angaben

Referenzen: keine Angaben

Practice Guideline for the Treatment of Patients With Alzheimer's Disease and Other Dementias, October 2007 (APA Web site at: www.psych.org):

s. Empfehlung 8

»Dementia« MOH Clinical Practice Guidelines 3/2007:

Other biomarkers which can help in establishing dementia diagnosis include apolipoprotein-E-4 allele, CSF-tau and beta-amyloid for Alzheimer's disease, CSF 14-3-3, neuron-specific enolase and electroencephalogram for Creutzfeld-Jakob disease. However, these are not performed routinely.

Evidenzgrad und/oder Empfehlungsstärke: keine Angaben

Referenzen: keine Angaben

Practice Parameter: Diagnosis of dementia (an evidence-based review) (Neurology 2001; 56: 1143-1153):

Keine Stellungnahme

Diagnosis and treatment of dementia: 2. Diagnosis, 2008 (CMAJ 2008; 178: 825-836):

Keine Stellungnahme

Leitlinien für Diagnostik und Therapie in der Neurologie: Diagnostik degenerativer Demenzen (Morbus Alzheimer, frontotemporale Demenz, Lewy-Körperchen-Demenz), 4. Aufl., 2008:

Ergänzend möglich, aber in der klinischen Routine nicht regelmäßig indiziert: EEG.
Das EEG trägt wenig zur Differenzialdiagnose bei, ist jedoch sensitiv für einige organische Erkrankungen (Rosen 1997). Bei Alzheimer-Demenz und Lewy-Körperchen-Demenz wird oft eine diffuse Verlangsamung des Grundrhythmus gefunden. Das EEG ist dagegen typischerweise normal bei frontotemporaler Demenz und nichtorganischen Störungen (B). Periodische Sharp-Wave-Komplexe stützen die Diagnose einer Creutzfeldt-Jakob-Erkrankung.

Empfehlungsstärke: s. Text

Referenzen:
Rosen I: Electroencephalography as a diagnostic tool in dementia. Dement Geriatr Cogn Disord 1997; 8: 110-116.

Cognitive Impairment in the Elderly – Recognition, Diagnosis and Management, July 15, 2007, Ministry of Health of British Columbia:

Keine Stellungnahme

> 25   Bei Verdacht auf eine monogen vererbte Demenzerkrankung (z. B. bei früh beginnender Demenz in Verbindung mit einer richtungsweisenden Familienanamnese) soll eine genetische Beratung angeboten werden. Im Rahmen der Beratung muss darauf hingewiesen werden, dass sich aus der molekulargenetischen Diagnostik keine kausale Therapie oder Prävention der klinischen Manifestation ergibt und das Wissen um eine genetisch determinierte Demenz Konsequenzen für die Angehörigen bedeuten kann. Nach erfolgter Beratung kann eine molekulargenetische Diagnostik angeboten werden.

Zitate:

Dementia. A NICE–SCIE Guideline on supporting people with dementia and their carers in health and social care, 2007:

Regional genetic services should provide genetic counselling to people who are likely to have a genetic cause for their dementia and their unaffected relatives.
Several autosomal dominant forms of young-onset AD have been described, including mutations in the amyloid precursor protein, presenilin 1 and presenilin 2 genes.
Such cases are rare (accounting for only about 1 % of all AD) and characteristically have an age of onset below 55 years (Morris, 2005), although this may vary depending on the specific site of mutation (Lippa et al. 2000). Genetic testing after appropriate counselling can be provided for such individuals and for non-affected members of their families.

Evidenzgrad und/oder Empfehlungsstärke: keine Angaben

Referenzen:
Lippa CF, Swearer JM, Kane KJ, et al.: Familial Alzheimer's disease: site of mutation influences clinical phenotype. Ann Neurol 2000; 48: 376-379.
Morris JC: Dementia update 2005. Alzheimer Dis Assoc Disord 2005; 19: 100-117.

Scottish Intercollegiate Guidelines Network (SIGN): Management of patients with dementia (SIGN 86), February 2006:

Keine Stellungnahme

DEGAM-Leitlinie, Stand Oktober 2007:

Keine Stellungnahme

Practice Guideline for the Treatment of Patients With Alzheimer's Disease and Other Dementias, October 2007 (APA Web site at: www.psych.org):

Three genes associated with the disease have been identified in families with apparent autosomal dominant inheritance of early-onset Alzheimer's disease. These genes include the amyloid precursor protein (APP) gene on chromosome 21 (Goate et al. 1991), presenilin 1 (PSEN1) on chromosome 14 (Sherrington et al. 1995), and presenilin 2 (PSEN2) on chromosome 1 (Levy-Lahad et al. 1995). Genetic testing is commercially available for PSEN1, which is likely to be found in families with apparent autosomal dominant inheritance and dementia developing before age 50 years. Testing for the other two genes is not commercially available but can sometimes be performed in the context of clinical genetics research. However, the role of such testing in clinical practice has not yet been established. Because no preventive treatments are currently available, testing should only be offered in the setting of thorough pre- and posttest counseling (Inouye et al. 1999).

In addition, genetic testing is best done in conjunction with experts familiar with Alzheimer's disease genetics, as test results require careful interpretation. A referral to a local Alzheimer's Disease Research Center or the local chapter of the Alzheimer's Association may be helpful in locating someone who can provide the appropriate counseling and testing. If specific Alzheimer's genetics resources are not available locally, a referral to a professional genetic counselor or clinical geneticist may help such families characterize their risk and appropriate resources (Blacker et al. 2000; Post et al. 1997).

Genetic counseling and sometimes genetic testing may also be appropriate for some patients with other dementias and a family history of similar syndromes. In particular, individuals with a clinical picture suggestive of frontotemporal dementia and a family history suggesting autosomal dominant inheritance can be tested for certain mutations (Baker et al. 2006; Goldman et al. 2004).

Evidenzgrad: s. Referenzen

Referenzen:

Baker M, Mackenzie IR, Pickering-Brown SM, et al.: Mutations in progranulin cause tau-negative frontotemporal dementia linked to chromosome 17. Nature 2006; 442: 916-919. (G)

Blacker D: New insights into genetic aspects of Alzheimer's disease: does genetic information make a difference in clinical practice? Postgrad Med 2000; 108: 119-122, 125-126, 129. (G)

Goate A, Chartier-Harlin MC, Mullan M, et al.: Segregation of a missense mutation in the amyloid precursor protein gene with familial Alzheimer's disease. Nature 1991; 349:704-706. (G)

Goldman JS, Farmer JM, van Deerlin VM, et al.: Frontotemporal dementia: genetics and genetic counseling dilemmas. Neurologist 2004; 10: 227-234. (G)

Inouye SK, Bogardus ST Jr, Charpentier PA, et al.: A multicomponent intervention to prevent delirium in hospitalized older patients. N Engl J Med 1999; 340: 669-676. (G)

Levy-Lahad E, Wasco W, Poorkaj P, et al.: Candidate gene for the chromosome 1 familial Alzheimer's disease locus. Science 1995; 269: 973-977. (G)

Post SG, Whitehouse PJ, Binstock RH, et al.: The clinical introduction of genetic testing for Alzheimer disease: an ethical perspective. JAMA 1997; 277: 832-836. (G)

Sherrington R, Rogaev EI, Liang Y, et al.: Cloning of a gene bearing missense mutations in early-onset familial Alzheimer's disease. Nature 1995; 375: 754-760. (G)

»Dementia« MOH Clinical Practice Guidelines 3/2007:

Keine Stellungnahme

4

Practice Parameter: Diagnosis of dementia (an evidence-based review) (Neurology 2001; 56: 1143-1153):

No studies have addressed the value of genetic counseling for patients with dementia or their families when autosomal dominant disease is suspected. Because the genetics of dementing illnesses is a very young field, expertise in genetic counseling for the dementias of the elderly is likely to be found only in specialized dementia research centers. Advances in the identification of genetic markers for AD and other dementias have raised awareness of the familial nature of the dementias, even when autosomal dominant transmission is not evident.

Evidenzgrad und/oder Empfehlungsstärke: keine Angaben

Referenzen: keine Angaben

Diagnosis and treatment of dementia: 1. Risk assessment and primary prevention of Alzheimer disease, 2008 (CMAJ 2008; 178: 548-556):

A strong family history of dementia should trigger further investigation and referral to a specialist for consultation. All patients suspected of having familial early-onset Alzheimer disease should be referred to a specialty memory clinic or genetic clinic for further evaluation (a list of Canadian centres offering clinical genetic services is available at http://ccmg.medical.org/clinical.html).

Evidenzgrad und/oder Empfehlungsstärke: keine Angaben

Referenzen: keine Angaben

Leitlinien für Diagnostik und Therapie in der Neurologie: Diagnostik degenerativer Demenzen (Morbus Alzheimer, frontotemporale Demenz, Lewy-Körperchen-Demenz), 4. Aufl., 2008:

Genetische Untersuchungen werden für die klinische Routine nicht empfohlen (Knopman et al. 2001). Sie kommen in Betracht, wenn ein autosomal-dominantes Vererbungsmuster vorliegt. (C)
Genetische Diagnostik
Ziel: Nachweis von Genmutationen, nur bei konkretem Verdacht auf erbliche Erkrankung, nur mit humangenetischer Beratung und mit schriftlichem Einverständnis. **(C)**

Empfehlungsstärke: s. Text

Referenzen:
Knopman DS, de Kosky ST, Cummings JL, et al.: Practice parameter: Diagnosis of dementia (an evidence-based review): Report of the Quality Standards Subcommittee of the American Academy of Neurology. Neurology 2001; 56: 1143-1153.

Cognitive Impairment in the Elderly – Recognition, Diagnosis and Management, July 15, 2007, Ministry of Health of British Columbia:

Keine Stellungnahme

Leitlinien der Deutschen Gesellschaft für Humangenetik und des Berufsverbands Medizinische Genetik e.V.: Genetische Beratung, Stand 09/2007:

Die Indikation zu einer genetischen Beratung ist gegeben, wenn Fragestellungen auftreten, die mit dem Auftreten oder der Befürchtung einer angeborenen und/oder genetisch (mit-)bedingten Erkrankung oder Behinderung zusammenhängen. Genetische Beratung soll einem Einzelnen oder einer Familie helfen, medizinisch-genetische Fakten zu verstehen, Entscheidungsalternativen zu bedenken und individuell angemessene Verhaltensweisen zu wählen.

Evidenzgrad und/oder Empfehlungsstärke: keine Angaben

Referenzen: keine Angaben

Screening for Dementia U.S. Preventive Services Task Force (USPSTF) Recommendations, 2003:

Testing for genetic mutations may eventually prove useful in screening individuals at risk for Alzheimer's disease. There are, however, limited population-based data regarding the absolute risk of dementia among individuals having a positive genetic test. Thus the potential benefits and harms of testing for an individual patient are uncertain. Finally, the ethical issues in genetic testing for dementia are unresolved.

Evidenzgrad und/oder Empfehlungsstärke: keine Angaben

Referenzen: keine Angaben

> **26** Vor einer prädiktiven genetischen Diagnostik bei gesunden Angehörigen von Patienten mit mono-
> gen vererbter Demenzerkrankung, die von den Angehörigen gewünscht wird, sind die Vorgaben der
> humangenetischen prädiktiven Diagnostik einzuhalten.

Zitate:

Dementia. A NICE–SCIE Guideline on supporting people with dementia and their carers in health and social care, 2007:

s. Empfehlung 25

Scottish Intercollegiate Guidelines Network (SIGN): Management of patients with dementia (SIGN 86), February 2006:

Keine Stellungnahme

DEGAM-Leitlinie, Stand Oktober 2007:

Keine Stellungnahme

Practice Guideline for the treatment of patients with Alzheimer's disease and other dementias, October 2007 (APA Web site at: www.psych.org):

s. Empfehlung 25

»Dementia« MOH Clinical Practice Guidelines 3/2007:

As in any genetic testing, especially in pre-symptomatic susceptibility testing, individuals must be clearly informed regarding (Nussbaum and Ellis, 2003):
a. potential for severe psychological complications of testing positive for an incurable, devastating illness
b. potential ramifications in the area of employment and medical insurance
c. probabilistic implications of a positive test on genetically related family members, who may not have participated in any counselling or consented to testing

Evidenzgrad und/oder Empfehlungsstärke: keine Angaben

Referenzen:
Nussbaum RL, Ellis CE: Genomic Medicine: Alzheimer's disease and Parkinson's disease. N Engl J Med 2003; 348: 1356-1364.

Practice Parameter: Diagnosis of dementia (an evidence-based review) (Neurology 2001; 56: 1143-1153):

s. Empfehlung 25

Diagnosis and treatment of dementia: 1. Risk assessment and primary prevention of Alzheimer disease, 2008 (CMAJ 2008; 178: 548-556):

Before any testing is performed, genetic counselling is considered essential. The discovery of an inherited causative gene for Alzheimer disease is likely to be extremely distressing.
Thus, genetic testing should not take place unless all of the potential risks and benefits have been clearly explained and considered.
Predictive genetic testing, with appropriate pre-and post-testing counselling, may be offered to the following at-risk individuals with an apparent autosomal dominant inheritance when a family-specific mutation has been identified [grade B recommendation, level 2 evidence; new recommendation]:
a. First-degree relatives (e.g., children and siblings) of an affected person with the mutation
b. First cousins of an affected person if the common ancestors (parents who were siblings) died before the average age of onset of dementia in the family
c. Nieces and nephews of an affected person whose parent (sibling of the affected person) died before the average age of onset of dementia in the family
d. Minors are not usually referred for predictive genetic testing in Canada, but occasionally such testing may be considered on a case-by-case basis by the relevant medical ethics committee(s)

Evidenzgrad und Empfehlungsstärke: s. Text

Referenzen: keine Angaben

Leitlinien für Diagnostik und Therapie in der Neurologie: Diagnostik degenerativer Demenzen (Morbus Alzheimer, frontotemporale Demenz, Lewy-Körperchen-Demenz), 4. Aufl., 2008:

s. Empfehlung 25

Cognitive Impairment in the Elderly – Recognition, Diagnosis and Management, July 15, 2007, Ministry of Health of British Columbia:

Keine Stellungnahme

Leitlinien der Deutschen Gesellschaft für Humangenetik und des Berufsverbands Medizinische Genetik e.V.: Genetische Beratung, Stand 09/2007:

Die Indikation zu einer genetischen Beratung ist gegeben, wenn Fragestellungen auftreten, die mit dem Auftreten oder der Befürchtung einer angeborenen und/oder genetisch (mit-) bedingten Erkrankung oder Behinderung zusammenhängen. Genetische Beratung soll einem Einzelnen oder einer Familie helfen, medizinisch-genetische Fakten zu verstehen, Entscheidungsalternativen zu bedenken und individuell angemessene Verhaltensweisen zu wählen.

Aufklärung vor genetischer Beratung: Über Ziele, Umfang und Vorgehensweisen muss der Berater vorab aufklären und die Inhalte mit den Patienten bzw. Ratsuchenden festlegen. In der Regel sollen die Informationen zur genetischen Beratung schriftlich gegeben werden.

Evidenzgrad und/oder Empfehlungsstärke: keine Angaben

Referenzen: keine Angaben

---

27 Acetylcholinesterase-Hemmer sind wirksam hinsichtlich der Fähigkeit zur Verrichtung von Alltagsaktivitäten, der Besserung kognitiver Funktionen und des ärztlichen Gesamteindrucks bei der leichten bis mittelschweren Alzheimer-Demenz, und eine Behandlung wird empfohlen.

Zitate:

Dementia. A NICE–SCIE Guideline on supporting people with dementia and their carers in health and social care, 2007:

The three acetylcholinesterase inhibitors donepezil, galantamine and rivastigmine (the guidance applies to the marketing authorisation held for each drug at the time of the appraisal) are recommended as options in the management of people with AD of moderate severity only (that is, those with an MMSE score of between 10 and 20 points), and under the following conditions **[NICE TA 2006]**:
Only specialists in the care of people with dementia (that is, psychiatrists including those specialising in learning disability, neurologists, and physicians specialising in the care of the elderly) should initiate treatment. Carers‹ views on the patient‹s condition at baseline should be sought.
People with mild Alzheimer's disease who are currently receiving donepezil, galantamine or rivastigmine, and people with moderately severe to severe Alzheimer's disease currently receiving memantine, whether as routine therapy or as part of a clinical trial, may be continued on therapy (including after the conclusion of a clinical trial) until they, their carers and/or specialist consider it appropriate to stop **[NICE TA 2006]**.

Evidenzgrad und/oder Empfehlungsstärke: s. unten stehenden Auszug aus »NICE technology appraisal guidance 111«

Referenzen:
NICE technology appraisal guidance 111 (amended September 2007): Donepezil, galantamine, rivastigmine (review) and memantine for the treatment of Alzheimer's disease (amended)

NICE technology appraisal guidance 111 (amended September 2007): Donepezil, galantamine, rivastigmine (review) and memantine for the treatment of Alzheimer's disease (amended)

Donepezil: In summary, evidence from studies using cognitive and global outcome measurement scales suggests that donepezil is beneficial in treating Alzheimer's disease. The effect of donepezil on quality of life and behaveoural symptoms in Alzheimer's disease is less clear. Short-term benefits are seen on scales that measure functional outcomes but these were not always statistically significant and do not seem to be sustained in the long term. Retrospective responder analyses using the TA no. 19 and subgroup analyses based on severity of cognitive impairment were reported in extra analyses performed by the manufacturer on the request of the Institute and suggest some differential advantage for more severely cognitively impaired subgroups.

Galantamine: In summary, evidence from studies using cognitive and functional outcome measurement scales suggests that galantamine is beneficial in Alzheimer's disease. Improved benefits in cognition tended to be related to higher doses. Improvements in measurements of function were also demonstrated at higher doses. On global outcome measures, individual studies showed that higher proportions of participants improved with galantamine, but this was not reflected in the meta-analysis. In some studies, considerably more participants than those on placebo withdrew because of adverse events. Retrospective responder analyses using the TA no. 19 and subgroup analyses on severity of cognitive impairment were reported in extra analyses performed by the manufacturer on the request of the Institute and suggest some differential advantage for more severely cognitively impaired subgroups.

Rivastigmine: In summary, a range of fixed and flexible dosing regimens of rivastigmine was investigated across studies, which makes interpretation of the evidence more difficult. Evidence from studies using cognitive and global outcome measurement scales suggests that rivastigmine is beneficial in Alzheimer's disease at higher doses (6–12 mg). Evidence for an effect on functional outcomes was less conclusive and no statistically significant benefit of rivastigmine on measures of behaviour and mood was reported. Higher doses of rivastigmine were associated with considerable adverse effects and these effects caused withdrawals from studies. The results of the meta-analysis on cognition should be treated with caution because of statistically significant heterogeneity between individual trial results. Retrospective responder analyses using the TA no. 19 and subgroup analyses on severity of cognitive impairment were reported in extra analyses performed by the manufacturer on the request of the Institute and suggest some differential advantage for more severely cognitively impaired subgroups.

Evidenzgrad und/oder Empfehlungsstärke: keine Angaben

Referenzen: keine Angaben

Scottish Intercollegiate Guidelines Network (SIGN): Management of patients with dementia (SIGN 86), February 2006:

There is a significant body of evidence to support the use of the cholinesterase inhibitor donepezil in people with mild to moderate Alzheimer's disease (Birks et al. 2003; Clegg et al. 2002; Wolfson et al. 2002). There is evidence to suggest that its efficacy may extend to the treatment of people with more severe forms of Alzheimer's disease (Feldman et al. 2003; Tariot et al. 2001) **(1++)**.

Donepezil, at daily doses of 5 mg and above, can be used to treat cognitive decline in people with Alzheimer's disease. **B** Age and severity of Alzheimer's disease should not be contraindications to the use of donepezil. **GPP**

Galantamine is effective for the maintenance of cognition in people with mild to moderate Alzheimer's disease (Bullock et al. 2004; Clegg et al. 2002; Erkinjuntti et al. 2002; Rockwoord et al. 2001; Tariot et al. 2000; Wilcock et al. 2000; Wilkinson and Murray, 2001) (1++). One study suggests that the greatest benefit is achieved in patients with moderate dementia with an MMSE score of less than 18 (Wilcock et al. 2000) **(1++)**.

Evidence from two large RCTs showed that galantamine has a significant positive impact on functional ability (Blesa et al. 2003) (1++) and behaviour for people with Alzheimer's disease (Tariot et al. 2000) **(1+)**.

Galantamine, at daily doses of 16 mg and above, can be used to treat cognitive decline in people with Alzheimer's disease and people with mixed dementias. **B**

Galantamine should be used with slow escalation to doses of up to 24 mg. **GPP**

In people with mild to moderately severe Alzheimer's disease, rivastigmine treatment showed significant benefits in cognitive and global function (Birks et al. 2000; Corey-Bloom et al. 1998; Rosler et al. 1999). There is evidence from one study that the cognitive benefits of rivastigmine treatment were more robust in patients with moderately severe dementia (Doraiswamy et al. 2002) **(1++)**.

Rivastigmine, at daily doses of 6 mg and above, can be used to treat cognitive decline in people with Alzheimer's disease. **B**

▼

Scottish Intercollegiate Guidelines Network (SIGN): Management of patients with dementia (SIGN 86), February 2006:

Evidenzgrad und Empfehlungsstärke: s. Text

Referenzen:

Birks J, Grimley Evans J, Iakovidou V, et al.: Rivastigmine for Alzheimer's disease (Cochrane Review). In: The Cochrane Library, Issue 4, 2000. Oxford: Update Software.

Birks JS, Melzer D, Beppu H: Donepezil for mild and moderate Alzheimer's disease (Cochrane Review). In: The Cochrane Library, Issue 1, 2003. Oxford: Update Software.

Blesa R, Davidson M, Kurz A, et al.: Galantamine provides sustained benefits in patients with ›advanced moderate‹ Alzheimer's disease for at least 12 months. Dement Geriatr Cogn Disord 2003; 15: 79-87.

Bullock R, Erkinjuntti T, Lilienfeld S, Group G-I-S: Management of patients with Alzheimer's disease plus cerebrovascular disease: 12-month treatment with galantamine. Dement Geriatr Cogn Disord 2004; 17: 29-34.

Clegg A, Bryant J, Nicholson T, et al.: Clinical and cost-effectiveness of donepezil, rivastigmine, and galantamine for Alzheimer's disease: A systematic review. Int J Technol Assess Health Care 2002; 18: 497-507.

Corey-Bloom J, Anand R, Veach J: A randomized trial evaluating the efficacy and safety of ENA 713 (rivastigmine tartrate), a new acetylcholinesterase inhibitor, in patients with mild to moderately severe Alzheimer's disease. Int J Geriatric Psychopharmacol 1998; 1: 55-65.

Doraiswamy PM, Krishnan KRR, Anand R, et al.: Long-term effects of rivastigmine in moderately severe Alzheimer's disease: Does early initiation of therapy offer sustained benefits? Prog Neuropsychopharmacol Biol Psychiatry 2002; 26: 705-712.

Erkinjuntti T, Kurz A, Gauthier S, et al.: Efficacy of galantamine in probable vascular dementia and Alzheimer's disease combined with cerebrovascular disease: a randomised trial [comment]. Lancet 2002; 359: 1283-1290.

Feldman H, Gauthier S, Hecker J, et al.: Efficacy of donepezil on maintenance of activities of daily living in patients with moderate to severe Alzheimer's disease and the effect on caregiver burden. J Am Geriatr Soc 2003; 51: 737-744.

Rockwood K, Mintzer J, Truyen L, et al.: Effects of a flexible galantamine dose in Alzheimer's disease: a randomised, controlled trial. J Neurol Neurosurg Psychiatry 2001; 71: 589-595.

Rosler M, Anand R, Cicin-Sain A, et al.: Efficacy and safety of rivastigmine in patients with Alzheimer's disease: international randomised controlled trial [comment][erratum appears in BMJ 2001;322 (7300):1456]. BMJ 1999; 318: 633-638.

Tariot PN, Solomon PR, Morris JC, et al.: A 5-month, randomized, placebo-controlled trial of galantamine in AD: The Galantamine USA-10 Study Group. Neurology 2000; 54: 2269-2276.

Tariot PN, Cummings JL, Katz IR, et al.: A randomized, double-blind, placebo-controlled study of the efficacy and safety of donepezil in patients with Alzheimer's disease in the nursing home setting. J Am Geriatr Soc 2001; 49: 1590-1599.

Wilcock GK, Lilienfeld S, Gaens E: Efficacy and safety of galantamine in patients with mild to moderate Alzheimer's disease: Multicentre randomised controlled trial. BMJ 2000; 321: 1445-1449.

Wilkinson D, Murray J: Galantamine Research G. Galantamine: A randomized, double-blind, dose comparison in patients with Alzheimer's disease. Int J Geriatr Psychiatry 2001; 16: 852-857.

Wolfson C, Oremus M, Shukla V, et al.: Donepezil and rivastigmine in the treatment of Alzheimer's disease: a best-evidence synthesis of the published data on their efficacy and cost-effectiveness. Clin Ther 2002; 24: 862-886.

DEGAM-Leitlinie, Stand Oktober 2007:

Argumente, die gegen eine Cholinesterasehemmertherapie sprechen:
- Bei den bisher veröffentlichten Studien wird die Relevanz der klinischen Endpunkte in Frage gestellt bzw. es werden Untersuchungen gefordert, die stärker auf die Lebensqualität der Betroffenen und ihrer Angehörigen Bezug nehmen (Courtney et al. 2004; Holmes et al. 2004 a, b; Kaiser et al. 2005; Schneider, 2004; Stoppe et al. 2005).
- Die Nebenwirkungen können die Lebensqualität der Patienten z. T. erheblich beeinträchtigen (N.N., 2004).
- Eine neuere systematische Übersichtsarbeit kommt zu dem Schluss, dass aufgrund methodischer Mängel der bisher vorliegenden Studien der Nachweis der Wirksamkeit der Cholinesterasehemmer nicht erbracht ist (Kaduszkiewicz et al. 2004).
- Nur ein Teil der Demenzpatienten spricht auf eine Therapie mit Cholinesterasehemmern an (Birks et al. 2003; Frankfort et al. 2007; Olin u. Schneider, 2003; Williams et al. 2003).
- Es fehlen valide kontrollierte Untersuchungen über mehrere Jahre, somit ist keine evidenzbasierte Aussage über die empfehlenswerte Therapiedauer möglich.
- Angesichts der Häufigkeit der Erkrankung stellt das vorgegebene Medikamentenkosten-Budget ein Problem für die behandelnden Ärzte dar.

▼

DEGAM-Leitlinie, Stand Oktober 2007:

Argumente, die für eine Cholinesterasehemmertherapie sprechen:
- Im Vergleich zu Placebo sind die Wirkungen der Cholinesterasehemmer signifikant nachweisbar, jedoch im Ausmaß begrenzt (Birks et al. 2003; Lanctot et al. 2003; Olin u. Schneider, 2003; Trinh et al. 2003; Whitehead et al. 2004; Williams et al. 2003). Die bisher publizierten Studien lassen eine durchschnittliche Verzögerung der Demenzprogression von mehreren Monaten erkennen (Birks et al. 2003; Olin u. Schneider, 2003; Trinh et al. 2003; Whitehead et al. 2004; Williams et al. 2003).
- Da nur ein Teil der Patienten auf eine pharmalogische Therapie anspricht, profitieren sog. Responder in besonderem Maße (Birks et al. 2003; Olin u. Schneider, 2003; Trinh et al. 2003; Whitehead et al. 2004; Williams et al. 2003).
- Die Nebenwirkungen sind durch eine einschleichende Therapie einzugrenzen (Lanctot et al. 2003).
- Es gibt zurzeit keine besseren medikamentösen Alternativen.

Unter folgenden Voraussetzungen erscheint eine Therapie(-fortsetzung) mit Cholinesterasehemmern sinnvoll:
- Die nichtmedikamentösen Therapieformen werden eingesetzt, die medikamentöse Therapie ist eingebettet in ein Gesamtkonzept.
- Die Patienten sind mit Cholinesterasehemmern eingestellt und sprechen gut auf die Therapie an (zur Problematik der Beurteilung des Therapie-Ansprechens s.u.).
- Vor der Neueinstellung erfolgt ein ausführliches Gespräch mit Patienten und Angehörigen mit Abschätzen des möglichen Nutzens und Schadens.
- Es besteht ein deutlicher Therapiewunsch.
- Der Scorewert in einem validierten Demenztest (z. B. Mini-Mental-Test) liegt innerhalb des Bereiches, für den ein Therapienutzen wahrscheinlich erscheint (10–24 Punkte). Hinweis: Cholinesterasehemmer werden von der gesetzlichen Krankenkasse in der Regel nur erstattet, wenn ein Patient unter 24 und über 10 Punkte im MMST aufweist.
- Die Patienten werden engmaschig kontrolliert (Kontrolle 12–24 Wochen nach Therapiebeginn).
- Die Therapie wird abgebrochen, wenn die Patienten nicht auf die Therapie ansprechen bzw. Nebenwirkungen die Lebensqualität nachhaltig beeinträchtigen.

Ein klinischer Einfluss auf Alltagsverhalten und -funktion ist nachgewiesen (gemessen z. B. mit dem IADL oder dem CIBIC plus) (Birks et al. 2003; Burns et al. 1999; Feldman et al. 2001; Greenberg et al. 2000; Holmes et al. 2004 b; Homma et al. 2000; Mohs et al. 2001; Rogers and Friedhoff 1996, 1998; Rogers et al. 1998 a, b; Tariot et al. 2001; Whitehead et al. 2004; Wimo et al. 2003; Winblad et al. 2001).

Kurzfassung: Bei der leichten bis mittelschweren Alzheimer Demenz ist der Einsatz von Acetylcholinesterasehemmern (Donepezil, Galantamin, Rivastigmin) zu erwägen. **B**

Empfehlungsstärke: s. Text
Evidenzgrad: **s. Referenzen**

Referenzen:
Birks JS, Melzer D, Beppu H: Donepezil for mild and moderate Alzheimer's disease. Cochrane Database Syst Rev 2003; (2). *Level of evidence: Ia*
Burns A, Rossor M, Hecker J, et al.: The effects of donepezil in Alzheimer's disease - results from a multinational trial. Dement Geriatr Cogn Disord, 1999; 10: 237-244. *Level of evidence: Ib*
Courtney C, Farrell D, Gray R, et al.: Long-term donepezil treatment in 565 patients with Alzheimer's disease (AD2000): randomised double-blind trial. Lancet 2004; 363: 2105-2115. *Level of evidence: keine Angabe*
Feldman H, Gauthier S, Hecker J, et al.: A 24-week, randomized, double-blind study of donepezil in moderate to severe Alzheimer's disease. Neurology 2001; 57: 613-620. Level of evidence: TIb
Frankfort SV, Appels BA, de Boer A, et al.: Identification of responders and reactive domains to rivastigmine in Alzheimer's disease. Pharmacoepidemiol Drug Saf 2007; 16: 545-551. Level of evidence: TIII
Greenberg SM, Tennis MK, Brown LB, et al.: Donepezil therapy in clinical practice: a randomized crossover study. Arch Neurol 2000; 57: 94-99. *Level of evidence: keine Angabe*
Holmes C, Burns A, Passmore P, et al.: AD 2000: design and conclusions. Lancet 2004 a; 364: 1213-1214; author reply 1216-1217. *Level of evidence: keine Angabe*
Holmes C, Wilkinson D, Dean C, et al.: The efficacy of donepezil in the treatment of neuropsychiatric symptoms in Alzheimer disease. Neurology 2004 b; 63: 214-219. *Level of evidence: keine Angabe*
Homma A, Takeda M, Imai Y, et al.: Clinical efficacy and safety of donepezil on cognitive and global function in patients with Alzheimer's disease. A 24-week, multicenter, double-blind, placebo-controlled study in Japan. E2020 Study Group. Dement Geriatr Cogn Disord 2000; 11: 299-313. *Level of evidence: Ib*

▼

DEGAM-Leitlinie, Stand Oktober 2007:

Kaduszkiewicz H, Beck-Bornholdt HP, van den Bussche H, et al.: Fragliche Evidenz für den Einsatz des Cholinesterase-hemmers Donepezil bei Alzheimer-Demenz - eine systematische Übersichtsarbeit. Fortschr Neurol Psychiatr 2004; 72: 557-563. *Level of evidence: keine Angabe*

Kaiser T, Florack C, Franz H, Sawicki PT: Donepezil bei Patienten mit Alzheimer-Demenz. Die AD2000-Studie. Med Klinik 2005; 100: 157-160. *Level of evidence: keine Angabe*

Lanctot KL, Herrmann N, Yau KK, et al.: Efficacy and safety of cholinesterase inhibitors in Alzheimer's disease: a meta-analysis. CMAJ 2003; 169: 557-564. *Level of evidence: keine Angabe*

Mohs RC, Doody RS, Morris JC, et al.: A 1-year, placebo-controlled preservation of function survival study of donepezil in AD patients. Neurology 2001; 57: 481-488. *Level of evidence: Ib*

N.N.: Alzheimer-Mittel Donepezil (Aricept) ohne relevanten Nutzen. Arznei-Telegramm 2004; 35: 67-68. *Level of evidence: keine Angabe*

Olin J, Schneider L: Galantamine for Alzheimer's disease (Cochrane Review). Cochrane Database Syst Rev 2003; (2). *Level of evidence: Ia*

Rogers SL, Friedhoff LT: The efficacy and safety of donepezil in patients with Alzheimer's disease: results of a US multi-centre, randomized, double-blind, placebo-controlled trial. The Donepezil Study Group. Dementia 1996; 7: 293-303. *Level of evidence: Ib*

Rogers SL, Friedhoff LT: Long-term efficacy and safety of donepezil in the treatment of Alzheimer's disease: an interim analysis of the results of a US multicentre open label extension study. Eur Neuropsychopharmacol 1998; 8: 67-75. *Level of evidence: Ib*

Rogers SL, Doody RS, Mohs R, et al.: Donepezil improves cognition and global function in Alzheimer disease: a 15-week, double-blind, placebo-controlled study. Donepezil Study Group. Arch Intern Med 1998 a; 158: 1021-1031. *Level of evidence: Ib*

Rogers SL, Farlow MR, Doody RS, et al.: A 24-week, double-blind, placebo-controlled trial of donepezil in patients with Alzheimer's disease. Donepezil Study Group. Neurology 1998 b; 50: 136-145. *Level of evidence: Ib*

Schneider LS: AD 2000: donepezil in Alzheimer's disease. Lancet 2004; 363: 2100-2101. *Level of evidence: keine Angabe*

Stoppe G, Pirk O, Haupt M: Therapie der Alzheimer-Demenz mit der besten verfügbaren Evidenz - eine Utopie? Gesundheitswesen 2005; 67: 20-26. *Level of evidence: IV*

Tariot PN, Cummings JL, Katz IR, et al.: A randomized, double-blind, placebo-controlled study of the efficacy and safety of donepezil in patients with Alzheimer's disease in the nursing home setting. J Am Geriatr Soc 2001; 49: 1590-1599. *Level of evidence: Ib*

Trinh NH, Hoblyn J, Mohanty S, et al.: Efficacy of cholinesterase inhibitors in the treatment of neuropsychiatric symptoms and functional impairment in Alzheimer disease: a meta-analysis. JAMA 2003, 289: 210-216. *Level of evidence: Ia*

Whitehead A, Perdomo C, Pratt RD, et al.: Donepezil for the symptomatic treatment of patients with mild to moderate Alzheimer's disease: a metaanalysis of individual patient data from randomised controlled trials. Int J Geriatr Psychiatry 2004; 19: 624-633. *Level of evidence: Ia*

Williams PS, Rands G, Orrel M, et al.: Aspirin for vascular dementia (Cochrane Review). Cochrane Database Syst Rev 2003; (2). *Level of evidence: Ia*

Wimo A, Winblad B, Engedal K, et al.: An economic evaluation of donepezil in mild to moderate Alzheimer's disease: results of a 1-year, double-blind, randomized trial. Dement Geriatr Cogn Disord 2003; 15: 44-54. Level of evidence: Ib

Winblad B, Engedal K, Soininen H, et al.: A 1-year, randomized, placebo-controlled study of donepezil in patients with mild to moderate AD. Neurology 2001; 57: 489-495. *Level of evidence: keine Angabe*

Practice Guideline for the treatment of patients with Alzheimer's disease and other dementias, October 2007 (APA Web site at: www.psych.org):

The FDA approved other cholinesterase inhibitors – donepezil, rivastigmine, and galantamine – in 1997, 2000, and 2001, respectively, for treatment of cognitive decline in mild to moderate Alzheimer's disease. These agents are now preferred over tacrine because of tacrine‹s reversible hepatic toxicity and the requirement that it be given 4 times per day. Evidence for the efficacy of these medications in mild to moderate Alzheimer's disease also comes from a substantial number of randomized, double-blind, placebo-controlled trials of donepezil (Burns et al. 1999; Courtney et al. 2004; Feldman et al. 2001; Greenberg et al. 2000; Mohs et al. 2001; Rogers et al. 1998 a, b; Seltzer et al. 2004; Tariot et al. 2001; Tune et al. 2003; Winblad et al. 2001), rivastigmine (Agid et al. 1998; Corey-Bloom et al. 1998; Forette et al. 1999; Karaman et al. 2005; Rosler et al. 1999; Sramek et al. 1996), and galantamine (Brodaty et al. 2005; Raskind et al. 2000; Rockwood et al. 2001; Suh et al. 2004; Tariot et al. 2000; Wilcock et al. 2000; Wilkinson and Murray, 2001). Results of a smaller number of clinical trials (Lopez et al. 2005; Winblad et al. 2006) suggested that cholinesterase inhibitors might have some limited benefits in severe Alzheimer's disease. In 2006, donepezil was approved by the FDA for this indication.

Evidenzgrad: s. Referenzen

▼

Practice Guideline for the treatment of patients with Alzheimer's disease and other dementias, October 2007 (APA Web site at: www.psych.org):

Referenzen:

Agid Y, Dubois B, Anand R, et al.: Efficacy and tolerability of rivastigmine in patients with dementia of the Alzheimer type. Curr Ther Res Clin Exp 1998; 59: 837-845. *(A)*

Brodaty H, Corey-Bloom J, Potocnik FC, et al.: Galantamine prolonged release formulation in the treatment of mild to moderate Alzheimer's disease. Dement Geriatr Cogn Disord 2005; 20: 120-132. *(A)*

Burns A, Rossor M, Hecker J, et al.: The effects of donepezil in Alzheimer's disease – results from a multinational trial. Dement Geriatr Cogn Disord 1999; 10: 237-244. *(A)*

Corey-Bloom J, Anand R, Veach J, ENA 713 B352 Study Group: A randomized trial evaluating the efficacy and safety of ENA 713 (rivastigmine tartrate), a new acetylcholinesterase inhibitor, in patients with mild to moderately severe Alzheimer's disease. Int J Geriatr Psychopharmacol 1998; 1: 55-65. *(A)*

Courtney C, Farrell D, Gray R, et al.: Long-term donepezil treatment in 565 patients with Alzheimer's disease (AD2000): randomised double-blind trial. Lancet 2004; 363: 2105-2115. *(A)*

Feldman H, Gauthier S, Hecker J, et al.: A 24-week, randomized, double-blind study of donepezil in moderate to severe Alzheimer's disease. Neurology 2001; 57: 613-620. *(A)*

Forette F, Anand R, Gharabawi G: A phase II study in patients with Alzheimer's disease to assess the preliminary efficacy and maximum tolerated dose of rivastigmine (Exelon). Eur J Neurol 1999; 6: 423-429. *(A)*

Greenberg SM, Tennis MK, Brown LB, et al.: Donepezil therapy in clinical practice: a randomized crossover study. Arch Neurol 2000; 57: 94-99. *(A)*

Karaman Y, Erdogan F, Koseoglu E, et al.: A 12-month study of the efficacy of rivastigmine in patients with advanced moderate Alzheimer's disease. Dement Geriatr Cogn Disord 2005; 19: 51-56. *(A-)*

Lopez OL, Becker JT, Saxton J, et al.: Alteration of a clinically meaningful outcome in the natural history of Alzheimer's disease by cholinesterase inhibition. J Am Geriatr Soc 2005; 53: 83-87. *(C)*

Mohs RC, Doody RS, Morris JC, et al.: A 1-year, placebo-controlled preservation of function survival study of donepezil in AD patients. Neurology 2001; 57: 481-488. *(A)*

Raskind MA, Peskind ER, Wessel T, et al.: Galantamine in AD: a 6-month randomized, placebo-controlled trial with a 6-month extension. The Galantamine USA-1 Study Group. Neurology 2000; 54: 2261-2268. *(A)*

Rockwood K, Mintzer J, Truyen L, et al.: Effects of a flexible galantamine dose in Alzheimer's disease: a randomised, controlled trial. J Neurol Neurosurg Psychiatry 2001; 71: 589-595. *(A)*

Rogers SL, Farlow MR, Doody RS, et al.: A 24-week, double-blind, placebo-controlled trial of donepezil in patients with Alzheimer's disease. Donepezil Study Group. Neurology 1998 a; 50: 136-145. *(A)*

Rogers SL, Doody RS, Mohs RC, et al.: Donepezil improves cognition and global function in Alzheimer disease: a 15-week, double-blind, placebo-controlled study. Donepezil Study Group. Arch Intern Med 1998 b; 158: 1021-1031. *(A)*

Rosler M, Anand R, Cicin Sain A, et al.: Efficacy and safety of rivastigmine in patients with Alzheimer's disease: international randomised controlled trial. BMJ 1999; 318. 633-638. *(A)*

Seltzer B, Zolnouni P, Nunez M, et al.: Efficacy of donepezil in early stage Alzheimer disease: a randomized placebo-controlled trial. Arch Neurol 2004; 61: 1852-1856. *(A)*

Sramek JJ, Anand R, Wardle TS, et al.: Safety/tolerability trial of SDZ ENA 713 in patients with probable Alzheimer's disease. Life Sci 1996; 58:1201-1207. *(A)*

Suh GH, Yeon JH, Uk LC, et al.: A prospective, double-blind, community-controlled comparison of three doses of galantamine in the treatment of mild to moderate Alzheimer's disease in a Korean population. Clin Ther 2004; 26: 1608-1618. *(A)*

Tariot PN, Solomon PR, Morris JC, et al.: A 5-month, randomized, placebocontrolled trial of galantamine in AD. The Galantamine USA-10 Study Group. Neurology 2000; 54: 2269-2276. *(A)*

Tariot PN, Cummings JL, Katz IR, et al.: A randomized, double blind, placebo-controlled study of the efficacy and safety of donepezil in patients with Alzheimer's disease in the nursing home setting. J Am Geriatr Soc 2001; 49: 1590-1599. *(A)*

Tune L, Tiseo PJ, Ieni J, et al.: Donepezil HCl (E2020) maintains functional brain activity in patients with Alzheimer disease: results of a 24-week, double-blind, placebo-controlled study. Am J Geriatr Psychiatry 2003; 11: 169-177. *(A)*

Wilcock GK, Lilienfeld S, Gaens E: Efficacy and safety of galantamine in patients with mild to moderate Alzheimer's disease: multicentre randomised controlled trial. Galantamine International-1 Study Group. BMJ 2000; 321: 1445-1449. *(A)*

Wilkinson D, Murray J: Galantamine: a randomized, double-blind, dose comparison in patients with Alzheimer's disease. Int J Geriatr Psychiatry 2001; 16: 852-857. *(A)*

Winblad B, Engedal K, Soininen H, et al.: A 1-year, randomized, placebo-controlled study of donepezil in patients with mild to moderate AD. Neurology 2001; 57: 489-495. *(A)*

Winblad B, Kilander L, Eriksson S, et al.: Donepezil in patients with severe Alzheimer's disease: double-blind, parallel-group, placebo-controlled study. Lancet 2006; 367: 1057-1065. *(A)*

»Dementia« MOH Clinical Practice Guidelines 3/2007:

Acetylcholinesterase inhibitors should be considered for the management of all patients with mild to moderate Alzheimer's disease. **Grade A.**

Clinical trials (the majority lasting one year or less in duration) involving the use of donepezil, rivastigmine or galantamine that are conducted in patients with mild to moderate Alzheimer's disease consistently demonstrate modest improvement in (1) cognition and global functioning (on average, a 3-point difference on the 70-point Alzheimer's disease assessment scale over a 6-month period), (2) activities of daily living and (3) neuropsychiatric symptoms (delay in emergence of symptoms, improvement in apathy, and variable patterns of improvement for milder degrees of anxiety, depression and hallucination) (Birks and Harvey, 2006; Birks et al. 2005; Loy and Schneider 2006).

Empfehlungsstärke: s. Text
Evidenzgrad: **Level 1++**

Referenzen:
Birks J, Harvey RJ: Donepezil for dementia due to Alzheimer's disease. In: The Cochrane Library, Issue 1, 2006. Oxford: Update Software.
Birks J, Grimley Evans J, Iakovidou V, et al.: Rivastigmine for Alzheimer's disease (Cochrane Review). In: The Cochrane Library, Issue 3, 2005. Oxford: Update Software.
Courtney C, Farrell D, Gray R, et al.: Long-term donepezil treatment in 565 patients with Alzheimer's disease (AD 2000): randomized double-blind trial. Lancet 2004; 363: 2105-2115.
Loy C, Schneider L: Galantamine for Alzheimer's disease and mild cognitive impairment. In: The Cochrane Library, Issue 1, 2006. Oxford: Update Software.
Raskind MA, Peskind ER, Truyen L, et al.: The cognitive benefits of galantamine are sustained for at least 36 months; a long-term extension trial. Arch Neurol 2004; 61: 252-256.
Winblad B, Wimo A, Engedal K: 3-year study of donepezil therapy in Alzheimer's disease: effects of early and continuous therapy. Dement Geriatr Cogn Disord 2006; 21: 353-363.

Practice Parameter: Management of dementia (an evidence-based review) (Neurology 2001; 56: 1154-1166):

Significant treatment effects have been demonstrated with several different cholinesterase inhibitors, indicating that the class of agents is consistently better than placebo. However, the disease eventually continues to progress despite treatment, and the average »effect size« is modest. Global changes in cognition, behavior, and functioning have been detected by both physicians and caregivers, indicating that even small measurable differences may be clinically significant.

To date, there have been no head-to-head comparisons of cholinesterase inhibitors, and the main differences between these agents are in the side-effect profiles and the ease of administration (e.g., once or twice versus four times daily dosing).

Evidenzgrad und/oder Empfehlungsstärke: keine Angaben

Referenzen: keine Angaben

Current Pharmacologic Treatment of Dementia: A Clinical Practice Guideline from the American College of Physicians and the American Academy of Family Physicians (Ann Intern Med 2008; 148: 370-378):

In summary, the average change in cognitive score (using ADAS-cog, MMSE, and SIB) with donepezil treatment was statistically significant but not clinically important.

For general cognitive function, pooled evidence showed a statistically significant benefit of galantamine on the ADAS-cog (Figure 2 in the evidence report) (Brodaty et al. 2005; Bullock et al. 2004; Erkinjuntti et al. 2002; Koontz and Baskys, 2005; Raina et al. 2008; Raskind et al. 2000; Rockwood et al. 2001; Tariot et al. 2000; Wilcock et al. 2000); the pooled estimate of improvement did not meet the clinically important threshold of a 4-point change on the ADAS-cog.

In summary, use of rivastigmine did not improve cognition as measured by the ADAS-cog but did result in clinically important improvements as measured by global assessment with the CIBIC-pius. Donezepil: Some, but not all, studies found improvements in activities of daily living scores for patients with Alzheimer disease and vascular dementia and no severe adverse effects. Galantamine: In addition, 6 studies did global assessments with the CIBIC-plus and showed statistically significant improvements.

▼

Current Pharmacologic Treatment of Dementia: A Clinical Practice Guideline from the American College of Physicians and the American Academy of Family Physicians (Ann Intern Med 2008; 148: 370-378):

Evidenzgrad und/oder Empfehlungsstärke: keine Angaben

Referenzen:

Brodaty H, Corey-Bloom J, Potocnik FC, et al.: Galantamine prolonged-release formulation in the treatment of mild to moderate Alzheimer's disease. Dement Geriatr Cogn Disord 2005; 20: 120-132.

Bullock R, Erkinjuntti T, Lilienfeld S. GAL-INT-6 Study Group: Management of patients with Alzheimer's disease plus cerebrovascular disease: 12-month treatment with galantamine. Dement Geriatr Cogn Disord 2004; 17: 29-34.

Erkinjuntti T, Kurz A, Gauthier S, et al.: Efficacy of galantamine in probable vascular dementia and Alzheimer's disease combined with cerebrovascular disease: a randomised trial. Lancet 2002; 359: 1283-1290.

Koontz J, Baskys A: Effects of galantamine on working memory and global functioning in patients with mild cognitive impairment: a double-blind placebocontrolled study. Am J Alzheimers Dis Other Demen 2005;20: 295-302.

Raina P, Santaguida P, Ismaila A, et al.: Effectiveness of cholinesterase inhibitors and memantine for treating dementia: evidence review for a clinical practice guideline. Ann Intern Med 2008; 148: 379-397.

Raskind MA, Peskind ER, Wessel T, et al.: Galantamine in AD: a 6-month randomized, placebo-controlled trial with a 6-month extension. The Galantamine USA-1 Study Group. Neurology 2000; 54: 2261-2268.

Rockwood K, Mintzer J, Truyen L, et al.: Effects of a flexible galantamine dose in Alzheimer's disease: a randomised, controlled trial. J Neurol Neurosurg Psychiatry 2001; 71: 589-595.

Tariot PN, Solomon PR, Morris JC, et al.: A 5-month, randomized, placebo-controlled trial of galantamine in AD. The Galantamine USA-10 Study Group. Neurology 2000; 54: 2269-2276.

Wilcock GK, Lilienfeld S, Gaens E: Efficacy and safety of galantamine in patients with mild to moderate Alzheimer's disease: multicentre randomised controlled trial. Galantamine International-1 Study Group. BMJ 2000; 321: 1445-1449.

Cognitive Impairment in the Elderly – Recognition, Diagnosis and Management, July 15, 2007, Ministry of Health of British Columbia:

AChEIs include donepezil (Aricept®), galantamine (Reminyl®) and rivastigmine (Exelon®). They are currently approved by Health Canada for the symptomatic treatment of mild to moderate dementia of the Alzheimer's type (AD).
Earlier studies have demonstrated small to modest efficacy of AChEIs in cognitive and global outcome measures, while recent studies have included maintenance of activities of daily living and reduction of caregiver burden as outcomes.

Evidenzgrad und/oder Empfehlungsstärke: keine Angaben

Referenzen: keine Angaben

Leitlinien für Diagnostik und Therapie in der Neurologie: Therapie neurodegenerativer Demenzen), 4. Aufl., 2008:

Cholinesterase-Hemmstoffe sind bei Patienten mit leichter bis mittelschwerer AD zugelassen (↑↑↑). Obwohl die Effekte insgesamt moderat sind, liegt für jede der heute zur Verfügung stehenden Substanzen eine ausreichende Evidenz vor (Birks u. Harvey 2003; Birks et al. 2000; Loy u. Schneider 2004). Die Wirksamkeit bezieht sich auf den Nachweis verbesserter kognitiver Leistungen, verminderter Verhaltensauffälligkeiten, eines besseren klinischen Globalurteils sowie einer Verminderung der Belastung pflegender Angehöriger.

Evidenzgrad: s. Text

Referenzen:

Birks JS, Harvey R: Donepezil for dementia due to Alzheimer's disease. Cochrane Database Syst Rev 2003 (3): CD001190.

Birks J, Grimley Evans J , Iakovidou V, et al.: Rivastigmine for Alzheimer's disease. Cochrane Database Syst Rev 2000 (4): CD001191.

Loy C, Schneider L: Galantamine for Alzheimer's disease. Cochrane Database Syst Rev 2004 (4): CD001747.

4

IQWiG: Cholinesterasehemmer bei Alzheimer-Demenz. Abschlussbericht A05-19A (Köln: Institut für Qualität und Wirtschaftlichkeit im Gesundheitswesen (IQWiG); Februar 2007)

Die Cholinesterasehemmer Donepezil, Galantamin und Rivastigmin haben bei Patienten mit einer Alzheimer-Demenz leichten bis mittleren Schweregrades einen Nutzen bezüglich des Therapieziels der kognitiven Leistungsfähigkeit. Für Donepezil gilt dies über alle eingesetzten Dosen hinweg, für Galantamin und Rivastigmin nur bei mittleren und hohen Dosen.

Für das Therapieziel Aktivitäten des täglichen Lebens zeigen sich für alle drei Substanzen bei mittlerer und/ oder hoher Dosis Hinweise auf eine günstige Beeinflussung.

Evidenzgrad und/oder Empfehlungsstärke: keine Angaben

Referenzen: keine Angaben

Screening for Dementia U.S. Preventive Services Task Force (USPSTF) Recommendations, 2003:

Four systematic Reviews (Birks et al. 2000 a, b; Olin and Schneider, 2002; Qizilbash et al. 1998) and 5 RCTs (Burns et al. 1999; Greenberg et al. 2000; Mohs et al. 2001; Rosler et al. 1999; Winblad et al. 2001) have examined the effect of cholinesterase inhibitors compared with placebo among people with mild to moderate Alzheimer's disease. Most of these studies found a statistically significant difference favoring cholinesterase inhibitors that ranged from 2.1 to 3.4 points on ADAS-Cog. A slowing of decline by 2 to 3 ADASCog points over a year is approximately equivalent to a delay in disease progression of up to 7 months in a person with mild dementia, or a delay of 2 to 5 months in a person with moderate dementia (Boustani et al. 2003).
In addition, several of these studies showed that cholinesterase inhibitors stabilized or slightly improved clinician impression of change as measured by CIBIC. However, the evidence of the effects of cholinesterase inhibitors on functional measures, such as instrumental activities of daily living, is mixed. In general, the studies have shown little or no effect of cholinesterase inhibitors on functional decline after 6 months of treatment, and a small, but statistically significant, difference from placebo after 12 months of treatment (Auchus and Bissey-Black, 1997; Devanand et al. 1998; Lyketsos et al. 2000; Petracca et al. 1996; Teri et al. 2000).

Evidenzgrad und/oder Empfehlungsstärke: keine Angaben

Referenzen:
Auchus A, Bissey-Black C: Pilot study of haloperidol, fluoxetine, and placebo for agitation in Alzheimer's disease. J Neuropsychiatry Clin Neurosci 1997; 9: 591-593.
Birks J, Iakovidou V, Tsolaki M: Rivastigmine for Alzheimer's disease (Cochrane Review). Cochrane Database Syst Rev. 2000 a (2): CD001191.
Birks J, Melzer D, Beppu H: Donepezil for mild and moderate Alzheimer's disease (Cochrane Review). Cochrane Database Syst Rev. 2000 b (4): CD001190.
Boustani M, Peterson B, Hanson L, et al.: Screening for dementia in primary care: a summary of the evidence for the U.S. preventive services task force. Ann Int Med 2003; 138: 927–937.
Burns A, Rossor M, Hecker J, et al.: The effects of donepezil in Alzheimer's disease – results from a multinational trial. Dement Geriatr Cogn Disord 1999; 10: 237–244.
Devanand D, Marder K, Michaels K, et al.: A randomized, placebo-controlled dose-comparison trial of haloperidol for psychosis and disruptive behaviors in Alzheimer's disease. Am J Psychiatry 1998; 155: 1512-1520.
Greenberg S, Tennis M, Brown L, et al.: Donepezil therapy in clinical practice: a randomized crossover study. Arch Neurol 2000; 57: 94-99.
Lyketsos CG, Sheppard JM, Steele CD, et al.: Randomized, placebo-controlled, double-blind clinical trial of sertraline in the treatment of depression complicating Alzheimer's disease: initial results from the Depression in Alzheimer's Disease study. Am J Psychiatry 2000; 157: 1686-1689.
Mohs RC, Doody RS, Morris JC, et al.: A 1-year, placebo-controlled preservation of function survival study of donepezil in AD patients. Neurology 2001; 57: 481-488.
Olin J, Schneider L: Galantamine for Alzheimer's disease. Cochrane Database Syst Rev. 2002 (3): CD001747.
Petracca G, Teson A, Chemerinski E, et al.: A double-blind placebo-controlled study of clomipramine in depressed patients with Alzheimer's disease. J Neuropsychiatry Clin Neurosci 1996; 8: 270-275.
Qizilbash N, Whitehead A, Higgins J, et al.: Cholinesterase inhibition for Alzheimer disease: a meta-analysis of the tacrine trials. Dementia Trialists‹ Collaboration. JAMA 1998; 280: 1777-1782.
Rosler M, Anand R, Cicin-Sain A, et al.: Efficacy and safety of rivastigmine in patients with Alzheimer's disease: international randomised controlled trial. BMJ 1999; 318: 633-638.

▼

Screening for Dementia U.S. Preventive Services Task Force (USPSTF) Recommendations, 2003:

Teri L, Logsdon RG, Peskind E, et al.: Treatment of agitation in AD: a randomized, placebo-controlled clinical trial. Neurology 2000; 55: 1271-1278.

Winblad B, Engedal K, Soininen H, et al.: A 1-year, randomized, placebo-controlled study of donepezil in patients with mild to moderate AD. Neurology 2001; 57: 489-495.

Arzneiverordnung in der Praxis, Band 31, Sonderheft 4 (Therapieempfehlungen), Dezember 2004:

Acetylcholinesterasehemmer sind bislang zur Behandlung leichter und mittelschwerer Alzheimer-Demenz zugelassen, wenngleich erste Studien auch auf positive Wirkungen bei schwerer Alzheimer-Demenz und bei vaskulärer Demenz hinweisen.

Evidenzgrad und/oder Empfehlungsstärke: keine Angaben

Referenzen: keine Angaben

Pharmacological Treatment of Dementia Evidence Report/Technology Assessment Number 97, AHRQ Publication No. 04-E018-2, April 2004

Donezepil: There is consistent evidence of benefit in the domains of general cognitive function and global assessment; the combined effect sizes for the Alzheimer's Disease Assessment Scale-Cognitive Section (ADAS-cog) and the Clinicians Interview-Based Impression of Change (CIBIC) were estimated.

Galantamine: Evidence of benefit is consistent in the domains of general cognitive function, global assessment and quality of life/ADL.

Rivastigmin: Evidence shows that general cognitive function improves with rivastigmine at dose of 12 mg but there are mixed results for efficacy at lower doses.

Donezepil: There is evidence of benefit in ADL outcomes, although this outcome was evaluated by a variety of instruments.

Galantamin: A dose effect was evident in the ADL domain when comparing the pooled estimates of the Disability Assessment for Dementia (DAD); no dose effect was observed for outcomes in the global assessment domain, and this could not be evaluated for the general cognition domain.

Evidenzgrad und/oder Empfehlungsstärke: keine Angaben

Referenzen: keine Angaben

28 Es soll die höchste verträgliche Dosis (Anmerkung: der Acetylcholinesterase-Hemmer) angestrebt werden.

Zitate:

Dementia. A NICE–SCIE Guideline on supporting people with dementia and their carers in health and social care, 2007:

s. Empfehlung 27

Scottish Intercollegiate Guidelines Network (SIGN): Management of patients with dementia (SIGN 86), February 2006:

Higher doses of galantamine are more effective than lower doses, although there is no added benefit of doses in excess of 24 mg per day (Rockwood et al. 2001; Wilcock et al. 2000). **(1++)**

Evidenzgrad: s. Text
s. auch Empfehlung 27

Referenzen:
Rockwood K, Mintzer J, Truyen L, et al.: Effects of a flexible galantamine dose in Alzheimer's disease: a randomised, controlled trial. J Neurol Neurosurg Psychiatry 2001; 71: 589-595.

Wilcock GK, Lilienfeld S, Gaens E: Efficacy and safety of galantamine in patients with mild to moderate Alzheimer's disease: Multicentre randomised controlled trial. BMJ 2000; 321: 1445-1449.

DEGAM-Leitlinie, Stand Oktober 2007:

Keine Stellungnahme

Practice Guideline for the treatment of patients with Alzheimer's disease and other dementias, October 2007 (APA Web site at: www.psych.org):

Higher dosages may be effective in some patients when lower dosages are not; therefore, patients who have not shown clear benefit while taking a lower dosage should receive an increased dose, if tolerated, before the conclusion is made that the medication is ineffective. Minimal effective dosages are 5 mg/day for donepezil, 16 mg/day for galantamine, and 6 mg/day for rivastigmine.

Evidenzgrad und/oder Empfehlungsstärke: keine Angaben

Referenzen: keine Angaben

»Dementia« MOH Clinical Practice Guidelines 3/2007:

Where tolerated, acetylcholinesterase inhibitors should be titrated to recommended doses (5-10 mg/day donepezil; 6-12 mg/day rivastigmine; 16-24 mg/day galantamine), which have been shown to confer greater benefit compared with lower doses. **Grade A**

Empfehlungsstärke: s. Text
Evidenzgrad: **Level 1++**

Referenzen:
Birks J, Harvey RJ: Donepezil for dementia due to Alzheimer's disease. In: The Cochrane Library, Issue 1, 2006. Oxford: Update Software.
Birks J, Grimley Evans J, et al.: Rivastigmine for Alzheimer's disease (Cochrane Review). In: The Cochrane Library, Issue 3, 2005. Oxford: Update Software.
Loy C, Schneider L.: Galantamine for Alzheimer's disease and mild cognitive impairment. In: The Cochrane Library, Issue 1, 2006. Oxford: Update Software.

Practice Parameter: Management of dementia (an evidence-based review) (Neurology 2001; 56: 1154-1166):

Keine Stellungnahme

Current Pharmacologic Treatment of Dementia: A Clinical Practice Guideline from the American College of Physicians and the American Academy of Family Physicians (Ann Intern Med 2008; 148: 370-378):

Galantamine: One trial showed a dose-related effect with statistically significant improvement in ADAS-cog score at 24 mg but not at 32 mg (Wilkinson and Murray, 2001).

Evidenzgrad und/oder Empfehlungsstärke: keine Angaben

Referenzen:
Wilkinson D, Murray J. Galantamine: a randomized, double-blind, dose comparison in patients with Alzheimer's disease. Int J Geriatr Psychiatry. 2001; 16: 852-857.

Cognitive Impairment in the Elderly – Recognition, Diagnosis and Management, July 15, 2007, Ministry of Health of British Columbia:

Keine Stellungnahme

Leitlinien für Diagnostik und Therapie in der Neurologie: Therapie neurodegenerativer Demenzen, 4. Aufl., 2008:

Keine Stellungnahme

IQWiG: Cholinesterasehemmer bei Alzheimer-Demenz. Abschlussbericht A05-19A (Köln: Institut für Qualität und Wirtschaftlichkeit im Gesundheitswesen (IQWiG); Februar 2007):

Bei allen Studien ist ein dosisabhängiger Effekt zu beobachten, wobei im Niedrigdosisbereich bei Galantamin und Rivastigmin im Gegensatz zu Donepezil jeweils keine bzw. nur eine unsichere Wirksamkeit sichtbar ist.
Bei Galantamin besteht kein erkennbarer Unterschied zwischen einer Dosierung von 16 mg und 24 mg. Bezüglich der in den Studien berichteten Häufigkeiten von unerwünschten Ereignissen wird diese Dosis-Wirkungs-Beziehung bestätigt.

Evidenzgrad und/oder Empfehlungsstärke: keine Angaben

Referenzen: keine Angaben

Arzneiverordnung in der Praxis, Band 31, Sonderheft 4 (Therapieempfehlungen), Dezember 2004:

Auch findet sich allgemein eine Dosis-Wirkungsbeziehung, weshalb individuell möglichst hoch dosiert werden sollte.

Evidenzgrad und/oder Empfehlungsstärke: keine Angaben

Referenzen: keine Angaben

Pharmacological Treatment of Dementia Evidence Report/Technology Assessment Number 97, AHRQ Publication No. 04-E018-2, April 2004:

s. Empfehlung 27

---

29 Die Auswahl eines Acetylcholinesterase-Hemmers sollte sich primär am Neben- und Wechselwirkungsprofil orientieren, da keine ausreichenden Hinweise für klinisch relevante Unterschiede in der Wirksamkeit der verfügbaren Substanzen vorliegen.

Zitate:

Dementia. A NICE–SCIE Guideline on supporting people with dementia and their carers in health and social care, 2007:

When the decision has been made to prescribe an acetylcholinesterase inhibitor, it is recommended that therapy should be initiated with a drug with the lowest acquisition cost (taking into account required daily dose and the price per dose once shared care has started). However, an alternative acetylcholinesterase inhibitor could be prescribed where it is considered appropriate having regard to adverse event profile, expectations around concordance, medical comorbidity, possibility of drug interactions, and dosing profiles. [NICE TA 2006]

Evidenzgrad und/oder Empfehlungsstärke: keine Angaben

Referenzen:
NICE technology appraisal guidance 111 (amended September 2007): Donepezil, galantamine, rivastigmine (review) and memantine for the treatment of Alzheimer's disease (amended).

Scottish Intercollegiate Guidelines Network (SIGN): Management of patients with dementia (SIGN 86), February 2006:

Keine Stellungnahme

DEGAM-Leitlinie, Stand Oktober 2007:

Keine Stellungnahme

Practice Guideline for the treatment of patients with Alzheimer's disease and other dementias, October 2007 (APA Web site at: www.psych.org):

Results of the numerous large placebo-controlled trials of individual cholinesterase inhibitors have suggested similar degrees of efficacy, although tolerability may differ among the medications. Nonetheless, currently available data do not allow a fair, unbiased direct comparison among the cholinesterase inhibitors.

Evidenzgrad und/oder Empfehlungsstärke: keine Angaben

Referenzen: keine Angaben

»Dementia« MOH Clinical Practice Guidelines 3/2007:

All three available acetylcholinesterase inhibitors (donepezil, rivastigmine and galantamine) can be considered for the pharmacological management of dementia, since there is no definite evidence to support a difference in clinical efficacy between them. **Grade B.**
The few head-to-head comparative studies are all industry sponsored, small, inconsistent in results, and offer little basis to make a clinical choice (Birks, 2006; Overshott and Burns, 2005). The choice of AchEl therapy depends on the experience of the clinician, tolerance to side effects, ease of use, and the clinical profile of the individual to be treated (such as weight, co-morbid diseases and drug interactions). For instance, where medication compliance is an issue, once-daily formulations would be helpful. For patients who require medications to be crushed due to swallowing difficulties, the capsule formulations should be avoided.

Empfehlungsstärke: s. Text
Evidenzgrad: **Level 1+**

Referenzen:
Birks J.: Cholinesterase inhibitors for Alzheimer's disease. (Cochrane Review). In: The Cochrane Library, Issue 1, 2006. Oxford: Update Software.
Overshott R, Burns A: Treatment of dementia. J Neurol Neurosurg Psychiatry 2005; 76, Suppl 5: v53-v59.

Practice Parameter: Management of dementia (an evidence-based review) (Neurology 2001; 56: 1154-1166):

s. Empfehlung 27

Cognitive Impairment in the Elderly – Recognition, Diagnosis and Management, July 15, 2007, Ministry of Health of British Columbia:

Keine Stellungnahme

Leitlinien für Diagnostik und Therapie in der Neurologie: Therapie neurodegenerativer Demenzen, 4. Aufl., 2008:

Evidenz, welcher Patient in Bezug auf welches der Antidementiva am besten ansprechen wird, liegt zur Zeit nicht vor. Die Auswahl richtet sich auch nach den möglichen Nebenwirkungen und den pharmakodynamischen/pharmakokinetischen Eigenschaften der Medikamente. Im Einzelfall können die Möglichkeit zur Einmalgabe (Donepezil, Galantamin), die Zubereitung als Lösung (Galantamin, Rivastigmin), Pflaster (Rivastigmin) oder die Kosten von Bedeutung sein.

Evidenzgrad und/oder Empfehlungsstärke: keine Angaben

Referenzen: keine Angaben

IQWiG: Cholinesterasehemmer bei Alzheimer-Demenz. Abschlussbericht A05-19A (Köln: Institut für Qualität und Wirtschaftlichkeit im Gesundheitswesen (IQWiG); Februar 2007):

Insgesamt lässt sich kein eindeutiger Vorteil für eine der drei untersuchten Substanzen aus den vorliegenden Daten ableiten.

Evidenzgrad und/oder Empfehlungsstärke: keine Angaben

Referenzen: keine Angaben

> **30** Acetylcholinesterase-Hemmer können bei guter Verträglichkeit im leichten bis mittleren Stadium fortlaufend gegeben werden.
>
> **31** Ein Absetzversuch kann vorgenommen werden, wenn Zweifel an einem günstigen Verhältnis aus Nutzen zu Nebenwirkungen auftreten.

Zitate:

Dementia. A NICE–SCIE Guideline on supporting people with dementia and their carers in health and social care, 2007:

Patients who continue on the drug should be reviewed every 6 months by MMSE score and global, functional and behavioural assessment. Carers‹ views on the patient‹s condition at follow-up should be sought. The drug should only be continued while the patient‹s MMSE score remains at or above 10 points and their global, functional and behavioural condition remains at a level where the drug is considered to be having a worthwhile effect. Any review involving MMSE assessment should be undertaken by an appropriate specialist team, unless there are locally agreed protocols for shared care.

Although it is recommended that acetylcholinesterase inhibitors should be prescribed only to people with Alzheimer's disease of moderate severity, healthcare professionals should not rely on the MMSE score in certain circumstances. These are:
in those with an MMSE score greater than 20, who have moderate dementia as judged by significant impairments in functional ability and personal and social function compared with premorbid ability
in those with an MMSE score less than 10 because of a low premorbid attainment or ability or linguistic difficulties, who have moderate dementia as judged by an assessment tool sensitive to their level of competence
in people with learning disabilities
in people who are not fluent in spoken English or in the language in which the MMSE is applied.

Evidenzgrad und/oder Empfehlungsstärke: keine Angaben

Referenzen: keine Angaben

Scottish Intercollegiate Guidelines Network (SIGN): Management of patients with dementia (SIGN 86), February 2006:

At the case control study level, there is support for long term use of cholinesterase inhibitors to delay institutionalisation (Clegg et al. 2002). The cost of additional community services is not taken into account in this study, but savings in the cost of caring for patients in institutions may be substantial.

Evidenzgrad und/oder Empfehlungsstärke: keine Angaben

Referenzen:
Clegg A, Bryant J, Nicholson T, et al.: Clinical and cost-effectiveness of donepezil, rivastigmine, and galantamine for Alzheimer's disease: A systematic review. Int J Technol Assess Health Care 2002; 18: 497-507.

DEGAM-Leitlinie, Stand Oktober 2007:

Kriterien für eine Beendigung der Therapie mit Cholinesterasehemmern (Auriacombe et al. 2002; Cummings 2003; Fachbereich Evidenzbasierte Medizin et al. 2002; Farlow 2002; Finucane 2003; Hogan u. Patterson 2002; Poirier 2002; Wolfson et al. 2002):
- die Nebenwirkungen den Patienten nachhaltig beeinträchtigen
- die Demenzsymptomatik nach 3-6 Monaten Therapiedauer in gleichem Ausmaß oder schneller zunimmt als vor der Behandlung bzw. sich akut verschlechtert
- die Patienten das Stadium der schweren Demenz erreichen (Mini-Mental-Test < 10)
- die Patienten bettlägerig werden oder nicht mehr in der Lage sind zu kommunizieren
- Kriterien für eine Fortsetzung der Therapie mit Cholinesterasehemmern (Auriacombe et al. 2002; Cummings, 2003; Fachbereich Evidenzbasierte Medizin et al. 2002; Farlow 2002; Finucane 2003; Hogan u. Patterson 2002; Poirier 2002; Wolfson et al. 2002):

▼

DEGAM-Leitlinie, Stand Oktober 2007:

- die Demenzsymptomatik hat sich nach 3-6 Monaten Therapiedauer nicht verschlechtert (also kein weiterer Abfall der kognitiven und alltagspraktischen Fähigkeiten)
- der Patient profitiert nach Einschätzung von Ärzten und Angehörigen von der Therapie
- unter einer engmaschigen Kontrolle treten keine oder nur vertretbare Nebenwirkungen auf.

Kurzfassung: Wird das schwere Stadium erreicht, so ist das Medikament abzusetzen. C

Empfehlungsstärke: s. Text
Evidenzgrad: s. Referenzen

Referenzen:
Auriacombe S, Pere JJ, Loria-Kanza Y, et al.: Efficacy and safety of rivastigmine in patients with Alzheimer's disease who failed to benefit from treatment with donepezil. Curr Med Res Opin 2002; 18: 129-138. *Level of evidence: III*
Cummings JL: Use of cholinesterase inhibitors in clinical practice: Evidence-based recommendations. Am J Geriatr Psychiatry 2003; 11: 131-145. *Level of evidence: Ia*
Fachbereich Evidenz-basierte Medizin, Ziegler S, Arndt C et al.: Donepezil, Rivastigmin und Galantamin in der Therapie der Demenz vom Alzheimer-Typ. Medizinischer Dienst der Spitzenverbände der Krankenkassen e.V., 2002. *Level of evidence: Ia*
Farlow M: A clinical overview of cholinesterase inhibitors in Alzheimer's disease. Int Psychogeriatr 2002; 14, Suppl 1: 93-126. *Level of evidence: IV*
Finucane TE: Cholinesterase inhibitors for Alzheimer disease. JAMA 2003, 289: 2359 (author reply: 2360-2361). *Level of evidence: IV*
Hogan DB, Patterson C: Progress in clinical neurosciences: Treatment of Alzheimer's disease and other dementias – review and comparison of the cholinesterase inhibitors. Can J Neurol Sci 2002; 29: 306-314. *Level of evidence: Ia*
Poirier J: Evidence that the clinical effects of cholinesterase inhibitors are related to potency and targeting of action. Int J Clin Pract Suppl 2002; (127): 6-19. *Level of evidence: IV*
Wolfson C, Oremus M, Shukla V, et al.: Donepezil and rivastigmine in the treatment of Alzheimer's disease: a best-evidence synthesis of the published data on their efficacy and cost-effectiveness. Clin Ther 2002; 24: 862-886 (discussion: 837). *Level of evidence: Ia*

Practice Guideline for the treatment of patients with Alzheimer's disease and other dementias, October 2007 (APA Web site at: www.psych.org):

In practice, the decision whether to continue treatment with cholinesterase inhibitors is a highly individualized one. Reasons that patients choose to stop taking these medications include side effects, adverse events, lack of motivation, lack of perceived efficacy, and cost. Individual patients may be observed to have some stabilization of symptoms or slowing of their decline. Under these circumstances, a physician might consider continuing the medication. Conversely, a patient who is declining rapidly despite taking cholinesterase inhibitors may be considered a medication nonresponder, and the medication can be discontinued. Discontinuation of cholinesterase inhibitor medication during placebo-controlled trials after 12–24 weeks has been associated with a regression of cognitive improvement to the level of the associated placebo group. Whether resumption of the cholinesterase inhibitor reverses this symptomatic worsening is unclear. Some patients have shown pronounced deterioration within several weeks of discontinuing cholinesterase inhibitors and improvement when the medication has been restarted.
In contrast, the results of one study suggested that donepezil-treated patients who had treatment interrupted for 6 weeks and then restarted treatment never regained cognition back to the level achieved before medication discontinuation (Doody et al. 2001).

Evidenzgrad: s. Referenzen

Referenzen:
Doody RS, Geldmacher DS, Gordon B, et al.: Open-label, multicenter, phase 3 extension study of the safety and efficacy of donepezil in patients with Alzheimer disease. Arch Neurol 2001; 58: 427–433. (B)

»Dementia« MOH Clinical Practice Guidelines 3/2007:

Stabilisation or modest improvement above baseline may be observed in the first 6-9 months, which can be monitored by the use of (National Institute for Health and Clinical Excellence, 2006; Lovestone and Gauthier, 2001):
I.   clinical methods, via assessment of cognitive, functional and behavioural domains through interview with the patient and caregiver; and/or
II.   standardized rating scales, which involves either:
      a. brief mental status tests such as the Chinese Mini Mental State Examination (CMMSE), Abbreviated Mental Test (AMT) and Elderly Assessment Cognitive Questionnaire (ECAQ), or
      b. more detailed psychometric testing.

After 6-9 months, a lesser decline can be observed, which can be documented by patient and caregiver interview for cognitive, functional and behavioural (emergence of neuropsychiatric symptoms) features (Lovestone and Gauthier, 2001).
A trial of withdrawal of symptomatic treatment should be considered when the harm outweighs the benefit, and should be undertaken only after careful discussion with the patient and caregiver (Lim, 2006). Examples include intolerable or serious side effects, and progression of disease to the severe stages despite optimising treatment. When attempting withdrawal, it is important to monitor closely for any deterioration so that therapy can be quickly reinstated to regain the same level of symptomatic effect (Overshott and Burns, 2005).
The medication may be discontinued if the patient does not respond after an adequate trial of 3-6 months.
Patients who are started on acetylcholinesterase inhibitors or N-methyl D-aspartate antagonists, should be carefully monitored for side effects and response to treatment. **GPP**
There is evidence to suggest that the cognitive, functional and behavioural benefit of AchEI may extend to the more severe stages of Alzheimer's disease (Birks, 2006; Feldman et al. 2001). A recent Swedish study found that donepezil improves cognition and preserves function in individuals with severe Alzheimer's disease (Mini Mental State examination score 1-10) who were living in assisted care nursing homes (Winblad et al. 2006). **Level 1+**
Acetylcholinesterase inhibitors can be considered for the management of moderate to severe Alzheimer's disease. **Grade B**

Evidenzgrad und Empfehlungsstärke: s. Text

Referenzen:
Birks J: Cholinesterase inhibitors for Alzheimer's disease (Cochrane Review). In: The Cochrane Library, Issue 1, 2006. Oxford: Update Software.
Feldman H, Gauthier S, Hecker J, et al.: A 24-week, randomized, double-blind study of donepezil in moderate to severe Alzheimer's disease. Neurology 2001; 57: 613-620.
Lim WS: Pharmacological treatment of dementia. Singapore Fam Physician 2006; 32: 20-24.
Lovestone S, Gauthier S: Management of dementia. London: Martin Dunitz, 2001.
National Institute for Health and Clinical Excellence: Appraisal consultation document: donepezil, rivastigmine, galantamine (review) and memantine for the treatment of Alzheimer's disease. London: NICE, 2006 (http://www.nice.org.uk/page.aspx?0=245 098).
Overshott R, Burns A.: Treatment of dementia. J Neurol Neurosurg Psychiatry 2005; 76, Suppl 5: v53-v59.
Winblad B, Kilander L, Eriksson S, et al.: Donepezil in patients with severe Alzheimer's disease: double-blind, parallel-group, placebocontrolled study. Lancet. 2006; 367: 1057-1065.

Practice Parameter: Management of dementia (an evidence-based review) (Neurology 2001; 56: 1154-1166):

Keine Stellungnahme

Cognitive Impairment in the Elderly – Recognition, Diagnosis and Management, July 15, 2007, Ministry of Health of British Columbia:

In the literature, there is little definitive evidence for duration of efficacy beyond two years. Current literature is controversial with respect to adverse effects from discontinuing treatment.

Evidenzgrad und/oder Empfehlungsstärke: keine Angaben

Referenzen: keine Angaben

Leitlinien für Diagnostik und Therapie in der Neurologie: Therapie neurodegenerativer Demenzen, 4. Aufl., 2008:

Die antidementative Therapie ist eine Langzeittherapie, Therapieunterbrechungen sollten nach Möglichkeit vermieden werden. Eine Therapieevaluation der Antidementiva ist im Einzelfall durch standardisierte mit den kognitiven oder nichtkognitiven Skalen nur begrenzt oder nicht möglich. Gründe hierfür sind u.a. die geringe Reliabilität der gängigen Testverfahren oder die ungenügende Vorhersagbarkeit der individuellen Verläufe in Relation zu den Effektstärken der zugelassenen Medikamente. Die Zunahme der Demenzsymptomatik ist Teil der Erkrankung auch unter Therapie, so dass Besserung oder Stabilität der Zielparameter nur vorübergehend erwartet werden können. Studien zur Wertigkeit des Überschreiten noch zu definierender Normwerte (Korridore) von Hirnleistungen unter Therapie als Anhaltspunkt für Therapieentscheidungen fehlen. Auch ist unklar, welche Instrumente bzw. hierbei relevanten Zielparameter (Kognition, ADL etc.) für eine diesbezügliche Beurteilung herangezogen werden könnten.
Es gibt allerdings Hinweise dafür, dass bei anamnestischen Angaben, die auf ein Therapieversagen hinweisen, ein Wechsel des Präparats erfolgreich sein kann (Emre 2002; Gauthier et al. 2003).
Evidenz zu der Frage, wann Acetylcholinesterase-Hemmstoffe abgesetzt werden sollen, gibt es nicht. Pragmatischerweise ist ein Absetzversuch empfehlenswert, wenn aus klinischer Warte deutliche Zweifel an einem günstigen Verhältnis aus Nutzen zu Nebenwirkungen auftreten; z. B. erhebliche Nebenwirkungen, sehr rasche Verschlechterung von Kognition, ADL, Gesamteindruck in Verlaufsuntersuchungen oder unerwünschte Vigilanzsteigerung (z. B. mit Antriebssteigerung mit erheblicher Unruhe).
Für fortgeschrittene Stadien der Erkrankung wurde zwar in klinischen Studien ein Nutzen einer cholinergen Substitution nachgewiesen (⇑), allerdings besteht hierfür in Europa wegen kontrovers eingeschätzter klinischer Relevanz noch keine Zulassung.

Evidenzgrad: s. Text

Referenzen:
Emre M: Switching cholinesterase inhibitors in patients with Alzheimer's disease. Int J Clin Pract Suppl 2002; 127: 64-72.
Gauthier S, Emre M, Farlow MR, et al.: Strategies for continued successful treatment of Alzheimer's disease: switching cholinesterase inhibitors. Curr Medical Res Opin 2003; 19: 707-714.

Arzneiverordnung in der Praxis, Band 31, Sonderheft 4 (Therapieempfehlungen), Dezember 2004:

Die Therapiekontrolle erfolgt idealerweise auf mehreren Ebenen. Dazu können psychometrische Testverfahren sowie die strukturierten Interviews (s. Tabelle 4), die zur Veränderungsmessung geeignet sind, angewendet werden. Der klinische Gesamteindruck, der durch eine Exploration der Angehörigen ergänzt wird, sowie die Bewertung der Aktivitäten des täglichen Lebens sind gleichfalls Instrumente zur Bewertung des Therapieerfolgs.
Wissenschaftlich fundierte Angaben zur Dauer der Behandlung sind nicht möglich. Dennoch sind in der Praxis Entscheidungen über Absetzen oder Fortführen der Therapie immer wieder notwendig. Die Behandlungsdauer bei der Anwendung von Antidementiva soll bei Ersteinstellung, falls nicht Nebenwirkungen zum Absetzen zwingen, mindestens 12 bis maximal 24 Wochen betragen. Diese Empfehlung ergibt sich aus der Tatsache, dass die Studien, die eine Symptomverbesserung bei dementiellen Syndromen unter den verschiedenen Substanzen belegen, in der Regel diesen Zeitraum abdeckten.
Danach soll mit dem Patienten, mit seinen Angehörigen und gegebenenfalls mit dem Pflegepersonal eine sorgfältige Analyse der Entwicklung der kognitiven Defizite und des Alltagsverhaltens während dieses Zeitraums vorgenommen werden. Zeigen sich nach dieser Zeit für den Arzt, den Patienten oder sonstige Betreuungspersonen keine erkennbaren Wirkungen, sollte die Gabe dieses Arzneimittels beendet oder gegebenenfalls der Versuch mit einer anderen Substanz begonnen werden. Es gibt Hinweise, dass bei Nichtansprechen auf einen Acetylcholinesterasehemmer ein anderer mit Erfolg eingesetzt werden kann. Nach mehrjähriger Therapiedauer kann ein kontrollierter Auslassversuch gerechtfertigt sein.

Evidenzgrad und/oder Empfehlungsstärke: keine Angaben

Referenzen: keine Angaben

> **35** Bei leichtgradiger Alzheimer-Demenz ist eine Wirksamkeit von Memantin auf die Alltagsfunktion nicht belegt. Es findet sich ein nur geringer Effekt auf die Kognition. Eine Behandlung von Patienten mit leichter Alzheimer-Demenz mit Memantin wird nicht empfohlen.

Zitate:

Dementia. A NICE–SCIE Guideline on supporting people with dementia and their carers in health and social care, 2007:

Memantine is not recommended as a treatment option for people with moderately severe to severe Alzheimer's disease except as part of welldesigned clinical studies. [NICE TA 2006]

Evidenzgrad und/oder Empfehlungsstärke: keine Angaben

Referenzen:
NICE technology appraisal guidance 111 (amended September 2007): Donepezil, galantamine, rivastigmine (review) and memantine for the treatment of Alzheimer's disease (amended).

Scottish Intercollegiate Guidelines Network (SIGN): Management of patients with dementia (SIGN 86), February 2006:

There is currently insufficient evidence to recommend the use of memantine for the treatment of core or associated symptoms in people with dementia.

Evidenzgrad und/oder Empfehlungsstärke: keine Angaben

Referenzen: keine Angaben

DEGAM-Leitlinie, Stand Oktober 2007:

Keine Stellungnahme

Practice Guideline for the treatment of patients with Alzheimer's disease and other dementias, October 2007 (APA Web site at: www.psych.org):

Memantine, a noncompetitive N-methyl-D-aspartate (NMDA) antagonist, which has been approved by the FDA for use in patients with moderate and severe Alzheimer's disease, may provide modest benefits and has few adverse effects; thus, it may be considered for such patients **[I]**. There is some evidence of its benefit in mild Alzheimer's disease **[III]** and very limited evidence of its benefit in vascular dementia **[I]**.

Empfehlungsstärke: s. Text

Referenzen: keine Angaben

»Dementia« MOH Clinical Practice Guidelines 3/2007:

N-methyl D-aspartate antagonists such as memantine may be a treatment option for mild to moderate Alzheimer's disease, if acetylcholinesterase inhibitor therapy is contra-indicated, not tolerated or if there is disease progression despite an adequate trial of acetylcholinesterase inhibitor. **Grade B.**
The efficacy of memantine in mild-to-moderate Alzheimer's disease (alone or in combination with AchEI) has yet to be firmly established (McShane et al. 2006). A recent study of memantine use in mild-to-moderate AD reported a small beneficial effect on cognition and behaviour, but not function (Peskind et al. 2006). **Level 1+**

Evidenzgrad und Empfehlungsstärke: s. Text

Referenzen:
McShane R, Areosa Sastre A, Minakaran N: Memantine for dementia (Cochrane Review). In: The Cochrane Library, Issue 2, 2006. Oxford: Update Software.
Peskind ER, Potkin SG, Pomara N, et al.: Memantine treatment in mild to moderate Alzheimer's disease: a 24-week randomized, controlled trial. Am J Geriatr Psychiatry 2006; 14: 704-715.

Practice Parameter: Management of dementia (an evidence-based review) (Neurology 2001; 56: 1154-1166):

Keine Stellungnahme

Current Pharmacologic Treatment of Dementia: A Clinical Practice Guideline from the American College of Physicians and the American Academy of Family Physicians (Ann Intern Med 2008; 148: 370-378):

In summary, memantine showed statistically significant, but not clinically important, improvement in cognition scores for moderate to severe Alzheimer disease, as well as all levels of severity for Alzheimer disease and vascular dementia, as measured by the ADAS-cog. Summary estimates of global assessment with the CIBIC-plus were statistically significant.

Evidenzgrad und/oder Empfehlungsstärke: keine Angaben

Referenzen: keine Angaben

Cognitive Impairment in the Elderly – Recognition, Diagnosis and Management, July 15, 2007, Ministry of Health of British Columbia:

Keine Stellungnahme

Leitlinien für Diagnostik und Therapie in der Neurologie: Therapie neurodegenerativer Demenzen, 4. Aufl., 2008:

In einer amerikanischen Studie zeigte Memantine im leichten bis mittleren Stadium der AD signifikant positive Ergebnisse (Peskind et al. 2006), während sich diese jedoch nicht in einer weiteren, europäischen Studie reproduzieren ließen, weshalb eine Zulassung für das leichte Stadium nicht erteilt wurde.

Evidenzgrad und/oder Empfehlungsstärke: keine Angaben

Referenzen:
Peskind ER, Potkin SG, Pomara N, et al.: Memantine treatment in mild to moderate Alzheimer disease: a 24-week randomized, controlled trial. Am J Geriatr Psychiatry 2006; 14: 704-715.

Pharmacological Treatment of Dementia Evidence Report/Technology Assessment Number 97, AHRQ Publication No. 04-E018-2, April 2004:

Consistent evidence of benefit in general cognitive function was demonstrated in the two studies that evaluated this domain. Findings for global assessment are mixed. The only trial that evaluated mixed dementia populations (including some VaD) with moderate to severe dementia found statistically significant improvements in global function, behavior/mood, and quality of life/ADL outcomes, but did not evaluate general cognitive function.

Evidenzgrad und/oder Empfehlungsstärke: keine Angaben

Referenzen: keine Angaben

39 Es gibt keine überzeugende Evidenz für die Wirksamkeit ginkgohaltiger Präparate. Sie werden daher nicht empfohlen.

Zitate:

Dementia. A NICE–SCIE Guideline on supporting people with dementia and their carers in health and social care, 2007:

One systematic review reported evidence from 33 RCTs of ginkgo biloba (80 to 600 mg/day for 3 to 52 weeks) versus placebo in 3,278 participants with dementia (Birks et al. 2002). We also identified one new RCT not included in the systematic review, which included 123 participants randomised to ginkgo (160 to 240 mg/day) or placebo (Van Dongen et al. 2003). The evidence suggests that the benefits of ginkgo may outweigh a low risk of adverse events. However, because the meta-analysis was based on a completer analysis and a variety of measures of cognition, it is difficult to determine the clinical importance of the observed effects.

Evidenzgrad und/oder Empfehlungsstärke: keine Angaben

Referenzen:
Birks J, Grimley EV, Van Dongen M: Ginkgo biloba for cognitive impairment and dementia. Cochrane Database Syst Rev (Online) 2002 (4): CD003120.
Van Dongen M, van Rossum E, Kessels A, et al.: Ginkgo for elderly people with dementia and age-associated memory impairment: a randomized clinical trial. J Clin Epidemiol 2003; 56: 367-376.

Scottish Intercollegiate Guidelines Network (SIGN): Management of patients with dementia (SIGN 86), February 2006:

Further trials are required before a statement can be made about the effective dose of Ginkgo for the treatment of patients with dementia (Birks et al. 2002).

Evidenzgrad und/oder Empfehlungsstärke: keine Angaben

Referenzen:
Birks J, Grimley Evans J: Ginkgo Biloba for cognitive impairment and dementia (Cochrane Review). In: The Cochrane Library, Issue 4, 2002. Oxford: Update Software.

DEGAM-Leitlinie, Stand Oktober 2007:

Eine Verbesserung klinisch relevanter und beobachtbarer Funktionen ist ebenfalls nicht reproduzierbar nachgewiesen (Arzneimittelkommission der deutschen Ärzteschaft, 2004; Birks et al. 2003; IQWiG, 2006; Kanowski et al. 1996; Le Bars et al. 1997; van Dongen et al. 2000, 2003).
Ginkgo biloba ist allerdings zur Therapie der Alzheimer-Demenz in der kassenärztlichen Versorgung zugelassen und daher erstattungsfähig.
Kurzfassung: Andere Antidementiva (Ginkgo, Piracetam, Nimodipin etc.) können nach heutiger Studienlage nicht empfohlen werden. **A**

Empfehlungsstärke: s. Text
Evidenzgrad: s. Referenzen

Referenzen:
Arzneimittelkommission der deutschen Ärzteschaft: Mitteilungen: »UAW-News« – International - Pseudodemenz/Delir nach Anwendung von Ibuprofen. Dtsch Ärztebl 2004; 101: A-2071/B-1731/C-1663. Level of evidence: K III
Birks J, Grimley EV, van Dongen M: Ginkgo biloba for cognitive impairment and dementia. Cochrane Database Syst Rev, 2003 (2): CD003120. *Level of evidence: Ia*
IQWiG: Ginkgohaltige Präparate bei Alzheimer-Demenz. Vorbericht A05-19B, 2006. Köln: Institut für Qualität und Wirtschaftlichkeit im Gesundheitswesen (IQWiG) 2008: 103. Level of evidence: TIa
Kanowski S, Herrmann WM, Stephan K, et al.: Proof of efficacy of the ginkgo biloba special extract EGb 761 in outpatients suffering from mild to moderate primary degenerative dementia of the Alzheimer type or multi-infarct dementia. Pharmacopsychiatry 1996; 29: 47-56. *Level of evidence: Ib*
Le Bars PL, Katz MM, Berman N, et al.: A placebo-controlled, double-blind, randomized trial of an extract of Ginkgo biloba for dementia. North American EGb Study Group. JAMA 1997; 278: 1327-1332. *Level of evidence: Ib*

▼

DEGAM-Leitlinie, Stand Oktober 2007:

Van Dongen MC, van Rossum E, Kessels AG et al.: The efficacy of ginkgo for elderly people with dementia and age-associated memory impairment: new results of a randomized clinical trial. J Am Geriatr Soc 2000; 48: 1183-1194. *Level of evidence: Ib*

Van Dongen M, van Rossum E, Kessels A, et al.: Ginkgo for elderly people with dementia and age-associated memory impairment: a randomized clinical trial. J Clin Epidemiol 2003; 56: 367-376. *Level of evidence: Ib/IIb*

Practice Guideline for the treatment of patients with Alzheimer's disease and other dementias, October 2007 (APA Web site at: www.psych.org):

In addition, other drugs, including vitamin E, ginkgo biloba, and selegiline (approved by the FDA for treatment of Parkinson‹s disease and in patch form for the treatment of depression), are occasionally used for this purpose in selected patients, although they are not generally recommended, because their efficacy and safety are uncertain.

Evidenzgrad und/oder Empfehlungsstärke: keine Angaben

Referenzen: keine Angaben

»Dementia« MOH Clinical Practice Guidelines 3/2007:

Practitioners who prescribe ginkgo for the treatment of dementia should be aware of the unestablished benefit, variability of active ingredient among preparations, and potential for drug interactions. **Grade B**

There is insufficient evidence to support that there is positive benefit of Ginkgo biloba on cognition and function in the treatment of dementia (Birks et al. 2002). There are two negative studies (Solomon et al. 2002; van Dongen et al. 2000) and the magnitude of benefit is less potent compared with AchEI (Kurz et al. 2004). **Level 1+**

Evidenzgrad und Empfehlungsstärke: s. Text

Referenzen:

Birks J, Grimley Evans J: Ginkgo biloba for cognitive impairment and dementia (Cochrane Review). In: The Cochrane Library, Issue 4, 2002. Oxford: Update Software.

Kurz A, van Baelen B: Ginkgo biloba compared with cholinesterase inhibitors in the treatment of dementia: a review based on metaanalyses by the Cochrane Collaboration. Dement Geriatr Cogn Disord 2004; 18: 217-226.

Solomon PR, Adams F, Silver A, et al.: Ginkgo for memory enhancement: a randomized controlled trial. JAMA 2002; 288: 835-840.

Van Dongen M, Van Rossum E, Kessels AGH, et al.: The efficacy of ginkgo for elderly people with dementia and age-associated memory impairment: New results of a randomized clinical trial. J Am Geriatr Soc 2000; 48: 1183-1194.

Practice Parameter: Management of dementia (an evidence-based review) (Neurology 2001; 56: 1154-1166):

Keine Stellungnahme

Cognitive Impairment in the Elderly – Recognition, Diagnosis and Management, July 15, 2007, Ministry of Health of British Columbia:

Use of Ginkgo Biloba, Vitamin E, anti-inflammatory drugs (such as NSAIDs), estrogen and statins is not recommended. There is insufficient evidence of treatment efficacy and/or concerns have been raised about possible increased risk of negative health impacts.

Evidenzgrad und/oder Empfehlungsstärke: keine Angaben

Referenzen: keine Angaben

Leitlinien für Diagnostik und Therapie in der Neurologie: Therapie neurodegenerativer Demenzen, 4. Aufl., 2008:

Studien zur Behandlung mit Ginkgo-Präparaten zeigen im Vergleich zu den cholinergen und antiglutamatergen Standardtherapeutika widersprüchliche Ergebnisse (Birks et al. 2004; Le Bars et al. 1997) bei unterschiedlich bewerteter Studienqualität, so dass eine generelle Empfehlung nicht gegeben werden kann. **(C)**

Empfehlungsstärke: s. Text

Referenzen:
Birks J, Grimley EV, Van Dongen M: Ginkgo biloba for cognitive impairment and dementia. Cochrane Database Syst Rev (Online) 2002 (4): CD003120.
Le Bars PL, Katz MM, Berman N, et al.: A placebo-controlled, double-blind, randomized trial of an extract of Ginkgo biloba for dementia. North American EGb Study Group. JAMA 1997; 278: 1327-1332.

Screening for Dementia U.S. Preventive Services Task Force (USPSTF) Recommendations, 2003:

A meta-analysis that examined only the 4 highest quality RCTs found a small (approximately 3 %) difference in cognitive scales between patients taking gingko biloba compared with placebo Oken et al. 1998).

Evidenzgrad und/oder Empfehlungsstärke: keine Angaben

Referenzen:
Oken B, Storzbach D, Kaye J: The efficacy of ginkgo biloba on cognitive function in Alzheimer disease. Arch Neurol 1998; 55: 1409-1415.

Arzneiverordnung in der Praxis, Band 31, Sonderheft 4 (Therapieempfehlungen), Dezember 2004:

Aufgrund der inkonsistenten Datenlage kommen auch andere Gremien, die systematische Reviews oder Leitlinien erarbeiten, wie z. B. die Cochrane Collaboration oder die American Academy of Neurology, zu dem Schluss, dass die Wirksamkeit von Ginkgo biloba zur Behandlung der Demenz nicht als hinreichend nachgewiesen angesehen werden kann (Birks et al. 2004; Busse, 2003; Doody et al. 2001; Ernst et al. 1999; Patterson et al. 2001; SIGN, 2003; Wallesch et al. 2003).

Evidenzgrad und/oder Empfehlungsstärke: keine Angaben

Referenzen:
Birks JS, Harvey R: Donepezil for dementia due to Alzheimer's disease (Cochrane Review). The Cochrane Library, Issue 3. Chichester, UK: John Wiley & Sons, 2004.
Busse O, Hamann G, Marx P, et al.: Vaskuläre Demenz. In: Diener H, Hacke W (Hrsg): Leitlinien für Diagnostik und Therapie in der Neurologie. Stuttgart, New York: Thieme 2003: 201-208.
Doody RS, Stevens JC, Beck C, et al.: Practice parameter: management of dementia (an evidence-based review). Report of the Quality Standards Subcommittee of the American Academy of Neurology. Neurology 2001; 56: 1154-1166.
Ernst E, Pittler M: Ginkgo biloba for dementia: A systematic review of double-blind, placebo-controlled trials. Clin Drug Invest 1999; 17: 301-308.
Patterson C, Gauthier S, Bergman H, et al.: The recognition, assessment and management of dementing disorders: conclusions from the Canadian Consensus Conference on Dementia. Can J Neurol Sci 2001; 28, Suppl 1: S3-16.
SIGN. Scottish Intercollegiate Guidelines Network: The management of patients with dementia. A national clinical guideline. Draft 1/January 2003.
Wallesch C, Förstl H, Herholz K, et al.: Alzheimer-Demenz (AD) und Demenz mit Lewy-Körperchen (DLB). In: Diener H, Hacke W (Hrsg): Leitlinien für Diagnostik und Therapie in der Neurologie. Stuttgart, New York: Thieme 2003: 96-99.

40 Eine Therapie der Alzheimer-Demenz mit Vitamin E wird wegen mangelnder Evidenz für Wirksamkeit und aufgrund des Nebenwirkungsrisikos nicht empfohlen.

Zitate:

Dementia. A NICE–SCIE Guideline on supporting people with dementia and their carers in health and social care, 2007:

Evidence from systematic reviews of RCTs suggests that for vitamin E (2,000 IU total daily dose divided into two doses for 24 months), nimodipine (90/180 mg/day for 12 to 26 weeks), folic acid (2 to 15 mg/day, for 1 to 3 months) and indomethacin (100 to 150 mg/day for 6 months) the increased risk of adverse events outweighs any potential benefit to people with dementia.

Evidenzgrad und/oder Empfehlungsstärke: keine Angaben

Referenzen:
Boothby LA, Doering PL: Vitamin C and Vitamin E for Alzheimer's disease. Ann Pharmacother 2005; 39: 2073-2080.

Scottish Intercollegiate Guidelines Network (SIGN): Management of patients with dementia (SIGN 86), February 2006:

Keine Stellungnahme

DEGAM-Leitlinie, Stand Oktober 2007:

Die Gabe von Vitamin E stellt also keine sinnvolle Therapie zur Verzögerung einer Demenz darstellt (Blacker, 2005).

Evidenzgrad: s. Referenzen

Referenzen:
Blacker D: Mild cognitive impairment – no benefit from vitamin E, little from donepezil. N Engl J Med 2005; 352: 2439-2441. *Level of evidence: IV*

Practice Guideline for the treatment of patients with Alzheimer's disease and other dementias, October 2007 (APA Web site at: www.psych.org):

Vitamin E (α-tocopherol) is no longer recommended for the treatment of cognitive symptoms of dementia because of limited evidence for its efficacy as well as safety concerns **[II]**.

Empfehlungsstärke: s. Text

Referenzen: keine Angaben

»Dementia« MOH Clinical Practice Guidelines 3/2007:

Although high dose vitamin E (2000 IU per day) may have a modest effect in delaying disease progression in moderately severe Alzheimer's disease, doses of vitamin E in excess of 400 IU a day should be avoided for the treatment of Alzheimer's disease until there is further data on its safety, especially in patients with cardiovascular disease. **Grade B.** The reported (and as yet unreplicated) benefit of high dose vitamin E (2000 IU per day) is at best a modest benefit in retarding progression in moderately severe Alzheimer's disease (Sano et al. 1997). A recent meta-analysis examined vitamin E supplementation (alone and in combination with other vitamins and minerals) in doses up to 2000 IU a day, and reported a slight but significant risk for all-cause mortality with vitamin E dosage ≥ 400 IU a day (risk ratio 1.04, 95 % CI 1.01-1.07) Miller et al. 2005). Of note, seven of the eight high-dosage studies in the metaanalysis that showed harmful effects of vitamin E involve participants with vascular risk factors or established cardiovascular disease (Lim et al. 2005). However, interpretation of the results of the meta-analysis is mitigated by methodologic concerns, including a possible type I error as the meta-analysis excluded vitamin E trials that reported fewer than 10 deaths and did not adjust for mortality over different follow-up periods (Lim et al. 2005). **Level 1+**

Evidenzgrad und Empfehlungsstärke: s. Text

▼

»Dementia« MOH Clinical Practice Guidelines 3/2007:

Referenzen:
Miller ER 3rd, Pastor-Barriuso R, Dalal D, et al.: Meta-analysis: highdosage vitamin E supplementation may increase all-cause mortality. Ann Intern Med 2005; 142: 37-46.
Lim WS, Liscic RM, Xiong CJ, et al.: Letter to the editor: A reply to Meta-Analysis: High-dosage vitamin E supplementation may increase all-cause mortality. Ann Intern Med 2005; 143: 152.
Sano M, Ernesto C, Thomas RG, et al.: A controlled trial of selegiline, alpha-tocopherol, or both as treatment for Alzheimer's disease. The Alzheimer's Disease Cooperative Study. N Eng J Med 1997; 336: 1216-1222.

Practice Parameter: Management of dementia (an evidence-based review) (Neurology 2001; 56: 1154-1166):

Vitamin E (1000 I.U. PO BID) should be considered in an attempt to slow progression of AD **(Guideline)**.

Empfehlungsstärke: s. Text

Referenzen: keine Angaben

Cognitive Impairment in the Elderly – Recognition, Diagnosis and Management, July 15, 2007, Ministry of Health of British Columbia:

s. Empfehlung 39

Leitlinien für Diagnostik und Therapie in der Neurologie: Therapie neurodegenerativer Demenzen, 4. Aufl., 2008:

Trotz einer positiven randomisierten, plazebo-kontrollierten Studie mit 2000 U Vitamin E pro Tag (Sano et al. 1997) ist die Gabe von Vitamin E keine etablierte Behandlung der AD. Die Studie ist methodisch umstritten, da die Untersuchungsgruppen sich zu Beginn der Studie hinsichtlich ihres Schweregrades unterschieden und bei Vitamin E behandelten Patienten vermehrt Stürze auftraten. In Meta-Analysen haben sich zudem die zunächst berichteten positiven Effekte nicht bestätigt (Tabet et al. 2000). Da in Meta-Analysen bei Patienten, die chronisch wegen unterschiedlicher Erkrankungen mit über 400 IU Vitamin E pro Tag behandelt wurden, die Mortalität erhöht war (Miller et al. 2005), kann eine Empfehlung für die Einnahme von Vitamin E nicht gegeben werden.

Evidenzgrad und/oder Empfehlungsstärke: keine Angaben

Referenzen:
Miller ER, 3rd, Pastor-Barriuso R, Dalal D, et al.: Meta-analysis: high-dosage vitamin E supplementation may increase all-cause mortality. Ann Int Med 2005; 142: 37-46.
Sano M, Ernesto C, Thomas RG, Klauber MR, et al.: A controlled trial of selegiline, alpha-tocopherol, or both as treatment for Alzheimer's disease. The Alzheimer's Disease Cooperative Study. New Engl J Med 1997; 336: 1216-1222.
Tabet N, Birks J, Grimley Evans J: Vitamin E for Alzheimer's disease. Cochrane Database Syst Rev (Online) 2000 (4): CD002854.

Screening for Dementia U.S. Preventive Services Task Force (USPSTF) Recommendations, 2003:

A wellconducted 2-year RCT of the effect of vitamin E on moderate Alzheimer's disease found no effect on cognition and limited evidence that it delayed institutionalization (Sano et al. 1997).

Evidenzgrad und/oder Empfehlungsstärke: keine Angaben

Referenzen:
Sano M, Ernesto C, Thomas RG, Klauber MR, et al.: A controlled trial of selegiline, alpha-tocopherol, or both as treatment for Alzheimer's disease. The Alzheimer's Disease Cooperative Study. New Engl J Med 1997; 336: 1216-1222.

41 Es gibt keine überzeugende Evidenz für eine Wirksamkeit von nichtsteroidalen Antiphlogistika (Rofe-coxib, Naproxen, Diclofenac, Indomethacin) auf die Symptomatik der Alzheimer-Demenz. Eine Behandlung der Alzheimer-Demenz mit diesen Substanzen wird nicht empfohlen.

Zitate:

Dementia. A NICE–SCIE Guideline on supporting people with dementia and their carers in health and social care, 2007:

s. Empfehlung 40

Scottish Intercollegiate Guidelines Network (SIGN): Management of patients with dementia (SIGN 86), February 2006:

One systematic review showed that anti-inflammatories do not slow progression in cognitive decline and have significant side effects such as gastric ulceration, renal deterioration in patients with renal problems and respireatory problems in people with asthma (Tabet and Feldman, 2002) **(1++)**.
Anti-inflammatories are not recommended for treatment of cognitive decline in people with AD **(A)**. Prednisolone is not recommended for the treatment of associated symptoms in people with Alzheimer's disease **(A)**.

Evidenzgrad und/oder Empfehlungsstärke: s. Text

Referenzen:
Tabet N, Feldman H: Indomethacin for Alzheimer's disease (Cochrane review). In: The Cochrane Library, Issue 2, 2002. Oxford: Update Software.

DEGAM-Leitlinie, Stand Oktober 2007:

Eine gepoolte Metaanlyse konnte zeigen, dass die Einnahme von nichtsteroidalen Antirheumatika zu einem selteneren Auftreten einer Alzheimer-Demenz führt (Etminan et al. 2003). Da jedoch die Dosierungen unterschiedlich waren und auf Grund des erheblichen Nebenwirkungsprofils kann die prophylaktische Gabe von NSAR nach dem heutigen Stand des Wissens nicht empfohlen werden.

Evidenzgrad: s. Referenzen

Referenzen:
Etminan M, Gill S, Samii A: Effect of non-steroidal anti-inflammatory drugs on risk of Alzheimer's disease: systematic review and meta-analysis of observational studies. BMJ 2003; 327: 128. *Level of evidence: Ia*

Practice Guideline for the treatment of patients with Alzheimer's disease and other dementias, October 2007 (APA Web site at: www.psych.org):

Nonsteroidal anti-inflammatory agents (NSAIDs), statin medications, and estrogen supplementation (with conjugated equine estrogens) have shown a lack of efficacy and safety in placebo-controlled trials in patients with Alzheimer's disease and therefore are not recommended **[I]**.

Empfehlungsstärke: s. Text

Referenzen: keine Angaben

»Dementia« MOH Clinical Practice Guidelines 3/2007:

Anti-inflammatory agents (such as non-steroidal anti-inflammatory agents and cyclo-oxygenase 2 inhibitors) are not recommended for the prevention of cognitive decline in Alzheimer's disease (Aisen et al. 2003; Reines et al. 2004).
Grade A, Level 1++
Prednisolone is not recommended for the prevention of cognitive decline in Alzheimer's disease (Aisen et al. 2000).
Grade B, Level 1+

Evidenzgrad und Empfehlungsstärke: s. Text

Referenzen:
Aisen PS, Davis KLM, Berg JDM et al.: A randomised controlled trial of prednisolone in Alzheimer's disease. Neurology 2000; 54: 588-593.
Aisen PS, Schafer KA, Grundman M, et al.: Effects of rofecoxib or naproxen vs placebo on Alzheimer disease progression: a randomised controlled trial. JAMA 2003; 289: 2819-2826.
Reines SA, Block GA, Morris JC, et al.: Rofecoxib: no effect to Alzheimer's disease in a 1-year, randomized blinded, controlled study. Neurology 2004; 62: 66-71.

Practice Parameter: Management of dementia (an evidence-based review) (Neurology 2001; 56: 1154-1166):

The use of anti-inflammatory agents, prednisone, and estrogen to prevent the progression of AD are not supported by prospective data.

Evidenzgrad und/oder Empfehlungsstärke: keine Angaben

Referenzen: keine Angaben

Diagnosis and treatment of dementia: 1. Risk assessment and primary prevention of Alzheimer disease, 2008 (CMAJ 2008; 178: 548-556):

There is insufficient evidence to recommend for or against the prescription of nonsteroidal anti-inflammatory drugs for the sole purpose of reducing the risk of dementia **[grade C recommendation, level 2 evidence; new recommendation]**

Evidenzgrad und Empfehlungsstärke: s. Text

Referenzen: keine Angaben

Cognitive Impairment in the Elderly – Recognition, Diagnosis and Management, July 15, 2007, Ministry of Health of British Columbia:

s. Empfehlung 39

Leitlinien für Diagnostik und Therapie in der Neurologie: Therapie neurodegenerativer Demenzen, 4. Aufl., 2008:

Prospektive Therapiestudien mit antientzündlichen Substanzen (Prednison, Ibuprofen, Diclofenac, Indomethacin, Hydroxychloroquin und Rofecoxib) und Substitution mit Östrogenen haben – im Gegensatz zu vielversprechenden epidemiologischen Studien – keine positiven Effekte gezeigt. Sie können daher weder zur Prävention noch zur Behandlung der neurodegenerativer Demenzen empfohlen werden.

Evidenzgrad und/oder Empfehlungsstärke: keine Angaben

Referenzen: keine Angaben

Arzneiverordnung in der Praxis, Band 31, Sonderheft 4 (Therapieempfehlungen), Dezember 2004:

s. Empfehlung 43

43 Die Evidenz für eine Wirksamkeit von Piracetam, Nicergolin, Hydergin, Phosphatidylcholin (Lecithin), Nimodipin, Cerebrolysin und Selegilin bei Alzheimer-Demenz ist unzureichend. Eine Behandlung wird nicht empfohlen.

Zitate:

Dementia. A NICE–SCIE Guideline on supporting people with dementia and their carers in health and social care, 2007:

There is currently insufficient evidence from RCTs to determine whether vitamin B12 (10/50/1000 mcg/day for 1 to 5 months), sage (salvia officinalis extract 60 drops/day for 4 months), nicergoline (40 to 60 mg/day for 4 to 104 weeks) and hydergine (1.5 to 7.5 mg/day for 9 to 60 weeks) have benefits that outweigh any risk of adverse events. s. auch Empfehlung 40

Evidenzgrad und/oder Empfehlungsstärke: keine Angaben

Referenzen: keine Angaben

Scottish Intercollegiate Guidelines Network (SIGN): Management of patients with dementia (SIGN 86), February 2006:

Compared to placebo, there was no clinical benefit in treating people with dementia with physostigmine. (1-, 1+) Selegiline is not recommended for the treatment of core or associated symptoms in people with Alzheimer's disease. (A, 1++)
The following pharmacological interventions lacked evidence of clinical effectiveness for the treatment of people with dementia: acetyl-L-carnitine (Brooks et al. 1998; Hudson and Tabet, 2003; Montgomery et al. 2003; Thal et al. 2000), cerebrolysin (Ruether et al. 2001), nicergoline (Fioravanti and Flicker, 2003), lecithin (Higgins and Flicker, 2000).

Evidenzgrad und Empfehlungsstärke: s. Text

Referenzen:
Brooks JO, III, Yesavage JA, Carta A, et al.: Acetyl-L-carnitine slows decline in younger patients with Alzheimer's disease: A reanalysis of a double-blind, placebo-controlled study using the trilinear approach. Int Psychogeriatr 1998; 10: 193-203.
Fioravanti M, Flicker L.: Nicergoline for dementia and other age associated forms of cognitive impairment (Cochrane Review). In: The Cochrane Library, Issue 2, 2003. Oxford: Update Software.
Higgins JPT, Flicker L: Lecithin for dementia and cognitive impairment (Cochrane Review). In: The Cochrane Library, Issue 4, 2000. Oxford: Update Software.
Hudson S, Tabet N: Acetyl-l-carnitine for dementia (Cochrane Review). In: The Cochrane Library, Issue 2, 2003. Oxford: Update Software.
Montgomery SA, Thal LJ, Amrein R: Meta-analysis of double blind randomized controlled clinical trials of acetyl-L-carnitine versus placebo in the treatment of mild cognitive impairment and mild Alzheimer's disease. Int Clin Psychopharmacol 2003; 18: 61-71.
Ruether E, Husmann R, Kinzler E, et al.: A 28-week, double-blind, placebo-controlled study with Cerebrolysin in patients with mild to moderate Alzheimer's disease. Int Clin Psychopharmacol 2001; 16: 253-263.
Thal LJ, Calvani M, Amato A, et al.: A 1-year controlled trial of acetyl-L-carnitine in early-onset AD. Neurology 2000; 55: 805-810.

DEGAM-Leitlinie, Stand Oktober 2007:

Kein Zitat, da umfangreiche Einzeldarstellung. Ähnliche Stellungnahmen hinsichtlich Piracetam (Flicker u. Grimley Evans, 2001), Lecithin (Higgins u. Flicker, 2003), Nimodipin (Lopez-Arrieta u. Birks, 2003), Hydergin (Thompson et al. 1990), Selegelin (Birks u. Flicker, 2003; Sano et al. 1997; Wilcock et al. 2003), Vinpocetine (Szatmari u. Whitehouse, 2003), Folsäure, Vitamin B1 (Rodriguez-Martin et al. 2003), B6 und B12 (Aisen et al. 2003; Clarke et al. 1998; Homocystein Lowering Trialists' Collaboration, 1998; Malouf u. Areosa Sastre, 2003; Morris et al. 2005; Shaw et al. 1971; Seshadri et al. 2002; VITAL Trial Collaborative Group, 2003; Wald et al. 2002, 2003), dass diese nicht empfohlen werden.
Kurzfassung: Andere Antidementiva (Ginkgo, Piracetam, Nimodipin etc) können nach heutiger Studienlage nicht empfohlen werden. **A**

▼

DEGAM-Leitlinie, Stand Oktober 2007:

Empfehlungsstärke: s. Text
Evidenzgrad: s. Referenzen

Referenzen:
Aisen PS, Egelko S, Andrews H, et al.: A pilot study of vitamins to lower plasma homocysteine levels in Alzheimer disease. Am J Geriatr Psychiatry 2003; 11: 246-249. Level of evidence: TIIa
Birks J, Flicker L: Selegiline for Alzheimer's disease (Cochrane Review). Cochrane Database Syst Rev 2003: 1. *Level of evidence: Ia*
Clarke, R., Smith, A. D., Jobst, K. A., et al.: Folate, vitamin B12, and serum total homocysteine levels in confirmed Alzheimer disease. Arch Neurol 1998; 55: 1449-1455. *Level of evidence: III*
Flicker L, Grimley Evans G: Piracetam for dementia or cognitive impairment (Cochrane Review). Cochrane Database Syst Rev 2001: 2. Level of evidence: I
Higgins JP, Flicker L: Lecithin for dementia and cognitive impairment (Cochrane Review). Cochrane Database Syst Rev 2003: 2. *Level of evidence: Ia*
Homocysteine Lowering Trialists‹ Collaboration: Lowering blood homocysteine with folic acid based supplements: meta-analysis of randomised trials. BMJ 1998; 316: 894-898. Level of evidence: TIa
Lopez-Arrieta JM, Birks J: Nimodipine for primary degenerative, mixed and vascular dementia (Cochrane Review). Cochrane Database Syst Rev, 2003: 3. *Level of evidence: Ia*
Malouf R, Areosa Sastre A: Folic acid with or without vitamin B12 for cognition and dementia. (Protocol for a Cochrane Review). In The Cochrane Library 2003. Update Software: Oxford. *Level of evidence: IV*
Morris MC, Evans DA, Bienias J, et al.: Dietary folate and vitamin B12 intake and cognitive decline among community-dwelling older persons. Arch Neurol 2005; 62: 641-645. *Level of evidence: keine Angabe*
Pantoni L, Bianchi C, Beneke M, et al.: The Scandinavian Multi-Infarct Dementia Trial: a double-blind, placebo-controlled trial on nimodipine in multi-infarct dementia. J Neurol Sci 2000; 175: 116-123. *Level of evidence: Ib*
Rodriguez-Martin JL, Qizilbash N, Lopez-Arrieta JM: Thiamine for Alzheimer's disease (Cochrane Review). Cochrane Database Syst Rev 2003: 3. *Level of evidence: Ia*
Sano M, Ernesto C, Thomas RG, et al.: A controlled trial of selegiline, alpha-tocopherol, or both as treatment for Alzheimer's disease. The Alzheimer's Disease Cooperative Study. N Engl J Med 1997; 336: 1216-1222. *Level of evidence: Ib*
Seshadri S, Beiser A, Selhub J, et al.: Plasma homocysteine as a risk factor for dementia and Alzheimer's disease. N Engl J Med 2002; 346: 476-483. *Level of evidence: III*
Shaw DM, Macsweeney DA, Johnson AL, et al.: Folate and amine metabolites in senile dementia: a combined trial and biochemical study. Psychol Med 1971; 1): 166-171. *Level of evidence: III*
Szatmari S, Whitehouse PJ: Vinpocetine for cognitive impairment and dementia (Cochrane Review). In: The Cochrane Library, 2003. *Level of evidence: Ia*
Thompson TL, 2nd, Filley CM, Mitchell WD, et al.: Lack of efficacy of hydergine in patients with Alzheimer's disease. N Engl J Med 1990; 323: 445-448. *Level of evidence: Ib*
VITAL Trial Collaborative Group: Effect of vitamins and aspirin on markers of platelet activation, oxidative stress and homocysteine in people at high risk of dementia. J Intern Med 2003; 254: 67-75. *Level of evidence: Ib*
Wald DS, Law M, Morris JK: Homocysteine and cardiovascular disease: evidence on causality from a meta-analysis. BMJ 2002; 325: 1202. *Level of evidence: Ia*
Wald NJ, Law MR: A strategy to reduce cardiovascular disease by more than 80 %. BMJ 2003; 326: 1419. *Level of evidence: Ia*
Wilcock G, Howe I, Coles H, et al.: A long-term comparison of galantamine and donepezil in the treatment of Alzheimer's disease. Drugs Aging 2003; 20: 777-789. *Level of evidence: keine Angabe*

»Dementia« MOH Clinical Practice Guidelines 3/2007:

Selegiline is not recommended for the treatment of core or associated symptoms in Alzheimer's disease (Birks and Flicker, 2003). **Grade A, Level 1++**

Evidenzgrad und Empfehlungsstärke: s. Text

Referenzen:
Birks J, Flicker L: Selegiline for Alzheimer's disease (Cochrane Review). In: The Cochrane Library, Issue 1, 2003. Oxford: Update Software.

Practice Parameter: Management of dementia (an evidence-based review) (Neurology 2001; 56: 1154-1166):

Selegiline (5 mg PO BID) is supported by one study, but has a less favorable risk-benefit ratio (Practice Option). A wide group of agents with diverse mechanisms of action have been tested in at least one Class I trial, but there is incomplete or conflicting evidence for these agents.

Empfehlungsstärke: s. Text

Referenzen: keine Angaben

Cognitive Impairment in the Elderly – Recognition, Diagnosis and Management, July 15, 2007, Ministry of Health of British Columbia:

Keine Stellungnahme

Leitlinien für Diagnostik und Therapie in der Neurologie: Therapie neurodegenerativer Demenzen, 4. Aufl., 2008:

Zur Wirksamkeit von Pirazetam, Nicergolin, Hydergin oder Nimodipin liegen für Kollektive dementer Patienten ohne differenzialdiagnostische Zuordnung zwar positive Ergebnisse vor, eine Übertragung auf spezifische Erkrankungen wie die AD ist jedoch nicht möglich. Evidenz und/oder Studienqualität zum Wirknachweis dieser Substanzen sind unzureichend, weshalb sie – bis zum Vorliegen kontrollierter Studien mit modernem Design – angesichts der vorliegenden Evidenz für andere Medikamente nicht empfohlen werden. Therapiestudien mit anderen Antioxidanzien (z. B. Idebenone, Liponsäure, Selegilin) waren bislang negativ.

Evidenzgrad und/oder Empfehlungsstärke: keine Angaben

Referenzen: keine Angaben

Screening for Dementia U.S. Preventive Services Task Force (USPSTF) Recommendations, 2003:

A recent Cochrane review and meta-analysis of 15 placebo-controlled studies found that using selegeline led to no clinically important differences from placebo (Birks and Flicker, 2000).

Evidenzgrad und/oder Empfehlungsstärke: keine Angaben

Referenzen:
Birks J, Flicker L: Selegiline for Alzheimer's disease (Cochrane Review). Cochrane Database Syst Rev 2000 (2): CD000442.

Arzneiverordnung in der Praxis, Band 31, Sonderheft 4 (Therapieempfehlungen), Dezember 2004:

↔ Die Cochrane Collaboration kommt in einem Review zu dem Schluss, dass die Datenlage eine Empfehlung (hinsichtlich Nimodipin) nicht rechtfertige (Qizilbash et al. 1999).
↔ In einer Meta-Analyse der verfügbaren randomisierten plazebokontrollierten Studien zu Demenzen verschiedener Ätiologie kommen Olin et al. (2000) zu dem Ergebnis, dass Dihydroergotoxin signifikante Behandlungseffekte zeigt. Da jedoch die meisten Studien vor 1984 durchgeführt wurden, konnten keine aktuellen Diagnosestandards zur Anwendung kommen, so dass eine Unsicherheit über die Wirksamkeit von Dihydroergotoxin bei Demenzen bleibt (Olin et al. 2000).
↔ In der umfassenden systematischen Literaturanalyse der Cochrane Collaboration (Flicker u. Grimley Evans, 1999) (hinsichtlich Piracetam) ließ sich für den globalen klinischen Gesamteindruck ein signifikantes Ergebnis sichern, nicht jedoch für kognitive oder andere Parameter.
Bislang liegen jedoch über z. T. interessante Hinweise auf verschiedene Wirkungen hinaus keine Daten vor, die eine allgemeine Empfehlung hinreichend belegen können. Dies gilt in unterschiedlichem Maße für Untersuchungen zu Lezithin (Higgins u. Flicker, 2000), nicht steroidalen Antiphlogistika (Aisen et al. 2003; Beard et al. 1998; Bertozzi et al. 1996; Etminan et al. 2003; Fourrier et al. 1996; Henderson et al. 1997; Karplus u. Saag, 1998; Prince et al. 1998; Rands et al. 2004; Scharf et al. 1999; Stewart et al. 1997; Tabet u. Feldman, 2004 a, b), Nikotin (Lopwez-Arrieta et al. 2003) sowie für Selegilin und Tocopherol, zu denen eine gut geplante Studie vorliegt (Sano et al. 1997; Tabet et al. 2003).

Empfehlungsstärke: s. Text
▼

Arzneiverordnung in der Praxis, Band 31, Sonderheft 4 (Therapieempfehlungen), Dezember 2004:

Referenzen:

Aisen PS, Schafer KA, Grundman M, et al.: Effects of rofecoxib or naproxen vs placebo on Alzheimer disease progression: a randomized controlled trial. JAMA 2003; 289: 2819-2826.

Beard CM, Waring SC, O‹Brien PC, et al.: Nonsteroidal anti-inflammatory drug use and Alzheimer's disease: a case-control study in Rochester, Minnesota, 1980 through 1984. Mayo Clin Proc 1998; 73: 951-955.

Bertozzi B, Barbisoni P, Franzoni S, et al.: Association of chronic non-steroidal anti-inflammatory drugs use and cognitive decline in nondemented elderly patients admitted to a geriatric evaluation and rehabilitation unit. Arch Gerontol Geriatr 1996; 23: 71-79.

Etminan M, Gill S, Samii A: Effect of nonsteroidal anti-inflammatory drugs on risk of Alzheimer's disease: systematic review and meta-analysis of observational studies. BMJ 2003; 327: 128.

Flicker L, Grimley Evans J: Piracetam for dementia or cognitive impairment (Cochrane Review). The Cochrane Library, Issue 4. Chichester, UK: John Wiley & Sons, 1999.

Fourrier A, Letenneur L, Begaud B, et al.: Nonsteroidal antiinflammatory drug use and cognitive function in the elderly: inconclusive results from a population-based cohort study. J Clin Epidemiol 1996; 49: 1201.

Henderson AS, Jorm AF, Christensen H, et al.: Aspirin, anti-inflammatory drugs and risk of dementia. Int J Geriatr Psychiatry 1997; 12: 926-930.

Higgins J, Flicker L: The efficacy of lecithin in the treatment of dementia and cognitive impairment (Cochrane Review). The Cochrane Library, Issue 1. Chichester, UK: John Wiley & Sons, 2000.

Karplus TM, Saag KG. Nonsteroidal anti-inflammatory drugs and cognitive function: do they have a beneficial or deleterious effect? Drug Saf 1998; 19: 427-433.

Lopez-Arrieta J, Rodriguez J, Sanz F: Nicotine for Alzheimer's disease (Cochrane Review). The Cochrane Library, Issue 3. Chichester, UK: John Wiley & Sons, 2003.

Olin J, Schneider L, Novit A, et al.: Hydergine for dementia (Cochrane Review). The Cochrane Library, Issue 1. Chichester, UK: John Wiley & Sons, 2000.

Prince M, Rabe-Hesketh S, Brennan P: Do antiarthritic drugs decrease the risk for cognitive decline? An analysis based on data from the MRC treatment trial of hypertension in older adults. Neurology 1998; 50: 374-379.

Qizilbash N, Lopez-Arrieta J, Birks J: Nimodipine for primary degenerative, mixed and vascular dementia (Cochrane Review). The Cochrane Library, Issue 4. Chichester, UK: John Wiley & Sons, 1999.

Rands G, Orrel M, Spector A, et al.: Aspirin for vascular dementia (Cochrane Review). The Cochrane Library, Issue 1. Chichester, UK: John Wiley & Sons, 2004.

Sano M, Ernesto C, Thomas RG, et al.: A controlled trial of selegiline, alpha-tocopherol, or both as treatment for Alzheimer's disease. The Alzheimer's Disease Cooperative Study. N Engl J Med 1997; 336: 1216-1222.

Scharf S, Mander A, Ugoni A, et al.: A double-blind, placebocontrolled trial of diclofenac/misoprostol in Alzheimer's disease. Neurology 1999; 53: 197-201.

Stewart WF, Kawas C, Corrada M, et al.: Risk of Alzheimer's disease and duration of NSAID use. Neurology 1997; 48: 626-632.

Tabet N, Birks J, Grimley Evans J, et al.: Vitamin E Alzheimer's disease (Cochrane Review). The Cochrane Library, Issue 3. Chichester, UK: John Wiley & Sons, 2003.

Tabet N, Feldman H: Indomethacin for Alzheimer's disease (Cochrane Review). The Cochrane Library, Issue 1. Chichester, UK: John Wiley & Sons, 2004 a.

Tabet N, Feldman H: Ibuprofen for Alzheimer's disease (Cochrane Review). The Cochrane Library, Issue 1. Chichester, UK: John Wiley & Sons, 2004 b.

Pharmacological Treatment of Dementia Evidence Report/Technology Assessment Number 97, AHRQ Publication No. 04-E018-2, April 2004:

Evidence of benefit (of carnitin) is conflicting for the domains of general or specific cognition. Results were not statistically significant in any study but the lack of sufficient power may have influenced these results. Similarly, no statistically significant differences were found in the domains of global assessment, behavior/mood, and quality of life/ADL. Statistical power could not be evaluated for the most of these outcomes.

Nicergolin: All placebo-controlled trials found a positive effect for general cognitive outcomes, but half the results were based on observed case (OC) analyses. The evidence for benefit was mixed in the domain of global assessments. No statistically significant differences were found for behavior/mood, nor quality of life/ADL outcomes but these were evaluated in few studies and as secondary outcomes (suggesting that sufficient power was an issue).

▼

Pharmacological Treatment of Dementia Evidence Report/Technology Assessment Number 97, AHRQ Publication No. 04-E018-2, April 2004:

Physiostigmin: There is evidence that physostigmine has a statistically significant positive effect on general cognitive function, as three of the four studies showed improvement. Evidence for an effect on global function was mixed with no consistent effect. Similarly, for quality of life/ADL outcomes, all three studies that evaluated this domain showed no statistically significant difference but these were secondary outcomes and may reflect a lack of power. Behavior/ mood and caregiver burden outcomes were not tested.

Posatirelin: Three of the four trials showed statistically significant improvement in general cognitive function and quality of life/ADL (as measured by Gottfries-Brane-Steen [GBS] subscales for these domains). The evidence remains inconsistent for benefit in global assessment (evaluated in only one trial) and behavior/mood (mixed results).

Velnacrine: Statistically significant positive effects were observed for general cognitive function, and global assessment in the two studies with sample sizes over 300 subjects. Behavior/mood and caregiver burden showed some benefit in one trial (Winblad et al. 2001) at the highest dose only. Quality of life/ADL was tested as a secondary outcome and showed mixed findings.

Selegilin: All but one trial that evaluated general cognition showed no statistically significant changes. A single trial found statistical improvements in specific cognitive tests (Sternberg Memory tests); this trial also showed statistically significant improvements in global assessment and behavior/mood.

Cerebrolysin showed a statistically significant improvement in cognition in four of five studies that evaluated this domain. Although a pooled estimate for the ADAS-cog was calculated, the model was positive for heterogeneity and the overall estimate was not statistically significant. The results for specific cognitive tests for the three trials that evaluated this domain were inconsistent. Global assessment measures showed a statistically significant effect in five of the trials. A summary estimate for the Clinical Global Impression (CGI) was presented; this model was also positive for heterogeneity but statistically significant for an overall effect.

Idebenone: There was evidence of benefit in general cognitive function and global assessment. Several studies evaluated behavior/mood and quality of life/ADL and these outcomes were found to be statistically different. None of the trials evaluated caregiver burden.

Oxiracetam: All outcomes shown to be positive for this drug were based on Observed Cases (OC) evaluation. The two trials that evaluated general cognitive function showed benefit. The findings for specific cognitive function were mixed. A single trial evaluated global assessment and showed statistically significant change. Behavior/mood and quality of life/ADL outcomes showed mixed results.

Pentoxifylline: All three placebo trials showed statistically non-significant findings for any primary outcome evaluated on all subjects in the study.

Propentofylline: Two studies with small sample sizes (n = 30) showed no statistically significant results for any outcome evaluated but likely lacked power. There were two trials that found benefit in general cognitive function based on the Mini-Mental Status Exam (MMSE). The results for specific cognitive function as measured by the Digit Symbol Substitution Test (DSST) were mixed, as were those for global assessment.

Evidenzgrad und/oder Empfehlungsstärke: keine Angaben

Referenzen:
Winblad B, Engedal K, Soininen H, et al.: A 1-year, randomized, placebo-controlled study of donepezil in patients with mild to moderate AD. Neurology 2001; 57: 489-495.

> **45** Es existiert keine zugelassene oder durch ausreichende Evidenz belegte medikamentöse symptoma-
> tische Therapie für vaskuläre Demenzformen, die einen regelhaften Einsatz rechtfertigen. Es gibt Hin-
> weise für eine Wirksamkeit von Acetylcholinesterase-Hemmern und Memantin, insbesondere auf exe-
> kutive Funktionen bei Patienten mit subkortikaler vaskulärer Demenz. Im Einzelfall kann eine Thera-
> pie erwogen werden.

Zitate:

Dementia. A NICE–SCIE Guideline on supporting people with dementia and their carers in health and social care, 2007:

For people with vascular dementia, acetylcholinesterase inhibitors and memantine should not be prescribed for the treatment of cognitive decline, except as part of properly constructed clinical studies.

Evidenzgrad und/oder Empfehlungsstärke: keine Angaben

Referenzen: keine Angaben

Scottish Intercollegiate Guidelines Network (SIGN): Management of patients with dementia (SIGN 86), February 2006:

A systematic review of the use of donepezil in people with vascular dementia demonstrated some benefit to patients with mild to moderate cognitive impairment examined over a six month period (Malouf and Birks, 2004). **(1+)**
Galantamine: There is evidence of some cognitive benefit to patients with mixed Alzheimer's disease and cerebrovascular disease (Erkjinjuntti et al. 2002). **(1++)**

Evidenzgrad: s. Text

Referenzen:
Erkinjuntti T, Kurz A, Gauthier S, et al.: Efficacy of galantamine in probable vascular dementia and Alzheimer's disease combined with cerebrovascular disease: a randomised trial [comment]. Lancet 2002; 359: 1283-1290.
Malouf R, Birks J: Donepezil for vascular cognitive impairment (Cochrane Review). In: The Cochrane Library, Issue 1, 2004. Chichester: John Wiley & Sons.

DEGAM-Leitlinie, Stand Oktober 2007:

Patienten mit einem Schlaganfall in der Vorgeschichte haben ein deutlich erhöhtes Demenzrisiko, auch wenn der Schlaganfall klinisch unauffällig verlaufen ist (z. B. Zufallsbefund beim CT). Es gibt aber keine medikamentösen Thera-pien, deren Wirkung hinsichtlich einer Verzögerung oder Verhinderung einer vaskulären Demenz ausreichend belegt sind (Kivipelto et al. 2001; Vermeer et al. 2003).

Evidenzgrad: s. Referenzen

Referenzen:
Kivipelto M, Helkala E, Laakso MP, et al.: Midlife vascular risk factors and Alzheimer's disease in later life: longitudinal, population based study. BMJ 2001; 322: 1447-1451. Level of evidence: KIII
Vermeer SE, Prins ND, den Heijer T, et al.: Silent brain infarcts and the risk of dementia and cognitive decline. N Engl J Med 2003; 48: 1215-1222. *Level of evidence: III*

Practice Guideline for the treatment of patients with Alzheimer's disease and other dementias, October 2007 (APA Web site at: www.psych.org):

The acetylcholinesterase inhibitors donepezil and galantamine have shown at most modest efficacy in treating cognitive impairment in patients with vascular dementia or mixed vascular dementia and Alzheimer's disease (Erkinjuntti et al. 2002; Malouf and Birks, 2004), and there are safety concerns about the use of this class of medications in this population.

Evidenzgrad: s. Referenzen

Referenzen:
Erkinjuntti T, Kurz A, Gauthier S, et al.: Efficacy of galantamine in probable vascular dementia and Alzheimer's disease combined with cerebrovascular disease: a randomised trial. Lancet 2002; 359: 1283–1290. *(A)*
Malouf R, Birks J: Donepezil for vascular cognitive impairment. Cochrane Database Syst Rev 2004 (1): CD004395. *(E)*

»Dementia« MOH Clinical Practice Guidelines 3/2007:

Acetylcholinesterase inhibitors have been shown to be of clinical benefit and may be considered for use in the management of mild to moderate vascular dementia. **Grade A, Level 1+**

Evidenzgrad und Empfehlungsstärke: s. Text

Referenzen:
Black S, RomanG, Geldmacher D, et al.: Efficacy and tolerability of donepezil in vascular dementia positive results of a 24-week multicenter internationl randomized placebo controlled trial. Stroke 2003; 43: 2323-2332.
Erkinjuntti T, Kurz A, Gauthier S, et al.: Efficacy of galantamine in probable vascular dementia and Alzheimer's disease combined with cerebrovascular disease: a randomised trial. Lancet 2002; 359:1283-1290.
Malouf, R, Birks, J: Donepezil for vascular cognitive impairment. Cochrane Library 2005.
Wilkinson D, Doody R, Helme R, et al.: Donepezil in vascular dementia - a randomized placebo controlled study. Neurology 2003; 61: 479-486.

Practice Parameter: Management of dementia (an evidence-based review) (Neurology 2001; 56: 1154-1166):

There are no adequately controlled trials demonstrating pharmacologic efficacy for any agent in ischemic vascular (multi-infarct) dementia.

Evidenzgrad und/oder Empfehlungsstärke: keine Angaben

Referenzen: keine Angaben

Cognitive Impairment in the Elderly – Recognition, Diagnosis and Management, July 15, 2007, Ministry of Health of British Columbia:

While some evidence suggests a role for AChEIs in the treatment of symptoms associated with severe AD and in other types dementias (VaD and DLB) (Feldman et al. 2001; Winblad et al. 2006), the clinical meaningfulness of randomized controlled trial outcome measures is controversial and donepezil is the only AChEI currently approved by Health Canada for these indications.

Evidenzgrad und/oder Empfehlungsstärke: keine Angaben

Referenzen:
Feldman H, Gauthier S, Hecker J, et al.: A 24-week, randomized, double-blind study of donepezil in moderate to severe Alzheimer's disease. Neurology 2001; 57: 613-620.
Winblad B, Kilander L, Eriksson S, et al, for the Severe Alzheimer's Disease Study Group. Donepezil in patients with severe Alzheimer's disease: double-blind, parallel-group, placebo-controlled study. Lancet 2006; 367: 1057-1065.

▼

Leitlinien für Diagnostik und Therapie in der Neurologie: Vaskuläre Demenzen, 4. Aufl., 2008:

Aufgrund der aktuellen Studien kann ein Therapieversuch mit Memantine, Donepezil, Galantamin oder Rivastigmin bei leichten bis mittelschweren Formen (Anm.: der vaskulären Demenz) gleichermaßen gemacht werden. **(B)**
Eine Zulassung zur Behandlung der vaskulären Demenz liegt weder für die verschiedenen Cholinesterasehemmer noch für Memantine vor, so dass die Behandlung hier off-label erfolgen würde.
Besonderheiten für Österreich:
- Die österreichischen Kollegen haben eine eigene Leitlinie erarbeitet und publiziert und sehen dort v.a. eine differenziertere Pharmakotherapie der Antidementiva (Ergänzung zu Punkt Antidementiva) für erforderlich:
- Donepezil oder Memantine sind bei vaskulären Demenzen Mittel der 1. Wahl. Der globale klinische Eindruck wird nicht beeinflusst. **(B, ⇑)**
- Rivastigmin kann mit niedrigerer Empfehlungsstärke angewendet werden. **(C, ⇑)**
- Galantamin ist wahrscheinlich bei Mischformen der Demenz effektiv und kann empfohlen werden. **(C)**

Evidenzgrad und Empfehlungsstärke: s. Text

Referenzen:
Auchus AP, Brashear HR, Salloway S, et al.: Galantamine treatment of vascular dementia: a randomized trial. Neurology 2007; 69: 448-458.
Black S, Roman G, Geldmacher D, et al.: Efficacy and tolerability of donepezil in vascular dementia positive results of a 24-week multicenter internationl randomized placebo controlled trial. Stroke 2003; 43: 2323-2332.
Craig D, Birks J: Rivastigmine for vascular cognitive impairment. Cochrane Database Syst Rev 2005 (2): CD004744.
Erkinjuntti T, Kurz A, Gauthier S, et al.: Efficacy of galantamine in probable vascular dementia and Alzheimer's disease combined with cerebrovascular disease: a randomised trial. Lancet 2002; 359): 1283-1290.
Malouf R, Birks J: Donepezil for vascular cognitive impairment. Cochrane Database Syst Rev 2004 (1): CD004395.
Moretti R, Torre P, Anonello RM, et al.: Cholinesterase inhibition as a possible therapy for delirium in vascular dementia: a controlled open 24-month study of 246 patients. Am J Alzheimer Dis Other Dement 2004; 19: 333-339.
Orgogozo JM, Rigaud AS, Stoffler A, et al.: Efficacy and safety of memantine in patients with mild to moderate vascular dementia: a randomized placebo-controlled trial (MMM300). Stroke 2002; 33: 1834-1839.
Wilcock G, Möbius HK, Stoeffler A, et al.: A double-blind placebo-controlled multi-centre study of memantine in mild to moderate vascular dementia (MMM500). Int Clin Psychopharmacol 2002; 17: 297-305.
Wilkinson D, Doody R, Heleme R, et al.: Donepezil in vascular dementia. Neurology 2003; 61: 479-486.

Screening for Dementia U.S. Preventive Services Task Force (USPSTF) Recommendations, 2003:

Although antihypertensive treatment reduces the development of stroke and dementia, the evidence is limited that similar treatment of people with mild to moderate dementia delays disease progression (Pantoni et al. 2002). Recent studies have found no clinical benefit of nimodipine or aspirin in people with vascular dementia (Pantoni et al. 2002; Williams et al. 2000).

Evidenzgrad und/oder Empfehlungsstärke: keine Angaben

Referenzen:
Pantoni L, Rossi R, Inzitari D, et al.: Efficacy and safety of nimodipine in subcortical vascular dementia: a subgroup analysis of the Scandinavian Multi-Infarct Dementia Trial. J Neurol Sci. 2000; 175: 124–134.
Williams P, Rands G, Orrel M, et al.: Aspirin for vascular dementia. Cochrane Database Syst Rev 2000 (4): CD001296.

Arzneiverordnung in der Praxis, Band 31, Sonderheft 4 (Therapieempfehlungen), Dezember 2004:

Keine Substanz hat bislang eine Zulassung für die Indikation »vaskuläre Demenz« in Deutschland oder Europa.
Die Datenlage zur medikamentösen Behandlung der vaskulären Demenz hat sich allerdings in den letzten Jahren verbessert. Kontrollierte Studien zur medikamentösen Therapie liegen vor für Donepezil, Galantamin und Memantin. Beurteilungskriterien wurden von den verschiedenen Zulassungsbehörden bisher nicht festgelegt. Es liegt dennoch nahe, sich an dem Mehrebenenmodell der CPMP-Empfehlungen für die Alzheimer-Demenz zu orientieren. Für Acetylcholinesterasehemmer konnten am Beispiel des Wirkstoffes Donepezil günstige Wirkungen auch bei vaskulärer Demenz gesichert werden (Malouf u. Birks 2004). Hierauf weisen auch Ergebnisse zu Galantamin hin.

Evidenzgrad und/oder Empfehlungsstärke: keine Angaben

Referenzen:
Malouf R, Birks J: Donepezil for vascular cognitive impairment. Cochrane Database Syst Rev 2004 (1): CD004395.

46 Thrombozytenfunktionshemmer sind bei vaskulärer Demenz nicht zur primären Demenzbehandlung indiziert. Bezüglich der Indikationsstellung zum Einsatz von Thrombozytenfunktionshemmern zur Prävention einer zerebralen Ischämie wird auf die Schlaganfall-Leitlinie der DGN verwiesen.

Zitate:

Dementia. A NICE–SCIE Guideline on supporting people with dementia and their carers in health and social care, 2007:

Keine Stellungnahme

Scottish Intercollegiate Guidelines Network (SIGN): Management of patients with dementia (SIGN 86), February 2006:

A Cochrane systematic review identified no randomised controlled evidence that aspirin benefits patients with vascular dementia in a similar way. There is a risk that it may increase the frequency of intracranial haemorrhage (Rands et al. 2000). **(1++)**
Aspirin is only recommended in people with vascular dementia who have a history of vascular disease. **GPP**

Evidenzgrad und Empfehlungsstärke: s. Text

Referenzen: keine Angaben

DEGAM-Leitlinie, Stand Oktober 2007:

Acetylsalicylsäure (ASS) kann zur Primär- und Sekundärprophylaxe von Mikro- bzw. Makroinfarkten eingesetzt werden (Antiplatelet Trialists‹ Collaboration, 1994; The SALT Collaborative Group, 1991). Es gibt bisher jedoch keine Daten, ob und inwieweit dies zu einer Verzögerung der Demenzprogression führt (Williams et al. 2003).

Evidenzgrad: s. Referenzen

Referenzen:
Antiplatelet Trialists' Collaboration: Collaborative overview of randomised trials of antiplatelet therapy. I: Prevention of death, myocardial infarction, and stroke by prolonged antiplatelet therapy in various categories of patients. Antiplatelet Trialists‹ Collaboration. BMJ 1994; 308: 81-106. *Level of evidence:* Tla
The SALT Collaborative Group: Swedish Aspirin Low-Dose Trial (SALT) of 75 mg aspirin as secondary prophylaxis after cerebrovascular ischaemic events. The SALT Collaborative Group. Lancet 1991; 338:1345-1349. *Level of evidence: Ib*
Williams PS, Rands G, Orrel M, et al.: Aspirin for vascular dementia (Cochrane Review). Cochrane Database Syst Rev 2003 (2). *Level of evidence: Ia*

Practice Guideline for the treatment of patients with Alzheimer's disease and other dementias, October 2007 (APA Web site at: www.psych.org):

Epidemiological evidence suggests that good control of blood pressure and low-dose aspirin might prevent or lessen further cognitive decline (Forette et al. 1998; Guo et al. 1999).

Evidenzgrad: s. Referenzen

Referenzen:
Forette F, Seux ML, Staessen JA, et al.: Prevention of dementia in randomised double-blind placebo-controlled Systolic Hypertension in Europe (Syst-Eur) trial. Lancet 1998; 352: 1347-1351. **(A)**
Guo Z, Fratiglioni L, Zhu L, et al.: Occurrence and progression of dementia in a community population aged 75 years and older: relationship of antihypertensive medication use. Arch Neurol 1999; 56: 991-996. **(C)**

»Dementia« MOH Clinical Practice Guidelines 3/2007:

An increasing body of evidence suggests that vascular risk factors are putative not only in vascular dementia (VaD), but also in Alzheimer's disease (AD) (Stewart, 1998), thus, vascular risk factors (such as hyperlipidemia, hypertension, diabetes mellitus, atrial fibrillation, smoking) should be sought for and managed in all dementia cases.

Reduction of vascular risk factors
- Treatment of hyperlipidemia, hypertension, diabetes mellitus, and smoking cessation
- Anti-platelet agents for secondary stroke prevention
- Anti-coagulation for atrial fibrillation and cardioembolic strokes

Evidenzgrad und/oder Empfehlungsstärke: keine Angaben

Referenzen:
Stewart R: Cardiovascular risk factors in Alzheimer's disease. J Neurol Neurosurg Psychiatry 1998; 65: 143-147.

Practice Parameter: Management of dementia (an evidence-based review) (Neurology 2001; 56: 1154-1166):

Keine Stellungnahme

Diagnosis and treatment of dementia: 1. Risk assessment and primary prevention of Alzheimer disease, 2008 (CMAJ 2008; 178: 548-556):

Although acetylsalicylic acid and statin therapy following myocardial infarction, antithrombotic therapy for nonvalvular atrial fibrillation, and correction of carotid artery stenosis > 60 % have been shown to reduce the risk of stroke, there is insufficient evidence to recommend for or against these measures for the specific purpose of reducing the risk of dementia **[grade C recommendation, level 1 evidence; revised recommendation]**

Evidenzgrad und Empfehlungsstärke: s. Text

Referenzen: keine Angaben

Cognitive Impairment in the Elderly – Recognition, Diagnosis and Management, July 15, 2007, Ministry of Health of British Columbia:

Address vascular risk factors, including arterial hypertension, hypercholesterolemia, diabetes mellitus, smoking, obesity, use of anticoagulation for atrial fibrillation and primary/secondary prevention of transient ischemic attacks (TIAs) and stroke.

Evidenzgrad und/oder Empfehlungsstärke: keine Angaben

Referenzen: keine Angaben

Leitlinien für Diagnostik und Therapie in der Neurologie: Vaskuläre Demenzen, 4. Aufl., 2008:

Zur Gabe von Thrombozytenfunktionshemmern gibt es nur eine kleine Studie an 70 Patienten mit Multiinfarktdemenz, die über 15 Monate mit Aspirin oder Placebo behandelt wurden (Meyer et al. 1989). Es zeigte sich ein signifikanter Unterschied im der Cognitive Capacity Screening Evaluation zugunsten von Aspirin. Ein Cochrane Review untersuchte die Effekte von ASS auf die vaskuläre Demenz und kam zum Schluss, dass ASS nicht effektiv ist in der Behandlung von Patienten mit vermutlicher vaskulärer Demenz (Rands et al. 2006). Gibt es keine sonstige Indikation für ASS, sollten Patienten mit alleiniger vaskulärer Demenz ohne weitere Erkrankungen kein ASS erhalten. (⇑) **(B)**
Antikoagulation: Thrombozytenaggregationshemmung und Antikoagulation sind beim älteren und dementen Patienten mit kardiovaskulären Ursachen häufig relevant. Hier ist es besonders wichtig, dass einerseits die Einnahmetreue hoch ist und andererseits Dosierungsfehler vermieden werden. Ältere Patienten besitzen ein höheres Risiko von Blutungskomplikationen. Diesem muss in der Dosierung der Medikamente leitliniengetreu Rechnung getragen werden (De Caterina et al. 2007).
▼

4

Leitlinien für Diagnostik und Therapie in der Neurologie: Vaskuläre Demenzen, 4. Aufl., 2008:

Eine ausgeprägte Mikroangiopathie erhöht das Risiko zerebraler Blutungen bei oraler Antikoagulation. (⇑, **B**)
Bei einer Mikroangiopathie hat aber eine orale Antikoagulation zur Sekundärpärvention bei Vorhofflimmern ein erhöhtes Risiko (Ariesen et al. 2004; Hart et al. 2005).

Evidenzgrad und Empfehlungsstärke: s. Text

Referenzen:
Ariesen M, Algra A, Koudstaal P, et al.: Risk of intracerebral hemorrhage in patients with arterial versus cardiac origin of
    cerebral ischemia on aspirin or placebo: analysis of individual patient data from 9 trials. Stroke 2004; 35: 710-714.
De Caterina R, Husted S, Wallentin L, et al. Anticoagulants in heart disease: current status and perspectives. Eur Heart J.
    2007; 28: 880-913.
Hart RG, Tonarelli SB, Pearce LA: Avoiding central nervous system bleeding during antithrombotic therapy: recent data
    and ideas. Stroke 2005; 36: 1588-1593.
Meyer JS, Rogers RL, McClintic K, et al.: Randomized clinical trial of daily aspirin therapy in multi-infarct dementia.
    A pilot study. J Am Geriatr Soc 1989; 37: 549-555.
Rands G, Orrel M, Spector A, et al.: Aspirin for vascular dementia. Cochrane Library, 2006, Issue 1.

---

47 Es gibt gute Gründe, eine gemischte Demenz als das gleichzeitige Vorliegen einer Alzheimer-Demenz
und einer vaskulären Demenz zu betrachten. Folglich ist es gerechtfertigt, Patienten mit einer gemischten Demenz entsprechend der Alzheimer-Demenz zu behandeln.

Zitate:

**Dementia. A NICE–SCIE Guideline on supporting people with dementia and their carers in health and social
care, 2007:**

Many people with dementia will have mixed disease; indeed the community-based Cognitive Function and Ageing
Study showed that this was common in older people (MRC/CFAS, 2001). In such cases, until further evidence emerges
to suggest otherwise, it is pragmatic to consider the clinical condition that best fits. For example, someone with mixed
dementia whose dementia is predominantly thought to be due to AD would likely best be supported and managed as
someone with AD. This is the approach taken by NICE in its technology appraisal of drugs for AD. (For further information see www.nice.org.uk/guidance/TA111.)

Evidenzgrad und/oder Empfehlungsstärke: keine Angaben

Referenzen:
MRC/CFAS: Pathological correlates of late-onset dementia in a multicentre, community-based population in England
    and Wales. Neuropathology Group of the Medical Research Council Cognitive Function and Ageing Study (MRC
    CFAS). The Lancet 2001; 357: 169-175.

**Scottish Intercollegiate Guidelines Network (SIGN): Management of patients with dementia (SIGN 86),
February 2006:**

Keine Stellungnahme

DEGAM-Leitlinie, Stand Oktober 2007:

Bei etlichen Studien wurden Patientenpopulationen, deren Demenzen als gemischt klassifiziert wurden, mit Cholinesterasehemmern oder Memantine therapiert (Areosa Sastre u. Sherriff 2005; Birks et al. 2003 a, b; Erkinjuntti et al. 2003;
Olin u. Schneider 2003; Pantev et al. 1993; Tariot et al. 2000, 2001; Winblad et al. 1999). Allerdings waren die Patienten-
zahlen zu klein, um Empfehlungen geben zu können.

Evidenzgrad: s. Referenzen
▼

DEGAM-Leitlinie, Stand Oktober 2007:

Referenzen:

Areosa Sastre A, Sherriff F: Memantine for dementia (Cochrane Review). In: The Cochrane Library, 2005. Update Software: Oxford. *Level of evidence: Ia*

Birks J, Grimley Evans J, Iakovidou V et al.: Rivastigmine for Alzheimer's disease. Cochrane Database Syst Rev 2003 a: 2. *Level of evidence: Ia*

Birks JS, Melzer D, Beppu H: Donepezil for mild and moderate Alzheimer's disease. Cochrane Database Syst Rev 2003 b: 2. *Level of evidence: Ia*

Erkinjuntti T, Kurz A, Small GW, et al.: An openlabel extension trial of galantamine in patients with probable vascular dementia and mixed dementia. Clin Ther 2003; 25: 1765-1782. *Level of evidence: Ib*

Olin J, Schneider L: Galantamine for Alzheimer's disease (Cochrane Review). Cochrane Database Syst Rev 2003: 2. *Level of evidence: Ia*

Pantev M, Ritter R, Görtelmeyer,R: Clinical and behavioral evaluation in long-term care patients with mild to moderate dementia under Memantine treatment. Z Gerontopsychol Psychiatr 1993; 6: 103-117. *Level of evidence: Ib*

Tariot PN, Solomon PR, Morris J, et al.: A 5-month, randomized, placebo-controlled trial of galantamine in AD. The Galantamine USA-10 Study Group. Neurology 2000; 54: 2269-2276. *Level of evidence: Ib*

Tariot PN, Cummings JL, Katz IR, et al.: A randomized, double-blind, placebo-controlled study of the efficacy and safety of donepezil in patients with Alzheimer's disease in the nursing home setting. J Am Geriatr Soc 2001; 49: 1590-1599. *Level of evidence: Ib*

Winblad B, Poritis N: Memantine in severe dementia: results of the 9M-Best Study (Benefit and efficacy in severely demented patients during treatment with memantine). Int J Geriatr Psychiatry 1999; 14: 135-146. *Level of evidence: Ib*

Practice Guideline for the treatment of patients with Alzheimer's disease and other dementias, October 2007 (APA Web site at: www.psych.org):

s. Empfehlung 45

»Dementia« MOH Clinical Practice Guidelines 3/2007:

Keine Stellungnahme

Practice Parameter: Management of dementia (an evidence-based review) (Neurology 2001; 56: 1154-1166):

Keine Stellungnahme

Cognitive Impairment in the Elderly – Recognition, Diagnosis and Management, July 15, 2007, Ministry of Health of British Columbia:

Keine Stellungnahme

Leitlinien für Diagnostik und Therapie in der Neurologie: Vaskuläre Demenzen, 4. Aufl., 2008:

Der ICD ordnet die Mischdemenz der Alzheimer-Demenz zu, was die medikamentöse Behandlung erleichtert. Bei Mischdemenzen wird auf die Therapieleitlinie der AD in diesem Buch verwiesen.

Zusammenfassend erscheint die Datenlage derzeit ausreichend, um bei Patienten mit gemischten Demenzen einen symptomatischen Behandlungsversuch mit Donepezil, Galantamin oder Memantin zu empfehlen. Der Nutzen einer Kombination von Cholinesterasehemmern und Memantin wurde in einer Studie an Patienten mit AD nachgewiesen, im Rahmen der Therapiefreiheit sind Behandlungsversuche bei Patienten mit vaskulären Demenzkomponenten vertretbar.

Evidenzgrad und Empfehlungsstärke: keine Angaben

Referenzen: keine Angaben

49 Rivastigmin ist zur antidementiven Behandlung der Demenz bei M. Parkinson im leichten und mittleren Stadium wirksam im Hinblick auf kognitive Störung und Alltagsfunktion und wird empfohlen.

Zitate:

Dementia. A NICE–SCIE Guideline on supporting people with dementia and their carers in health and social care, 2007:

Apart from rivastigmine, no drugs are currently licensed for the symptomatic treatment of people with VaD, DLB, FTD or other dementias (subcortical or mixed dementias), although people with these forms of dementia suffer similar problems associated with cognitive symptoms and loss of daily living skills. Rivastigmine is licensed for the symptomatic treatment of mild to moderately severe dementia in patients with idiopathic Parkinson‹s disease.

Evidenzgrad und Empfehlungsstärke: keine Angaben

Referenzen: keine Angaben

Scottish Intercollegiate Guidelines Network (SIGN): Management of patients with dementia (SIGN 86), February 2006:

Keine Stellungnahme

DEGAM-Leitlinie, Stand Oktober 2007:

Keine Stellungnahme

Practice Guideline for the treatment of patients with Alzheimer's disease and other dementias, October 2007 (APA Web site at: www.psych.org):

A number of clinical trials have demonstrated the efficacy of acetylcholinesterase inhibitors on cognition in dementia with Lewy bodies and dementia with Parkinson‹s disease with effects similar to those seen in Alzheimer's disease (Emre 2004; McKeith et al. 2000; Wild et al. 2003).

Evidenzgrad: s. Referenzen

Referenzen:
Emre M: Dementia in Parkinson‹s disease: cause and treatment. Curr Opin Neurol 2004; 17: 399-404. *(G)*
McKeith I, Del Ser T, Spano P, et al.: Efficacy of rivastigmine in dementia with Lewy bodies: a randomised, double-blind, placebo-controlled international study. Lancet 2000; 356: 2031-2036. *(A)*
Wild R, Pettit T, Burns A: Cholinesterase inhibitors for dementia with Lewy bodies. Cochrane Database Syst Rev 2003 (3): CD003672. *(E)*

»Dementia« MOH Clinical Practice Guidelines 3/2007:

Acetylcholinesterase inhibitors can be considered for the management of dementia with Lewy bodies and Parkinson‹s disease dementia. **Grade B, Level 1+**

Evidenzgrad und Empfehlungsstärke: s. Text

Referenzen:
Emre M, Aarsland D, Albanese A, et al.: Rivastigmine for dementia associated with Parkinson's disease. N Engl J Med 2004; 351: 2509-2518.
Leroi I, Brandt J, Reich SG, et al.: Randomised controlled trial of donepezil in cognitive impairment in Parkinson‹s disease. Int J Geriatr Psychiatry 2004; 19: 1-8.
Maidment I, Fox C, Boustani M: Cholinesterase inhibitors for Parkinson‹s disease dementia. In: The Cochrane Library, Issue 1, 2006. Oxford: Update Software.
Samuel W, Caliguri M, Galasko D, et al.: Better cognitive and psychopathologic response to donepezil in patients prospectively diagnosed as dementia with Lewy bodies: a preliminary study. Int J Geriatr Psychiatry 2000; 15: 794-802.

Practice Parameter: Management of dementia (an evidence-based review) (Neurology 2001; 56: 1154-1166):

Keine Stellungnahme

Cognitive Impairment in the Elderly – Recognition, Diagnosis and Management, July 15, 2007, Ministry of Health of British Columbia:

While some evidence suggests a role for AChEIs in the treatment of symptoms associated with severe AD and in other types dementias (VaD and DLB) (Feldman et al. 2001; Winblad et al. 2006), the clinical meaningfulness of randomized controlled trial outcome measures is controversial and donepezil is the only AChEI currently approved by Health Canada for these indications.

Evidenzgrad und Empfehlungsstärke: keine Angaben

Referenzen:
Feldman H, Gauthier S, Hecker J, et al.: A 24-week, randomized, double-blind study of donepezil in moderate to severe Alzheimer's disease. Neurology 2001; 57: 613-620.
Winblad B, Kilander L, Eriksson S, et al.: Donepezil in patients with severe Alzheimer's disease: double-blind, parallel-group, placebo-controlled study. Lancet 2006; 367: 1057-1065.

Leitlinien für Diagnostik und Therapie in der Neurologie: Extrapyramidal-motorische Erkrankungen, Parkinson-Syndrome, 4. Aufl., 2008:

Die bereits in einigen offenen Studien nachgewiesene Wirksamkeit des Cholinesterasehemmers Rivastigmin auf kognitive Funktionen bei Parkinson-Patienten konnte in einer 24-wöchigen randomisierten, doppelblinden und placebokontrollierten Multizenterstudie belegt werden.

Evidenzgrad und/oder Empfehlungsstärke: keine Angaben

Referenzen: keine Angaben

---

51 Vor dem Einsatz von Psychopharmaka bei Verhaltenssymptomen soll ein psychopathologischer Befund erhoben werden. Die medizinischen, personen- und umgebungsbezogenen Bedingungsfaktoren müssen identifiziert und, soweit möglich, behandelt bzw. modifiziert werden.

Zitate:

Dementia. A NICE–SCIE Guideline on supporting people with dementia and their carers in health and social care, 2007:

People with dementia who develop non-cognitive symptoms that cause them significant distress or who develop behaviour that challenges should be offered an assessment at an early opportunity to establish likely factors that may generate, aggravate or improve such behaviour. The assessment should be comprehensive and include:
- the person‹s physical health
- depression
- possible undetected pain or discomfort
- side effects of medication
- individual biography, including religious beliefs and spiritual and cultural identity
- psychosocial factors
- physical environmental factors
- behavioural and functional analysis conducted by professionals with specific skills, in conjunction with carers and care workers

Individually tailored care plans that help carers and staff address the behaviour that challenges should be developed, recorded in the notes and reviewed regularly. The frequency of the review should be agreed by the carers and staff involved and written in the notes. **[For the evidence, see sections 8.1 and 8.2]**
▼

Dementia. A NICE–SCIE Guideline on supporting people with dementia and their carers in health and social care, 2007:

Health and social care staff should aim to promote and maintain the independence, including mobility, of people with dementia. Care plans should address activities of daily living (ADLs) that maximise independent activity, enhance function, adapt and develop skills, and minimise the need for support. When writing care plans, the varying needs of people with different types of dementia should be addressed. Care plans should always include:
- consistent and stable staffing
- retaining a familiar environment
- minimising relocations
- flexibility to accommodate fluctuating abilities
- assessment and care-planning advice regarding ADLs, and ADL skill training from an occupational therapist
- assessment and care-planning advice about independent toileting skills; if incontinence occurs all possible causes should be assessed and relevant treatments tried before concluding that it is permanent
- environmental modifications to aid independent functioning, including assistive technology, with advice from an occupational therapist and/or clinical psychologist
- physical exercise, with assessment and advice from a physiotherapist when needed
- support for people to go at their own pace and participate in activities they enjoy

Evidenzgrad und/oder Empfehlungsstärke: Eigene Evidenzrecherche wurde durchgeführt, s. Text

Referenzen: Aufgrund der Vielzahl an Tabellen hier keine Aufführung der Literaturstellen

Scottish Intercollegiate Guidelines Network (SIGN): Management of patients with dementia (SIGN 86), February 2006:

Keine Stellungnahme

DEGAM-Leitlinie, Stand Oktober 2007:

Keine Stellungnahme

Practice Guideline for the treatment of patients with Alzheimer's disease and other dementias, October 2007 (APA Web site at: www.psych.org):

Psychosis, aggression, and agitation are common in patients with dementia and may respond to similar therapies. When deciding if treatment is indicated, it is critical to consider the safety of the patient and those around him or her [I]. A careful evaluation for general medical, psychiatric, environmental, or psychosocial problems that may underlie the disturbance should be undertaken [I]. If possible and safe, such underlying causes should be treated first [I]. If this does not resolve the symptoms, and if they do not cause significant danger or distress to the patient or others, such symptoms are best treated with environmental measures, including reassurance and redirection [I]. For agitation, some of the behavioral measures discussed in Section I.B.2 may also be helpful [II].

Empfehlungsstärke: s. Text

Referenzen: keine Angaben

»Dementia« MOH Clinical Practice Guidelines 3/2007:

Non-pharmacological methods to manage behavioural and psychological symptoms of dementia should be instituted, prior to consideration of pharmacological measures. **GPP**
Behavioural problems are a major cause of caregiver stress and often lead to premature institutionalisation of the patient. Factors such as pain or environmental triggers can be identified or manipulated and use of other non-pharmacological methods to manage behavioural problems prior to as well as in conjunction with pharmacological methods.

Empfehlungsstärke: s. Text

Referenzen: keine Angaben

Practice Parameter: Management of dementia (an evidence-based review) (Neurology 2001; 56: 1154-1166):

Keine Stellungnahme

Cognitive Impairment in the Elderly – Recognition, Diagnosis and Management, July 15, 2007, Ministry of Health of British Columbia:

Upon symptom onset, establish an understanding of the origins of behaviours before developing a management strategy.
- Assess and treat medical conditions (consider the influence of pain, dysuria, dyspnea, abdominal discomfort and pruritus)
- Review and optimize current medications
- Assess and treat concurrent psychiatric conditions

Evidenzgrad und/oder Empfehlungsstärke: keine Angaben

Referenzen: keine Angaben

Leitlinien für Diagnostik und Therapie in der Neurologie: Therapie neurodegenerativer Demenzen, 4. Aufl., 2008:

Keine Stellungnahme

53 Benzodiazepine sollen bei Patienten mit Demenz nur bei speziellen Indikationen kurzfristig eingesetzt werden.

Zitate:

Dementia. A NICE–SCIE Guideline on supporting people with dementia and their carers in health and social care, 2007:

Keine Stellungnahme

Scottish Intercollegiate Guidelines Network (SIGN): Management of patients with dementia (SIGN 86), February 2006:

No systematic reviews or RCTs examining the usefulness of benzodiazepines in the management of associated symptoms of dementia, including anxiety, were identified.

Evidenzgrad und/oder Empfehlungsstärke: keine Angaben

Referenzen: keine Angaben

DEGAM-Leitlinie, Stand Oktober 2007:

Oft werden Medikamente zu früh eingesetzt, insbesondere Benzodiazepine (McGrath u. Jackson 1996). Es gibt bisher keine randomisiert-kontrollierten Studien mit Benzodiazepinen zu diesem Indikationsgebiet.

Evidenzgrad: s. Referenzen

Referenzen:
McGrath A.M, Jackson G: Survey of neuroleptic prescribing in residents of nursing homes in Glasgow. BMJ 1996; 312: 611-612. *Level of evidence: III*

Practice Guideline for the treatment of patients with Alzheimer's disease and other dementias, October 2007 (APA Web site at: www.psych.org):

Data demonstrating benefit from benzodiazepines are modest, but benzodiazepines occasionally have a role in treating patients with prominent anxiety **[III]** or on an as-needed basis for patients with infrequent episodes of agitation or for those who require sedation for a procedure such as a tooth extraction or a diagnostic examination **[II]**. Adverse effects of benzodiazepines include sedation, worsening cognition, delirium, increased risk of falls, and worsening of breathing disorders. Lorazepam and oxazepam, which have no active metabolites, are preferable to agents with a longer half-life such as diazepam or clonazepam **[III]**.

Empfehlungsstärke: s. Text

Referenzen: keine Angaben

»Dementia« MOH Clinical Practice Guidelines 3/2007:

There is no evidence of the efficacy of benzodiazepines in the treatment of behavioural problems associated with dementia.
There are no systematic reviews or randomised controlled trials of the use of benzodiazepines in the management of behavioural symptoms of dementia.

Evidenzgrad und/oder Empfehlungsstärke: keine Angaben

Referenzen: keine Angaben

Practice Parameter: Management of dementia (an evidence-based review) (Neurology 2001; 56: 1154-1166):

There is little evidence to support the use of other agents such as anticonvulsants, benzodiazepines, antihistaminics, monoamine oxidase inhibitors, or SSRI for the treatment of agitation or psychosis in dementia.

Evidenzgrad und/oder Empfehlungsstärke: keine Angaben

Referenzen: keine Angaben

Cognitive Impairment in the Elderly – Recognition, Diagnosis and Management, July 15, 2007, Ministry of Health of British Columbia:

Benzodiazepines are not recommended due to their high potential for adverse events such as confusion and falls

Evidenzgrad und/oder Empfehlungsstärke: keine Angaben

Referenzen: keine Angaben

Leitlinien für Diagnostik und Therapie in der Neurologie: Therapie neurodegenerativer Demenzen, 4. Aufl., 2008:

Benzodiazepine sollten bei Demenzpatienten vermieden werden. Diese Substanzen können u.a. ein Delir und eine Verschlechterung der Kognition hervorrufen und sollten nie langfristig oder als Hypnotikum gegeben werden. Allenfalls kommen, als Bedarfsmedikation, kurzwirksame Präparate infrage (Lorazepam, Oxazepam und Temazepam).

Evidenzgrad und/oder Empfehlungsstärke: keine Angaben

Referenzen: keine Angaben

> **67** Es gibt Evidenz für geringe Effekte von kognitivem Training/kognitiver Stimulation auf die kognitive Leistung bei Patienten mit leichter bis moderater Demenz. Die Möglichkeit, an einem strukturierten kognitiven Stimulationsprogramm teilzunehmen, kann angeboten werden.

Zitate:

Dementia. A NICE–SCIE Guideline on supporting people with dementia and their carers in health and social care, 2007:

People with mild-to-moderate dementia of all types should be given the opportunity to participate in a structured group cognitive stimulation programme. This should be commissioned and provided by a range of health and social care staff with appropriate training and supervision, and offered irrespective of any drug prescribed for the treatment of cognitive symptoms of dementia. **[For the evidence, see section 7.3]**

Evidenzgrad:
In section 7.3 wird für die Kategorie von Studien
»Cognitive stimulation vs standard care« eine »overall quality of evidence« angegeben: **moderate**
»Memory training vs active control« – »overall quality of evidence«: **low**
»Memory training vs waitlist control« – »overall quality of evidence«: **low**
»Memory training vs social support« – »overall quality of evidence«: **moderate**
»Computerised memory training vs social support« – »overall quality of evidence«: **low**

Referenzen in section 7.3.:
Baines S, Saxby P, Ehlert K: Reality orientation and reminiscence therapy. A controlled cross-over study of elderly confused people. Br J Psychiatry 1987; 151: 222-231.
Bottino CM, Carvalho IA, Alvarez AM, et al.: Cognitive rehabilitation combined with drug treatment in Alzheimer's disease patients: a pilot study Clin Rehabil 2005; 19: 861-869.
Breuil V, De Rotrou J, Forette F, et al.: Cognitive stimulation of patients with dementia: preliminary results. Int J Geriatr Psychiatry 1994; 9: 211-217.
Cahn-Weiner D, Malloy PF, Rebok GW, et al.: Results of a randomized placebo-controlled study of memory training for mildly impaired Alzheimer's disease patients. Appl Neuropsychol 2003; 10: 215-223.
Chapman SB, Weiner MF, Rackley A, et al.: Effects of cognitive communication stimulation for Alzheimer's disease patients treated with donepezil. J Speech Lang Hear Res 2004; 47: 1149-1163.
Corbeil RR, Quayhagen MP, Quayhagen M: Intervention effects on dementia caregiving interaction: a stress-adaptation modeling approach. J Aging Health 1999; 11: 79 95.
Davis RN, Massman PJ, Doody RS: Cognitive intervention in Alzheimer disease: a randomized placebo-controlled study. Alzheimer Dis Assoc Disord 2001; 15: 1-9.
Ferrario E, Cappa G, Molaschi M, et al.: Reality Orientation Therapy in institutionalized elderly patients: preliminary results. Arch Gerontol Geriatr 1991; 12: 139-142.
Heiss WD, Kessler J, Mielke R, et al.: Long-term effects of phosphatidylserine, pyritinol, and cognitive training in Alzheimer's disease. A neuropsychological, EEG, and PET investigation. Dementia 1994; 5: 88-98.
Koltai DC, Welsh-Bohmer KA, Smechel DE: Influence of anosognosia on treatment outcome among dementia patients. Neuropsychol Rehabil 2001; 11: 455-475.
Onder G, Zanetti O, Giacobini E, et al.: Reality orientation therapy combined with cholinesterase inhibitors in Alzheimer's disease: randomised controlled trial. Br J Psychiatry 2005; 187: 450-455.
Quayhagen MP, Quayhagen M, Corbeil RR, et al.: Coping with dementia: evaluation of four nonpharmacologic interventions. Int Psychogeriatr 2000; 12: 249-265.
Spector A, Thorgrimsen L, Woods B, et al.: Efficacy of an evidence-based cognitive stimulation therapy programme for people with dementia: randomised controlled trial. Br J Psychiatry 2003; 183: 248-254.
Wallis GG, Baldwin M, Higginbotham P: Reality orientation therapy – a controlled trial. Br J Med Psychol 1983; 56: 271-277.
Woods RT: Reality orientation and staff attention: a controlled study. Br J Psychiatry 1979; 134: 502-507.

Scottish Intercollegiate Guidelines Network (SIGN): Management of patients with dementia (SIGN 86), February 2006:

Formal cognitive stimulation produced a positive clinical impact on cognitive function in people with dementia. Although memory of specific pieces of information was improved it did not produce general benefits to memory function. These studies did not generalise to overall neuropsychological function and had short follow up (Davis et al. 2001; Quahagen et al. 2000). **(1+)**
Cognitive stimulation should be offered to individuals with dementia. **(B)**

Evidenzgrad und Empfehlungsstärke: s. Text

Referenzen:
Davis RN, Massman PJ, Doody RS: Cognitive intervention in Alzheimer disease: a randomized placebo-controlled study. Alzheimer Dis Assoc Disord 2001; 15: 1-9.
Quayhagen MP, Quayhagen M, Corbeil RR, et al.: Coping with dementia: evaluation of four nonpharmacologic interventions. Int Psychogeriatr 2000; 12: 249-265.

DEGAM-Leitlinie, Stand Oktober 2007:

Keine Stellungnahme

Practice Guideline for the treatment of patients with Alzheimer's disease and other dementias, October 2007 (APA Web site at: www.psych.org):

Cognition-oriented treatments, such as reality orientation, cognitive retraining, and skills training focused on specific cognitive deficits, are unlikely to have a persistent benefit and have been associated with frustration in some patients **[III]**.

Empfehlungsstärke: s. Text

Referenzen: keine Angaben

»Dementia" MOH Clinical Practice Guidelines 3/2007:

Keine Stellungnahme

Practice Parameter: Management of dementia (an evidence-based review) (Neurology 2001; 56: 1154-1166):

Two Class I studies show that behaviour modification, scheduled toileting, and prompted voiding can reduce urinary incontinence. One Class I study, supported by Class II and Class III data, shows that graded assistance, skills practice, and positive reinforcement can increase functional independence in persons with dementia.

Evidenzgrad: s. Text

Referenzen:
Bach D, Bach M, Bohmer F, et al.: Reactivating occupational therapy: a method to improve cognitive performance in geriatric patients. Age Ageing 1995; 24: 222-226.
Beck C, Heacock P, Mercer SO, et al.: Improving dressing behavior in cogniteveley impaired nursing home residents. Nurs Res 1997; 46: 126-132.
Coyne M, Hoskins I: Improving eating behaviors in dementia using behavioral strategies. Clin Nurs Res 1997; 6: 275-291.
Ford M, Fox J, Fitch S, et al.: Light in the darkness. Nurs Times 1987; 83: 26-29.
Hanley I, McGuire R, Boyd W: Reality orientation and dementia: a controlled trial of two approaches. Br J Psychiatry 1981; 138: 10-14.
McEvoy C, Patterson R: Behavioral treatment of deficit skills in dementia patients. Gerontologist 1986; 26: 475-478.
▼

Practice Parameter: Management of dementia (an evidence-based review) (Neurology 2001; 56: 1154-1166):

Ouslander J, Schnelle J: Assessment, treatment and management of urinary incontinence in the nursing home. In: Rubenstein L, Wieland D (eds): Improving care in the nursing home: comprehensive review of clinical research. Newbury Park, CA: Sage Publications, 1993: 131-159.
Reichenback V, Kirchman M: Effects of a multi-strategy program upon elderly with organic brain syndrome. In: Taira ED (ed): The mentally impaired elderly. Binghampton, NY: Haworth Press, 1991: 131-151.
Sixsmith A, Stilwell J, Copeland J: ›Rementia‹: challenging the limits of dementia care. Int J Geriatr Psychiatry 1993; 8: 993-1000.
Skelly J, Flint AJ: Urinary incontinence associated with dementia. J Am Geriatr Soc 1995; 43: 286-294.
Tappen R: The effect of skill training on functional abilities of nursing home residents with dementia. Res Nurs Health 1994; 17: 159-165.
Zanetti O, Binetti G, Magni E, et al.: Procedural memory stimulation in Alzheimer's disease: impact of a training programme. Acta Neurol Scand 1997; 95: 152-157.

Cognitive Impairment in the Elderly – Recognition, Diagnosis and Management, July 15, 2007, Ministry of Health of British Columbia:

Keine Stellungnahme

Leitlinien für Diagnostik und Therapie in der Neurologie: Therapie neurodegenerativer Demenzen, 4. Aufl., 2008:

Mäßiggradige positive Effekte auf die Leistungen in globalen Kognitionstests durch kognitives Training alleine oder in Kombination mit einem Antidementivum wurden im beschränkten Maße bei Patienten mit leichter Demenz gezeigt. Zumeist wurden jedoch nur aktuell im Training gelernte Inhalte besser wiedergegeben. Durch unrealistisch hohe Erwartungen von Angehörigen können überforderte Demenzkranke aber auch in erheblichem Maße zu Verzweiflungsreaktionen gebracht werden. »Trainingsversuche« sollten bei Demenzerkrankungen deshalb eher unter dem Aspekt der allgemeinen psychosozialen Aktivierung als unter dem Aspekt des Lernerfolges betrachtet werden.

Evidenzgrad und/oder Empfehlungsstärke: keine Angaben

Referenzen: keine Angaben

> **69** Es gibt Evidenz, dass ergotherapeutische, individuell angepasste Maßnahmen bei Patienten mit leichter bis mittelschwerer Demenz unter Einbeziehung der Bezugspersonen zum Erhalt der Alltagsfunktionen beitragen. Der Einsatz kann angeboten werden.

Zitate:

Dementia. A NICE–SCIE Guideline on supporting people with dementia and their carers in health and social care, 2007:

For example, occupational therapy for people with dementia consists of a combination of environmental modification, adaptive aids, problem-solving strategies, skill training and carer/care provider education and training (Dooley and Hinojosa, 2004; Gitlin et al. 2003; Graff et al. 2003). By combining interventions, care providers and professionals are more likely to succeed in promoting the independence of an individual than with the use of one intervention alone (Dooley and Hinojosa, 2004; Gitlin et al. 2003; Graff et al. 2003).

Evidenzgrad und/oder Empfehlungsstärke: keine Angaben

Referenzen:
Dooley NR, Hinojosa J: Improving quality of life for persons with Alzheimer's disease and their family caregivers: brief occupational therapy intervention. Am Journal Occup Ther 2004; 58: 561-569.
Gitlin, LN, Winter, L, Corcoran, M, et al.: Effects of the home environmental skill-building program on the caregiver-care recipient dyad: 6-month outcomes from the Philadelphia REACH Initiative. Gerontologist 2003; 43: 532–546.
Graff, MJL, Vernooij-Dassen, MJFJ, Hoefnagels, WH, et al.: Occupational therapy at home for older individuals with mild to moderate cognitive impairments and their primary caregivers: a pilot study. Occup Ther J Res 2003; 23: 155-164.

Scottish Intercollegiate Guidelines Network (SIGN): Management of patients with dementia (SIGN 86), February 2006:

Keine Stellungnahme

DEGAM-Leitlinie, Stand Oktober 2007:

Eine Vielzahl von nichtmedikamentösen Therapieformen wird bei Demenzkranken eingesetzt und richtet sich nach den regionalen Gegebenheiten und den Erfahrungen der Therapeuten. Es handelt sich um folgende Therapieformen:
Verhaltenstherapie (VT)
Physiotherapie/Krankengymnastik
Ergotherapie
Bewegungstherapie
Logopädie
Selbsterhaltungstherapie (SET)
Kunsttherapie
Milieutherapie
Musiktherapie
Memory-(Gedächtnis-)Training/Kognitives Training
Realitätsorientierungstraining (ROT)
Reminiszenztherapie
Validationstherapie
Snoezelen
Aromatherapie
Lichttherapie
Telemedizinisch unterstützte Versorgung
Demenz-Pflegekonzepte (z. B. Dementia Care Mapping)
Angehörigenunterstützung, -gruppen und -schulungen
Care-/Case-Management
u.a.
Kurzfassung: Der Einsatz nichtmedikamentöser Maßnahmen bei Demenzkranken versucht bestehende Fähigkeiten zu erhalten und ggf. auszubauen. Dabei hat das Training von alltäglichen Fertigkeiten nachweislich einen vorteilhaften Einfluss auf den Krankheitsverlauf. **B**
Die Studienlage reicht nicht aus, um ein oder mehrere Verfahren zu favorisieren, so dass das lokale Angebot entscheidend ist. **C**

Empfehlungsstärke: s. Text

Referenzen: keine Angaben

Practice Guideline for the treatment of patients with Alzheimer's disease and other dementias, October 2007 (APA Web site at: www.psych.org):

Behavioral approaches have not been subjected to large randomized clinical trials but are supported by small trials and case studies and are in widespread clinical use [II]. Stimulation-oriented treatments, such as recreational activity, art therapy, music therapy, and pet therapy, along with other formal and informal means of maximizing pleasurable activities for patients, have modest support from clinical trials for improving behavior, mood, and, to a lesser extent, function, and common sense supports their use as part of the humane care of patients [II]. Among the emotion-oriented treatments, supportive psychotherapy can be employed to address issues of loss in the early stages of dementia [II]. Reminiscence therapy has some modest research support for improvement of mood and behaviour [III]; validation therapy and sensory integration have less research support [III]; none of these modalities has been subjected to rigorous testing.

Empfehlungsstärke: s. Text

Referenzen: keine Angaben

»Dementia« MOH Clinical Practice Guidelines 3/2007:

NPT are multifaceted and varied, and one form of intervention can bring about a broad range of effects. The appropriate NPTs are instituted when a good understanding of the issues behind the behaviour is procured. The following categories of NPT are noteworthy but this list is not exhaustive:

1) Medical/nursing care interventions, e.g. pain management, relief of fecal impaction and urinary retention, removal of restrainers, enhanced care methods such as person-centred showering and towel bath.
2) Environmental interventions, e.g. dementia safe and friendly environments, wandering paths, natural or enhanced environments, merry-walker.
3) Activities, e.g. structured activity programmes, physical rehabilitation and physical exercises.
4) Social contact, e.g. one-on-one interaction, pet therapy, simulated presence.
5) Timalation (interaction in which the senses are the main focus for engagement rather than interactions which involve an intellectual or emotional component), e.g. music, aromatherapy, massage, dance and movement, multi-sensory approaches such as snozelen.
6) Standard psychological therapies, e.g. behavioural therapy, validation, resolution, reality orientation, reminiscence.
7) Alternative therapies, e.g. art therapy, bright-light therapy.
8) Staff training.

Although the research evidence for these therapies is varied, some interventions being more evidenced-based than others, the reason for considering NPT first and as an enduring endeavour in addressing difficult behaviour is two-fold. First, NPTs guided by an understanding of behaviour in the frameworks elaborated above, address the underlying reasons for the behaviour. Second, medications carry adverse side-effects and often mask and suppress the behaviour that actually serves to communicate the need of the person with dementia. Therefore, the appropriate approach must entail trying to understand the etiology of the behaviour and addressing the problem at its root cause.

Evidenzgrad und/oder Empfehlungsstärke: keine Angaben

Referenzen: keine Angaben

Practice Parameter: Management of dementia (an evidence-based review) (Neurology 2001; 56: 1154-1166):

Sensory stimulation of various types (auditory, visual, tactile) are usually included as part of a complex, multifaceted approach, so it is difficult to make conclusions about its efficacy. Psychosocial interventions directed towards patients may benefit them, but the a priori outcome measures are often negative and the programs are not easily replicated. The therapeutic benefits of special environments are difficult to evaluate but may have a beneficial impact on agitation. Although evidence is suggestive only, some patients may benefit from the following (**Practice Options**):

- Simulated presence therapy, such as the use of videotaped or audiotaped family
- Massage
- Comprehensive psychosocial care programs
- Pet therapy
- Commands issued at the patient‹s comprehension level
- Bright light, white noise
- Cognitive remediation

Empfehlungsstärke: s. Text

Referenzen: keine Angaben

Cognitive Impairment in the Elderly – Recognition, Diagnosis and Management, July 15, 2007, Ministry of Health of British Columbia:

a. Environmental and behavioural modifications are recommended as first line management.
Identify and minimize environmental and behavioural precipitants (use record keeping by caregivers to identify potential triggers such as physical treatments, meal time, bathing and company)
b. Psychosocial interventions are recommended.
Offer psychosocial support and education for caregivers
Suggest activities such as music therapy, pet therapy, walking or other forms of light exercise

Evidenzgrad und/oder Empfehlungsstärke: keine Angaben

Referenzen: keine Angaben

Leitlinien für Diagnostik und Therapie in der Neurologie: Therapie neurodegenerativer Demenzen, 4. Aufl., 2008:

Für emotionsorientierte Verfahren wie Reminiszenztherapie und Validation sind die bisherigen Untersuchungen unzureichend.

Allgemeine geistige, psychosoziale und körperliche Aktivierung und menschliche Zuwendung, z. B. in Form von Musik-, Tanz-, und Kunst-, Aromatherapie, oder multisensorische Stimulation (»Snoezelen«) sind auch bei schwerer Dementen einsetzbar und können zur Verbesserung von Verhaltensauffälligkeiten und Befinden beitragen. **(C)**

Empfehlungsstärke: s. Text

Referenzen: keine Angaben

80 Zur Prävention von Erkrankungen, die durch die Pflege und Betreuung hervorgerufen werden, und zur Reduktion von Belastung der pflegenden Angehörigen sollten strukturierte Angebote für Bezugspersonen von Demenzerkrankten vorgesehen werden. Inhaltlich sollten neben der allgemeinen Wissensvermittlung zur Erkrankung das Management in Bezug auf Patientenverhalten, Bewältigungsstrategien und Entlastungsmöglichkeiten für die Angehörigen sowie die Integration in die Behandlung des Demenzkranken im Vordergrund stehen.

Zitate:

Dementia. A NICE–SCIE Guideline on supporting people with dementia and their carers in health and social care, 2007:

Care plans for carers of people with dementia should involve a range of tailored interventions. These may consist of multiple components including:
- individual or group psychoeducation
- peer-support groups with other carers, tailored to the needs of individuals depending on the stage of dementia of the person being cared for and other characteristics
- support and information by telephone and through the internet
- training courses about dementia, services and benefits, and communication and problem solving in the care of people with dementia
- involvement of other family members as well as the primary carer in family meetings.

[For the evidence, see section 9.5]

Evidenzgrad und/oder Empfehlungsstärke: keine Angaben

Referenzen: Eigene Übersichtsanalyse durch NICE-SCIE durchgeführt (21 Studien wurden berücksichtigt).

Scottish Intercollegiate Guidelines Network (SIGN): Management of patients with dementia (SIGN 86), February 2006:

Keine Stellungnahme

DEGAM-Leitlinie, Stand Oktober 2007:

Beratung der Angehörigen z. B. über die Möglichkeiten von Pflegekursen, Teilnahme an Selbsthilfegruppen und Memory-Kliniken sollte Bestandteil eines Standard- Beratungsprogramms sein.

Kurzfassung: Pflegende Angehörige sollten über Hilfsangebote informiert werden, z. B. Angehörigengruppen, Kurzzeitpflege, Beratungsstellen etc. **C**

Empfehlungsstärke: s. Text

Referenzen: keine Angaben

Practice Guideline for the treatment of patients with Alzheimer's disease and other dementias, October 2007 (APA Web site at: www.psych.org):

Programs have been developed that reduce the burden and lessen the stress and depression associated with longterm caregiving. These interventions include psychoeducational programs for coping with frustration or depression; psychotherapy focused on alleviating depression and anxiety, and improving coping; exercise interventions for caregivers; and workshops in stress management techniques (Chang, 1999; Gallagher-Thompson, 1994; King et al. 2002; Lovett and Gallagher, 1988; Marriott et al. 2000). In addition, extensive clinical experience and substantial scientific literature demonstrate that support groups, especially those combining education with support, improve caregiver well-being (Brodaty et al. 2003; Burgio et al. 2003; Chiverton and Caine, 1989; Coon et al. 2003; Gitlin et al. 2003; Hebert et al. 2003; Mittelman et al. 1993; Thompson and Briggs, 2000).

Evidenzgrad: s. Referenzen

Referenzen:
Brodaty H, Green A, Koschera A: Meta-analysis of psychosocial interventions for caregivers of people with dementia. J Am Geriatr Soc 2003; 51: 657-664. *(E)*
Burgio L, Stevens A, Guy D, et al.: Impact of two psychosocial interventions on white and African American family caregivers of individuals with dementia. Gerontologist 2003; 43: 568-579. *(A-)*
Chang BL: Cognitive-behavioral intervention for homebound caregivers of persons with dementia. Nurs Res 1999; 48: 173-182. *(A-)*
Chiverton P, Caine ED: Education to assist spouses in coping with Alzheimer's disease: a controlled trial. J Am Geriatr Soc 1989; 37: 593-598. *(C)*
Coon DW, Thompson L, Steffen A, et al.: Anger and depression management: psychoeducational skill training interventions for women caregivers of a relative with dementia. Gerontologist 2003; 43:678-689. *(A-)*
Gallagher-Thompson D: Direct services and interventions for caregivers: a review and critique of extant programs and a look ahead to the future. In: Cantor MH (ed): Family Caregiving: Agenda for the Future. San Francisco: American Society on Aging, 1994 (pp 101–122). *(G)*
Gitlin LN, Winter L, Corcoran M, et al.: Effects of the home environmental skill-building program on the caregiver-care recipient dyad: 6-month outcomes from the Philadelphia REACH Initiative. Gerontologist 2003; 43: 532-546. *(A-)*
Hebert R, Levesque L, Vezina J, et al.: Efficacy of a psychoeducative group program for caregivers of demented persons living at home: a randomized controlled trial. J Gerontol B Psychol Sci Soc Sci 2003; 58:S58-S67. *(A-)*
King AC, Baumann K, O‹Sullivan P, et al.: Effects of moderate-intensity exercise on physiological, behavioral, and emotional responses to family caregiving: a randomized controlled trial. J Gerontol A Biol Sci Med Sci 2002; 57: M26-M36. *(A-)*
Lovett S, Gallagher D: Psychoeducational interventions for family caregivers: preliminary efficacy data. Behav Ther 1988; 19:321-330. *(B)*
Marriott A, Donaldson C, Tarrier N, et al.: Effectiveness of cognitive-behavioural family intervention in reducing the burden of care in carers of patients with Alzheimer's disease. Br J Psychiatry 2000; 176: 557-562. *(A-)*
Mittelman MS, Ferris SH, Steinberg G, et al.: An intervention that delays institutionalization of Alzheimer's disease patients: treatment of spouse-caregivers. Gerontologist 1993; 33: 730-740. *(A-)*
Thompson C, Briggs M: Support for carers of people with Alzheimer's type dementia. Cochrane Database Syst Rev 2000 (2): CD000454. *(E)*

»Dementia« MOH Clinical Practice Guidelines 3/2007:

Caregiver interventions via a multifaceted approach should be considered in the total management of the person with dementia. **Grade A.**
Most patients with dementia are cared for in their own homes by family members. Caregiver management is important for the following reasons:
1) Family caregivers need to be empowered with the necessary knowledge and skills, and psychosocial support to facilitate them in their task.
2) Family caregivers who face much negative consequences as a result of long-term caregiving need to be helped and supported.
▼

»Dementia« MOH Clinical Practice Guidelines 3/2007:

Caregiver intervention can take several forms and they include:
1) Education sessions to impart knowledge on dementia and caregiving skills such as communication and behavioural techniques
2) Individual and family counselling
3) Regular caregiver support group meetings
4) Continuous availability of health care professionals and counsellors to provide support and help with crises and the changing nature of the patient‹s symptoms
5) Respite care
6) Technology-based interventions

Empfehlungsstärke: s. Text
Evidenzgrad: **Level 1+**

Referenzen:
Beauchamp N, Irvine AB, Seeley J, et al.: Worksite-based internet multimedia programme for family caregivers of persons with dementia. Gerontologist 2005; 45: 793-801.
Brodaty H, Green A, Koschera A: Meta-analysis of psychosocial intervention for caregivers of people with dementia. J Am Geriatr Soc 2003; 51: 657-664.
Czaja SJ, Rubert MP: Telecommunications technology as an aid to family caregivers of persons with dementia. Psychosom Med 2002; 64: 469-476.
Eisdorfer C, Czaja SJ, Loewenstein DA et al.: The effect of a family therapy and technology-based intervention on caregiver depression. Gerontologist 2003; 43: 521-531.
Gitlin LN, Belle SH, Burgio LD, et al.: Effect of multicomponent interventions on caregiver burden and depression: the REACH multisite initiative at 6-month follow-up. Psychol Aging 2003; 18: 361-374.
Mittelman MS, Ferris SH, Shulman E, et al.: A family intervention to delay nursing home placement of patients with Alzheimer's disease.A randomized controlled trial. JAMA 1996; 276: 1725-1731.
Mittelman MS, Roth DL, Haley WE, et al.: Effects of a caregiver intervention on negative caregiver appraisals of behaviour problems in patients with Alzheimer's disease: results of a randomised trial. J Gerontolol B Psychol Sci Soc Sci 2004 a; 59B: 27-34.
Mittelman MS, Roth DL, Coon DW, et al.: Sustained benefit of supportive intervention for depressive symptoms in caregivers of patients with Alzheimer's disease. Am J Psychiatry 2004 b; 161: 850-856.

Practice Parameter: Management of dementia (an evidence-based review) (Neurology 2001; 56: 1154-1166):

Short-term programs directed toward educating family caregivers about AD should be offered to improve caregiver satisfaction **(Guideline)**.
Intensive long-term education and support services when available) should be offered to caregivers of patients with AD to delay time to nursing home placement **(Guideline)**.
The following interventions may benefit caregivers of persons with dementia and may delay long-term placement **(Guideline)**:
- Comprehensive, psychoeducational caregiver training
- Support groups
- Additional patient and caregiver benefits may be obtained by use of computer networks to provide education and support to caregivers (Practice Option), telephone support programs **(Practice Option)**, and adult day care for patients and other respite services **(Practice Option)**.

Empfehlungsstärke: s. Text

Referenzen: keine Angaben

Cognitive Impairment in the Elderly – Recognition, Diagnosis and Management, July 15, 2007, Ministry of Health of British Columbia:

s. Empfehlung 69

Leitlinien für Diagnostik und Therapie in der Neurologie: Therapie neurodegenerativer Demenzen, 4. Aufl., 2008:

Die Behandlung von Demenzerkrankungen beinhaltet immer auch eine Anleitung und Beratung von pflegenden Angehörigen hinsichtlich therapeutischer und sozialer Möglichkeiten für die erkrankten Familienmitglieder. Gleichzeitig schließt dies aber auch die Betreuung der Pflegenden selbst ein. Zur Bedeutung der Angehörigenberatung und -betreuung liegen randomisierte Studien vor, die den positiven Effekt auf Agitiertheit, Aggressivität und Gereiztheit bei Demenzpatienten belegen (⇑). Ebenso weisen diese Studien auf eine reduzierte Angehörigenbelastung und eine verzögerte Pflegeheimeinweisung hin (Mittelman et al. 2006). Eine Angehörigenberatung ist deshalb ein essentieller Therapiebaustein. Eine Kooperation mit Angehörigen-Vereinigungen (z. B. regionale Alzheimer-Gesellschaften) ist sinnvoll. Deshalb sollten Angehörige und Pflegepersonen über Möglichkeiten der Angehörigenunterstützung informiert werden **(C)**.

Evidenzgrad und/oder Empfehlungsstärke: s. Text

Referenzen:
Mittelman MS, Haley WE, Clay OJ, et al.: Improving caregiver well-being delays nursing home placement of patients with Alzheimer disease. Neurology 2006; 67: 1592-1599.

---

82 MCI als klinisches Syndrom ist uneinheitlich definiert. Bei Hinweisen auf Vorliegen von Gedächtnisstörungen sollten diese objektiviert werden.

Zitate:

Dementia. A NICE–SCIE Guideline on supporting people with dementia and their carers in health and social care, 2007:

Longitudinal studies suggest that the magnitude of cognitive impairment may remain relatively constant for a period of several years. This phase corresponds to the clinical concept of «mild cognitive impairment" (MCI), in which the individual has subjective symptoms (predominantly of memory loss) and measurable cognitive deficits but without significant impairment in usual activities of everyday life. There is a considerable overlap in cognitive performance between ›normal‹ ageing and this stable phase (Small et al. 2003). At this stage, stringent tests of episodic memory are the best current neuropsychological predictors of subsequent conversion from MCI to AD at group level.

Evidenzgrad und/oder Empfehlungsstärke: keine Angaben

Referenzen:
Small BJ, Mobly JL, Laukka EJ, et al.: Cognitive deficits in preclinical Alzheimer's disease. Acta Neurol Scand Suppl 2003; 179: 29-33.

Scottish Intercollegiate Guidelines Network (SIGN): Management of patients with dementia (SIGN 86), February 2006:

Keine Stellungnahme

Practice Parameter: Early detection of dementia: Mild cognitive impairment (an evidence-based review). Report of the Quality Standards Subcommittee of the American Academy of Neurology, 2001 (Neurology 2001; 56: 1133-1142):

Mild cognitive impairment refers to the clinical state of individuals who are memory impaired but are otherwise functioning well and do not meet clinical criteria for dementia.

Evidenzgrad und/oder Empfehlungsstärke: keine Angaben

Referenzen: keine Angaben

DEGAM-Leitlinie, Stand Oktober 2007:

Ein mit dem »normalen« Altern noch vereinbarer Rückgang der kognitiven Fähigkeiten (z. B. der Schnelligkeit der Abstraktionen, niemals jedoch der Orientierung im unmittelbaren Lebensumfeld) wird im Englischen als »age associated memory impairment« (AAMI) bezeichnet. Bei sehr niedrigem Ausgangsniveau (Minderbegabung) kann ein »normaler« Altersverlauf der kognitiven Leistungen als Demenz verkannt werden. Ein darüber hinausgehender Abbau der geistigen Leistungsfähigkeit, der zwar das Gedächtnis, jedoch noch keine anderen höheren geistigen Leistungen betrifft (z. B. Handlungsplanung, Sprache), wird als »mild cognitive impairment« (MCI) beschrieben. Ein »mild cognitive impairment« kann (muss aber nicht!) ein Vorstadium einer demenziellen Erkrankung sein und stellt einen Risikofaktor dar (Bischkopf et al. 2002; Grundman et al. 2004; Petersen et al. 2001).

Evidenzgrad: s. Referenzen

Referenzen:
Bischkopf J, Busse A, Angermeyer MC: Mild cognitive impairment: A review of prevalence, incidence and outcome according to current approaches. Acta Psychiatr Scand 2002; 106: 403-414. *Level of evidence: keine Angaben*
Grundman M, Petersen RC, Ferris SH, et al.: Mild cognitive impairment can be distinguished from Alzheimer disease and normal aging for clinical trials. Arch Neurol 2004; 61: 59-66. *Level of evidence: keine Angaben*
Petersen RC, Stevens JC, Ganguli M, et al.: Practice parameter: Early detection of dementia: Mild cognitive impairment (an evidence-based review): Report of the Quality Standards Subcommittee of the American Academy of Neurology. Neurology 2001; 56: 1133-1142. Level of evidence: D Ia

Practice Guideline for the treatment of patients with Alzheimer's disease and other dementias, October 2007 (APA Web site at: www.psych.org):

A variety of research definitions for mild cognitive impairment are in place, but there is no consensus on the optimal definition. The most widely accepted definition requires the following: 1) subjective cognitive complaints, 2) evidence of objective deficits in cognitive function based on age- and education-adjusted norms on standardized neuropsychological tests, 3) intact daily functioning, 4) evidence of cognitive decline from a prior level, and 5) evidence of not meeting the criteria for dementia (Petersen, 2004).

Evidenzgrad: s. Referenzen

Referenzen:
Petersen RC: Mild cognitive impairment as a diagnostic entity. J Intern Med 2004; 256:183-194. *(G)*

»Dementia« MOH Clinical Practice Guidelines 3/2007:

Keine Stellungnahme

Leitlinien für Diagnostik und Therapie in der Neurologie: Diagnostik degenerativer Demenzen (Morbus Alzheimer, frontotemporale Demenz, Lewy-Körperchen-Demenz), 4. Aufl., 2008:

Leichte kognitive Störung (MCI): Unscharf definierter Begriff. Erworbenes organisches kognitives Defizit, das – im Gegensatz zu einer Demenz – nicht oder nur in geringem Maß zu einer Alltagsbeeinträchtigung führt. Häufig, aber nicht immer Vorstadium einer Demenzerkrankung. Vor allem beim »amnestischen« Subtyp mit ganz im Vordergrund stehender Gedächtnisstörung ist das Risiko einer mittelfristigen Entwicklung einer Alzheimer-Demenz stark erhöht (Schmidtke u. Hermeneit, 2008). Andere Typen von MCI sind nicht genau definiert und validiert.

Evidenzgrad und/oder Empfehlungsstärke: keine Angaben

Referenzen:
Schmidtke K, Hermeneit S: High rate of conversion to Alzheimer's disease in a cohort of amnestic MCI patients. Int Psychogeriatr 2008; 20: 96-108.

Cognitive Impairment in the Elderly – Recognition, Diagnosis and Management, July 15, 2007, Ministry of Health of British Columbia:

- A diagnosis of MCI is made when other causes of impaired cognition (e.g. anxiety, depression, delirium or substance abuse) have been excluded and the patient does not meet the criteria for a diagnosis of dementia either because they lack a second sphere of cognitive impairment or because their deficits are not significantly affecting their daily living.
- In cases where there is a suspicion of cognitive impairment or concern about the patient‹s cognitive status, and the SMMSE score is in the »normal range« (24-30), the MoCA (Nasreddine et al. 2005) is recommended (Third Canadian Consensus Conference on the Diagnosis and Treatment of Dementia, 2006).

Evidenzgrad und/oder Empfehlungsstärke: keine Angaben

Referenzen:
Nasreddine Z, Phillips N, Bedirian V, et al.: The Montreal Cognitive Assessment, MoCA: A brief screening tool for mild cognitive impairment. J Am Geriatr Soc 2005; 53: 695-699.
Third Canadian Consensus Conference on Diagnosis and Treatment of Dementia, Montreal, March 9-11, 2006 (Official conference publication forthcoming).

---

87 Vaskuläre Risikofaktoren und Erkrankungen (z. B. Hypertonie, Diabetes mellitus, Hyperlipidämie, Adipositas, Nikotinabusus) stellen auch Risikofaktoren für eine spätere Demenz dar. Daher trägt deren leitliniengerechte Diagnostik und frühzeitige Behandlung zur Primärprävention einer späteren Demenz bei.

Zitate:

Dementia. A NICE–SCIE Guideline on supporting people with dementia and their carers in health and social care, 2007:

For the secondary prevention of dementia, vascular and other modifiable risk factors (for example, smoking, excessive alcohol consumption, obesity, diabetes, hypertension and raised cholesterol) should be reviewed in people with dementia, and if appropriate, treated.
A number of recent prospective studies have supported an association between raised body mass index in mid life and subsequent increased risk of dementia in general and AD in particular (Gustafson et al. 2003; Kivipelto et al. 2005).
Obesity also puts individuals at increased risk of developing type 2 diabetes, which is itself a risk factor for cerebrovascular disease and subsequent development of dementia (Biessels et al. 2006; Ott et al. 1999). No prospective studies have been undertaken to examine whether reducing obesity lowers risk of dementia.
This suggests that antihypertensive treatment may be a promising avenue for prevention of dementia, including AD and VaD, but that further studies are required. It will also be important for future studies to distinguish between potential specific pharmacological effects of the agent under consideration (for example, an action on calcium channels) and the effects of lowering blood pressure itself. It should also be remembered that there are already many evidence-based reasons for treating hypertension apart from reducing dementia risk, including reducing cardiovascular and cerebrovascular events.

Evidenzgrad und/oder Empfehlungsstärke: keine Angaben

Referenzen:
Biessels GJ, Staekenborg S, Brunner E, et al.: Risk of dementia in diabetes mellitus: a systematic review. Lancet Neurol 2006; 5: 64-74.
Gustafson D, Rothenberg E, Blennow K, et al.: An 18-year follow-up of overweight and risk of Alzheimer disease. Arch Int Med 2003; 163: 1524-1528.
Kivipelto M, Ngandu T, Fratiglioni L, et al.: Obesity and vascular risk factors at midlife and the risk of dementia and Alzheimer disease. Arch Neurol 2005; 62: 1556-1560.
Ott A, Stolk RP, Van Harskamp F, et al.: Diabetes mellitus and the risk of dementia: The Rotterdam Study. Neurology 1999; 53: 1937-1942.

Scottish Intercollegiate Guidelines Network (SIGN): Management of patients with dementia (SIGN 86), February 2006:

Keine Stellungnahme

DEGAM-Leitlinie, Stand Oktober 2007:

Zu den potenziell beeinflussbaren Risikofaktoren zählen:
riskanter Alkoholkonsum und Alkoholabhängigkeit (Anttila et al. 2004; Fratiglioni et al. 1993; Saunders et al. 1991) vaskuläres Risikoprofil (z. B. arterielle Hypertonie, Hypercholesterinämie, Nikotinabusus, Diabetes mellitus etc.) (Hackam u. Anand, 2003; Honig et al. 2003; Kivipelto et al. 2001; Langa et al. 2004; Ott et al. 1998; Qui et al. 2006; Ruitenberg et al. 1999, 2001; Seshadri et al. 2002; Van Oijen et al. 2005).

Evidenzgrad: s. Referenzen

Referenzen:
Anttila T, Helkala EL, Viitanen M, et al.: Alcohol drinking in middle age and subsequent risk of mild cognitive impairment and dementia in old age: a prospective population based study. BMJ 2004; 329: 539. Level of evidence: KIII
Fratiglioni L, Ahlbom A, Viitanen M., et al.: Risk factors for late-onset Alzheimer's disease: a population-based, case-control study. Ann Neurol 1993; 33: 258-266. *Level of evidence: III*
Hackam DG, Anand SS: Emerging risk factors for atherosclerotic vascular disease: a critical review of the evidence. JAMA 2003; 290: 932-940. *Level of evidence: Ia*
Honig LS, Tang MX, Albert S, et al.: Stroke and the risk of Alzheimer disease. Arch Neurol 2003; 60: 1707-1712. *Level of evidence: keine Angaben*
Kivipelto M, Helkala E, Laakso MP, et al.: Midlife vascular risk factors and Alzheimer's disease in later life: longitudinal, population based study. BMJ 2001; 322: 1447-1451. Level of evidence: KIII
Langa KM, Foster NL, Larson EB: Mixed dementia: emerging concepts and therapeutic implications. JAMA 2004; 292: 2901-2908. *Level of evidence: keine Angaben*
Ott A, Slooter AJ, Hofman A, et al.: Smoking and risk of dementia and Alzheimer's disease in a population-based cohort study: the Rotterdam Study. Lancet 1998; 351: 1840-1843. *Level of evidence: III*
Qiu C, Winblad B, Marengoni A, et al.: Heart failure and risk of dementia and Alzheimer disease: a population-based cohort study. Arch Intern Med 2006; 166: 1003-1008. *Level of evidence: III*
Ruitenberg A, Skoog I, Ott A, et al.: Blood Pressure and the Risk of Dementia: Results from the Gothenburg H-70 Study and the Rotterdam Study. Neurology 1999; 52, Suppl 2: A297. *Level of evidence: III*
Ruitenberg A, Skoog I, Ott A, et al.: Blood pressure and risk of dementia: results from the Rotterdam study and the Gothenburg H-70 Study. Dement Geriatr Cogn Disord 2001; 12: 33-39. *Level of evidence: III*
Saunders PA, Copeland JR, Dewey ME, et al.: Heavy drinking as a risk factor for depression and dementia in elderly men. Findings from the Liverpool longitudinal community study. Br J Psychiatry 1991; 159: 213-216. *Level of evidence: III*
Seshadri S, Beiser A, Selhub J, et al.: Plasma homocysteine as a risk factor for dementia and Alzheimer's disease. N Engl J Med 2002; 346: 476-483. *Level of evidence: III*
Van Oijen M, Witteman JC, Hofman A, et al.: Fibrinogen is associated with an increased risk of Alzheimer disease and vascular dementia. Stroke 2005; 36: 2637-2641. *Level of evidence: keine Angaben*

Practice Guideline for the treatment of patients with Alzheimer's disease and other dementias, October 2007 (APA Web site at: www.psych.org):

Early treatment of hypertension and vascular disease may prevent further progression (of VaD).
In addition, a wide variety of evidence from neuroimaging, neuropathological, epidemiological, and genetic studies suggests that the two (AD und VaD) share common risk factors, such as hypertension, diabetes, hypercholesterolemia, hyperhomocysteinemia, as well as others (Jellinger, 2002).

Evidenzgrad und/oder Empfehlungsstärke: keine Angaben

Referenzen:
Jellinger KA: Alzheimer disease and cerebrovascular pathology: an update. J Neural Transm 2002; 109: 813-836.

»Dementia« MOH Clinical Practice Guidelines 3/2007:

An increasing body of evidence suggests that vascular risk factors are putative not only in vascular dementia (VaD), but also in Alzheimer's disease (AD) (Stewart, 1998), thus, vascular risk factors (such as hyperlipidemia, hypertension, diabetes mellitus, atrial fibrillation, smoking) should be sought for and managed in all dementia cases.

Appropriate treatment of vascular risk factors is recommended for all patients. However, it should be noted that whilst promising observational data exists, it remains to be shown in a randomised controlled clinical trial if any prevention strategy such as blood pressure reduction or antiplatelet treatment for the secondary prevention of stroke, will reduce the incidence of vascular dementia. **GPP**.

Empfehlungsstärke: s. Text

Referenzen:
Stewart R: Cardiovascular risk factors in Alzheimer's disease. J Neurol Neurosurg Psychiatry 1998; 65: 143-147.

Practice Parameter: Management of dementia (an evidence-based review) (Neurology 2001; 56: 1154-1166):

Keine Stellungnahme

Diagnosis and treatment of dementia: 1. Risk assessment and primary prevention of Alzheimer disease, 2008 (CMAJ 2008; 178: 548-556):

Risk factors: Systolic hypertension > 160 mm/Hg, serum cholesterol > 6.5 mmol/L, current smoking, little or no regular exercise.

Although there are many reasons for treating type 2 diabetes mellitus, hyperlipidemia and hyperhomocysteinemia, there is insufficient evidence to recommend for or against treatment of these conditions for the specific purpose of reducing the risk of dementia.
[grade C recommendation, level 2 evidence; revised recommendation]

There is good evidence to treat systolic hypertension (> 160 mm Hg) in older individuals (age > 60 years). In addition to reducing the risk of stroke, the incidence of dementia may be reduced. The target systolic blood pressure should be ≤ 140 mm Hg
[grade A recommendation, level 1 evidence; new recommendation].

Evidenzgrad und Empfehlungsstärke: s. Text

Referenzen:
Laurin D, Verreault R, Lindsay J, et al.: Physical activity and risk of cognitive impairment and dementia in elderly persons. Arch Neurol 2001; 58: 498-504.
Lindsay J, Laurin D, Verreault R, et al.: Risk factors for Alzheimer's disease: a prospective analysis from the Canadian Study of Health and Aging. Am J Epidemiol 2002; 156: 445-453.
Podewils LJ, Guallar E, Kuller LH, et al.: Physical activity, APOE genotype and dementia risk: findings from the Cardiovascular Health Cognition Study. Am J Epidemiol 2005; 161:639-651.

Cognitive Impairment in the Elderly – Recognition, Diagnosis and Management, July 15, 2007, Ministry of Health of British Columbia:

Address vascular risk factors, including arterial hypertension, hypercholesterolemia, diabetes mellitus, smoking, obesity, use of anticoagulation for atrial fibrillation and primary/secondary prevention of transient ischemic attacks (TIAs) and stroke.

Evidenzgrad und/oder Empfehlungsstärke: keine Angaben

Referenzen: keine Angaben

Leitlinien für Diagnostik und Therapie in der Neurologie: Therapie neurodegenerativer Demenzen, 4. Aufl., 2008:

Hypertonus, Hypercholesterinämie und Übergewicht sind Risikofaktoren für die Alzheimer Krankheit (AD) und Vaskuläre Demenz, die - auch aufgrund gesamtgesundheitlicher Überlegungen - konsequent behandelt werden sollen **(C)**. Da sie wahrscheinlich bereits im mittleren Lebensabschnitt zur Pathophysiologie der Erkankungen beitragen, sollten sie zu jedem Zeitpunkt bestmöglich eingestellt werden **(C)**.
Es gibt Hinweise dafür, dass eine diätetische oder medikamentöse Einstellung des Diabetes mellitus sich günstig auf die Demenzentwicklung auswirkt **(C)**.

Empfehlungsstärke: s. Text

Referenzen:
Caamano-Isorna F, Corral M, Montes-Martinez A, et al.: Education and dementia: a meta-analytic study. Neuroepidemiology 2006; 26: 226-232.
Teri L, Gibbons LE, McCurry SM, et al.: Exercise plus behavioral management in patients with Alzheimer disease: a randomized controlled trial. JAMA 2003; 290: 2015-2022.

Arzneiverordnung in der Praxis, Band 31, Sonderheft 4 (Therapieempfehlungen), Dezember 2004:

Die arterielle Hypertonie im mittleren Lebensalter ist ein wichtiger Risikofaktor für die Entstehung von kognitiven Funktionsstörungen und Demenzen im Alter (Di Bari et al. 2001; Forette et al. 1998, 2002; Gertz et al. 2002; Lithell et al. 2003; Pahor et al. 1999; Tzourio et al. 2003). Eine regelrechte antihypertensive Therapie ist daher auch aus diesem Grunde sinnvoll.

Evidenzgrad und/oder Empfehlungsstärke: keine Angaben

Referenzen:
Di Bari M, Pahor M, Franse LV, et al.: Dementia and disability outcomes in large hypertension trials: lessons learned from the systolic hypertension in the elderly program (SHEP) trial. Am J Epidemiol 2001; 153: 72-78.
Forette F, Seux ML, Staessen JA, et al.: Prevention of dementia in randomised double-blind placebo-controlled Systolic Hypertension in Europe (Syst-Eur) trial. Lancet 1998; 352: 1347-1351.
Forette F, Seux ML, Staessen JA, et al.: The prevention of dementia with antihypertensive treatment: new evidence from the Systolic Hypertension in Europe (Syst-Eur) study. Arch Intern Med 2002; 162: 2046-2052.
Gertz HJ, Wolf H, Arendt T: Vaskuläre Demenz. Nervenarzt 2002; 73: 393-404.
Lithell H, Hansson L, Skoog I, et al.: The Study on Cognition and Prognosis in the Elderly (SCOPE): principal results of a randomized double-blind intervention trial. J Hypertens 2003; 21: 875-886.
Pahor M, Somes GW, Franse LV, et al.: Prevention of dementia: Syst-Eur trial. Lancet 1999; 353: 235-237.
Tzourio C, Anderson C, Chapman N, et al.: Effects of blood pressure lowering with perindopril and indapamide therapy on dementia and cognitive decline in patients with cerebrovascular disease. Arch Intern Med 2003; 163: 1069-1075.

88 Regelmäßige körperliche Bewegung und ein aktives geistiges und soziales Leben sollten empfohlen werden.

Zitate:

Dementia. A NICE–SCIE Guideline on supporting people with dementia and their carers in health and social care, 2007:

In summary, engagement in physical activity lasting 20-30 minutes at least twice a week in mid life has been associated with decreased subsequent risk of dementia and AD. However, there is insufficient evidence to recommend physical activity specifically as a preventive measure for dementia, though there are many other reasons to encourage moderate exercise in everyone.

Evidenzgrad und/oder Empfehlungsstärke: keine Angaben

Referenzen: keine Angaben

Scottish Intercollegiate Guidelines Network (SIGN): Management of patients with dementia (SIGN 86), February 2006:

Keine Stellungnahme

DEGAM-Leitlinie, Stand Oktober 2007:

Das Risiko, eine Demenz zu entwickeln, kann wahrscheinlich durch folgende Maßnahmen positiv beeinflusst werden:
- kognitive Leistungen (z. B. Schach spielen, Kreuzworträtsel lösen etc.) (Verghese et al. 2003)
- körperliche Aktivität (Larson et al. 2006; Rovio et al. 2005))
- komplexe Tätigkeiten im Beruf (Andel et al. 2005)
- geringen (!) Alkoholkonsum (Ganguli et al. 2005; Ruitenberg et al. 2002)
- Senkung der vaskulären Risikofaktoren, z. B. des Blutdrucks (Forette et al. 1998, Ruitenberg et al. 2001).

Die Studien haben jedoch häufig nur kleine Fallzahlen und wurden retrospektiv durchgeführt. Weiterhin existieren keine überzeugenden Studien zur Prävention mittels Nahrungsergänzungen oder Pharmazeutika, so dass Vitamine oder Phytotherapeutika zur Prävention nach dem gegenwärtigen Stand nicht empfohlen werden.

Evidenzgrad: s. Referenzen

Referenzen:
Andel R, Crowe M, Pedersen NL, et al.: Complexity of work and risk of Alzheimer's disease: a population-based study of Swedish twins. J Gerontol B Psychol Sci Soc Sci 2005; 60: P251-258. *Level of evidence: keine Angaben*
Forette F, Seux ML, Staessen JA, et al.: Prevention of dementia in randomised double-blind placebo-controlled Systolic Hypertension in Europe (Syst-Eur) trial. Lancet 1998; 352: 1347-1351. *Level of evidence: Ia*
Ganguli M, Vander Bilt J, Saxton JA, et al.: Alcohol consumption and cognitive function in late life: a longitudinal community study. Neurology 2005; 65: 1210-1217. *Level of evidence: keine Angaben*
Larson EB, Wang, Bowen JD, et al.: Exercise is associated with reduced risk for incident dementia among persons 65 years of age and older. Ann Intern Med 2006; 144: 73-81. *Level of evidence: keine Angaben*
Rovio S, Kareholt I, Helkala EL, et al.: Leisure-time physical activity at midlife and the risk of dementia and Alzheimer's disease. Lancet Neurol 2005; 4: 705-711. *Level of evidence: keine Angaben*
Ruitenberg A, van Swieten JC, Witteman JC, et al.: Alcohol consumption and risk of dementia: the Rotterdam Study. Lancet 2002; 359: 281-286. *Level of evidence: III*
Ruitenberg A, Skoog I, Ott A, et al.: Blood pressure and risk of dementia: results from the Rotterdam study and the Gothenburg H-70 Study. Dement Geriatr Cogn Disord 2001; 12: 33-39. *Level of evidence: III*
Verghese J, Lipton RB, Katz MJ, et al.: Leisure activities and the risk of dementia in the elderly. N Engl J Med 2003; 348: 2508-2516. *Level of evidence: III*

Practice Guideline for the treatment of patients with Alzheimer's disease and other dementias, October 2007 (APA Web site at: www.psych.org):

Keine Stellungnahme

»Dementia« MOH Clinical Practice Guidelines 3/2007:

Keine Stellungnahme

Practice Parameter: Management of dementia (an evidence-based review) (Neurology 2001; 56: 1154-1166):

Keine Stellungnahme

Diagnosis and treatment of dementia: 1. Risk assessment and primary prevention of Alzheimer disease, 2008 (CMAJ 2008; 178: 548-556):

Although there is insufficient evidence to make a firm recommendation for the primary prevention of dementia, physicians may choose to advise their patients about the potential advantages of increased consumption of fish, reduced consumption of dietary fat and moderate consumption of wine.
[grade C recommendation, level 2 evidence; new recommendation]

Evidenzgrad und Empfehlungsstärke: s. Text

Referenzen: keine Angaben

Cognitive Impairment in the Elderly – Recognition, Diagnosis and Management, July 15, 2007, Ministry of Health of British Columbia:

Keine Stellungnahme

Leitlinien für Diagnostik und Therapie in der Neurologie: Therapie neurodegenerativer Demenzen, 4. Aufl., 2008:

Im Gegensatz zu Vitaminergänzungspräparaten, deren Wirkung (mit Ausnahme der Supplementierung von Folsäure) bei Personen ohne Mangelzustände nicht belegbar ist (⇓), kann eine vitaminreiche und ausgewogene Ernährung als Prophylaxe empfohlen werden **(C)**.
Körperliche Aktivität bei Personen ohne kognitive Einschränkungen kann das Risiko des Auftretens eines dementiellen Syndroms signifikant senken (⇑), und ist deshalb zu empfehlen **(B)**.

Evidenzgrad und Empfehlungsstärke: s. Text

Referenzen: keine Angaben

90 Hormontherapie wird zur Prävention von Demenz nicht empfohlen.

Zitate:

Dementia. A NICE–SCIE Guideline on supporting people with dementia and their carers in health and social care, 2007:

The following interventions should not be prescribed as specific treatments for the primary prevention of dementia:
- statins
- hormone replacement therapy
- vitamin E
- non-steroidal anti-inflammatory drugs.

Evidenzgrad und/oder Empfehlungsstärke: keine Angaben

Referenzen: keine Angaben

Scottish Intercollegiate Guidelines Network (SIGN): Management of patients with dementia (SIGN 86), February 2006:

Keine Stellungnahme

DEGAM-Leitlinie, Stand Oktober 2007:

Bei über 65-jährigen Frauen erhöhte die kombinierte Gabe von Östrogen und Gestagen sogar die Demenzrate (Shumaker et al. 2003).

Evidenzgrad: s. Referenzen

Referenzen:
Shumaker SA, Legault C, Thal L, et al.: Estrogen plus progestin and the incidence of dementia and mild cognitive impairment in postmenopausal women: The Women's Health Initiative Memory Study: A randomized controlled trial. JAMA 2003; 289: 2651-2662. *Level of evidence: Ib*

Practice Guideline for the treatment of patients with Alzheimer's disease and other dementias, October 2007 (APA Web site at: www.psych.org):

Keine Stellungnahme

»Dementia« MOH Clinical Practice Guidelines 3/2007:

Oestrogen is not recommended for the prevention of cognitive decline in women with dementia. **Grade A.**
Contrary to evidence from epidemiological studies which suggests a protective role of oestrogens in Alzheimer's disease, evidence from randomized controlled trials supports the ineffectiveness of estrogen for the treatment of Alzheimer's disease (Henderson et al. 2000; Hogervorst et al. 2002; Mulnard et al. 2000). In addition, there are concerns about increased risk for heart attacks, strokes, breast cancer and thromboembolism with combination (oestrogen plus progestin) therapy (Shumaker et al. 2003).

Empfehlungsstärke: s. Text
Evidenzgrad: **Level 1++**

Referenzen:
Henderson VW, Paganini-Hill A, Miller BL, et al.: Estrogen for Alzheimer's disease in women: randomized, double-blind, placebocontrolled trial. Neurology 2000; 54: 295-301.
Hogervorst E, Yaffe K, Richards M, et al.: Hormone replacement therapy to maintain cognitive function in women with dementia. In: The Cochrane Library, Issue 2, 2002. Oxford: Update Software.
Mulnard RA, Cotman CW, Kawas C, et al.: Estrogen replacement therapy for treatment of mild to moderate Alzheimer disease: a randomized controlled trial. Alzheimer's Disease Cooperative Study. JAMA. 2000; 283: 1007-1015.
Shumaker SA, Legault C, Rapp SR, et al.: Oestrogen plus progestin and the incidence of dementia and mild cognitive impairment in postmenopausal women. The Women's Health Initiative Memory Study: a randomised controlled trial. JAMA 2003; 289: 2651-2662.

Practice Parameter: Management of dementia (an evidence-based review) (Neurology 2001; 56: 1154-1166):

Keine Stellungnahme

Diagnosis and treatment of dementia: 1. Risk assessment and primary prevention of Alzheimer disease, 2008 (CMAJ 2008; 178: 548-556):

There is good evidence to avoid the use of estrogen, alone or in combination with progesterone, for the sole purpose of reducing the risk of dementia.
[grade E recommendation, level 1 evidence; new recommendation]

Evidenzgrad und Empfehlungsstärke: s. Text

Referenzen: keine Angaben

Cognitive Impairment in the Elderly – Recognition, Diagnosis and Management, July 15, 2007, Ministry of Health of British Columbia:

Keine Stellungnahme

Leitlinien für Diagnostik und Therapie in der Neurologie: Therapie neurodegenerativer Demenzen, 4. Aufl., 2008:

Prospektive Therapiestudien mit antientzündlichen Substanzen (Prednison, Ibuprofen, Diclofenac, Indomethacin, Hydroxychloroquin und Rofecoxib) und Substitution mit Östrogenen haben – im Gegensatz zu vielversprechenden epidemiologischen Studien – keine positiven Effekte gezeigt. Sie können daher weder zur Prävention noch zur Behandlung der neurodegenerativer Demenzen empfohlen werden.

Evidenzgrad und/oder Empfehlungsstärke: keine Angaben

Referenzen: keine Angaben

5 Methodenreport und Evidenztabellen zur S3-Leitlinie »Demenzen« * (November 2009)

---

* s. S. 9–72

5.1 Zusammensetzung der Leitliniengruppe

Leitlinien-Steuergruppe	
Vorsitzende/Koordinatoren	
Prof. Dr. Günther Deuschl	Deutsche Gesellschaft für Neurologie (DGN)
Prof. Dr. Wolfgang Maier	Deutsche Gesellschaft für Psychiatrie, Psychotherapie und Nervenheilkunde (DGPPN)
Mitglieder der Steuergruppe	
Prof. Dr. Richard Dodel	Deutsche Gesellschaft für Neurologie (DGN)
Prof. Dr. Klaus Fassbender	Deutsche Gesellschaft für Neurologie (DGN)
Prof. Dr. Lutz Frölich	Deutsche Gesellschaft für Psychiatrie, Psychotherapie und Nervenheilkunde (DGPPN)
Prof. Dr. Michael Hüll	Deutsche Gesellschaft für Psychiatrie, Psychotherapie und Nervenheilkunde (DGPPN)
Sabine Jansen	Deutsche Alzheimer Gesellschaft e.V. – Selbsthilfe Demenz
PD Dr. Frank Jessen	Deutsche Gesellschaft für Psychiatrie, Psychotherapie und Nervenheilkunde (DGPPN)
Prof. Dr. Klaus Schmidtke	Deutsche Gesellschaft für Neurologie (DGN)
Leitlinienkoordination und Projektmanagement	
PD Dr. Frank Jessen	Deutsche Gesellschaft für Psychiatrie, Psychotherapie und Nervenheilkunde (DGPPN)
Dr. Annika Spottke	Deutsche Gesellschaft für Neurologie (DGN)
Methodische Beratung/Moderation des Konsensusprozesses	
Prof. Dr. Ina Kopp	Arbeitsgemeinschaft der Wissenschaftlichen Medizinischen Fachgesellschaften e.V. (AWMF)
Expertengruppe (mit für den Konsens relevanter Affiliation)	
Prof. Dr. Pasquale Calabrese	Multiprofessionelle ArbeitsGruppe Demenz-Ambulanzen (MAGDA e.V)
Prof. Dr. Hans-Christoph Diener	Berufsverband deutscher Neurologen (BDN)
Prof. Dr. Jürgen Fritze	Deutsche Gesellschaft für Psychiatrie, Psychotherapie und Nervenheilkunde (DGPPN)
Prof. Dr. Thomas Gasser	Deutsche Gesellschaft für Neurogenetik (DGNG)
Prof. Dr. Hermann-Josef Gertz	Deutsche Gesellschaft für Psychiatrie, Psychotherapie und Nervenheilkunde (DGPPN)
Prof. Dr. Hans Gutzmann	Deutsche Gesellschaft für Gerontopsychiatrie und Gerontopsychotherapie (DGGPP)
Prof. Dr. Gerhard Hamann	Deutsche Gesellschaft für Neurologie (DGN)
Prof. Dr. Harald Hampel	Deutsche Gesellschaft für Psychiatrie, Psychotherapie und Nervenheilkunde (DGPPN)
Prof. Dr. Hans-Jochen Heinze	Deutsche Gesellschaft für Neurologie (DGN)
Prof. Dr. Michael Heneka	Deutsche Gesellschaft für Neurologie (DGN)
Prof. Dr. Isabella Heuser	Deutsche Gesellschaft für Psychiatrie, Psychotherapie und Nervenheilkunde (DGPPN)
PD Dr. Werner Hofmann	Deutsche Gesellschaft für Geriatrie (DGG)
Prof. Dr. Ralf Ihl	Deutsche Gesellschaft für Psychiatrie, Psychotherapie und Nervenheilkunde (DGPPN)

▼

Expertengruppe (mit für den Konsens relevanter Affiliation)

Prof. Dr. Johannes Kornhuber	Deutsche Gesellschaft für Psychiatrie, Psychotherapie und Nervenheilkunde (DGPPN)
Prof. Dr. Alexander Kurz	Deutsche Gesellschaft für Psychiatrie, Psychotherapie und Nervenheilkunde (DGPPN)
Prof. Dr. med. Dipl.-Psych. Christoph Lang	Deutsche Gesellschaft für Neurologie (DGN)
Prof. Dr. Rüdiger Mielke	Deutsche Gesellschaft für Neurologie (DGN)
Prof. Dr. Hans-Georg Nehen	
Prof. Dr. Wolfgang Oertel	Deutsche Gesellschaft für Neurologie (DGN)
Prof. Dr. Markus Otto	Deutsche Gesellschaft für Neurologie (DGN) Deutsche Gesellschaft für Liquordiagnostik und klinische Neurochemie (DGLN)
Prof. Dr. Johannes Pantel	Deutsche Gesellschaft für Psychiatrie, Psychotherapie und Nervenheilkunde (DGPPN)
Prof. Dr. Heinz Reichmann	Deutsche Gesellschaft für Neurologie (DGN)
Prof. Dr. med. Dipl-Phys. Matthias Riepe	Deutsche Gesellschaft für Psychiatrie, Psychotherapie und Nervenheilkunde (DGPPN)
Dr. Barbara Romero	
Prof. Dr. Johannes Schröder	Deutsche Gesellschaft für Psychiatrie, Psychotherapie und Nervenheilkunde (DGPPN)
Prof. Dr. Jörg Schulz	Deutsche Gesellschaft für Neurologie (DGN)
Prof. Dr. Christine A.F. von Arnim	Deutsche Gesellschaft für Neurologie (DGN)
Prof. Dr. Claus-W. Wallesch	Deutsche Gesellschaft für Neurologie (DGN)
Prof. Dr. Markus Weih	Deutsche Gesellschaft für Psychiatrie, Psychotherapie und Nervenheilkunde (DGPPN)
Prof. Dr. Jens Wiltfang	Deutsche Gesellschaft für Psychiatrie, Psychotherapie und Nervenheilkunde (DGPPN) Deutsche Gesellschaft für Liquordiagnostik und klinische Neurochemie (DGLN)

Konsensusgruppe (in alphabetischer Reihenfolge):

s. Vertreter der DGN der Expertengruppe	Deutsche Gesellschaft für Neurologie (DGN)
s. Vertreter der DGPPN der Expertengruppe sowie	Deutsche Gesellschaft für Psychiatrie, Psychotherapie und Nervenheilkunde (DGPPN)
Prof. Dr. Elmar Gräßel	Deutsche Gesellschaft für Psychiatrie, Psychotherapie und Nervenheilkunde (DGPPN)
Dr. Oliver Peters	Deutsche Gesellschaft für Psychiatrie, Psychotherapie und Nervenheilkunde (DGPPN)
s. Vertreter der DGN der Expertengruppe	Berufsverband deutscher Neurologen (BDN)
Dr. Jens Bohlken	Berufsverband deutscher Nervenärzte (BVDN)
Torsten Bur	Deutscher Bundesverband für Logopädie (dbl e.V.)
Prof. Dr. Pasquale Calabrese	Multiprofessionelle ArbeitsGruppe Demenz-Ambulanzen (MAGDA e.V)
Beatrix Evers-Grewe	Deutsche musiktherapeutische Gesellschaft e.V. (DMtG)

▼

Konsensusgruppe (in alphabetischer Reihenfolge):	
PD Dr. Ulrich Finckh	Deutsche Gesellschaft für Humangenetik (GfH)
Dr. Simon Forstmeier	Deutsche Gesellschaft für Psychologie (DGPs)
Michael Ganß	Deutscher Fachverband für Kunst- und Gestaltungstherapie (DFKGT)
Sabine George	Deutscher Verband der Ergotherapeuten (DVE)
Dr. Manfred Gogol	Deutsche Gesellschaft für Gerontologie und Geriatrie (DGGG)
Carola Gospodarek	Deutscher Verband für Physiotherapie – Zentralverband der Physiotherapeuten / Krankengymnasten e. V (ZVK)
Hildegard Hegeler	Deutschen Vereinigung für Sozialarbeit im Gesundheitswesen e.V. (DVSG)
Prof. Dr. Helmut Hildebrandt	Gesellschaft für Neuropsychologie (GNP)
PD Dr. Werner Hoffmann	Deutsche Gesellschaft für Geriatrie e.V. (DGG)
Prof. Dr. Thomas Jahn	Gesellschaft für Neuropsychologie (GNP)
Sabine Jansen	Deutsche Alzheimer Gesellschaft e.V. - Selbsthilfe Demenz
Claudia Keller	Deutscher Berufsverband für Pflegeberufe e.V. (DBfK)
Dr. Manfred Koller	Deutsche Gesellschaft für Gerontopsychiatrie und Gerontopsychotherapie (DGGPP)
Heinz Lepper	Deutscher Pflegerat (DPR) Bundesfachvereinigung Leitender Pflegepersonen der Psychiatrie (BFLK)
Prof. Dr. Andreas Märcker	Deutsche Gesellschaft für Psychologie (DGPs)
PD Dr. Moritz Meins	Berufsverband deutscher Humangenetiker (BVDH)
PD Dr. Berit Mollenhauer	Deutsche Gesellschaft für klinische Neurophysiologie (DGKN)
Carmen Mothes-Weiher	Deutscher Berufsverband für soziale Arbeit (DBSH)
Dorothea Muthesius	Deutsche musiktherapeutische Gesellschaft e.V. (DMtG)
Prof. Dr. Markus Otto	Deutsche Gesellschaft für Liquordiagnostik und klinische Neurochemie (DGLN)
Prof. Dr. Walter Paulus	Deutsche Gesellschaft für klinische Neurophysiologie (DGKN)
Prof. Dr. Mathias Schreckenberg	Deutsche Gesellschaft für Nuklearmedizin (DGN)
Dr. Roland Urban	Berufsverband deutscher Psychiater (BVDP)
Dr. Dieter Varwig	Bundesverband Geriatrie e.V. (BVG)
Konsentierung und Kommentierung durch Verbände und Gesellschaften, die an den Konsensrunden nicht aktiv teilgenommen haben:	
Christina Kaleve	Deutscher Berufsverband für Altenpflege e.V. (DBVA)
Prof. Dr. Thomas Gasser	Deutsche Gesellschaft für Neurogenetik (DGNG)
Kommentiert durch die	Deutsche Gesellschaft für Pflegewissenschaften (DGP)

Inhaltsverzeichnis

5.2   Methodenreport (A.)

5.2.1   Hintergrund der Leitlinien-Entwicklung, S3-Prozess

Demenzerkrankungen stellen ein schweres Schicksal für Betroffene sowie eine große Herausforderung für pflegende Angehörige und in der Versorgung Tätige dar. Durch die demographische Entwicklung mit einer steigenden Anzahl älterer Menschen werden zusätzlich die sozialen Sicherungssysteme in wachsendem Umfang beansprucht.

Es stehen heute pharmakologische und nichtpharmakologische evidenzbasierte Verfahren zur Verfügung, die Beeinträchtigungen der Alltagsfunktionen und der Kognition sowie das Auftreten nichtkognitiver Erkrankungssymptome und die Lebensqualität von Betroffenen und Angehörigen positiv beeinflussen können. Eine frühe und spezifische Diagnostik ist Grundlage für einen möglichst wirkungsvollen Einsatz dieser Verfahren. Trotz der Verfügbarkeit von aussagekräftigen diagnostischen Techniken und wirksamen Therapien kommen diese nur einem Teil der Erkrankten zugute. Dies resultiert in verspäteter Diagnostik, unzureichender Therapie, erhöhter Belastung des Erkrankten und der Pflegenden und ggf. erhöhten Folgekosten.

Über Diagnostik und Therapie hinausgehend lassen sich aus epidemiologischen Untersuchungen präventive Strategien ableiten, die möglicherweise das Auftreten einer Demenz bei Personen mit einer leichten kognitiven Störung oder bei vollständig gesunden Personen verzögern können. Erste prospektive Präventionsstudien werden zur Zeit durchgeführt. Kenntnisse präventiver Strategien sind somit heute unverzichtbar in der Betreuung und Beratung von Erkrankten und Angehörigen.

Um den großen Umfang an Wissen über Diagnostik, Therapie und Prävention für die Praxis anwendbar zu machen, ist die Kondensierung nach systematischer Sichtung, Bewertung und Konsentierung in Form von Leitlinien notwendig. Die Aussagen der Leitlinien basieren auf wissenschaftlicher Evidenz und klinischem Expertenwissen. Leitlinien sollen einen Referenzrahmen für die Behandlung und Versorgung von Erkrankten liefern. Sie sind somit Teil qualitätssichernder Maßnahmen. Sie sind dynamisch und müssen sich der Weiterentwicklung des Wissens anpassen. Wirtschaftlichkeit und die spezifischen Rahmenbedingungen der nationalen Versorgungsstrukturen müssen in einer Leitlinie berücksichtigt sein.

Leitlinien stellen jedoch keine verbindlichen Regeln für medizinisches Handeln i. S. von Richtlinien auf. Die Behandlung eines Patienten ist immer ein individueller Prozess, bei dem die Behandelnden den Rahmen der Leitlinie als Grundlage nehmen sollen, aber die Schritte in Diagnostik, Therapie und Prävention an den einzelnen Betroffenen ausrichten.

Die Behandlung und Versorgung von Menschen mit Demenz ist eine interdisziplinäre Aufgabe nervenheilkundlicher Fächer, hausärztlicher Versorgung und nichtärztlicher Disziplinen. Ein abgestimmtes Vorgehen aller Beteiligten vor dem Hintergrund aktuellen Wissens ist unumgänglich, um die Lebensqualität der Betroffenen und der betreuenden Angehörigen in möglichst großem Umfang zu stützen und zu fördern.

Die medizinischen Fachgesellschaften »Deutsche Gesellschaft für Psychiatrie, Psychotherapie und Nervenheilkunde« (DGPPN) und die »Deutsche Gesellschaft für Neurologie« (DGN) haben in der Vergangenheit eigene Leitlinien zu Demenzerkrankungen herausgegeben. Die vorliegende Leitlinie wurde erstmalig unter der gemeinsamen Federführung der DGPPN und DGN sowie der »Deutschen Alzheimer Gesellschaft e.V. – Selbsthilfe Demenz« erstellt.

In Abstimmung mit der Arbeitsgemeinschaft der Wissenschaftlichen Medizinischen Fachgesellschaften (AWMF) entspricht diese Leitlinie den Vorgaben der Kategorie S3. Der S3-Prozess umfasst die Einbindung aller in der Versorgung von Demenzerkrankten Tätigen sowie einen formalisierten Evidenzrecherche- und Konsensprozess. Damit hebt sich der S3-Prozess sowohl von dem S1-Prozess (Expertenempfehlungen ohne Repräsentativität und ohne einen formalisierten Prozess der Evidenzrecherche und Konsensfindung) wie auch von dem S2e (systematische Evidenzrecherche ohne Konsensprozess) und S2k (systematischer Konsensprozess ohne systematische Evidenzrecherche) ab. Ziel des formalisierten Evidenzrecherche- und Konsensprozesses dieser S3-Leitlinie ist es, ein höchstmögliches Maß an wissenschaftlicher Fundierung und eine breite Akzeptanz aller an der Versorgung von Demenzerkrankten Beteiligten zu erreichen. Inhaltlich sollen wesentliche Fragestellungen in der Diagnostik, Therapie und Prävention von Demenzerkrankungen bearbeitet werden.

5.2.1.1 Ziele der Leitlinie

Inhalt dieser evidenz- und konsensusbasierten Leitlinie sind Aussagen zu Prävention, Diagnostik und Therapie von Demenzerkrankungen sowie zur leichten kognitiven Störung.

Ziel ist es, den mit der Behandlung und Betreuung von Demenzkranken befassten Personen eine systematisch entwickelte Hilfe zur Entscheidungsfindung in Diagnostik, Therapie, Betreuung und Beratung zu bieten. Die Leitlinie dient auch zur Information von Erkrankten und ihren Angehörigen.

Grundlagen der Leitlinie sind die vorhandene wissenschaftliche Evidenz sowie ein strukturierter Konsensusprozess aller beteiligten Gruppen. Sie soll somit den aktuellen konsentierten Standard zu Diagnostik, Therapie, Betreuung und Beratung von Demenzkranken und Angehörigen darstellen.

Durch die Empfehlungen soll die Qualität der Behandlung und Betreuung von Erkrankten und Angehörigen verbessert werden (Qualitätssicherung). Die Anwendung wirksamer und hilfreicher Verfahren soll gestärkt werden. Gleichzeitig werden bei einzelnen Verfahren bei Hinweisen auf fehlende Wirksamkeit Empfehlungen gegen eine Anwendung gegeben.

Wissenschaftlich basierte Evidenz bezieht sich auf die Untersuchung von Gruppen mit statistischen Vergleichen von Effekten. Aussagen, die auf solchen Studien basieren, sind individueller subjektiver Behandlungserfahrung und Expertenmeinungen überlegen. Gleichzeitig treffen aber die in Gruppenuntersuchungen gezeigten Effekte nicht immer auf jeden individuell Betroffenen zu. Anzumerken ist, dass die verfügbare Evidenz hoher Qualität für verschiedene Kernbereiche sehr variabel ist (z. B. pharmakologische Behandlung vs. psychosoziale Interventionen) und somit Empfehlungen zu wesentlichen Bereichen mit unterschiedlichem Evidenzgrad unterlegt sind. Hierbei wird auch der noch erhebliche Forschungsbedarf zu vielen Themen dieser Leitlinie deutlich.

Die S3-Leitlinie »Demenzen« ist, wie alle anderen Leitlinien auch, keine Richtlinie und entbindet Personen, die in der Behandlung und Betreuung von Demenzkranken tätig sind, nicht davon, Entscheidungen unter Berücksichtigung der Umstände des individuell Betroffenen zu treffen. Umstände, die die Anwendung von Verfahren im Einzelfall modifizieren können, sind u. a. Nutzen-Risiko-Abwägungen, die Verfügbarkeit von Verfahren und Kostenabwägungen. Auch garantiert die Anwendung der vorliegenden Leitlinienempfehlungen nicht die erfolgreiche Betreuung und Behandlung von Demenzkranken.

5.2.1.2   Zielgruppe

Die Zielgruppe der S3-Leitlinie »Demenzen« sind Personen, die Demenzkranke und Angehörige behandeln und betreuen. Dazu gehören Ärzte, Psychologen, Ergotherapeuten, Physiotherapeuten, Musik-, Kunst- und Tanztherapeuten, Logopäden, Pflegekräfte und Sozialarbeiter. Der Schwerpunkt der Leitlinie liegt im medizinischen Bereich. Sie stellt keine vollständige Leitlinie aller Bereiche der Betreuung von Demenzkranken dar.

Darüber hinaus bietet die Leitlinie Informationen für Erkrankte und Angehörige und für alle anderen Personen, die mit Demenzkranken umgehen, sowie für Entscheidungsträger im Gesundheitswesen.

5.2.1.3   Behandelte diagnostische Gruppen

Die Leitlinie bezieht sich auf die Alzheimer-Demenz, die vaskuläre Demenz, die gemischte Demenz, die frontotemporale Demenz, die Demenz bei Morbus Parkinson und die Lewy-Körperchen-Demenz. Seltene Formen der Demenz bei anderen Erkrankungen des Gehirns und Demenzsyndrome bei z. B. internistischen Erkrankungen sind nicht Thema dieser Leitlinie. Die Leitlinie umfasst Aussagen zu Kernsymptomen der Demenz inklusive psychischen und Verhaltenssymptomen. Sie umfasst keine Aussagen zu anderen Symptombereichen, die bei o. g. Erkrankungen relevant sein können (z. B. Behandlung der Bewegungsstörungen bei Morbus Parkinson, Behandlung und Prävention der zerebralen Ischämie bei der vaskulären Demenz). Hierzu wird auf die entsprechende jeweilige Leitlinie verwiesen.

5.2.1.4   Geltungsbereich

Die medizinische Behandlung von Menschen mit Demenz soll im Regelfall ambulant erfolgen. Eine stationäre Behandlung stellt den Ausnahmefall einer krisenhaften Situation dar. Diese Leitlinie definiert daher keine spezifischen Indikationen zur stationären oder teilstationären Behandlung von Patienten mit Demenz. Die Leitlinienaussagen gelten für beide Versorgungssektoren gleichermaßen.

Ebenso gelten die Leitlinienaussagen unabhängig von der Wohnsituation der Betroffenen (häusliches Umfeld, Pflegeeinrichtung).

5.2.1.5   Recherche, Auswahl und Bewertung von Quellen (Evidenzbasierung)
5.2.1.5.1   Leitlinienadaptation

Es liegen zahlreiche internationale Leitlinien zum Thema Demenz vor. Die vorhandenen Leitlinien wurden systematisch mit dem Deutschen Instrument zur methodischen Leitlinien-Bewertung (DELBI, Fassung 2005/2006, AWMF, AZQ, 2005) bewertet. Aktuelle Leitlinien, die einen hohen methodischen Standard haben, wurden als primäre Evidenzgrundlage verwendet. Dazu wurde zu den initial von der Expertengruppe formulierten Thesen eine Leitliniensynopse erstellt. Die Leitliniensynopse beinhaltet die vergleichende Gegenüberstellung der Empfehlungen aus den einzelnen Leitlinien, verknüpft mit der zugrunde liegenden wissenschaftlichen Literatur und deren Bewertung (Evidenzstärke). Empfehlungen, die auf diesen Quellen beruhen, sind mit dem Begriff »Leitlinienadaptation« gekennzeichnet.

Die Recherchestrategie, die der Leitlinienauswahl zugrunde liegt, und Einzelheiten des DELBI-Bewertungsverfahrens sind in der Leitliniensynopse dargestellt.

Die Leitlinie des »National Institute for Health and Clinical Excellence« und des »Social Care Institute for Excellence« (NICE-SCIE)[1] sowie die Leitlinien des Scottish Intercollegiate Guidelines Network (SIGN)[2] erreichten die höchsten DELBI-Bewertungen und wurden daher als primäre Quell-Leitlinien im Regelfall ausgewählt.

5.2.1.5.2   Primäre Literaturrecherche

Für Thesen zur Diagnostik, die nicht ausreichend in existierenden Leitlinien behandelt sind, wurden eigene systematische Evidenzrecherchen durchgeführt. Es wurden nur systematische Reviews, inklusive Meta-Analysen, berücksichtigt. Zur Bewertung der Evidenz wurden die Checklisten des Scottish Intercollegiate Guidelines Network (SIGN) verwendet[3]. Die Bewertung der verwendeten Publikationen folgte einem formalisierten Verfahren, dessen Ergebnisse dokumentiert wurden (▶ Evidenztabellen, S. 238–323. Zur Bewertung der Evidenz wurden die Checklisten von SIGN verwendet (▶ Anhang III: Erhebungsbögen, Darlegung der Bewertung in den Evidenztabellen).

Für Thesen zur pharmakologischen Behandlung sowohl der Kognition als auch weiterer Symptome, die bei Demenzerkrankten beobachtet werden können, die nicht ausreichend in existierenden Leitlinien behandelt sind, wurden eigene systematische Evidenzrecherchen durchgeführt. Diese erfolgten in der Medline (Pubmed) und der Cochrane Library (zuletzt 10/09). Es wurden nur RCTs oder systematische Reviews, inklusive Meta-Analysen, berücksichtigt.

Eine aktuelle umfassende systematische Literaturrecherche zu psychosozialen Interventionen und nichtpharmakologischen Behandlungen hinsichtlich patientenrelevanter Endpunkte wurde vom Institut für Qualität und Wirtschaftlichkeit im Gesundheitswesen (IQWiG) im Rahmen des Berichts zum Nutzen nichtmedikamentöser Therapie bei Alzheimer-Demenz (5 535 Zitate, inklusive 54 systematische Übersichtsarbeiten)[4] durchgeführt. Es wurden systematische Reviews und Meta-Analysen der IQWiG-Literaturrecherche herangezogen, auch wenn diese in Teilen nicht im IQWiG-Bericht verwendet wurden. Diese wurden ergänzt um systematische Reviews und Meta-Analysen, die nach dem Abschluss der IQWiG-

Literaturrecherche erschienen sind. Zusätzlich sind qualitativ hochwertige Einzelstudien, die über die IQWiG-Literaturrecherche identifiziert wurden, Grundlage der Empfehlungen (◘ Tab. 5.16/Evidenztabelle 12: Evidenzbewertung nichtmedikamentöser Therapien).

5.2.1.5.3   Graduierung der Evidenz

Grundlage der Evidenzdarlegung ist die Klassifikation der britischen Guideline NICE-SCIE in der Modifikation, die in der Quell-Leitlinie verwendet wurde[1] (◘ Tab. 5.1 und ◘ Tab. 5.2).

5.2.1.5.3.1 Sensitivität, Spezifität

Zu Diagnostikstudien werden, falls möglich, Sensitivität und Spezifität angegeben. Positive und negative prädiktive Wertigkeit werden im Regelfall nicht angegeben, da diese Kennwerte von der Prävalenz der Erkrankung im jeweiligen Setting abhängen und sich diese Leitlinie nicht auf ein spezifisches Setting bezieht.

5.2.1.5.3.2 Wirksamkeit, Wirkung, Nutzen, Effektstärke

Der Begriff der Wirksamkeit wird entsprechend dem Arzneimittelgesetz in der Leitlinie für die Überlegenheit eines Verfahrens in einer plazebo-kontrollierten randomisierten Studie (randomized controlled trial, RCT) verwendet.

◘ **Tab. 5.1.** Evidenzgraduierung: Studien zu *diagnostischen* Interventionen

Ia	Evidenz aus einem systematischen Review guter Diagnosestudien vom Typ Ib
Ib	Evidenz aus mindestens einer Studie an einer Stichprobe der Zielpopulation, bei der bei allen Patienten der Referenztest unabhängig, blind und objektiv eingesetzt wurde
II	Evidenz aus einem systematischen Review von Diagnosestudien vom Typ II oder mindestens eine, bei der an einer selektierten Stichprobe der Zielpopulation der Referenztest unabhängig, blind und unabhängig eingesetzt wurde
III	Evidenz aus einem systematischen Review von Diagnosestudien vom Typ III oder mindestens eine, bei der der Referenztest nicht bei allen Personen eingesetzt wurde
IV	Evidenz aus Berichten von Expertenkomitees oder Expertenmeinung und/oder klinische Erfahrung anerkannter Autoritäten

�‣ Tab. 5.2. Evidenzgraduierung: Studien zu *therapeutischen* Interventionen

Ia	Evidenz aus einer Meta-Analyse von mindestens drei randomisierten kontrollierten Studien (randomized controlled trials, RCTs)
Ib	Evidenz aus mindestens einer randomisiert kontrollierten Studie oder einer Meta-Analyse von weniger als drei RCTs
IIa	Evidenz aus zumindest einer methodisch guten, kontrollierten Studie ohne Randomisierung
IIb	Evidenz aus zumindest einer methodisch guten, quasi-experimentellen deskriptiven Studie.
III	Evidenz aus methodisch guten, nichtexperimentellen Beobachtungsstudien, wie z. B. Vergleichsstudien, Korrelationsstudien und Fallstudien
IV	Evidenz aus Berichten von Expertenkomitees oder Expertenmeinung und/oder klinische Erfahrung anerkannter Autoritäten

Der Begriff Wirkung bezieht sich auf Hinweise für Überlegenheit eines Verfahrens aus nichtplazebokontrollierten Studien.

Der Nutzen eines Verfahrens, wie er z. B. vom »Institut für Qualität und Wirtschaftlichkeit im Gesundheitswesen (IQWiG)« bewertet wird, beschreibt die patientenbezogene Relevanz zusätzlich zu dem statistischen Effekt.

Die Effektstärken werden in der Leitlinie angegeben, wenn sie aus Meta-Analysen oder Originalarbeiten angegeben oder zu berechnen sind. Sie werden in Cohen's d ausgedrückt. Dieses Maß ist die normierte Differenz der Mittelwerte einer Zielgröße zwischen Gruppen, die jeweils eine unterschiedliche Behandlung oder Intervention erhalten; dabei erfolgt die Normierung der Differenzen durch die Standardabweichungen der untersuchten Gruppen. Cohen's d drückt damit die erreichte standardisierte Mittelwertdifferenz einer Intervention im Vergleich zu einer Kontrollbedingung aus. Die Beurteilung eines Effektes in dieser Art eignet sich zur Beschreibung von Effekten, die auf kontinuierlichen Skalen abgebildet werden (z. B. kognitive Leistung, Alltagsfunktionen). Nach Konvention gelten folgende Bewertungen von Effekten:

d = 0,2: kleiner Effekt; d = 0,5: mittlerer Effekt; d = 0,8: großer Effekt

Cohen's d kann über Studien, die verschiedene Skalen verwenden, berechnet werden.

Viele Meta-Analysen des Cochrane-Instituts, u. a. zu Antidementiva, werden über Studien durchgeführt, die die identischen Skalen als Zielkriterium verwenden. In diesem Fall wird die Effektstärke als gewichtete Mittelwertdifferenz (»weighted mean difference«) ausgedrückt. Die Wichtung einzelner Studien der Meta-Analyse bezieht sich auf die Größe der jeweiligen Fallzahl der Studien. Eine Standardisierung durch Division durch die Standardabweichung findet nicht statt.

Die »Number Needed to Treat« (NNT) ist ebenfalls ein Effektstärkemaß, das sich allerdings auf dichotome Ereignisse bezieht (z. B. zerebrovaskuläres Ereignis ja/nein). Die NNT kann in diesem Fall beschreiben, wie viele Personen behandelt werden müssen, um dieses Ereignis zu verhindern. Da als wesentliche Zielgrößen in Studien zur Demenz kontinuierliche Skalen und nicht Ja/Nein-Ergebnisse verwendet werden, werden in dieser Leitlinie zu Antidementiva keine NNT-Angaben gemacht.

5.2.1.5.4 Graduierung der Empfehlungen

Bei den Empfehlungen wird zwischen drei Empfehlungsgraden unterschieden, deren unterschiedliche Qualität bzw. Härte durch die Formulierung (»soll«, »sollte«, »kann«) und Symbole (A, B, C) ausgedrückt wird.

Zusätzlich werden Behandlungsempfehlungen ausgesprochen, die der guten klinischen Praxis entsprechen und im Expertenkonsens ohne formalisierte Evidenzbasierung konsentiert wurden. Solche Empfehlungen sind als »good clinical practice point« (GCP) gekennzeichnet.

Die Empfehlungsgrade stehen zu den Evidenzgraden in Beziehung (◻ Tab. 5.3).

Grundlage der Empfehlungsgrade ist die vorhandene Evidenz für den Effekt eines Verfahrens. Zusätzlich wurden bei der Vergabe der Empfehlungsgrade neben der Evidenz auch klinische Aspekte berücksichtigt, insbesondere:

- Relevanz der Effektivitätsmaße der Studien
- Relevanz der Effektstärken
- Anwendbarkeit der Studienergebnisse auf die Patientenzielgruppe
- Einschätzung der Relevanz des Effekts im klinischen Einsatz

Entsprechend dieser Konsensusaspekte konnte eine Auf- oder eine Abwertung des Empfehlungsgrades gegenüber der Evidenzebene erfolgen.

Alle Empfehlungen und Empfehlungsgrade dieser Leitlinie wurden in einem formalisierten Konsensusverfahren (nominaler Gruppenprozess, NPG) verabschiedet. Die Konsensergebnisse sind im Anhang I dargelegt.

■ **Tab. 5.3.** Empfehlungsgrade

A	»Soll«-Empfehlung: Zumindest eine randomisierte kontrollierte Studie von insgesamt guter Qualität und Konsistenz, die sich direkt auf die jeweilige Empfehlung bezieht und nicht extrapoliert wurde (Evidenzebenen Ia und Ib)
B	»Sollte«-Empfehlung: Gut durchgeführte klinische Studien, aber keine randomisierten klinischen Studien, mit direktem Bezug zur Empfehlung (Evidenzebenen II oder III) oder Extrapolation von Evidenzebene I, falls der Bezug zur spezifischen Fragestellung fehlt
C	»Kann«-Empfehlung: Berichte von Expertenkreisen oder Expertenmeinung und/oder klinische Erfahrung anerkannter Autoritäten (Evidenzkategorie IV) oder Extrapolation von Evidenzebene IIa, IIb oder III. Diese Einstufung zeigt an, dass direkt anwendbare klinische Studien von guter Qualität nicht vorhanden oder nicht verfügbar waren
GCP	»Good Clinical Practice«: Empfohlen als gute klinische Praxis (»Good Clinical Practice Point«) im Konsens und aufgrund der klinischen Erfahrung der Mitglieder der Leitliniengruppe als ein Standard in der Behandlung, bei dem keine experimentelle wissenschaftliche Erforschung möglich oder angestrebt ist

Der Ablauf des NGP erfolgte in sechs Schritten[5, 6]:
- Stillarbeitsphase: Notiz von Stellungnahmen
- Registrierung der Stellungnahmen im Einzel-Umlaufverfahren durch den Moderator
- Klarstellung und Begründung alternativer Vorschläge
- Vorherabstimmung über Erstentwurf und alle Alternativen
- Feststellung von Diskussionspunkten und Dissens
- Debattieren und Diskutieren
- endgültige Abstimmung

Die Konsensstärke wurde entsprechend ■ Tab. 5.4 bewertet. Es wurde ein möglichst starker Konsens für die einzelnen Empfehlungen angestrebt. Bei einer mehrheitlichen Zustimmung wurden die dissenten Punkte im Hintergrundtext der Langversion dargelegt und diskutiert.

5.2.1.6 Beteiligte Gruppen und zeitlicher Ablauf

Die Leitlinie wurde unter Federführung der Deutschen Gesellschaft für Psychiatrie, Psychotherapie und Nervenheilkunde (DGPPN) und der Deutschen Gesellschaft für Neurologie (DGN) mit zentraler Einbindung der Deutschen Alzheimer Gesellschaft e.V. – Selbsthilfe Demenz erstellt. Das Verfahren folgte den Vorgaben der Arbeitsgemeinschaft Wissenschaftlicher Fachgesellschaften (AWMF) zur Entwicklung einer S3-Leitlinie und den Anforderungen des Deutschen Instruments zur methodischen Leitlinien-Bewertung DELBI (www.delbi.de).

Für die Erstellung der Thesen wurden Experten benannt (▸ S. 228–229). Die Experten repräsentieren neben der DGPPN und DGN die DGGPP und die DGG. Ein Expertentreffen zur Diskussion der Thesen erfolgte 05/2007 (Moderation durch Frau Prof. Dr. Kopp, AWMF) mit nachfolgender Überarbeitung der Thesen durch die Experten unter Moderation eines Steuerungsmitgliedes. Diese Thesen wurden 01/2008 nach folgendem Schema »Grad 1: good clinical practice, erfordert keine weitere Recherche«, »Grad 2: Bezugnahme auf existierende Leitlinien«, »Grad 3: eigene Evidenzrecherche erforderlich«, eingeteilt.

Es erfolgte die Erstellung einer Leitliniensynopse für die Grad-2-Thesen (▸ Kap. 5.2.1.5.1) sowie eine systematische Literaturrecherche für die in der ersten Evidenztabelle 1 (■ Tab. 5.5) aufgeführten Grad-3-Thesen.

12/2008 erfolgte die Einladung der am Konsensprozess zu beteiligenden Gesellschaften und Verbände für die Konsensustreffen am 13.01.2009 und am 25.02.2009 sowie die Zusendung des Teils 1 der Leitlinie »Demenzen« zu den Bereichen Diagnostik und medikamentöse Therapie kognitiver und nichtkognitiver Symptome. 03/2009 erfolgte die Zusendung des Teils 2 zu den Bereichen nichtmedikamentöse Therapie, Rehabilitation, Prävention/Risikofaktoren und MCI. Die Konsensustreffen fanden vom 25.03.–26.03.2009 und am 18.05.2009 statt.

■ **Tab. 5.4.** Definition der Konsensstärke

Starker Konsens	≥ 95 % der Teilnehmer
Konsens	> 75–95 % der Teilnehmer
Mehrheitliche Zustimmung	> 50–75 % der Teilnehmer
Kein Konsens	≤ 50 % der Teilnehmer

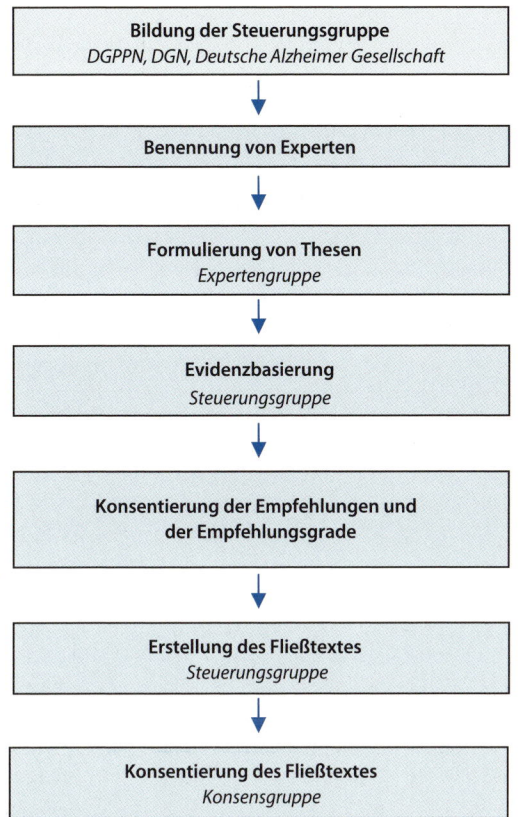

Bildung der Steuerungsgruppe
DGPPN, DGN, Deutsche Alzheimer Gesellschaft

↓

Benennung von Experten

↓

Formulierung von Thesen
Expertengruppe

↓

Evidenzbasierung
Steuerungsgruppe

↓

**Konsentierung der Empfehlungen und
der Empfehlungsgrade**

↓

Erstellung des Fließtextes
Steuerungsgruppe

↓

Konsentierung des Fließtextes
Konsensgruppe

◻ **Abb. 5.1.** Ablauf des Leitlinienentwicklungsprozesses.

Alle am Konsensprozess beteiligten Gesellschaften und Berufsverbände sind auf Seite 229–230 aufgelistet. Für die teilnehmenden Vertreter der Gesellschaften und Verbände wurde das Mandat der jeweiligen Vorstände eingeholt. Im formalisierten Konsensusverfahren waren alle unter der Konsensusgruppe genannten Fachgesellschaften, Verbände und Organisationen mit jeweils einer Stimme abstimmungsberechtigt.

Im Rahmen der Konsensustreffen wurden die Thesen entsprechend des nominalen Gruppenprozesses bearbeitet (► Kap. 5.2.1.5.4).

Im Zeitraum 06/2009–09/2009 wurde der Leitlinientext entsprechend der Vorgaben des Konsensustreffens überarbeitet. Es erfolgte eine erneute Versendung der Leitlinie 10/2009 in elektronischer Form mit nachfolgend erneuter Überarbeitung (Version 3). Nachfolgend wurde die Leitlinie (Version 3) von den Vorständen der beteiligten Gesellschaften und Verbände verabschiedet.

Abschließend wurde der Fließtext von allen Teilnehmern des Konsensusprozesses in einem schriftlichen Verfahren konsentiert und durch die Vorstände

verabschiedet. ◻ Abb. 5.1 zeigt schematisch den Ablauf des Entwicklungsprozesses.

5.2.2 Interessenkonflikte

Alle Mitglieder der Steuerungsgruppe, der Expertengruppe und der Teilnehmer an der Konsensusgruppe legten potenzielle Interessenskonflikte anhand eines Formblatts dar (► Anhang II). Vertreter der pharmazeutischen Industrie waren an der Erstellung der Leitlinie nicht beteiligt.

5.2.3 Gültigkeitsdauer der Leitlinie

Die Gültigkeitsdauer der Leitlinie ist zwei Jahre ab Zeitpunkt der Veröffentlichung. Eine Aktualisierung wird von Mitgliedern der Steuerungsgruppe koordiniert.

5.2.4 Finanzierung der Leitlinie

Die Finanzierung der Leitlinienerstellung erfolgte zu gleichen Teilen aus Mitteln der DGPPN und der DGN. Die Expertenarbeit erfolgte ehrenamtlich ohne Honorar.

5.2.5 Implementierung und Verbreitung der Leitlinie

Die Leitlinie wird in Buchform sowie auf der Webseite der DGPPN, der DGN und der AWMF verfügbar gemacht.

5.2.6 Referenzen

1. National Collaborating Centre for Mental Health (commissioned by the Social Care Institute for Excellence and the National Institute for Health and Clinical Excellence): Dementia. A NICE-SCIE Guideline on supporting people with dementia and their carers in health and social care. National clinical practice guideline, number 42. London: The British Psychological Society and Gaskell 2007.
2. Scottish Intercollegiate Guidelines Network (SIGN): A guideline developer's handbook, volume 86. Edinburgh: SIGN 2008.
3. Scottish Intercollegiate Guidelines Network (SIGN): Management of patients with dementia. A

national clinical guideline, volume 86. Edinburgh: SIGN 2006.

4. Institut für Qualität und Wirtschaftlichkeit im Gesundheitswesen (IQWiG) (Hrsg.): Nichtmedikamentöse Behandlung der Alzheimer Demenz. Abschlussbericht A05-19D (Version 1.0, Stand: 13.1.2009). Köln: IQWiG 2009.

5. Black N, Murphy M, Lamping D, et al.: Consensus development methods: a review of best practice in creating clinical guidelines. J Health Serv Res Policy 1999; 4: 236–248.

6. Delbecq AL, Van de Ven AH, Gustafson DH: Group techniques for program planning. Glenview, IL: Scott, Foresman and Company 1975.

5.3   Evidenztabellen

◻ Tab. 5.5. Evidenztabelle 1: Ergebnisübersicht der systematischen Literaturrecherche

These:
Es gibt Hinweise für eine Wirksamkeit von Acetylcholinesterase-Hemmern bei Alzheimer-Demenz im schweren Krankheitsstadium. Die Weiterbehandlung von vorbehandelten Patienten, die in das schwere Stadium eintreten, ist daher vertretbar. Bei fehlender Zulassung kann die Behandlung nur im Rahmen eines individuellen Heilversuchs erfolgen.

Schlagworte PubMed:	(severe[All Fields] AND (»alzheimer disease«[MeSH Terms] OR (»alzheimer«[All Fields] AND »disease«[All Fields]) OR »alzheimer disease«[All Fields] OR »alzheimer«[All Fields]) AND (»cholinesterase inhibitors«[MeSH Terms] OR (»cholinesterase«[All Fields] AND »inhibitors«[All Fields]) OR »cholinesterase inhibitors«[All Fields] OR »cholinesterase inhibitors«[Pharmacological Action])) AND ((English[lang] OR German[lang]) AND (Clinical Trial[ptyp] OR Meta-Analysis[ptyp] OR Practice Guideline[ptyp] OR Randomized Controlled Trial[ptyp]))
Schlagworte Cochrane Library:	Severe dementia, cholinesterase inhibitors
Anzahl Treffer:	104
Anzahl nach erster Sichtung:	25
Bewertete Publikationen (RCT oder Meta-Analyse):	7

These:
In Bezug auf additive Wirksamkeit von Memantin mit Acetylcholinesterase-Inhibitoren existiert eine Studie. Diese zeigt, dass die Kombinationsbehandlung der Monotherapie mit Donepezil bei Patienten mit mittlerer bis schwere Alzheimer-Demenz überlegen ist.

Schlagworte PubMed:	((»alzheimer disease«[MeSH Terms] OR (»alzheimer«[All Fields] AND »disease«[All Fields]) OR »alzheimer disease«[All Fields] OR »alzheimer«[All Fields]) AND (»cholinesterase inhibitors«[MeSH Terms] OR (»cholinesterase«[All Fields] AND »inhibitors«[All Fields]) OR »cholinesterase inhibitors«[All Fields] OR »cholinesterase inhibitors«[Pharmacological Action]) AND (»memantine«[MeSH Terms] OR »memantine«[All Fields])) AND ((English[lang] OR German[lang]) AND (Clinical Trial[ptyp] OR Meta-Analysis[ptyp] OR Practice Guideline[ptyp] OR Randomized Controlled Trial[ptyp] OR Review[ptyp]))
Schlagworte Cochrane Library:	Memantine and cholinesterase inhibitors, dementia
Anzahl Treffer:	118
Anzahl nach erster Sichtung:	22
Bewertete Publikationen (RCT oder Meta-Analyse): ▼	2

⬛ Tab. 5.5. Evidenztabelle 1 (Fortsetzung)

These: Für die antidementive Behandlung der Lewy-Körperchen-Erkrankung existiert keine zugelassene oder ausreichend belegte Medikation. Es gibt Hinweise für eine Wirksamkeit von Acetylcholinesterase-Hemmern auf Kognition und begleitende neuropsychiatrische Symptome.	
Schlagworte PubMed:	((»lewy body disease«[MeSH Terms] OR (»lewy«[All Fields] AND »body«[All Fields] AND »disease«[All Fields]) OR »lewy body disease«[All Fields] OR (»lewy«[All Fields] AND »body«[All Fields] AND »dementia«[All Fields]) OR »lewy body dementia«[All Fields]) AND (»therapy«[Subheading] OR »therapy«[All Fields] OR »treatment«[All Fields] OR »therapeutics«[MeSH Terms] OR »therapeutics«[All Fields])) AND (»humans«[MeSH Terms] AND (English[lang] OR German[lang]) AND (Clinical Trial[ptyp] OR Meta-Analysis[ptyp] OR Practice Guideline[ptyp] OR Randomized Controlled Trial[ptyp] OR Review[ptyp]))
Schlagworte Cochrane Library:	Lewy body dementia
Anzahl Treffer:	269
Anzahl nach erster Sichtung:	38
Bewertete Publikationen (RCT oder Meta-Analyse):	2
These: Pharmakologische Therapie von Wahn	
Schlagworte PubMed:	((»delusions«[MeSH Terms] OR »delusions«[All Fields] OR »delusion«[All Fields]) AND (»dementia«[MeSH Terms] OR »dementia«[All Fields]) AND (»therapy«[Subheading] OR »therapy«[All Fields] OR »treatment«[All Fields] OR »therapeutics«[MeSH Terms] OR »therapeutics«[All Fields])) AND (»humans«[MeSH Terms] AND (English[lang] OR German[lang]) AND (Clinical Trial[ptyp] OR Meta-Analysis[ptyp] OR Practice Guideline[ptyp] OR Randomized Controlled Trial[ptyp] OR Review[ptyp]))
Schlagworte Cochrane Library:	Delusions dementia
Anzahl Treffer:	163
Anzahl nach erster Sichtung:	60
Bewertete Publikationen (RCT oder Meta-Analyse):	10
These: Pharmakologische Therapie von Halluzinationen	
Schlagworte PubMed:	((»hallucinations«[MeSH Terms] OR »hallucinations«[All Fields] OR »hallucination«[All Fields]) AND (»dementia«[MeSH Terms] OR »dementia«[All Fields]) AND (»therapy«[Subheading] OR »therapy«[All Fields] OR »treatment«[All Fields] OR »therapeutics«[MeSH Terms] OR »therapeutics«[All Fields])) AND (»humans«[MeSH Terms] AND (English[lang] OR German[lang]) AND (Clinical Trial[ptyp] OR Meta-Analysis[ptyp] OR Practice Guideline[ptyp] OR Randomized Controlled Trial[ptyp] OR Review[ptyp]))
Schlagworte Cochrane Library:	Hallucination dementia
Anzahl Treffer:	229
Anzahl nach erster Sichtung:	s. Wahn
Bewertete Publikationen (RCT oder Meta-Analyse):	s. Wahn

▼

◘ Tab. 5.5. Evidenztabelle 1 (Fortsetzung)

These: Pharmakologische Therapie von Agitation	
Schlagworte PubMed:	((»psychomotor agitation«[MeSH Terms] OR (»psychomotor«[All Fields] AND »agitation«[All Fields]) OR »psychomotor agitation«[All Fields] OR »agitation«[All Fields]) AND (»dementia« [MeSH Terms] OR »dementia«[All Fields]) AND (»therapy«[Subheading] OR »therapy« [All Fields] OR »treatment«[All Fields] OR »therapeutics«[MeSH Terms] OR »therapeutics« [All Fields])) AND (»humans«[MeSH Terms] AND (English[lang] OR German [lang]) AND (Clinical Trial[ptyp] OR Meta-Analysis[ptyp] OR Practice Guideline[ptyp] OR Randomized Controlled Trial[ptyp] OR Review[ptyp]))
Schlagworte Cochrane Library:	Agitation dementia
Anzahl Treffer:	518
Anzahl nach erster Sichtung:	129
Bewertete Publikationen (RCT oder Meta-Analyse):	40
These: Pharmakologische Therapie von Depression	
Schlagworte PubMed:	((»depressive disorder«[MeSH Terms] OR (»depressive«[All Fields] AND »disorder«[All Fields]) OR »depressive disorder«[All Fields] OR »depression«[All Fields] OR »depression« [MeSH Terms]) AND (»dementia«[MeSH Terms] OR »dementia«[All Fields]) AND (»therapy« [Subheading] OR »therapy«[All Fields] OR »treatment«[All Fields] OR »therapeutics«[MeSH Terms] OR »therapeutics«[All Fields])) AND (»humans«[MeSH Terms] AND (English[lang] OR German[lang]) AND (Clinical Trial[ptyp] OR Meta-Analysis[ptyp] OR Practice Guideline[ptyp] OR Randomized Controlled Trial[ptyp] OR Review[ptyp]))
Schlagworte Cochrane Library:	Depression dementia
Anzahl Treffer:	1438
Anzahl nach erster Sichtung:	146
Bewertete Publikationen (RCT oder Meta-Analyse):	4
These: Pharmakologische Therapie von Angst	
Schlagworte PubMed:	((»anxiety«[MeSH Terms] OR »anxiety«[All Fields]) AND (»dementia«[MeSH Terms] OR »dementia«[All Fields]) AND (»therapy«[Subheading] OR »therapy«[All Fields] OR »treatment«[All Fields] OR »therapeutics«[MeSH Terms] OR »therapeutics«[All Fields])) AND (»humans«[MeSH Terms] AND (English[lang] OR German[lang]) AND (Clinical Trial[ptyp] OR Meta-Analysis[ptyp] OR Practice Guideline[ptyp] OR Randomized Controlled Trial[ptyp] OR Review[ptyp]))
Schlagworte Cochrane Library:	Anxiety dementia
Anzahl Treffer:	446
Anzahl nach erster Sichtung:	81
Bewertete Publikationen (RCT oder Meta-Analyse): ▼	3

■ **Tab. 5.5.** Evidenztabelle 1 (Fortsetzung)

These: Pharmakologische Therapie von Euphorie	
Schlagworte PubMed:	((»euphoria«[MeSH Terms] OR »euphoria«[All Fields]) AND (»dementia«[MeSH Terms] OR »dementia«[All Fields]) AND (»therapy«[Subheading] OR »therapy«[All Fields] OR »treatment«[All Fields] OR »therapeutics«[MeSH Terms] OR »therapeutics«[All Fields])) AND (»humans«[MeSH Terms] AND (English[lang] OR German[lang]) AND (Clinical Trial[ptyp] OR Meta-Analysis[ptyp] OR Practice Guideline[ptyp] OR Randomized Controlled Trial[ptyp] OR Review[ptyp]))
Schlagworte Cochrane Library:	Euphoria dementia
Anzahl Treffer:	14
Anzahl nach erster Sichtung:	0
Bewertete Publikationen (RCT oder Meta-Analyse):	0
These: Pharmakologische Therapie von Apathie	
Schlagworte PubMed:	(apathy[All Fields] AND (»dementia«[MeSH Terms] OR »dementia«[All Fields]) AND (»therapy«[Subheading] OR »therapy«[All Fields] OR »treatment«[All Fields] OR »therapeutics«[MeSH Terms] OR »therapeutics«[All Fields])) AND (»humans«[MeSH Terms] AND (English[lang] OR German[lang]) AND (Clinical Trial[ptyp] OR Meta-Analysis[ptyp] OR Practice Guideline[ptyp] OR Randomized Controlled Trial[ptyp] OR Review[ptyp]))
Schlagworte Cochrane Library:	Apathy dementia
Anzahl Treffer:	117
Anzahl nach erster Sichtung:	22
Bewertete Publikationen (RCT oder Meta-Analyse):	2
These: Pharmakologische Therapie von Enthemmung	
Schlagworte PubMed:	(disinhibition[All Fields] AND (»dementia«[MeSH Terms] OR »dementia«[All Fields]) AND (»therapy«[Subheading] OR »therapy«[All Fields] OR »treatment«[All Fields] OR »therapeutics«[MeSH Terms] OR »therapeutics«[All Fields])) AND (»humans«[MeSH Terms] AND (English[lang] OR German[lang]) AND (Clinical Trial[ptyp] OR Meta-Analysis[ptyp] OR Practice Guideline[ptyp] OR Randomized Controlled Trial[ptyp] OR Review[ptyp]))
Schlagworte Cochrane Library:	Disinhibition dementia
Anzahl Treffer:	45
Anzahl nach erster Sichtung:	8
Bewertete Publikationen (RCT oder Meta-Analyse):	0

▼

■ Tab. 5.5. Evidenztabelle 1 (Fortsetzung)

These: Pharmakologische Therapie von Irritierbarkeit	
Schlagworte PubMed:	((»irritable mood«[MeSH Terms] OR (»irritable«[All Fields] AND »mood«[All Fields]) OR »irritable mood«[All Fields] OR »irritability«[All Fields]) AND (»dementia«[MeSH Terms] OR »dementia«[All Fields]) AND (»therapy«[Subheading] OR »therapy«[All Fields] OR »treatment«[All Fields] OR »therapeutics«[MeSH Terms] OR »therapeutics«[All Fields])) AND (»humans«[MeSH Terms] AND (English[lang] OR German[lang]) AND (Clinical Trial[ptyp] OR Meta-Analysis[ptyp] OR Practice Guideline[ptyp] OR Randomized Controlled Trial[ptyp] OR Review[ptyp]))
Schlagworte Cochrane Library:	Irritable mood dementia
Anzahl Treffer:	74
Anzahl nach erster Sichtung:	7
Bewertete Publikationen (RCT oder Meta-Analyse):	0
These: Pharmakologische Therapie von auffälligem motorischem Verhalten	
Schlagworte PubMed:	(aberrant[All Fields] AND (»motor activity«[MeSH Terms] OR (»motor«[All Fields] AND »activity«[All Fields]) OR »motor activity«[All Fields] OR (»motor«[All Fields] AND »behavior«[All Fields]) OR »motor behavior«[All Fields]) AND (»dementia«[MeSH Terms] OR »dementia«[All Fields]) AND (»therapy«[Subheading] OR »therapy«[All Fields] OR »treatment«[All Fields] OR »therapeutics«[MeSH Terms] OR »therapeutics«[All Fields])) AND (»humans«[MeSH Terms] AND (English[lang] OR German[lang]) AND (Clinical Trial[ptyp] OR Meta-Analysis[ptyp] OR Practice Guideline[ptyp] OR Randomized Controlled Trial[ptyp] OR Review[ptyp]))
Schlagworte Cochrane Library:	Motor activity dementia
Anzahl Treffer:	16
Anzahl nach erster Sichtung:	8
Bewertete Publikationen (RCT oder Meta-Analyse):	0
These: Pharmakologische Therapie von Störungen des Tag-Nacht-Rhythmus	
Schlagworte PubMed:	((»circadian rhythm«[MeSH Terms] OR (»circadian«[All Fields] AND »rhythm«[All Fields]) OR »circadian rhythm«[All Fields]) AND (»dementia«[MeSH Terms] OR »dementia«[All Fields]) AND (»therapy«[Subheading] OR »therapy«[All Fields] OR »treatment«[All Fields] OR »therapeutics«[MeSH Terms] OR »therapeutics«[All Fields])) AND (»humans«[MeSH Terms] AND (English[lang] OR German[lang]) AND (Clinical Trial[ptyp] OR Meta-Analysis[ptyp] OR Practice Guideline[ptyp] OR Randomized Controlled Trial[ptyp] OR Review[ptyp]))
Schlagworte Cochrane Library:	Circadian rhythm dementia
Anzahl Treffer:	94
Anzahl nach erster Sichtung:	26
Bewertete Publikationen (RCT oder Meta-Analyse): ▼	10

◼ **Tab. 5.5.** Evidenztabelle 1 (Fortsetzung)

These: Pharmakologische Therapie von Essstörungen	
Schlagworte PubMed:	((»eating disorders«[MeSH Terms] OR (»eating«[All Fields] AND »disorders«[All Fields]) OR »eating disorders«[All Fields] OR (»eating«[All Fields] AND »disorder«[All Fields]) OR »eating disorder«[All Fields]) AND (»dementia«[MeSH Terms] OR »dementia«[All Fields]) AND (»therapy«[Subheading] OR »therapy«[All Fields] OR »treatment«[All Fields] OR »therapeutics«[MeSH Terms] OR »therapeutics«[All Fields])) AND (»humans«[MeSH Terms] AND (English[lang] OR German[lang]) AND (Clinical Trial[ptyp] OR Meta-Analysis[ptyp] OR Practice Guideline[ptyp] OR Randomized Controlled Trial[ptyp] OR Review[ptyp]))
Schlagworte Cochrane Library:	Eating dementia
Anzahl Treffer:	53
Anzahl nach erster Sichtung:	s. Weight Loss
Bewertete Publikationen (RCT oder Meta-Analyse):	s. Weight Loss
These: Gewichtsverlust	
Schlagworte PubMed:	(loss[All Fields] AND (»weights and measures«[MeSH Terms] OR (»weights«[All Fields] AND »measures«[All Fields]) OR »weights and measures«[All Fields] OR »weight«[All Fields] OR »body weight«[MeSH Terms] OR (»body«[All Fields] AND »weight«[All Fields]) OR »body weight«[All Fields]) AND (»dementia«[MeSH Terms] OR »dementia«[All Fields]) AND (»therapy«[Subheading] OR »therapy«[All Fields] OR »treatment«[All Fields] OR »therapeutics«[MeSH Terms] OR »therapeutics«[All Fields])) AND (»humans«[MeSH Terms] AND (English[lang] OR German[lang]) AND (Clinical Trial[ptyp] OR Meta-Analysis[ptyp] OR Practice Guideline[ptyp] OR Randomized Controlled Trial[ptyp] OR Review[ptyp]))
Schlagworte Cochrane Library:	Weight loss dementia
Anzahl Treffer:	81
Anzahl nach erster Sichtung:	14
Bewertete Publikationen (RCT oder Meta-Analyse):	0
These: Liquordiagnostik und Demenz	
Schlagworte PubMed:	(CSF[All Fields] AND (»biological markers«[MeSH Terms] OR (»biological«[All Fields] AND »markers«[All Fields]) OR »biological markers«[All Fields] OR »biomarker«[All Fields]) AND (»dementia«[MeSH Terms] OR »dementia«[All Fields])) AND ((Meta-Analysis[ptyp] OR Review[ptyp]) AND (English[lang] OR German[lang]))
Schlagworte Cochrane Library:	CSF dementia
Anzahl Treffer:	92
Anzahl nach erster Sichtung:	10
Bewertete Publikationen (RCT oder Meta-Analyse):	5

◘ Tab. 5.6. Evidenztabelle 2: Evidenzbewertung zum Einsatz von Acetylcholinesterase-Hemmern bei schwerer Alzheimer-Demenz (AD)

Bibliographic citation: **Burns A, Bernabei R, Bullock R, et al.: Safety and efficacy of galantamine (Reminyl) in severe Alzheimer's disease (the SERAD study): a randomised, placebo-controlled, double-blind trial. Lancet Neurol 2009; 8: 39-47.**	
Study type:	Randomized, placebo-controlled, multi-center study
Evidence level:	1 b + +
Number of patients:	505 screened, 407 randomized Galantamine: 168/207 (81 %) Placebo: 161/200 (81 %)
Patient characteristics:	Patients aged 40-95 years who were diagnosed with dementia of the Alzheimer type (DSM-IV) or probable AD (NINCDS-ADRDA) were recruited. Patients with possible AD with cerebro-vascular disease (NINCDS-AIREN criteria) were also eligible if their AD was thought to be the most probable cause of the progressive dementia. Inclusion criteria: severe dementia (MMSE 5-12 points), a history of cognitive decline during at least 6 months, and abrain CT or MRI scan within 3 years before enrolment. Patients were required to be ambulatory and have sufficient (assisted) vision and hearing to comply with testing. Previous cholinesterase or memantine therapy must have been discontinued at least 3 months before randomisation. Patients had to be resident for at least 3 months in a residential home, nursing home, or geriatric residence that provides long-term care for elderly people and people with dementia and employs paid, trained professional caregivers to help with personal care. Exclusion criteria: dementia primarily caused by cerebrovascular disease, disturbance of consciousness, delirium, psychosis, severe aphasia, major sensormotor impairment that precluded neuro-psychological tests, neurodegenerative disorders (eg, Parkinsons's disease or Huntington's chorea), or other conditions that could possibly result in impaired cognitive function (eg, cerebral trauma, hypoxia, vitamin deficiency, or metabolic disturbance). Patients with clinically significant cardiovascular disease who were expected to have limited participation in a 6-month trial were also excluded; so too were patients with a history of epilepsy, drug abuse, severe drug allergy, peptic ulcer, clinically significant psychiatric, hepatic, renal, pulmonary, metabolic, or endocrine disturbance, or urinary outflow obstruction.
Intervention:	Placebo, reminyl mean last dose 22 mg/day
Comparison:	Comparison between treatment (reminyl) and placebo, both compared to baseline
Length of follow-up:	6 months
Outcome measures:	Efficacy evaluations were done at baseline and at weeks 8, 12, and 26, or at premature discontinuation. Primary: SIB, MDS-ADL self-performance scale Secondary: full 11-item MDS-ADL
Effect size:	The mean total SIB score of the galantamine group increased to 69.1 (23.4) points at week 26, which was an improvement of 1.9 (95 % CI: -0.1 to 3.9) points. The mean SIB score in the placebo group decreased by 3.0 (-5.6 to -0.5) points to 66.9 (23.6). The between-group last squares mean difference was 4.36 (95 % CI: 1.3 to 7.5, p = 0.006). There was no significant interaction between treatment effect and baseline MMSE score (p = 0.924) or countrys (p = 0.265). The mean total seven-item MDS-ADL self-performance score worsened in both groups: scores at week 26 were 13.0 (7.7) points in the galantamine group (difference at week 26 vs. baseline: 1.2; 95 % CI: 0.6 to 1.8) and 13.6 (8.0) points in the placebo group (difference at week 26 vs. baseline: 1.6; 0.8 to 2.3). The between-group least squares mean difference was -0.41 points (95 % CI: -1.3 to 0.5), p = 0.383).

▼

◻ Tab. 5.6. Evidenztabelle 2 (Fortsetzung)

Effect size:	364 patients (186 in the galantamine and 178 in the placebo group) were included in the LOCF analysis. The mean SIB score in the galantamine group increased to 69.3 (23.2) points at endpoint, which was an improvement of 2.0 (95 % CI: 0.1 to 3.9) points. In the placebo group, the mean SIB score decreased by 3.2 points (95 % CI: 2.17 to 7.86, p = 0.0006).
	The mean total seven-item MDS-ADL self performance score in the galantamine group worsened at endpoint to 13.1 (7.7) points in the galantamine group, to 14.0 (8.1) points in the placebo group. Changes from baseline in the seven-item MDS-ADL self-performance score were 1.3 (95 % CI: 0.7 to 1.9) points and 1.7 (1.0 to 2.4) points, respectively. The between-group least squares mean difference was -0.50 (95 % CI: -1.39 to 0.39; p = 0.394). The results of the repeated measures analysis on both primary parameters were similar to those the completer and LOCF analyses (SIB: p = 0.039 at week 8, p = 0.001 at week 12, and p = 0.001 at week 26; seven-item MDS-ADL: p = 0.965 at week 8, p = 0.217 at week 12, and p = 0.347 at week 26). Improvements from baseline score were recorded for six of the nine SIB subscales for the patients in the galantamine group compared with a decrease from baseline in all subscales in the placebo group. Significant between-group differences were seen in the galantamine group for memory (p = 0.006), praxis (p = 0.010), and visuospatial ability (p = 0.002), with p values between 0.05 and 0.10 for language (p = 0.064) and attention (p = 0.075). Scores for all eleven-item MDS-ADL self-performance subscales worsened in both treatment arms, although the changes were generally smaller numerically in the galantamine group. The deterioration in the subscale score for locomotion on unit was significantly less in the galantamine group (p = 0.021).
Source of funding:	Janssen-Cilag EMEA

Bibliographic citation:
Homma A, Imai Y, Tago H, et al.: Donepezil treatment of patients with severe Alzheimer's disease in a Japanese population: results from a 24-week, double-blind, placebo-controlled, randomized trial. Dement Geriatr Cogn Disord 2008; 25: 399-407.

Study type:	Placebo controlled randomized multicenter study
Evidence level:	1 b + +
Number of patients	325 patients with severe AD
Patient characteristics:	MMSE 1-12, modified Hachinski Ischemic Score ≤ 6, Functional Assessment Staging ≥ 6, Japanese
Intervention:	Donepezil, placebo
Comparison:	Donepezil 5 mg/d, donepezil 10 mg/d, placebo
Length of follow-up:	24 weeks
Outcome measures:	Primary: Change from baseline SIB and CIBIC-plus Secondary: ADCS-ADL-sev, BEHAVE-AD
Effect size:	LOCF analysis (last observation carried forward) for the SIB: donepezil (5 + 10) superior to placebo (p < 0.001), dose response relationship (p < 0.001). SIB: LS mean change from baseline 5mg: 2.5 points, 10 mg: 4.7, placebo: -4.2. CIBIC: 7-category analysis: 24-week-OC: 10 mg superior to placebo (p = 0.005), 5 mg not superior to placebo (p = 0.149). LOCF: 10 mg superior to placebo (p = 0.003), 5 mg not superior to placebo (p = 0.151). Collapsed category analysis: 24-week-OC: 10 mg superior to placebo (p = 0.001), 5 mg not superior to placebo (p = 0.100)

▼

◧ **Tab. 5.6.** Evidenztabelle 2 (Fortsetzung)

Effect size:	LOCF: 10 mg superior to placebo (p = 0.001), 5 mg not superior to placebo (p = 0.129). Dose response significant for 7-category analysis (p = 0.003) and collapsed category analysis (p = 0.001). Keine Angaben welches Subset analysiert wurde. ADCS-ADL (n.s.): FAS-LOCF: -1.1 ± 0.5 points placebo; -0.1 ± 0.6 points 5 mg; -0.3 ± 0.6 points 10 mg. BEHAVE-AD (n.s.): FAS-LOCF: -0.5 ± 0.6 points placebo; -0.5 ± 0.6 points 5 mg; -0.1 ± 0.6 points 10 mg.
Source of funding:	Eisai
Bibliographic citation: **Black SE, Doody R, Li H, et al.: Donepezil preserves cognition and global function in patients with severe Alzheimer disease. Neurology. 2007; 69: 459-469.**	
Study type:	Placebo controlled randomized multicenter study (Anm.: Hohe Drop-out Rate von 33,5 % in der Verum-Gruppe zu 24 % in der Plazebo-Gruppe)
Evidence level:	1 b +
Number of patients:	343 patients with severe AD
Patient characteristics:	MMSE: 1-12; modified Hachinski Ischemic Score: ≤ 6; Functional Assessment Staging: ≥ 6
Intervention:	Donepezil 5-10 mg/d, placebo
Comparison:	Donepezil vs. placebo
Length of follow-up:	24 weeks
Outcome measures:	Primary: Change from baseline SIB and CIBIC-plus Secondary: ADCS-ADL-sev, NPI, RUSp, CBQ
Effect size:	LOCF analysis and all time points for the SIB: donepezil (5 + 10) superior to placebo (all time points: p ≤ 0.0011, LOCF p < 0.0001), 63.3 % donepezil had improved, 39.4 % placebo; effect size (Cohens d): 0.4145. CIBIC: Collapsed category analysis: 24-week-OC: donepezil in favor to placebo (p = 0.0409) LOCF: donepezil in favor to placebo (p = 0.0473) Seven-category analysis 24-week ITT: donepezil in favor to placebo (p = 0.0476) Effect size (Cohens d): 0.2048 MMSE 24-week-OC: donepezil in favor to placebo (p = 0.0267) LOCF: donepezil in favor to placebo (p = 0.0409) ADCS-ADL-sev (n.s.): 24-week-OC: donepezil similar to placebo (p = 0.9120) LOCF: donepezil similar to placebo (p = 0.3574) NPI: 24-week-OC: placebo in favor to donepezil (p = 0.0682) LOCF: placebo in favor to donepezil (p = 0.4612) CBQ and RUSP not presented
Source of funding:	Eisai and Pfizer

▼

◘ **Tab. 5.6.** Evidenztabelle 2 (Fortsetzung)

Bibliographic citation:
Winblad B, Kilander L, Eriksson S, et al.: Donepezil in patients with severe Alzheimer's disease: double-blind, parallel-group, placebo-controlled study. Lancet. 2006; 367: 1057-1065 (Erratum in: Lancet 2006; 367: 1980; Lancet 2006; 368: 1650).

Study type:	Placebo controlled randomized multicenter study
Evidence level:	1 b + +
Number of patients:	248 patients with severe AD
Patient characteristics:	MMSE: 1-10; modified Hachinski Ischemic Score: ≤ 6; Functional Assessment Staging: ≥ 5-7c
Intervention:	9 % donepezil 5 mg/d, 91 % donepezil 10 mg/d, placebo
Comparison:	Donepezil 5 mg/d, donepezil 10 mg/d, placebo
Length of follow-up:	6 months
Outcome measures:	Primary: SIB and ADCS-ADL-sev Secondary: NPI, MMSE, CGI
Effect size:	At 6-months LOCF analysis for the modified ITT for the SIB: donepezil (5 + 10) superior to placebo (LS mean diff 5.7; 95 % CI: 1.5-9.8; p = 0.008). ITT: (LS mean diff 4.5; 95 % CI: 1.1-7.9; p = 0.01). At 6-months LOCF analysis for the modified ITT for the ADCS-ADL-sev: donepezil (5 + 10) superior to placebo (LS mean diff 1.7; 95 % CI: 0.2 -3.2; p = 0.03). ITT: (LS mean diff 1.4; 95 % CI: 0.1-2.7; p = 0.03). At 6-months LOCF analysis for the modified ITT for the CGI: donepezil (5 + 10) in favour to placebo (p = 0.055). ITT: (p = 0.01) Completer: (p = 0.008) At 6-months LOCF analysis for the modified ITT for the MMSE: donepezil (5 + 10) in favour to placebo (LS mean diff 1.4; 95 % CI: 0.4 -2.4; p = 0.009). At 6-months LOCF analysis for the modified ITT for the NPI: no difference donepezil (5 + 10) to placebo (LS mean diff 1.5; 95 % CI: -5.3 - -2.2; p = 0.43).
Source of funding:	Pfizer

Bibliographic citation:
Birks J: Cholinesterase inhibitors for Alzheimer's disease. Cochrane Database Syst Rev 2006 (1): CD005593. (Review)

Study type:	Systematic review
Evidence level:	1 a + +
Number of patients:	7298
Patient characteristics:	Mild to severe
Intervention:	Donepezil 10 mg/d, galantamine 24 mg, rivastigmine 6-12 mg/d
Comparison:	13 trials, 12 placebo-controlled, 1 trial donepezil vs. rivastigmine
Length of follow-up:	6 months or longer
Outcome measures:	Adas-Cog, Cibic-plus, GBS, ADL, MMSE, NPI

▼

⬛ Tab. 5.6. Evidenztabelle 2 (Fortsetzung)

Effect size:	The results of 10 randomized, double blind, placebo controlled trials demonstrate that treatment for 6 months with donepezil, galantamine or rivastigmine at the recommended dose for people with mild, moderate or severe dementia due to Alzheimer's disease produced improvements in cognitive function, on average -2.7 points (95 %CI: -3.0 to -2.3, p < 0.00001), in the midrange of the 70 point ADAS-Cog Scale. Study clinicians rated global clinical state more positively in treated patients. Benefits of treatment were also seen on measures of activities of daily living and behaviour. None of these treatment effects are large. The effects are similar for patients with severe dementia, although there is very little evidence, from only two trials. More patients leave ChEI treatment groups, 29 % on account of adverse events than leave the placebo groups (18 %). There is evidence of more adverse events in total in the patients treated with a ChEI than with placebo. Although many types of adverse event were reported, nausea, vomiting, diarrhoea were significantly more frequent in the ChEI groups than in placebo. There is only one randomized, double blind study in which two ChEIs are compared, donepezil compared with rivastigmine. There is no evidence of a difference between donepezil and rivastigmine for cognitive function, activities of daily living and behavioural disturbance at two years. Fewer patients suffer adverse events on donepezil than on rivastigmine.
Source of funding:	NHS R&D UK, University of Melbourne, Barwon Health Australia, Division of Clinical Gerontology, Nuffield Department of Clinical Medicine, University of Oxford UK

Bibliographic citation:
Birks J, Harvey RJ: Donepezil for dementia due to Alzheimer's disease. Cochrane Database Syst Rev. 2006 (1): CD001190 (Review).

Study type:	Systematic review
Evidence level:	1 a + +
Number of patients:	Keine Angaben
Patient characteristics:	Mild to severe
Intervention:	Donepezil 5-10 mg/d
Comparison:	14 trials
Length of follow-up:	12, 24 or 52 weeks
Outcome measures:	Adas-Cog, Cibic-plus, GBS, CDR, ADL, MMSE, SIB, Qol, PDS
Effect size:	Alzheimer's disease is the most common cause of dementia affecting older people, and is associated with loss of cholinergic neurons in parts of the brain. Acetylcholinesterase inhibitors, such as donepezil, delay the breakdown of acetylcholine released into synaptic clefts and so enhance cholinergic neurotransmission. Donepezil is beneficial for people with mild, moderate and severe dementia due to Alzheimer's disease, in being associated with improvements in cognitive function and activities of daily living. Adverse effects were consistent with the cholinergic actions of the drug and were the most likely cause of withdrawal from treatment in the first 12 weeks. Effects on cognition remained measurable and statistically significant at 52 weeks of treatment in one study. There is some evidence that use of donepezil is neither more nor less expensive compared with placebo when assessing total health care resource costs. Benefits on the 10 mg/day dose were marginally larger than on the 5 mg/day dose. Taking into consideration the better tolerability of the 5 mg/day donepezil compared with the 10 mg/day dose, together with the lower cost, the lower dose may be the better option. The debate on whether donepezil is effective continues despite the evidence of efficacy from the clinical studies because the treatment effects are small and are not always apparent in practice, and because of the cost of the drug.
Source of funding:	NHS R&D UK, University of Melbourne, Barwon Health Australia, Division of Clinical Gerontology, Nuffield Department of Clinical Medicine, University of Oxford UK

▼

◘ Tab. 5.6. Evidenztabelle 2 (Fortsetzung)

Bibliographic citation:
Feldman H, Gauthier S, Hecker J, et al.: Efficacy and safety of donepezil in patients with more severe
Alzheimer's disease: a subgroup analysis from a randomized, placebo-controlled trial. Int J Geriatr
Psychiatry 2005; 20: 5595-5569.

Study type:	Subgroup analysis from a placebo-controlled, randomized, multi-center trial
Evidence level:	1 b –
Number of patients:	145 patients with MMSE between 5-12
Patient characteristics:	290 Patients met criteria for »clinically probable« or »clinically possible« AD according to the DSM-IV and the NINCDS-ADRDA; at screening , the MMSE was 5-17 and at baseline the FAST score was ≤ 6; patients residing in the community or in assisted living facilities were allowed to participate. The more severe subgroup MMSE 5-12. Psychoactive medications were required to be on a stable dose.
Intervention:	Donepezil 5 mg/d, donepezil 10 mg/d, placebo
Comparison:	Donepezil 5 mg/d, donepezil 10 mg/d, placebo
Length of follow-up:	24 weeks
Outcome measures:	Primary: CIBIC-plus, CIBIS Secondary: MMSE, NPI, DAD, IADL + , PSMS +
Effect size:	Treatment effect of donepezil and treatment x severity interaction in moderate to severe AD patients at Week 24 Last Observation Carries Forward: ANCOVA (p-values) CIBIC-plus: 55.6 % vs. 31.5 % improved in favour to treatment, p = 0.004. LS mean treatment difference: 0.7, p = 0.0002. sMMSE: mean difference 1.99, p = 0.0022. SIB: LS mean difference 7.42, p = 0.0017. NPI 12-item total mean difference 6.89, p = 0.0062. DAD: mean difference 7.18, p = 0.0082. IADL + mean difference 4.70. p = 0.0316. PSMS + mean difference 1.62, p = 0.0146. ANCOVA (treatment x severity interaction p-value) CIBIC-plus: p = 0.5785. sMMSE: p = 0.8540. SIB: p = 0.253. NPI 12-item total: p = 0.9879. DAD: p = 0.5898. IADL + p = 0.1306 PSMS + : p = 0.6596. ANOVA (treatment x severity interaction p-value) CIBIC-plus: p = 0.1779 sMMSE: p = 0.8772. SIB: p = 0.1007. NPI 12-item total: p = 0.4845. DAD: p = 0.7295 IADL + : p = 0.3266. PSMS + : p = 0.3343.
Source of funding:	Pfizer and Eisai

▣ Tab. 5.7. Evidenztabelle 3: Evidenzbewertung zur Kombinationstherapie Memantin und Acetylcholinesterase-Hemmer

Bibliographic citation: **Porsteinsson AP, Grossberg GT, Mintzer J, et al.: Memantine treatment in patients with mild to moderate Alzheimer's disease already receiving a cholinesterase inhibitor: a randomized, double-blind, placebo-controlled trial. Curr Alzheimer Res. 2008; 5: 83-89.**	
Study type:	Randomized, placebo-controlled, double-blind, multi-center study Target group: mild to moderate
Evidence level:	1 b + +
Number of patients:	433
Patient characteristics:	Participants (N = 433) 50 years of age or older, with probable AD, Mini-Mental State Exam (MMSE) scores between 10-22 (inclusive), and concurrent stable use of ChEIs (donepezil 5 or 10 mg, rivastigmine 6, 9 or 12 mg, galantamine 16 or 24) were randomized to placebo or memantine (20 mg once daily) for 24 weeks. MADRS score < 22. Exclusion criteria comprised the following: clinically significant and active pulmonary, gastrointestinal, renal, hepatic, endocrine, or cardiovascular system disease; clinically significant B12 or folate deficiency; evidence (including CT/MRI) of other psychiatric or neurological disorders; dementia complicated by organic disease or AD with delusions or delirium; undergoing treatment for an oncology diagnosis, or completion of treatment with 6 months of screening; modified Hachinski Ischemia Scale(5) score < 4; poorly controlled hypertensions; substance abuse; participation in an investigational drug study or use of an investigational drug within 30 days (or 5 half-lives, whichever is longer) of screening; depot neuroleptic use within 6 months of screening; positive urine drug test; likely institutionalization during the trial; previous memantine treatment or participation in an investigational study of memantine; and likely cessation of ChEI treatment during the trial. Participants failing to meet inclusion criteria for concomitant medication at any point throughout the trial were discontinued.
Intervention:	Comparison between treatment (20 mg memantine) and placebo in patients with mild to moderate Alzheimer`s Disease receiving cholinesterase inhibitor
Comparison:	Placebo vs. 20 mg memantine
Length of follow-up:	24 weeks
Outcome measures:	Adas-Cog baseline, 4, 8, 12, 18 and 24 weeks CIBIS plus baseline; CIBIC plus 4, 8, 12, 18 and 24 weeks ADCS-ADL- baseline, 4, 8, 12, 18 and 24 weeks NPI baseline, 12 and 24 weeks MMSE screening, baseline and 24 weeks RUD baseline, 24 weeks Vital signs baseline, 4, 8, 12, 18 and 24 weeks ECG, laboratory tests screening, 24 weeks
Effect size:	There were no statistically significant differences between treatment groups on the ADAS-cog or CIBIC-Plus Primary efficacy outcomes at week 24: LOCF (ADAS cog week 24): $p = 0.184$ OC (ADAS cog week 24): $p = 0.186$ LOCF (CIBIC-Plus week 24): $p = 0.843$ OC (CIBIC-Plus week 24): $p = 0.650$ Secondary efficacy outcomes at week 24: LOCF (ADCS-ADL23 week 24): $p = 0.816$ OC (ADCS-ADL23week 24): $p = 0.741$ LOCF (NPI week 24): $p = 0.743$ OC (NPI week 24): $p = 0.985$ LOCF (MMSE week 24): $p = 0.123$ OC (MMSE week 24): $p = 0.190$
Source of funding: ▼	Memantine Study Group, Forest Laboratories

◻ Tab. 5.7. Evidenztabelle 3 (Fortsetzung)

Bibliographic citation: **Tariot PN, Farlow MR, Grossberg GT, et al.: Memantine treatment in patients with moderate to severe Alzheimer disease already receiving donepezil: a randomized controlled trial. JAMA 2004; 291: 317-324.**	
Study type:	Randomized, placebo-controlled, double-blind, multi-center trial
Evidence level:	1 b + +
Number of patients:	404 Placebo: 201; 20mg memantine: 203
Patient characteristics:	Mini-Mental State Examination(MMSE) score of 5 to 14 at both screening and baseline; minimum age of 50 years; a recent magnetic resonance imaging or computed tomographic scan (within 12 months) consistent with a diagnosis of probable AD; ongoing cholineste-rase inhibitor therapy with donepezil for more than 6 months before entrance into the trial and at a stable dose (5-10 mg/d) for at least 3 months; a knowledgeable and reliable car-egiver to accompany the patient to research visits and oversee the administration of the investigateonal agent during the trial; residence in the community; ambulatory or ambula-tory-aided (ie, walker or cane) ability; and stable medical condition. Patients were permitted to continue receiving stable doses of concomitant medications, including antidepressants, antihypertensives, anti-inflammatory drugs, atypical antipsy-chotics, antiparkinsonian drugs, anti-coagulants, laxatives,diuretics, and sedatives/hypnot-ics. Patients were excluded for clinically significant B12 or folate deficiency; active pulmo-nary, gastro-intestinal, renal, hepatic, endocrine, or cardiovascular disease; other psychiat-ric or central nervous system disorders; computed tomographic or magnetic resonance imaging evidence of clinically significant central nervous system disorders other than probable AD; dementia complicated by other organic disease; or a modified Hachinski Ischemia Score of more than 4 at screening.
Intervention:	Comparison between treatment (20 mg memantine) and placebo in patients with moderate to severe Alzheimer's Disease receiving donepezil
Comparison:	20 mg memantine vs. placebo
Length of follow-up:	24 weeks
Outcome measures:	SIB baseline, 4, 8, 12, 18 and 24 weeks ADCS-ADL baseline. 4, 8, 12, 18 and 24 weeks CIBIS plus baseline CIBIC plus 4, 8, 12, 18 and 24 weeks NPI baseline, 12 and 24 weeks BGP (behavioral rating scale for geriatric patients) baseline and 24 weeks FAST baseline, 24 weeks Vital signs baseline, 4, 8, 12, 18 and 24 weeks ECG, laboratory tests screening, 24 weeks
Effect size:	SIB & ADCS-ADL were obtained at baseline and weeks 4, 8, 12, 18 and 24. 201 placebo, 203 memantine LOCF significant benefit of memantine vs placebo on SIB: $p < .001$, and ADCS-ADL: $p = .03$. SIB Baseline: placebo 80.0 (1.13); memantine 78.0 (1.11) End Point LOCF: placebo -2.5 (0.69); memantine 0.9 (0.67); $p < .001$ Week 24 observed case: placebo -2.4 (0.74); memantine 1.0 (0.70); $p < .001$ ADCS-ADL Baseline: placebo 35.8 (0.74); memantine 35.5 (0.73) End Point LOCF: placebo -3.4 (0.51); memantine -2.0 (0.50); $p = .03$ Week 24 observed case: placebo -3.3 (0.55); memantine -1.7 (0.51); $p = .02$ CIBIC-Plus Baseline: placebo NA; memantine NA End Point LOCF: placebo 4.66 (0.075); memantine 4.41 (0.074); $p = .03$ Week 24 observed case: placebo 4.64 (0.087); memantine 4.38 (0.081); $p = .03$

◘ **Tab. 5.7.** Evidenztabelle 3 (Fortsetzung)

	NPI Baseline: placebo 13.4 (1.08); memantine 13.4 (1.07) End Point LOCF: placebo 3.7 (0.99); memantine -0.1 (98); p = .002 Week 24 observed case: placebo 2.9 (1.06); memantine -0.5 (0.99); p = .01 BGP Care Dependency Subscale Baseline: placebo 9.8 (0.46); memantine 9.5 (0.45) End Point LOCF: placebo 2.3 (0.38); memantine 0.8 (0.37); p = .001 Week 24 observed case: placebo 2.2 (0.40); memantine 0.6 (0.37); p = .001
Source of funding:	Forest Research Institute

◘ **Tab. 5.8.** Evidenztabelle 4: Evidenzbewertung zur Therapie der Lewy-Körperchen-Demenz mit Acetylcholinesterase-Hemmern

Bibliographic citation:
Wild R, Pettit T, Burns A: Cholinesterase inhibitors for dementia with Lewy bodies. Cochrane Database Syst Rev 2003 (3): CD003672 (Review).

Study type:	Systematic review
Evidence level:	1 b +
Number of patients:	One included trial of rivastigmine compared with placebo on 120 patients
Patient characteristics:	Dementia with Lewy bodies
Intervention:	Cholinesterase inhibitors for dementia with Lewy bodies
Results:	No convincing evidence from one trial of the efficacy of cholinesterase inhibitors for dementia with Lewy bodies. The characteristic features of dementia with Lewy bodies are dementia, marked fluctuation of cognitive ability, early and persistent visual hallucinations and spontaneous motor features of Parkinsonism. Other symptoms are repeated falls, syncope, transient disturbances of consciousness, neuroleptic sensitivity, and hallucinations in other modalities. This combination of features can be particularly difficult to manage, as antipsychotic drugs used to treat hallucinations, delusions and agitation will worsen Parkinsonian symptoms. The one included trial (of rivastigmine compared with placebo on 120 patients) showed no statistically significant difference between the two groups at 20 weeks. A possible beneficial effect on neuro-psychiatric features was found only in analysis of observed cases, and may therefore be due to bias.
Source of funding:	Not reported

Bibliographic citation:
McKeith I, Del Ser T, Spano P, et al.: Efficacy of rivastigmine in dementia with Lewy bodies: a randomised, double-blind, placebo-controlled international study. Lancet 2000; 356: 2031-2036.

Study type:	Placebo-controlled, randomised, double-blind, multicentre study (Anm.: Im Vergleich zu Placebo hohe Drop-out-Rate im Verum-Arm)
Evidence level:	1 b +
Number of patients:	120

▼

▣ **Tab. 5.8.** Evidenztabelle 4 (Fortsetzung)

Patient characteristics:	120 patients with clinical diagnosis of probable Lewy-body dementia, with mild to moderately severe dementia as defined by a MMSE score over 9 (no upper limit), gave written informed consent, had contact at least 5 out of 7 days per week with a caregiver. Exclusion criteria included: severe extrapyramidal symptoms, i.e., a Hoehn and Yahr score over three, or scores over three for rigidity, tremor, or bradykinesia on the UPDRS.
Intervention:	Placebo: 61; rivastigmine up to 12 mg: 59
Comparison:	Placebo vs. rivastigmine
Length of follow-up:	ITT (all patients who were randomized, received at least 1 dose of study medication or placebo and had at least 1 safety evaluation): 120 (placebo 61, rivastigmine 59). LOCF (all patients who were randomized, received at least 1 dose of study medication or placebo and had at least 1 assessment): 100 (placebo 53, rivastigmine 47). Observed cases (OC): the data that were observed at week 20: 92 (placebo 51, rivastigmine 1).
Outcome measures:	Primary: NPI-4, speed score Secondary: CGC-plus, NPI, MMSE, neuropsychological testing
Effect size:	NPI-4 ITT, LOCF & OC (baseline and week 20) ITT (baseline and week 20): placebo baseline: 11.7 (8.6) rivastigmine baseline: 12.2 (8.2) placebo week 20: 0.8 (7.3) rivastigmine week 20: 2.5 (8.4), p = 0.008 LOCF (baseline and week 20): placebo baseline: 11.2 (8.4) rivastigmine baseline: 12.1 (7.9) placebo week 20: 0.8 (7.4) rivastigmine week 20: 3.1 (9.1), p = 0.045 OC (baseline and week 20): placebo baseline: 11.3 (8.6) rivastigmine baseline: 12.0 (7.9) placebo week 20: 0.7 (7.4) rivastigmine week 20: 4.1 (8.3), p − 0.010 NPI-10 LOCF & OC (baseline and week 20) LOCF (baseline and week 20): placebo baseline: 20.2 (14.2) rivastigmine baseline: 23.2 (15.0) placebo week 20: 1.2 (10.7) rivastigmine week 20: 5.0 (16.2), p = 0.048 OC (baseline and week 20): placebo baseline: 20.1 (14.4) rivastigmine baseline: 22.7 (15.0) placebo week 20: 0.9 (10.4) rivastigmine week 20: 7.3 (13.7), p = 0.005
Source of funding:	Novartis

■ Tab. 5.9. Evidenztabelle 5: Evidenzbewertung zur medikamentösen Therapie bei Wahn/Halluzinationen

Bibliographic citation:
Streim JE, Porsteinsson AP, Breder CD, et al.: A randomized, double-blind, placebo-controlled study of aripiprazole for the treatment of psychosis in nursing home patients with Alzheimer disease. Am J Geriatr Psychiatry 2008; 16: 537-550.

Study type:	Randomized, placebo-controlled, double-blind, multicenter study (Anm.: Randomisierung und Verblindung wurden nicht detailliert beschrieben, hohe Drop-out-Rate in beiden Armen: Verum 34 %, Placebo 49 %)
Evidence level:	1 b –
Number of patients:	Screened 330, randomized 256 (placebo = 125, aripiprazole = 131)
Patient characteristics:	Subjects eligible for enrollment were men and women aged 55-95 years (inclusive), diagnosed with AD (DSM-IV criteria), and who had psychotic symptoms of delusions or hallucinations (at least intermittently) for ≥ 1month. MMSE score between 6 and 22 at screening and a score of ≥ 6 on either the delusions or hallucinations items of the NPI-NH at baseline. Exclusion criteria: Axis I diagnosis of delirium or schizophrenia, a schizoaffective, mood, bipolar, or amnestic disorder, any reversible cause of dementia, continuous symptoms of psychosis (delusions/hallucinations) before the onset of dementia, psychotic symptoms better accounted for by another medical condition or direct effects of a substance, a current episode of major depression with symptoms of psychosis, dementia resulting from vascular causes, any specific non-AD-type dementia caused by trauma, disease, infection, or substance abuse, a seizure disorder, and/or unstable thyroid pathology within the past 3 months. Subjects were also excluded if they had previously been refractory to antipsychotic drug treatment for psychosis, had been randomized in an aripiprazole clinical study, had participated in any clinical study with an investigational agent ≤1 month before randomization, had received recent treatment with a long-acting antipsychotic agent in which the last dose was administered < 1 full cycle plus 1 week prior to randomization, met DSM-IV criteria for any significant substance use disorder (≤ 6 months before screening), were deemed to be at significant risk of suicide, were likely to require prohibited concomitant therapy, were known to be allergic or hypersensitive to aripiprazole or quinolinones, had any laboratory test, vital sign, or ECG abnormalities that could indicate an elevated risk for significant adverse events (AEs), or any medical condition that would make study participation unsafe.
Intervention:	Placebo, aripiprazole titrated unless symptom control (2-15 mg)
Comparison:	Placebo vs. aripiprazole
Length of follow-up:	10 weeks. For not responding patients at week 6 discontinuing double-blind and receiving open-label was possible.
Outcome measures:	Primary: NPI-NH, CGI-S (Baseline, week 1, 2, 3, 4, 6, 8 and 10) Secondary: BPRS, CMAI, Cornell Scale (Baseline, then every 2 weeks) MMSE: screening and week 10
Effect size:	Summary of efficacy measures (last observation carried forward analysis): NPI-NH psychosis: p = 0.883; CGI-S: p = 0.198; NPI-NH total: p = 0.009; BPRS total: p = 0.031; BPRS psychosis: p = 0.823; BPRS score: p = 0.231; CMAI: p = 0.030; Cornell Scale: p = 0.006; NPI-NH total caregiver distress: p = 0.003; NPI-NH psychosis caregiver distress: p = 0.246; MMSE: p = 0.685; ADCS-ADL-SEV: p = 0.442
Source of funding:	Bristol-Myers Squibb and Otsuka Pharmaceutical Company

▼

◘ **Tab. 5.9.** Evidenztabelle 5 (Fortsetzung)

Bibliographic citation:
Katz I, De Deyn PP, Mintzer J, et al.: The efficacy and safety of risperidone in the treatment of psychosis of
Alzheimer's disease and mixed dementia: a meta-analysis of 4 placebo controlled clinical trials. Int J Geriatr
Psychiatry 2007; 22: 475-484.

Study type:	Meta-Analysis. [Anmerkung: Studienqualität wurde nicht berücksichtigt (Studien: De Deyn et al., 1999; Katz et al., 1999; Brodaty, 2003; Mintzer et al., 2006)]
Evidence level:	1 a +
Patient characteristics:	895 AD patients with psychosis or behaviorial and psychological symptoms of dementia (BPSD)
Intervention:	Risperidone, mean daily dosage at the endpoint 1.09±0.51mg
Comparison:	Risperidone vs. placebo
Length of follow-up:	8-12 weeks
Outcome measures:	BEHAVE-AD, CGI
Effect size:	Three similar large, randomized, double-blind, placebo-controlled trials of institutionalized dementia patients. Subset of psychotic patients were selected from the BPSD study population, diagnosis with AD or mixed dementia score ≥ 2 of the BEHAVE-AD at both screening and baseline. These subjects were pooled with the entire sample of a prospective study. Efficacy data were available for 895 patients. Estimated effect size between groups at endpoint was 0.154 for the BEHAVE-AD psychosis subscale. Estimated effect size for the CGI at the endpoint was 0.172. Somnolence and EPS were significantly more likely for risperidone. Serious AEs were more frequent with risperidone. No significant difference concerning death. KEY POINTS: In patients with psychosis of Alzheimer's disease, risperidone treatment is efficacious. Risperidone treatment is more effective in those patients with more severe symptoms of psychosis in AD. No statistically significant increased mortality or cerebrovascular adverse events were reported for risperidone compared to placebo. In light of the recent concerns on the use of atypical antipsychotics in elderly patients with dementia, it is important to consider the risks and benefits of risperidone treatment.
Source of funding:	Not reported

Bibliographic citation:
Rabinowitz J, Katz I, De Deyn PP, et al.: Treating behavioral and psychological symptoms in patients with
psychosis of Alzheimer's disease using risperidone. Int Psychogeriatr 2007; 19: 227-240.

Study type:	Post-hoc-Analyse einer Subgruppe aus den Studien: Brodaty et al. 2003, Katz et al. 1999 und De Deyn et al. 1999; Studienqualität wurde nicht bewertet.
Evidence level:	1 b −
Patient characteristics:	479 nursing-home AD or mixed dementia patients, ≥ 2 on any delusion or hallucination item of the BEHAVE-AD
Intervention:	Risperidone (0.5-4 mg, mean 1.03 ± 0.03 mg/day) vs. placebo
Outcome measures:	CMAI, BEHAVE-AD
Effect size:	On the CMAI, risperidone was significantly more effective than placebo in treating cursing or verbal aggression (p = 0.004), hitting (p < 0.001), performing repetitive mannerisms (p < 0.001), pacing, aimless wandering (p = 0.017), hoarding things (p = 0.02), hiding things (p = 0.02) and repetitive sentences or questions (p = 0.025).

▼

⬛ Tab. 5.9. Evidenztabelle 5 (Fortsetzung)

Effect size:	On the BEHAVE-AD, risperidone was significantly more effective than placebo in treating physical threats and/or violence (p = 0.001), agitation (other) (p = 0.001) and verbal outbursts (p = 0.026). Although analysis on individual hallucination and delusional items did not demonstrate specific responses, analyses of a composite of delusional items revealed significant drug-placebo differences.
Source of funding:	Not reported

Bibliographic citation:
Schneider LS, Dagerman KS, Insel P: Risk of death with atypical antipsychotic drug treatment for dementia: meta-analysis of randomized placebo-controlled trials. JAMA. 2005; 294: 1934-1943.

Study type:	Meta-analysis
Evidence level:	1 a + +
Patient characteristics:	Patients were included if they met the following criteria: 1) parallel group, double-blinded, placebo-controlled with random assignment to an orally administered atypical antipsychotics or placebo; 2) patients with AD, vascular dementia, mixed dementia, or a primary dementia; and 3) numbers of patients randomized, and at least one outcome measure or adverse event was obtainable.
Results:	Fifteen trials (9 unpublished), generally 10 to 12 weeks in duration, including 16 contrasts of atypical antipsychotic drugs with placebo met criteria (aripiprazole [n = 3], olanzapine [n = 5], quetiapine [n = 3], risperidone [n = 5]). A total of 3.353 patients were randomized to study drug and 1.757 were randomized to placebo. Outcomes were assessed using standard methods (with random- or fixed effect models) to calculate odds ratios (ORs) and risk differences based on patients randomized and relative risks based on total exposure to treatment. There were no differences in dropouts. Death occurred more often among patients randomized to drugs (118 [3.5 %] vs. 40 [2.3 %]. The OR by meta-analysis was 1.54; 95 % confidence interval [CI]: 1.06-2.23; P = .02; and risk difference was 0.01; 95 % CI: 0.004-0.02; P = .01). Sensitivity analyses did not show evidence for differential risks for individual drugs, severity, sample selection, or diagnosis. Atypical antipsychotic drugs may be associated with a small increased risk for death compared with placebo. This risk should be considered within the context of medical need for the drugs, efficacy evidence, medical comorbidity, and the efficacy and safety of alternatives. Individual patient analyses modeling survival and causes of death are needed.
Source of funding:	Not reported

Bibliographic citation:
Mulsant BH, Gharabawi GM, Bossie CA, et al.: Correlates of anticholinergic activity in patients with dementia and psychosis treated with risperidone or olanzapine. J Clin Psychiatry 2004; 65: 1708-1714.

Study type:	Randomisierte, doppelblinde Vergleichsstudie (Anm.: Randomisierung und Verblindung nicht beschrieben)
Evidence level:	2 b
Number of patients:	Randomisiert 86, dropouts 17 % (nicht dargestellt, wie diese sich auf die Gruppen verteilen)
Patient characteristics:	Patients were over 55 years, had probable AD, probable vascular dementia, or probable dementia of mixed etiology. Inclusion criteria: meet DSM-IV criteria for 1 of the 3 dementia types, with a requirement that subjects had to have a duration of illness of at least 1 year. All were residents of long term care facilities, with MMSE scores at study entry between 7 and 26. They also had to have definite psychotic symptoms, as defined by having a NPI frequency x severity score of greater than or equal to 4 on delusions, hallucinations, or both.

▼

◻ Tab. 5.9. Evidenztabelle 5 (Fortsetzung)

Patient characteristics:	Exclusion criteria: presence of delirium at the time of study entry as defined by the CAM, an inability to swallow oral medication, a probable or definite diagnosis of psychosis prior to the onset of dementia, and a inability to otherwise cooperate with the study procedures.
Intervention:	Risperidone 0.25 mg -1.5 mg, olanzapine 2.5 mg - 10 mg
Comparison:	Olanzapine mean: 5.56 mg vs. risperidone 0.81 mg, both compared to baseline
Length of follow-up:	6 weeks
Outcome measures:	Primary outcome: UKU Secondary outcome: NPI, Wechsler memory scale, digit span subtest, Trail Making Test Parts A & B, ESRS & CGI
Effect size:	12 risperidone patients and 12 olanzapine patients had UKU-based anticholinergic events ($p = .95$ chi-square test). Six of the olanzapine patients and 2 of the risperidone patients had somnolence adverse events ($p = .27$, Fisher exact test). NPI scores: For risperidone patients, there was a statistically significant and substantial improvement in overall NPI frequency x severity scores ($p < .001$, paired t test). A similar improvement was detected for the olanzapine patients ($p < .001$). There were no between-group differences in the extent to which risperidone or olanzapine improved NPI frequency x severity scores. Both of the target symptoms required for entry into the study were also improved by risperidone (delusions: $p < .001$; hallucinations: $p = .007$) and olanzapine ($p < .001$; hallucinations: $p = .007$). Again, there were no between-group differences in the extent to which either of these medications improved these psychotic symptoms of delusions and hallucinations. Likewise, there were no group differences in any of the other individual NPI items across the 2 treatment groups. Similar results were found for occupational disruption items on the NPI, for which there was a statistically significant overall change from baseline ($p < .001$, paired t test) and no treatment-associated differences in any of the subscales. ESRS scores: For total ESRS scores, there were no statistically significant changes with either risperidone or olanzapine and no statistically significant differences between the 2 treatments. The results for the individual subscales were equivalent to the overall analyses. CGI scores: CGI scores of parkinsonism were found to be significantly worse at endpoint than at baseline for the olanzapine-treated patients ($p = .008$), paired t test), while no significant changes were found for the risperidone patients ($p = .39$). The between-group differences on this variable did not reach statistical significance. Anticholinergic activity: Olanzapine > risperidone: $p = 0.0012$ Correlation of anticholinergic activity and NPI: NPI overall: higher for higher anticholinergic activity frequency x severity ($r = 0.28$, $p = 0.04$), occupational disruption: ($r = 0.42$, $p = 0.001$). Delusions: frequency x severity ($r = 0.35$, $p = 0.008$) Occupational disruption: ($r = 0.45$, $p < 0.001$) Anxiety: frequency x severity ($r = 0.38$, $p = 0.004$) Occupational disruption: ($r = 0.42$, $p = 0.002$) Agitation: occupational disruption: ($r = 0.29$, $p = 0.012$) Aberrant motor behavior: Occupational disruption: ($r = 0.34$, $p = 0.002$)
Source of funding:	Janssen Medical Affairs

▼

◻ Tab. 5.9. Evidenztabelle 5 (Fortsetzung)

Bibliographic citation:
Gareri P, Cotroneo A, Lacava R, et al.: Comparison of the efficacy of new and conventional antipsychotic drugs in the treatment of behavioral and psychological symptoms of dementia (BPSD). Arch Gerontol Geriatr Suppl 2004; (9): 207-215.

Study type:	Randomisierte, doppelblinde, monozentrische Vergleichsstudie (Randomisierung und Verblindung nicht beschrieben)
Evidence level:	3
Number of patients:	60 (20 risperidone 1 mg, 20 olanzapine 5 mg, 20 promazine 50 mg)
Patient characteristics:	Patients were required to be 65 years or older, to have DSM-IV diagnosis of AD, vascular dementia or a combination of both. NPI score ≥ 24
Intervention:	Risperidone 1 mg, olanzapine 5 mg, promazine 50 mg
Comparison:	Risperidone , olanzapine , promazine vs. baseline
Length of follow-up:	8 weeks
Outcome measures:	NPI at baseline and after 4 and 8 weeks
Effect size:	At the end of the 8th week, a complete regression of symptoms was present in 14 of 20 patients (70 %) treated with risperidone. A partial response, defined as the reduction of NPI score inferior to 50 % compared to baseline, but with a moderate effect on agitation and wandering, was obtained in 2 patients. A complete regression of symptoms was also obtained in 16 patients treated with olanzapine (64 %); a partial response with a good control of aggression and wandering was present in 4 patients. 3 patients required one half of the starting dosage after 3, 5 and 9 days, respectively. Promazine was succesfully administered in 13 patients (65 %), whereas no response was present in 7 patients (35 %). Therefore, a global improvement was obtained in 80 % of patients treated with risperidone and olanzapine vs. 65 % of patients treated with promazine (p < 0.01). The main side effects in risperidone group were hypertension and somnolence (20 %), dyspepsia (12 %), sinus tachycardia, asthenia, constipation, extrapyramidal symptoms (EPS) (pseudoparkinsonism, akathisia) (8 %), increase of libido and disinhibition, abdominal pain and insomia (4 %). The main side effects in olanzapine group were somnolence and weight gain (23 %), dizziness and constipation (16 %), postural hypotension (8 %), akathisia (4 %) and worsening of glicemic levels in 1 diabetic patient. The main side effects in promazine group were constipation and hypotension (35 %), xerostomy (30 %), sinus tachycardia (25 %), cognitive impairments and EPS (20 %), confusion (15 %), somnolence (10 %) and nausea (5 %). After 8 weeks of study, the incidence of maximum QTc interval ≥ 450 msec during treatment was approximately equal to the incidence of QTc ≥ 450 msec at baseline, both in risperidone and in olanzapine group
Source of funding:	Ministero della Salute

Bibliographic citation:
De Deyn PP, Carrasco MM, Deberdt W, et al.: Olanzapine versus placebo in the treatment of psychosis with or without associated behavioral disturbances in patients with Alzheimer's disease. Int J Geriatr Psychiatry 2004; 19: 115-126.

Study type:	Randomisierte, placebo-kontrollierte, doppelblinde, Multicenter-Studie (Anm.: Verblindung und Randomisierung nicht beschrieben)
Evidence level:	1 b –

▼

◘ Tab. 5.9. Evidenztabelle 5 (Fortsetzung)

Number of patients:	652
Patient characteristics:	Patients were male and female, aged 40 years and above, resided in long-term nursing homes or continuing-care hospitals, met the NINCDS-ADRDA and DSM-IV criteria for possible or probable AD, and all exhibited clinically significant psychotic symptoms (delusions and hallucinations) due to AD. The delusions or hallucinations had to be at least moderate in severity (i.e. impair patients' functional capacity or cause them to pose a threat to themselves) at study entry (Visit 1) and at randomization (Visit 2); be present at least once per week for the month preceding study entry; and require pharmacological intervention, in the opinion of the investigator. A minimum score of 5 on the MMSE. Exclusion criteria: diagnosis of current primary mood disorder or other Axis I disorder with onset prior to diagnosis of AD, including but not limited to schizophrenia, bipolar disorder, or delusional disorder. Cholinesterase inhibitor therapy was allowed to continue into the study if the patients had been on a stable dose prior to Visit 1.
Intervention:	Placebo, olanzapine 1mg, or 2.5mg, or 7.5mg
Comparison:	Placebo vs. olanzapine 1 mg, or 2.5 mg, or 7.5 mg
Length of follow-up:	10 weeks
Outcome measures:	Primary: NPI-NH Secondary: CGI-C, CGI-S, BPRS, AIMS & POMA, Simpson-Angus Scale
Effect size:	NPI-NH Scores total: Olz 1.0 baseline 34.5 (18.8), change -14.8 (16.2) $p = 0.547$; Olz 2.5 baseline 33.7 (18.8), change -15.7 (14.9) $p = 0.121$; Olz 5.0 baseline 34.7 (19.2), change -16.3 (17.0) $p = 0.199$; Olz 7.5 baseline 34.7 (19.2), change -17.7 (20.3) $p = 0.003$; placebo baseline 32.6 (18.4), change -13.7 (20.3). Psychosis total: Olz 1.0 baseline 10.1 (4.8), change -6.0 (4.9) $p = 0.171$; Olz 2.5 baseline 9.5 (4.7), change -5.8 (4.9) $p = 0.089$; Olz 5.0 baseline 9.7 (5.0), change -5.6 (4.9) $p = 0.274$; Olz 7.5 baseline 6.6 (5.0), change -6.2 (4.9) $p = 0.032$; placebo baseline 9.7 (5.2), change -5.0 (6.1). Agitation/Aggression: Olz 1.0 baseline 3.4 (3.9), change -1.7,(3.4) $p = 0.039$, Olz 2.5 baseline 3.4 (3.7), change -1.7 (2.9) $p = 0.046$; Olz 5.0 baseline 3.4 (3.5), change -1.6 (2.9) $p = 0.070$; Olz 7.5 baseline 3.7 (3.7), change -1.7 (2.8) $p = 0.002$; placebo baseline 3.5(3.9), change -1.3 (3.7). Anxiety: Olz 1.0 baseline 3.6 (3.3), change -1.4 (3.2) $p = 0.658$; Olz 2.5 baseline 3.1 (3.4), change -1.5 (2.9) $p = 0.167$; Olz 5.0 baseline 3.2 (3.2), change -1.8 (3.1) $p = 0.043$; Olz 7.5 baseline 3.2 (3.4), change -1.7 (2.8) $p = 0.019$; placebo baseline 2.8 (3.5), change -1.0 (3.8). Apathy/Indifference: Olz 1.0 baseline 3.2 (3.9), change -1.0,(3.2) $p = 0.492$; Olz 2.5 baseline 3.2 (3.7), change -0.8 (3.5) $p = 0.174$; Olz 5.0 baseline 3.4 (3.9), change -0.8 (3.0) $p = 0.043$; Olz 7.5 baseline 3.4 (3.7), change -0.9 (3.3) $p = 0.612$; placebo baseline 3.0 (3.5), change -1.1 (3.0).

▼

▣ Tab. 5.9. Evidenztabelle 5 (Fortsetzung)

Effect size:	Delusions:
	Olz 1.0 baseline 7.5 (3.1), change -4.3,(3.4) p = 0.140;
	Olz 2.5 baseline 6.8 (3.0), change -4.0 (2.9) p = 0.071;
	Olz 5.0 baseline 7.2 (2.9), change -4.2 (3.5) p = 0.169;
	Olz 7.5 baseline 7.0 (3.3), change -4.4 (3.4) p = 0.002;
	placebo baseline 7.3 (2.9), change -3.6 (3.6).
	Euphoria/Elation:
	Olz 1.0 baseline 0.6 (1.9), change -0.2 (1.3) p = 0.391;
	Olz 2.5 baseline 0.5 (1.4), change -0.3 (1.0) p = 0.174;
	Olz 5.0 baseline 0.6 (1.6), change -0.3 (1.2) p = 0.043;
	Olz 7.5 baseline 0.7 (1.9), change -0.5 (1.7) p = 0.612;
	placebo baseline 0.6(1.9), change -0.1 (1.4).
	Hallucinations:
	Olz 1.0 baseline 2.6 (3.9), change -1.7 (3.1) p = 0.150;
	Olz 2.5 baseline 2.7 (3.7), change -1.8 (3.4) p = 0.173;
	Olz 5.0 baseline 2.4 (3.6), change -1.4 (2.8) p = 0.852;
	Olz 7.5 baseline 2.6 (3.8), change -1.7 (3.1) p = 0.258;
	placebo baseline 2.4 (3.6), change -1.4 (3.3);
	Irritability/Lability:
	Olz 1.0 baseline 3.2 (3.6), change -1.3 (3.1) p = 0.154;
	Olz 2.5 baseline 3.1 (3.4), change -1.3 (2.8) p = 0.058;
	Olz 5.0 baseline 3.0 (3.5), change -1.5 (3.0) p = 0.007;
	Olz 7.5 baseline 3.2 (3.4), change -1.6 (3.3) p = 0.045;
	placebo baseline 3.1 (3.6), change -1.1 (3.3).
	BPRS total:
	Olz 1.0 baseline 26.5 (12.3), change -6.6 (9.1) p = 0.405;
	Olz 2.5 baseline 28.0 (12.0), change -8.7 (9.0) p = 0.399;
	Olz 5.0 baseline 26.0 (11.4), change -6.4 (9.5) p = 0.507;
	Olz 7.5 baseline 26.2 (12.3), change -9.5 (9.6) p = 0.023;
	placebo baseline 26.2 (11.8), change -6.9 (11.9).
	BPRS negative:
	Olz 1.0 baseline 4.1 (3.8), change -0.8 (2.4) p = 0.342;
	Olz 2.5 baseline 4.2 (3.4), change -0.9 (2.4) p = 0.417;
	Olz 5.0 baseline 3.6 (3.3), change -0.5 (2.2) p = 0.122;
	Olz 7.5 baseline 3.7 (3.3), change -0.5 (2.7) p = 0.171;
	placebo baseline 3.8(3.3), change -0.9 (2.4).
	BPRS positive:
	Olz 1.0 baseline 8.6 (4.3), change -2.8 (3.6) p = 0.797;
	Olz 2.5 baseline 8.8 (4.5), change -3.3 (3.8) p = 0.167;
	Olz 5.0 baseline 8.3 (4.0), change -2.6 (3.5) p = 0.900;
	Olz 7.5 baseline 8.7 (4.6), change -3.7 (3.7) p = 0.021;
	placebo baseline 8.6 (4.1), change -2.7 (4.6).
	CGI:
	Olz 1.0 baseline 4.8 (0.9), change 3.1 (1.3) p = 0.524;
	Olz 2.5 baseline 4.8 (0.9), change 2.8 (1.4) p = 0.030;
	Olz 5.0 baseline 4.7 (0.9), change 2.9 (1.3) p = 0.312;
	Olz 7.5 baseline 4.9 (0.9), change 3.0 (1.5) p = 0.341;
	placebo baseline 4.8 (0.9), change 3.2 (1.4).
	At the endpoint no difference of the treatment groups for the primary measures of efficacy has been observed using the repeated measures analysis.
	Using the LOCF analysis the Olz 7.5 mg olanzapine group showed significant greater improvement (-6.2±4.9, F1, 609 = 4.62, n = 128, p = 0.032).
	No significant difference of AES.
Source of funding: ▼	Eli Lilly

◘ **Tab. 5.9.** Evidenztabelle 5 (Fortsetzung)

Bibliographic citation:
Clark WS, Street JS, Feldman PD, Breier A: The effects of olanzapine in reducing the emergence of psychosis among nursing home patients with Alzheimer's disease. J Clin Psychiatry 2001; 62: 34-40.

Study type:	Sub-Analyse bezüglich Psychose von Street et al. (2000), randomisiert, placebo-kontrolliert, doppelblind, aber Verblindung und Randomisierung nicht beschrieben
Evidence level:	1 b –
Number of patients:	165 with no psychotic symptoms at the beginning of the study from 206 participants of Street et al. (2000)
Patient characteristics:	Nursing home patients who met the NINCDS-ADRDA criteria for possible or probable AD or who met the criteria for dementia of the DSM-IV, the patients exhibited psychotic symptoms or behavioral disturbances. Exclusion criteria: patients exhibited symptoms of delirium, had a MMSE score greater than 24 prior to study treatment, or had a history in the preceding 12 months of a DSM-IV Axis I disorder other than AD, or if they had a prior diagnosis of a serious neurologic condition other than AD that could contribute to psychosis or dementia, including Parkinson's disease, seizure disorder, and significant head trauma.
Intervention:	Olanzapine 5, 10 or 15 mg compared to placebo
Comparison:	Olanzapine vs. placebo
Length of follow-up:	6 weeks
Outcome measures:	NPI-NH, NPI-psychosis score, MMSE, AIMS
Effect size:	The no psychotic symptoms patients who received placebo experienced a significantly greater increase in psychotic symptoms over the course of this 6-week study than did no psychotic symptoms patients overall who received olanzapine (p = .006). This difference was most apparent at the higher doses of olanzapine (10 mg/day, p = .017; 15 mg/day, p = .005). Placebo-treated »no psychotic symptoms« delusion item score increased significantly (p = 0.017). Placebo treated »no psychotic symptoms" hallucination item score increased not significantly (p = 0.073). Significant differences in NPI-NH between placebo and olanzapine p = .017.
Source of funding:	Eli Lilly and Company

Bibliographic citation:
Devanand DP, Marder K, Michaels KS, et al.: A randomized, placebo-controlled dose-comparison trial of haloperidol for psychosis and disruptive behaviors in Alzheimer's disease. Am J Psychiatry 1998; 155: 1512-1520.

Study type:	Randomisiert, placebo-kontrolliert, monozentrisch, Cross-over (Anm.: Randomisierung nicht dargestellt)
Evidence level:	1 b –
Number of patients:	71; 11 dropouts (5 in the pre-entry placebo phase, 4 placebo, 1 standard, 1low dose)
Patient characteristics:	Outpatients who meet the DSM-III-R criteria for dementia and the criteria for probable AD of the NINCDS-ADRDA. BPRS ≥ 4 on the hallucinatory behaviour or unusual thought content item Behavioral Syndromes Scale for Dementia ≥ 4: physical aggression or psychomotor agitation item. Exclusion criteria: drug or alcohol dependence, stroke and a history or clinical evidence of other causes of dementia, including head trauma, Parkinson's disease, and a multiple sclerosis.
Intervention: ▼	Placebo, 0.5-0.75 mg haloperidol, 2-3 mg haloperidol

◩ Tab. 5.9. Evidenztabelle 5 (Fortsetzung)

Comparison:	Comparison of all three groups
Length of follow-up:	6 weeks followed by 6 weeks discontinuation of the haloperidol group and a randomly treatment assignment of the placebo group to the low or standard dose haloperidol
Outcome measures:	BPRS, Behavioral Syndromes Scale for Dementia SADS-PD, Treatment Emergent Symptome Scale, modified Targeting Abnormal Kinetic Effects scale, Rockland tardive dyskinesia scale, MMSE, Blessed Functional Activities Scale
Effect size:	Phase A: Standard-dose haloperidol: BPRS total: $t = 3.04$, $p < 0.01$ BPRS Hostile-suspiciousness: $t = 2.15$, $p < 0.05$ BPRS psychosis: $t = 4.86$, $p < 0.001$ SADS-PD target symptoms: $t = 3.95$, $p < 0.001$ SADS-PD physical aggression: $t = 2.347$ $p < 0.05$ SADS-PD psychomotor agitation: $t = 4.25$ $p < 0.001$ Low-dose haloperidol: BPRS total: $t = 0.99$, $p < 0.34$ BPRS Hostile-suspiciousness: $t = 3.09$, $p < 0.01$ BPRS psychosis: $t = 0.86$, $p < 0.50$ SADS-PD target symptoms: $t = 0.96$, $p < 0.35$ SADS-PD physical aggression: $t = 0.33$, $p < 0.75$ SADS-PD psychomotor agitation: $t = 1.01$, $p < 0.33$ Placebo: BPRS total: $t = 1.72$ $p < 0.11$ BPRS Hostile-suspiciousness: $t = 2.17$, $p < 0.05$ BPRS psychosis: $t = 1.29$ $p < 0.22$ SADS-PD target symptoms: $t = 1.50$, $p < 0.15$ SADS-PD physical aggression: $t = 0.26$, $p < 0.80$ SADS-PD psychomotor agitation: $t = 0.56$, $p < 0.59$ ITT: Standard dose superior to placebo: BPRS psychosis factor ($t = 2.53$, $df = 49$, $p < 0.02$) BPRS psychomotor agitation ($t = 2.24$, $df = 49$, $p < 0.03$) Standard dose superior to low dose: BPRS psychosis factor ($t = 2.00$, $df = 43$, $p = 0.05$) BPRS psychomotor agitation ($t = 2.47$, $df = 43$, $p < 0.02$) Responder rate: Reduction of ≥ 25 % in BPRS psychosis score, psychosis/disorganization item subset of the SADS or psychomotor agitation. BPRS psychosis score: 60 % standard, 30 % low, 30 % placebo SADS: 55 % standard, 35 % low, 25 % placebo BPRS psychomotor agitation: 55 % standard, 25 % low, 30 % placebo Phase B: Standard dose showed nonsignificant superiority to low dose for physical aggression ($p = 0.07$), psychomotor agitation ($p = 0.10$), the BPRS hostile.suspiciousness factor ($p < 0.13$), the BPRS psychosis factor ($p < 0.21$), and the target symptoms of the SADS item subset ($p < 0.12$). 20 % developed moderate to severe extrapyramidal signs under standard dose.
Source of funding:	NIMH, National Institute on Aging, NIH, Charles S. Robertson Memorial Gift for Alzheimer's Disease Research

◻ **Tab. 5.10.** Evidenztabelle 6: Evidenzbewertung zur medikamentösen Therapie bei Agitation/Aggressivität

Bibliographic citation: **Sultzer DL, Davis SM, Tariot PN, et al.: Clinical symptom responses to atypical antipsychotic medications in Alzheimer's disease: phase 1 outcomes from the CATIE-AD effectiveness trial. Am J Psychiatry 2008; 165: 844-854.**	
Study type:	Randomisiert, placebo-kontrolliert, doppelblind, Multicenter-Studie (im Cochrane-Review Agitation bewertet)
Evidence level:	1 b + +
Number of patients:	421 (olanzapine = 100, quetiapine = 94, risperidone = 85, placebo = 142)
Patient characteristics:	421 outpatients with Alzheimer´s disease and psychosis or agitated/aggressive behavior occured nearly every day over the previous week, mean age was 77.9 years (7.5), MMSE score 5-26
Intervention:	Placebo-controlled, four-armed trial, olanzapine, quetiapine, risperidone, placebo
Comparison:	Baseline vs. treatment and treatment vs. placebo
Length of follow-up:	12 weeks, switch is possible after 2 weeks
Outcome measures:	Baseline, after 2, 4, 8, 12, 24, 36 weeks: NPI, BPRS, Cornell Scale for Depression in Dementia, Alzheimer's Disease Cooperative Study-Clinical Global Impression of change. Baseline, after 12 weeks, 24 weeks, and 36 weeks: Alzheimer's Disease Assessment scale cognitive subscale, MMSE, Alzheimer's Disease Cooperative Study-Activities of Daily Living Scale, Dependence Scale, Caregiver Activity survey, Alzheimer's Disease Related Quality of Life
Effect size:	Change in clinical symptoms from baseline to last observation in Phase 1: Change in NPI-overall comparison of treatment groups (F test, df = 3): p = 0.004; Alzheimer's Disease Cooperative Study overall comparison of treatment groups (F test, df = 3): p = 0.005. Change in BPRS scores: Total overall comparison of treatment groups (F test, df = 3): p = 0.39: Hostile suspiciousness factor overall comparison of treatment groups (F test, df = 3): p = 0.01; Psychosis factor overall comparison of treatment groups (F test, df = 3): p = 0.08; Agitation factor overall comparison of treatment groups (F test, df = 3); p = 0.09; Withdrawn depression factor overall comparison of treatment groups (F test, df = 3): p = 0.01; Cognitive dysfunction factor overall comparison of treatment groups (F test, df = 3): p = 0.15. Change in Cornell Scale for Depression in Dementia score overall comparison of treatment groups (F test, df = 3): p = 0.65. Difference between effects of placebo and active drugs on clinical symptoms from baseline to last oberservation in phase 1 of the CATIE Alzheimer's disease effectiveness study - comparison with placebo: NPI-total: Olanzapine: difference in Least-Squares Means: -6.3, 95 % CI: -10.8 to -1.7, p = 0.007; Quetiapine difference in Least-Squares Means: -4.0, 95 % CI: -8.7 to 0.7, p = 0.10; Risperidone difference in Least-Squares Means: -8.2, 95 % CI: -13.0 to -3.4, p < 0.001. Alzheimer's Disease Cooperative Study- clinical global impression of change: Olanzapine difference in Least-Squares Means: -0.36, 95 % CI: -0.73 to 0.01, p = 0.06; Quetiapine difference in Least-Squares Means: -0.43, 95 % CI: -0.81 to -0.04, p = 0.04; Risperidone difference in Least-Squares Means: -0.70, 95 % CI: -1.10 to -0.30, p < 0.001. BPRS total: Olanzapine difference in Least-Squares Means -0.6, 95 % CI: -3.0 to 1.8, p = 0.63; Quetiapine difference in Least-squares Means: -1.6, 95 % CI: -4.1 to 0.9, p = 0.21; Risperidone difference in Least-Squares Means: -2.0, 95 %CI: -4.5 to 0.6, p = 0.13.

▼

5

◘ **Tab. 5.10.** Evidenztabelle 6 (Fortsetzung)

Effect size:	Hostile suspiciousness: Olanzapine fifference in Least-Squares Means: -0.4, 95 % CI: -0.7 to -0.1, p = 0.006; Quetiapine difference in Least-Squares Means: -0.3, 95 % CI: -0.6 to 0.0, p = 0.08; Risperidone difference in Least-Squares Means: -0.5, 95 % CI: -0.8 to -0.2, p = 0.003. Psychosis factor: Olanzapine difference in Least-Squares Means: -0.2, 95 % CI: -0.5 to 0.1, p = 0.20; Quetiapine difference in Least-Squares Means: -0.2, 95 % CI: -0.5 to 0.2, p = 0.36; Risperidone difference in Least-Squares Means: -0.5, 95 % CI: -0.8 to -0.1, p = 0.01. Agitation factor: Olanzapine difference in Least-Squares Means: -0.3, 95 % CI: -0.5 to 0.1, p = 0.20; Quetiapine difference in Least-Squares Means: -0.2, 95 % CI: -0.5 to 0.0, p = 0.08; Risperidone difference in Least-Squares Means: -0.2, 95 % CI: -0.5 to 0.0, p = 0.09. Withdrawn depression factor: Olanzapine difference in Least-Squares Means: 0.3, 95 % CI: 0.1 to 0.5, p = 0.003; Quetiapine difference in Least-Squares Means: 0.0, 95 % C: -0.2 to 0.2, p = 0.99; Risperidone difference in Least-Squares Means: 0.2, 95 % CI: 0.0 to 0.4, p = 0.09. Cognitive dysfunction factor: Olanzapine difference in Least-Squares Means: 0.2, 95 % CI: 0.0 to 0.4, p = 0.04; Quetiapine difference in Least-Squares Means: 0.1, 95 %CI: -0.2 to 0.3, p = 0.61; Risperidone difference in Least-Squares Means: 0.0, 95 % CI: -0.2 to 0.2, p = 0.94; Cornell Scale for Depression in Dementia: Olanzapine difference in Least-Squares Means: -0.4, 95 % CI: -1.5 to 0.8, p = 0.52; Quatiapine difference in Least-Squares Means: -0.1, 95 % CI: -1.4, to 1.1, p = 0.85; Risperidone difference in Least-Squares Means: -0.8, 95 % CI: -2.0 to 0.5, p = 0.22.
Source of funding:	University of North Carolina at Chapel Hill

Bibliographic citation:
Cummings JL, Mackell J, Kaufer D: Behavioral effects of current Alzheimer's disease treatments: a descriptive review. Alzheimers Dement 2008; 4: 49-60 (Review).

Study type:	Systematisches Review, berücksichtigt auch Open-label-Studien
Evidence level:	3 +
Results:	Antidementia agents have been associated with beneficial behavioral outcomes in many randomized clinical trials and open-label studies. Most studies are not designed to test the psychotropic properties of antidementia drugs. Trials with negative behavioral outcomes are most likely to involve patients who are institutionalized and have few behavioral disturbances at baseline. Clinical trials designed to assess behavioral effects of antidementia agents should anticipate these factors.
Source of funding:	Not reported

Bibliographic citation:
Wilcock GK, Ballard CG, Cooper JA, Loft H: Memantine for agitation/aggression and psychosis in moderately severe to severe Alzheimer's disease: a pooled analysis of 3 studies. J Clin Psychiatry 2008; 69: 341-348.

Study type:	Meta-Analyse
Evidence level:	1 a +
Number of patients:	593
Patient characteristics:	Results of three 6-month, randomized, placebo-controlled trials (Reisberg et al. 2003; Tariot et al. 2004; Winblad et al. 1999). In one study memantine or placebo was added to exsisting stabilized treatment with donepezil. The other trials did not include people taking cholinesterase inhibitors. Modertaly severe to severe AD (MMSE 3-14)
Intervention: ▼	Memantine 20 mg

■ **Tab. 5.10.** Evidenztabelle 6 (Fortsetzung)

Comparison:	Memantine vs. placebo
Length of follow-up:	24/28 weeks
Outcome measures:	NPI
Effect size:	LOCF analysis: NPI subitem aggression/agitation week 12 compared to placebo: 55.3 % vs. 43.1 %; p = 0.011; week 24/28: 61.0 % vs. 45 %, p < 0.001. Significantly fewer memantine-treated patients went on to develop aggression/agitation or psychosis: week 12 compared to placebo: 20.3 % vs. 31.9 %; p = 0.010; week 24/28: 24.2 % vs. 37 %, p < 0.007
Source of funding:	Not reported

Bibliographic citation:
Mintzer JE, Tune LE, Breder CD, et al.: Aripiprazole for the treatment of psychoses in institutionalized patients with Alzheimer dementia: a multicenter, randomized, double-blind, placebo-controlled assessment of three fixed doses. Am J Geriatr Psychiatry 2007; 15: 918-931.

Study type:	Randomisiert, placebo-kontrolliert, doppelblind, Multicenter-Studie (Anm.: Randomisierung nicht beschrieben, hohe Drop-out-Raten sowohl in dem Verum- als auch im Placebo-Arm)
Evidence level:	1 b –
Number of patients:	Screened 654, randomized 487, 7 excluded, 480 safety population, 475 efficacy sample (placebo:121; aripiprazole 2 mg: 118; 5 mg: 122; 10 mg: 126) Completed placebo: 65 (54 %); aripiprazole 2 mg: 77 (65 %); 5 mg: 73 (60 %), 10 mg: 69 (55 %)
Patient characteristics:	Men and women aged 55-95 years (inclusive), who were diagnosed with AD (defined by DSM-IV criteria) and psychotic symptoms of delusions or hallucinations, who were living in nursing homes or residential assisted-living facilities for a minimum of four weeks before study entry. Patients were also required to be capable of self-locomotion (alone or with the aid of an assistive device) and have an identified or proxy caregiver. Inclusion criteria: MMSE score of 6-22 points (inclusive), and experienced persistent or intermittent delusions, hallucinations or both for at least one month. Exclusion criteria: an axis I diagnosis of delirium, amnestic disorder, bipolar disorder, schizophrenia or schizoaffective disorder, or mood disorder with psychotic features; non-AD; a current major depressive episode with psychotic symptoms of hallucinations or delusions; seizure disorders; history of refractoriness to antipsychotics, known hypersensitiy to aripiprazole or other quinolinones, suicidal ideation or history, unstable thyroid function, clinically significant abnormal laboratory findings, or previous participation in aripiprazole trials. Also excluded were women who were pregnant or nursing or of childbearing potential and not using adequate contraception.
Intervention:	Aripiprazole 2.5 and 10 mg
Comparison:	Placebo vs. aripiprazole 2.5 and 10 mg, all arms compared to baseline
Length of follow-up:	10 weeks
Outcome measures:	Primary: NPI-NH (baseline, week 1, 2, 3, 4, 6, 8 and 10) Secondary: CGI-S (baseline, week 1, 2, 3, 4, 6, 8 and 10) Secondary: BPRS, CMAI, Cornell Scale (baseline, then every 2 weeks) MMSE: screening and week 10

▼

⬛ Tab. 5.10. Evidenztabelle 6 (Fortsetzung)

Effect size:	Summary of efficacy measures (last observation carried forward analysis): NPI-NH total: no significance for all three treatments compared to placebo. NPI-NH psychosis: -6.9 vs. -5.1; f = 6.29, df = 1, 422, p = 0.013, significant from week 6 up to study-end-point for 10 mg. Not significant for 2 and 5 mg. NPI-NH-agitation/aggression: -2.4 vs. -1.3; f = 5.65, df = 1, 422, p = 0.018 for 10 mg NPI-NH-agitation/aggression: -2.3 vs. -1.3; f = 4.69, df = 1, 422, p = 0.031 for 5 mg NPI-NH-anxiety: -2.1 vs. -1.1; f = 5.76, df = 1, 422, p = 0.017 for 10 mg NPI-NH-anxiety: -1.9 vs. -1.1; f = 4.33, df = 1, 422, p = 0.038 for 5 mg NPI-NH-irritability: -1.8 vs. -0.6; f = 7.06, df = 1, 422, p = 0.008 for 10 mg No significant results for 2 mg in the NPI-NH. CGI-S n.s. at the endpoint for all treatment groups. BPRS total: kein p-Wert, Signifikanz für 5 mg an den Messpunkten 4, 6 und 8 Wochen, für 10 mg ab der Woche 4 bis zum Endpunkt. BPRS psychosis: keine Subanalyse BPRS core: keine Subanalyse CMAI: significant for 5 and 10 mg from week 6 to 10 Cornell Scale: p = 0.006, MMSE: n.s. ADCS-ADL-SEV: p = 0.442
Source of funding:	Bristol-Myers Squibb and Otsuka Pharmaceutical Company

Bibliographic citation:
Pollock BG, Mulsant BH, Rosen J, et al.: A double-blind comparison of citalopram and risperidone for the treatment of behavioral and psychotic symptoms associated with dementia. Am J Geriatr Psychiatry 2007; 15: 942-952.

Study type:	Randomisiert, doppelblind, monozentrisch, kein Placebo-Arm
Evidence level:	2 a
Number of patients:	Screened 111, randomized 103 (citalopram = 53, risperidone = 50). Completed citalopram 25 (47 %), risperidone 20 (40 %)
Patient characteristics:	Inclusion criteria: dementia of the Alzheimer type (DAT), vascular dementia, dementia with Lewy bodies, mixed dementia, or dementia not otherwise specified; target symptoms had to be of moderate or higher severity as evidenced by the need for hospitalization and a rating of 3 or higher on at least one of the agitation items or psychosis items of the NBRS. Exclusion criteria: current or past diagnosis of schizophrenia, schizoaffective disorder, delusional disorder, psychotic disorders not otherwise specified, bipolar disorder, mental retardation, cognitive deficits following head trauma, or a current diagnosis of delirium, substance-induced persisting dementia, Parkinson disease, drug/alcohol abuse, or dependence, major depressive episode within 6 months or clinically significant depressive symptoms with a rating of 12 or higher on the CSDD, unstable physical illness, creatinine ≥ 2.0 mg/100mL, aspartate aminotransferase or bilirubin more than twice the upper limit of normal, potentially reversible cause of dementia, treatment with a depot of neuroleptic drug within 2 months of screening or fluoxetine within 4 weeks of screening, or a history of allergy or intolerance to citalopram or risperidone.
Intervention:	Citalopram titrated up to 40 mg, mean dosage at the endpoint 29.4 (9.9) mg/d Risperidone titrated up to 2 mg, mean dosage at the endpoint 1.25 (0.51) mg/d
Comparison:	Comparison between citalopram and risperidone
Length of follow-up:	12 weeks
Outcome measures:	NBRS, CSDD, NPI, UKU, MMSE; SIB, Cumulative Illness Rating scale

▼

◨ **Tab. 5.10.** Evidenztabelle 6 (Fortsetzung)

Effect size:	Changes in NBRS agitation or psychosis scores did not differ significantly between the two groups. There was a significant decrease in agitation score with citalopram (-12.5 %) but not with risperidone (-8.2 %). A significant time effect was found for both efficacy outcomes (agitation F1.67 = 10.4, p < 0.002; psychosis F1.60 = 28.9, p < 0.001). Psychosis scores decreased significantly both with citalopram (-32.3 %) and risperidone (-35.2 %). UKU total score: increased significantly with risperidone (19.2 %) but not with citalopram (-3.6 %). The differences were primarily driven by a 26.2 % decrease in sedation with citalopram and a 83.3 % increase with risperidone.
Source of funding:	Grants from the U.S. Public Health Service

Bibliographic citation:
Howard RJ, Juszczak E, Ballard CG, et al.: Donepezil for the treatment of agitation in Alzheimer's disease. N Engl J Med 2007; 357: 1382-1392.

Study type:	Randomized placebo-controlled trial, double-blind, multicenter study
Evidence level:	1 b + +
Number of patients:	509 screened, 387 underwent brief psychosocial treatment program, of these patients 137 plus 35 without psychosocial intervention were randomized.
Patient characteristics:	Inclusion criteria: diagnosis of probable or possible AD (NINCDS-ADRDA), clinical agitation (causing distress to the patient and at least moderate management for caregivers on at least two days per week for a 2-week period, together with a CMAI score of 39 or more, on a scale from 29 to 203, with higher scores indicating more frequent or severe agitation); older than 39 years; live in a residential care facility or with a caregiver in the community, are not receiving neuroleptic agents or cholinesterase inhibitors at the time of enrollment, had not received them in the previous 4 weeks, and were not being considered for such treatment for the next 16 weeks, had the capacity and were willing to consent to participation in the study or lacked the capacity and assented to participation, and had a caregiver who was in agreement with the patient‹s to assent to participate. Exclusion criteria: a known sensitivity to donezepil, severe, unstable, or uncontrolled medical conditions, delirium, dementia with Lewy bodies, and evidence of poor compliance with prescribed medication.
Intervention:	262 received drug or placebo, comparison 128 donepezil, 131 placebo, 13 not analysed because of randomisation to risperidone.
Comparison:	Donepezil 10 mg/d, placebo
Length of follow-up:	12 weeks
Outcome measures:	Primary: CMAI Secondary: NPI, NPI-NH or NPI Caregiver Distress Scale, SIB, SMMSE & CGIC
Effect size:	Change from baseline at 12 weeks: CMAI score mean change from baseline – placebo: 4.99 (18.98); donepezil: 6.34 (20.35). Estimated difference in change, adjusted for baseline value: -0.064 (-4.35 to 4.22), adjusted for baseline value and stratification factors: 0.18 (-4.22 to 4.59); adjusted for baseline value: p = 0.98, adjusted for baseline value and stratification factors: p = 0.94. NPI mean change from baseline – placebo: 3.78 (17.75); donepezil: 3.56 (17.73). Estimated difference in change, adjusted for baseline value: -0.13 (-4.06 to 3.80), adjusted for baseline value and stratification factors: 0.10 (-3.79 to 3.99); adjusted for baseline value: p = 95, adjusted for baseline value and stratification factors: p = 0.96. NPI Caregiver Distress Scale mean change from baseline – placebo: 1.29 (7.65); donepezil: 1.53 (7.44). Estimated difference in change, adjusted for baseline value: -0.20 (-1.86 to 1.47), adjusted for baseline value and stratification factors: -0.45 (-2.06 to 1.15); adjusted for baseline value: p = 0.82, adjusted for baseline value and stratification factors: p = 0.58.

▼

Tab. 5.10. Evidenztabelle 6 (Fortsetzung)

Effect size:	SIB mean change from baseline – placebo: -4.82 (8.80); donezepil 1.93 (11.14). Estimated difference in change, adjusted for baseline value: 6.45 (1.07 to 11.83), adjusted for baseline value and stratification factors: 7.26 (1.27 to 13.26); adjusted for baseline value: p = 0.02, adjusted for baseline value and stratification factors: p = 0.02. SMMSE mean change from baseline – placebo: -0.96 (3.86); donezepil: 0.54 (3.47). Estimated difference in change, adjusted for baseline value: 1.55 (0.23 to 2.88), adjusted for baseline value and stratification factors: 1.49 (0.14 to 2.84); adjusted for baseline value: p = 0.02, adjusted for baseline value and stratification factors: p = 0.02.
Source of funding:	Not reported

Bibliographic citation:
Rainer M, Haushofer M, Pfolz H, et al.: Quetiapine versus risperidone in elderly patients with behavioural and psychological symptoms of dementia: efficacy, safety and cognitive function. Eur Psychiatry 2007; 22: 395-403.

Study type:	Rater-blinded, Multicenter, Vergleichsstudie (Anm.: Randomisierung nicht beschrieben)
Evidence level:	2 b –
Number of patients:	Randomized 72 (quetiapine = 38, risperidone = 34) Completed quetiapine 34 (89 %), risperidone 31 (91 %)
Patient characteristics:	Inclusion criteria: patients had to be aged 55-85 years, have a diagnosis of dementia Alzheimer's, vascular, mixed, or fronto-temporal lobe type according to DSM-IV and ICD-10 diagnostic criteria, suffer from behavioral disturbance, have a NPI Part 1 score in sub-items relating to delusions, hallucinations, agitation/aggression, disinhibition, and aberrant motor behaviour, and a MMSE score of 10-26, be able to ingest oral medication and willing to complete all aspects of the study, either alone or with a aid of a responsible caregiver. Exclusion criteria: participation in any other drug trial within 4 weeks of the first study visit, known or suspected hypersensitivity to quetiapine or risperidone, evidence chronic and/or severe disease, contraindications as detailed in the country-specific Prescribing Information, history of non-adherence, use of other antipsychotics or tranquilizers, having a medical history of advanced, severe or unstable disease of any type that could interfere with study, having a current diagnosis of uncontrolled seizure disorder, active peptic ulceration, severe or unstable cardiovascular disease, or of acute or severe asthmatic conditions, clinically significant abnormalities on any of the following evaluations: cardiovascular, vital signs for their age, physical examination , ECG, patients were also excluded if they met the NINCDS-ADRDA exclusion criteria at baseline: sudden apopleptic onset of dementia, focal neurological findings, and seizures or gait disturbance at the onset of or very early in the course of illness.
Intervention:	Quetiapine 50-400 mg, mean dosage at the endpoint 77 (40) mg/d Risperidone 0.5-4 mg, mean dosage at the endpoint 0.9 (0.3) mg/d
Comparison:	Comparison between quetiapine and risperidone, and both compared to baseline
Length of follow-up:	8 weeks
Outcome measures:	Assessment points: baseline, week 4 and week 8 Primary endpoint: NPI Part 1 and 2 Secondary: CMAI, CGI-I, CGI Efficacy index, MMSE, AKT
Effect size:	No difference between the two treatment groups at any of the NPI scores. In the NPI Part 1, scores decreased from 25.6 to 17.5 with quetiapine and from 25.7 to 16.6 with risperidone (both P < 0.001 vs. baseline). NPI Part 2: the scores decreased from 30.2 to 27.7 with quetiapine and from 30.3 to 26.7 with risperidone (both P < 0.05 vs. baseline). In the NPI Parts 1 + 2 sum of scores decreased from 57.1 to 46.7 with quetiapine and from 56.7 to 44.1 with risperidone (both P < 0.001 vs. baseline).

5

◻ **Tab. 5.10.** Evidenztabelle 6 (Fortsetzung)

Effect size:	No significant differences between treatments in CMAI scores (59.21 to 55.67 with quetiapine and from 54.48 to 48.97 with risperidone, P = 0.412). CGI-I scale: no significant difference between the treatment groups. CGI-Efficacy index scale: 24/34 (70.6 %) quetiapine, 22/31 (71 %) risperidone. No decline in attention, alertness or concentration (MMSE, AKT). Tolerabilitay: no significant differences between the treatments in the occurrence of AES. Four serious AES. None of these AES were considered to be related to study medication.
Source of funding:	Not reported

Bibliographic citation:
Zhong KX, Tariot PN, Mintzer J, et al.: Quetiapine to treat agitation in dementia: a randomized, double-blind, placebo-controlled study. Curr Alzheimer Res 2007; 4: 81-93.

Study type:	Randomisiert, placebo-kontrolliert, doppelblind, Multicenter-Studie (Anm.: hohe Drop-out-Raten sowohl in den Verum- als auch im Placebo-Arm)
Evidence level:	1 b +
Number of patients:	Screened 435, randomized 333 (quetiapine 200 mg = 117, quetiapine 100 mg = 124, placebo = 92)
Patient characteristics:	Participants were residents of nursing homes and assisted living facilities, enrolled between September 2002 and November 2003 from 53 centers in the United States. They had diagnoses of probable or possible AD or vascular dementia according to Diagnostic and Statistical Manual of Mental Disorders – fourth edition [DSM-IV] or the National Institute of Neurological and Communicative Disorders and Stroke/the Alzheimer's Disease and Related Disorders Association [NINCDS/ADRDA]) criteria. Other inclusion criteria were as follows: minimum age of 55 years, ambulatory or ambulatory with assistance, documented clinical symptoms of agitation that did not result directly from the participant's medical condition and required treatment with antipsychotic medication in the opinion of the investigator, a total score of > 14 on the PANSS-EC and a score of > 4 on one of the 5 PANSS-EC items (hostility, tension, uncooperativeness, excitement, poor impulse control) both at screening and at randomization. Key exclusion criteria included a history of schizophrenia, schizoaffective disorder or bipolar disorder, agitation that was judged not to be related to dementia, failure to respond to a prior adequate trial of atypical antipsychotics for the treatment of agitation, and unstable medical illness (this included but was not limited to: cardiovascular, renal, hepatic, hematological, endocrine, and cerebrovascular disorders). Any participants with abnormal ECG results that were considered clinically significant were also excluded from the study.
Intervention:	Quetiapin 100 mg, 200 mg, placebo
Comparison:	Comparison between quetiapine 100 mg and 200 mg and placebo and both compared to baseline
Length of follow-up:	10 weeks
Outcome measures:	Assessment points: baseline, week 1, 2, 4, 6, 10 Primary endpoint: change from baseline to endpoint on the PANSS-EC score Secondary: ADCS-CGI-C, NPI-NH, CMAI, MedDRA, EPS, SAS, AIMS and MMSE
Effect size: ▼	Change from baseline to endpoint (LOCF/OC): Quetiapine 200 mg/day PANSS-ES total score LOCF effect size = -1.8, p = 0.065. OC effect size = -2.7, p = 0.014. The reduction in PANSS-EC scores was not significant for quetiapine 100 mg/day vs. placebo with either analytic approach. The post hoc Mixed model Repeat Measure (MMRM) analysis demonstrated that quetiapine 200 mg/day was statistically superior to placebo in reducing the PANSS-EC score at the end of treatment (p = 0.005), and reconfirmed that quetiapine 100 mg/day did not differentiate from placebo.

□ Tab. 5.10. Evidenztabelle 6 (Fortsetzung)

Effect size:	There were no significant between-group differences in the proportions of participants with ≥ 40 % reductions on PANSS-EC from baseline to endpoint. For the LOCF analysis, response rates were 38 %, 33 %, and 29 % for quetiapine 200 mg/day, quetiapine 100 mg/day, and placebo, respectively.
	The corresponding values for the OC analysis were 49 %, 39 %, and 38 %, respectively.
	Change from baseline to endpoint (LOCF/OC):
	CGI-C score 200 mg quetiapine
	LOCF effect size = -0.5 p = 0.017.
	OC effect size = -0.7 p = 0.002
	CGI-C quetiapine 100 mg/day n.s.
	A significantly greater percentage of participants in the quetiapine 200 mg/day group (52 %, 59/114) were rated »moderately« or »markedly« improved at endpoint on the CGI-C scale (CGI-C < 3) compared with placebo (30 %, 28/92, p = 0.002) using the LOCF analysis. This difference from placebo was even greater in the OC analysis (71 %, 53/75 vs 41 %, 25/61 with placebo; p < 0.001). Quetiapine 100 mg/day was not superior to the placebo group in the percentage of participants with moderate/marked improvement using either LOCF or OC analyses.
	NPI-NH and CMAI MMSE, AIMS, or SAS scores: no significant difference.
	AES do not differ significant between the groups.
Source of funding:	AstraZeneca

Bibliographic citation:
Herrmann N, Lanctôt KL, Rothenburg LS, Eryavec G: A placebo-controlled trial of valproate for agitation and aggression in Alzheimer's disease. Dement Geriatr Cogn Disord 2007; 23: 116-119.

Study type:	Placebo-kontrolliert, monozentrisch, Cross-over, doppel-blind
	(Anm.: Weder Randomisierung noch Verblindung wurden dargestellt, sehr kleine Stichprobe)
Evidence level:	2 b –
Number of patients:	14
Patient characteristics:	All subjects met DSM-IV criteria for primary degenerative dementia, and NINCDS-ADRDA criteria for probable AD of at least 1 year's duration. Patients were > 55 years of age, scored < 15 on the MMSE (i.e. moderate to severe cognitive impairment) and had significant BPSD as indicated by a score of ≥ 8 on the NPI.
	Exclusion criteria consisted of significant medical or neurological conditions which could account for cognitive impairment, a Hachinski Ischemic Scale score of ≥ 3, neuroimaging that was inconsistent with AD, or the presence of premorbid or current psychiatric diagnoses. Age 85.6 ± 4.5 years, average MMSE scores of 4.5 ± 4.6. At baseline, patients displayed significant BPSD (NPI total score 33.4 ± 23.6), and agitation and aggression (NPI agitation/aggression score 6.4 ± 3.5, CMAI total score 53.4 ± 15.7).
Intervention:	Valproate, placebo
Comparison:	Valproate vs. baseline and placebo
Length of follow-up:	6 weeks/2 weeks wash out/6 weeks
Outcome measures:	NPI agitation/aggression, NPI total, CMAI total & MMSE
Effect size:	Valproate compared to baseline statistically worsening on CMAI (p = 0.009) and NPI total (p = 0.023).
	Valproate compared to placebo:
	NPI agitation/aggression: p = 0.054
	NPI total: p = 0.058
	CMAI total: p = 0.071
	Mean number of AEs significantly greater with valproate (p = 0.005).
Source of funding:	Alzheimer's Society of Canada

▼

■ **Tab. 5.10.** Evidenztabelle 6 (Fortsetzung)	
Bibliographic citation: Haupt M, Cruz-Jentoft A, Jeste D: Mortality in elderly dementia patients treated with risperidone. J Clin Psychopharmacol 2006; 26: 566-570.	
Study type:	Meta-Analyse zur Mortalität, Studienqualität wurde nicht berücksichtigt
Evidence level:	1 a +
Effect size:	To evaluate this mortality risk specifically for risperidone, 6 phase-2/3 double-blind trials comparing risperidone with placebo were analyzed. Data were obtained from Johnson & Johnson Pharmaceutical Research and Development. Hazard ratios with 95 % confidence intervals were calculated to compare the relative mortality risk between patients treated with risperidone and those treated with placebo. In this meta-analysis, 1.721 patients were included. In the pooled sample, the mortality was 4.0 % with risperidone vs. 3.1 % with placebo (relative risk: 1.21; 95 % confidence interval: 0.71–2.06) during treatment or within 30 days after treatment discontinuation. The most common adverse events associated with death were pneumonia, cardiac failure or arrest, or cerebrovascular disorder. No relationship was found between risperidone dose and mortality. In conclusion, this meta-analysis found a nonsignificant increase in mortality during treatment with risperidone in dementia patients. Larger studies would be needed to rule out a small increase in mortality in these patients. Careful assessments of potential benefits and risks should be made before prescribing risperidone for the treatment of BPSD.
Source of funding:	Not reported
Bibliographic citation: Schneider LS, Tariot PN, Dagerman KS, et al.: Effectiveness of atypical antipsychotic drugs in patients with Alzheimer's disease. N Engl J Med 2006: 355: 1525-1538.	
Study type:	Randomisiert, placebo-kontrolliert, doppelblind, multizentrisch
Evidence level:	1 b + +
Number of patients:	421
Patient characteristics:	421 outpatients with Alzheimer´s disease and psychosis or agitated/aggressive behavior occured nearly every day over the previous week, mean age was 77.9 years (7.5), MMSE score 5-26
Intervention:	Placebo-controlled, four armed trial, olanzapine 100, quetiapine 94, risperidone 85, placebo 142
Comparison:	Comparison baseline vs. treatment, and treatment vs. placebo
Length of follow-up:	12 weeks, switch is possible after 2 weeks
Outcome measures:	The primary outcome measure was the time until discontinuation of treatment for any reason in phase 1. Secondary outcome: Clinical Global Impression of Change (CGIC) 27 scale at week 12 while the patients continued to receive the phase 1 drug, time to the discontinuation of treatment in phase 1 because of lack of efficacy and the time to the discontinuation of treatment because of adverse events, intolerability, or death.
Effect size:	No significant overall differences among treatment groups with regard to the time to discontinuation of treatment for any reason. The hazard ratio for the discontinuation of treatment because of lack of efficacy was 0.51 (P < 0.001) for olanzapine as compared with placebo, and 0.61 (P = 0.01) for risperidone. For the discontinuation of treatment, olanzapine and risperidone were equivalent to each other (hazard ratio: 0.84; 95 % CI: 0.53 to 1.32), and olanzapine was significantly superior to quetiapine (hazard ratio: 0.63; 95 % CI: 0.41 to 0.96; P = 0.02).

▼

◘ **Tab. 5.10.** Evidenztabelle 6 (Fortsetzung)

Effect size:	All three groups of patients who received an atypical antipsychotic drug were significantly more likely to discontinue treatment than were those who received placebo (hazard ratio for olanzapine: 4.32; 95 % CI: 1.84 to 10.12; for quetiapine: 3.58; 95 % CI: 1.44 to 8.91; and for risperidone: 3.62; 95 % CI: 1.45 to 9.04).
Source of funding:	University of North Carolina at Chapel Hill

Bibliographic citation:
Schneider LS, Dagerman K, Insel PS: Efficacy and adverse effects of atypical antipsychotics for dementia: meta-analysis of randomized, placebo-controlled trials. Am J Geriatr Psychiatry 2006; 14:191-210.

Study type:	Meta-Analyse
Evidence level:	1 a + +
Patient characteristics:	Patients were included if they met the following criteria: 1) parallel group, double-blinded, placebo-controlled with random assignment to an orally administered atypical antipsychotics or placebo; 2) patients with AD, vascular dementia, mixed dementia, or a primary dementia; and 3) numbers of patients randomized and at least one outcome measure or adverse event was obtainable.
Effect size:	Fifteen trials, generally 10 to 12 weeks in duration, including 16 contrasts of atypical antipsychotic drugs with placebo met criteria (aripiprazole [n = 3], olanzapine [n = 5], quetiapine [n = 3], risperidone [n = 5]). A total of 3.353 patients were randomized to study drug and 1.757 were randomized to placebo.
	Small statistical effect sizes on symptom rating scales support the evidence for the efficacy of aripiprazole and risperidone. Incomplete reporting restricts estimates of response rates and clinical significance. Dropouts and adverse events further limit effectiveness and safety of alternatives. Individual patient meta-analyses are needed to better assess clinical significance and effectiveness.
Source of funding:	Not reported

Bibliographic citation:
Ballard C, Waite J: The effectiveness of atypical antipsychotics for the treatment of aggression and psychosis in Alzheimer's disease. Cochrane Database Syst Rev 2006 (1): CD003476 (Review).

Study type:	Cochrane review
Evidence level:	1 a + +
Patient characteristics:	Age >60, male or female, setting: outpatients or people living in care facilities. Living with or regular contact (> one time per week) with carer.
	Diagnosis: operationalized clinical diagnosis of AD using any commonly used criteria (e.g. NINCDS ADRDA (McKhann 1984), ICD-10, DSM IV, CAMCOG).
	Inclusion: only studies which utilized and validated and published method for evaluating aggression (with or without agitation) and psychosis were included.
	Exclusions: patients receiving other psychotropic drugs during the course of the study.
Outcome measures:	CMAI, BEHAVE-AD, CGI-C, FAST, ESRS, Simpson-Angus Scale, Abnormal Involuntary Movement Scale
Effect size:	Sixteen placebo controlled trials have been completed with atypical antipsychotics although only 9 had sufficient data to contribute to a meta-analysis and only 5 have been published in full peer-reviewed journals. No trials of amisulpiride, sertindole or zotepine were identified which met the criteria for inclusion.
	The included trials led to the following results:
	1. There was a significant improvement in aggression with risperidone and olanzapine treatment compared to placebo.
	2. There was a significant improvement in psychosis amongst risperidone treated patients.
	3. Risperidone and olanzapine treated patients had a significantly higher incidence of serious adverse cerebrovascular events (including stroke), extrapyramidal side effects and other important adverse outcomes.

◘ Tab. 5.10. Evidenztabelle 6 (Fortsetzung)

	4. There was a significant increase in drop-outs in risperidone (2 mg) and olanzapine (5-10 mg) treated patients. 5. The data were insufficient to examine impact upon cognitive function.
Source of funding:	Not reported

Bibliographic citation:
Tariot PN, Raman R, Jakimovich L, et al.: Divalproex sodium in nursing home residents with possible or probable Alzheimer Disease complicated by agitation: a randomized, controlled trial. Am J Geriatr Psychiatry 2005; 13: 942-949.

Study type:	Randomisiert, placebo-kontrolliert, doppelblind, Multicenter
Evidence level:	1 b + +
Number of patients:	Screened 171, randomized 153 (divalproex = 75, placebo = 78)
Patient characteristics:	Participants were residents of nursing homes. They had diagnoses of probable or possible AD. Other inclusion criteria were as follows: MMSE 4-24, minimum age of 50 years, having at least a 2-week history of agitation associated with a total score >14 on the 18-item Brief psychiatric Rating scale and a score >2 on items assessing tension, hostility, uncoopera-tiveness, or excitement at screening and baseline. Key exclusion criteria included unstable medical illness, other psychiatric or central nervous system disorders or a modified Hachinski Ischemia Score >4
Intervention:	125 mg divalproex twice daily, escalated in 125 mg steps every 3 days, target dose 750 mg, mean endpoint dose 800 mg (SD250), placebo
Comparison:	Placebo vs. divalproex
Length of follow-up:	6 weeks
Outcome measures:	Assessment points: screening, baseline, week 3, 6 Primary endpoint: BPRS Agitation factor Secondary: ADCS-CGI-C, , CMAI, MMSE, Lawton Version of Self Maintenance Scale (PSMS)
Effect size:	No statistically significant benefits of treatment with divalproex over treatment with placebo were observed on any primary or secondary outcome measure.
Source of funding:	National Institute on Aging

Bibliographic citation:
Chibnall JT, Tait RC, Harman B, Luebbert RA: Effect of acetaminophen on behavior, well-being, and psychotropic medication use in nursing home residents with moderate-to-severe dementia. J Am Geriatr Soc 2005; 53: 1921-1929.

Study type:	Placebo-kontrolliert, two-center, cross-over, doppel-blind (Anm.: kleine Stichprobe, Randomisierung wurde nicht beschrieben)
Evidence level:	2 a +
Number of patients:	25
Patient characteristics:	Inclusion criteria: moderate-to-severe dementia, consistent with a FAST stage of 5 or 6. Stage 5 is defined as moderately severe cognition decline, with deficient performance in ADL's such as choosing proper clothing and maintaining hygiene. Stage 6 is defined as severe cognitive decline with incontinence and decreased ability to clothe, bathe and toilet oneself. Other inclusion criteria: aged 65 and older, minimum time in nursing home of 3 months, and minimum of 2 months since dementia diagnosis. Exclusion criteria: current prescription for routine acetaminophen or opioid analgesic that could not be changed to accommodate the study placebo phase; psychosis or other severe mental disorder; advanced, severe, or unstable medical disease/disorder that could interfere with participation; known allergy or adverse reaction to acetaminophen; liver compromise, injury, or disease; anemia; current treatment with warfarin or phenobarbital;

▼

■ Tab. 5.10. Evidenztabelle 6 (Fortsetzung)

Patient characteristics:	other neurodegenerative disease/disorder, including Parkinson's disease; bed-ridden or comatose state; and current enrollment in another experimental protocol. Participants who receiving routine aspirin (one dose/d) for cardiovascular prophylaxis or a routine antiinflammatory agent (e.g., ibuprofen) were allowed to continue this regime. Use of as-needed analgesics (other than acetaminophen) was not prohibited in participants and was monitored during the study.
Intervention:	Acetaminophen 1000 mg, placebo
Comparison:	Acetaminophen vs. placebo
Length of follow-up:	8 weeks
Outcome measures:	Dementia Care Mapping, Cohen-Mansfield Agitation Inventory
Effect size:	Dementia Care Mapping Type 1 Behavior Scores: Intervention vs. Placebo Phase: Comparisons Media: Intervention 2.7 (1.1), p = .01, eta^2 0.25; Placebo 2.4 (1.2) Independent self-care: Intervention 7.0 (0.6), p = .02, eta^2 = 0.21; Placebo 7.6 (1.6) Direct social involvement: Intervention 9.8 (0.9), p = .05, eta^2 = 0.15; Placebo 9.2 (0.3) Work-like activity: Intervention 4.3 (0.2), p = .06, eta^2 = 0.15; Placebo 3.6 (0.5) Eating/Drinking: Intervention 12.3 (3.2), p = .16, eta^2 = 0.08; Placebo 11.8 (3.1) Receiving physical/personal care: Intervention 6.5 (2.8), p = .54, eta^2 = 0.02; Placebo 6.4 (2.4) Religious activities: Intervention 0.2 (0.8), p = .71, eta^2 = 0.0; Placebo 0.2 (0.9) Direct engagement of the senses: Intervention 0.2 (0.9), p = .78, eta^2 = 0.00: Placebo 1.0 (2.0) Toileting activities: Intervention 1.1 (2.5), p = .79, eta^2 = 0.00; Placebo 1.2 (1.6) Explicit sexual expression: Intervention 0.2 (0.9), p = .82, eta^2 = 0.00; Placebo 0.2 (1.0) Expressive/creative activities: Intervention 1.8 (3.2), p = .97, eta^2 = 0.00; Placebo 1.8 (3.9) Craft activities: Intervention 0.1 (0.4), p = 1.00, eta^2 = 0.00; Placebo 0.1 (0.4) Exercise/physical sport: Intervention 0.3 (1.1), p = 1.00, eta^2 = 0.00; Placebo 0.3 (1.1) Organized games: Intervention 0.0 (0.0); Placebo 0.0 (0.0) Intellectual activities: Intervention 0.0 (0.0); Placebo 0.0 (0.0) DCM Type 2 behavior scores: Intervention vs. Placebo Comparison: Passive social involvement: Intervention 13.6 (1.2), p = .006, eta^2 = 0.29; Placebo 12.8 (1.4) Talking to oneself/imaginary other: Intervention 1.5 (0.7), p = .03, eta^2 = 0.20: Placebo 0.9 (0.2) Unattended distress: Intervention 1.4 (3.2), p = .06, eta^2 = 0.14; Placebo 1.0 (2.7) Repetitive self-stimulation: Intervention 3.2 (4.4), p = .59, eta^2 = 0.01, Placebo 3.1 (3.9) Social withdrawal: Intervention 0.0 (0.0); Placebo 0.0 (0.0); DCM Miscellaneous behavior scores: Intervention vs Placebo Phase Comparison: Time in room: Intervention 13.7 (0.8), p = .04, eta^2 = 0.17; Placebo 14.7 (2.3) Time off unit: Intervention 4.2 (5.5), p = .047, eta^2 = 0.15; Placebo 6.0 (4.8) Sleeping/dozing: Intervention 11.3 (6.2), p = .87, eta^2 = 0.00; Placebo 11.5 (6.7) Uncodable behaviors: Intervention 0.7 (2.2), p = .89, eta^2 = 0.00; Placebo 0.7 (2.3) Independent walking/moving: Intervention 6.1 (4.9) p = 0.94, eta^2 = 0.00; Placebo 6.1 (4.4) CMAI scores: Intervention vs placebo phase comparison: Verbal agitation - nonaggressive: Intervention 2.6 (1.5), p = .48; Placebo 2.4 (1.4) Physical agitation - nonaggressive: Intervention 1.6 (0.7), p = .60; Placebo 1.6 (0.8) Verbal agitation - aggressive: Intervention 1.6 (0.8), p = .88; Placebo 1.6 (0.7) Total: Intervention 1.6 (0.5), p = .95; Placebo 1.6 (0.5) Physical agitation - aggressive: Intervention 1.3 (0.5), p = 1.00; Placebo 1.3 (0.5)
Source of funding: ▼	Alzheimer's Association

◧ **Tab. 5.10.** Evidenztabelle 6 (Fortsetzung)

Bibliographic citation:
Verhey FR, Verkaaik M, Lousberg R, Olanzapine-Haloperidol in Dementia Study group: Olanzapine versus haloperidol in the treatment of agitation in elderly patients with dementia: results of a randomized controlled double-blind trial. Dement Geriatr Cogn Disord 2006; 21: 1-8.

Study type:	Multicenter, randomisiert, doppelblind, Vergleichsstudie (Anm.: Randomisierung nicht beschrieben, Drop-outs nicht den Behandlungsarmen zugewiesen)
Evidence level:	3
Number of patients:	59 patients: haloperidol 28, olanzapine 30, drop-out for the complete study 9 patients
Patient characteristics:	Inclusion criteria were age ≥ 60 years, a diagnosis of dementia according to DSM-IV criteria, a level of agitation that was clinically judged to represent a clinical problem requiring antipsychotic treatment for a behavioural disorder, no use of such drugs within 3 days of inclusion (if they were, a 3-day wash-out period was allowed) and a score of at least 45 on the CMAI. Exclusion criteria were a clinical diagnosis of delirium, behavioural problems related to infections, metabolic disturbance, medication-induced alcohol withdrawal, hypertension and nutritional deficiencies, any other neurological condition (including Parkinson's disease, Lewy body disease, Huntington's disease, multiple sclerosis, seizure disorder, intracranial space-occupying lesion, hydrocephalus or history of significant head trauma) that could contribute to psychosis or dementia, apparent or history of serious and unstable somatic disorder including hepatic, renal, gastro-enterological, respiratory, cardiovascular, endocrinological, neurological, immunological or haematological disease and treatment with lithium, anticonvulsants, psychostimulants or reversible monoamine oxidase inhibitor. Use of antidepressants or benzodiazepines was allowed, provided that the lowest dosage possible was prescribed and the dosage was stable throughout the study.
Intervention:	Haloperidol 1.75 mg, olanzapine 4.71 mg
Comparison:	Olanzapine vs. haloperidol
Length of follow-up:	5 weeks
Outcome measures:	Primary: CMAI Secondary: MMSE, NPI, CGI, UKU Side-Effects Rating Scale, AIMS, SAS
Effect size:	Outcome variables p values between groups: CMAI total: p = 0.338; NPI total: p = 0.171; NPI distress: p = 0.305; NPI psychosis: p = 0.778; NPI hyperactivity: p = 0.364; NPI mood: p = 0.823; CGI: p = 0.917; AIMS: p = 0.887; SAS: p = 0.120; MMSE: p = 0.481; UKU: p = 0.31. Repeated measures analysis in CMAI scores showed that levels of agitation decreased in both treatment groups (multivariate test for repeated measures, Greenhouse-Geisser, $F = 24.518$, $df = 1.54$, $p < 0.001$). There was a significant within-group time effect for the NPI factor hyperactivity ($F = 27.1$, $df = 1.52$, $p < 0.001$) and mood/apathy /$F = 8.97$, $df = 1.52$, $p = 0.004$), but not for psychosis ($F = 2.39$, $df = 1.52$, $p = 0.127$). CGI change from baseline to endpoint showed a significant within-group effect ($F = 6.32$, $df = 4.46$, $p < 0.001$), but no significant effect of treatment was observed ($F = 447$, $df = 4.46$, $p = 774$)
Source of funding:	Not reported

▼

◘ Tab. 5.10. Evidenztabelle 6 (Fortsetzung)

Bibliographic citation:
Deberdt WG, Dysken MW, Rappaport SA, et al.: Comparison of olanzapine and risperidone in the treatment of psychosis and associated behavioral disturbances in patients with dementia. Am J Geriatr Psychiatry 2005; 13: 722-730.

Study type:	Randomisierte, placebokontrollierte, doppelblinde, Multicenter (Anm.: hohe Drop-out-Rate, insbesondere in den Verum-Armen, Randomisierung und Verblindung nicht beschrieben)
Evidence level:	1 b –
Number of patients:	494
Patient characteristics:	Patients ≥ 40 years old were recruited from outpatient or residential settings. All patients exhibited clinically significant psychotic symptoms associated with AD, vascular, or mixed dementia, dementia diagnosis were defined by the NINCDS-ADRDA or DSM-IV criteria, patients must have scored ≥ 6 on the sum of the hallucinations and delusions items on the NPI or its nursing home version NPI-NH at study entry. Exclusion criteria: Parkinson disease, Lewy-body dementia, Pick disease, frontotemporal dementia, or a MMSE score < 5 or > 24, atypical antipsychotic use was disallowed within 30 days, and lithium or anticonvulsant use within 2 weeks before the placebo/washout period, oral conventional antipsychotic use was allowed up to 3 days before random-ization.
Intervention:	Placebo, olanzapine 2.5-10 mg, risperidone 0.5-2 mg
Comparison:	Placebo vs. olanzapine vs. risperidone
Length of follow-up:	10 weeks
Outcome measures:	Visits: weekly for the first two weeks, after that two-weekly Primary: NPI/NPI-NH, CGI Secondary: BPRS, CSDD, PDS, CMAI, NPI-Caregiver
Effect size:	No significant differences among treatment groups occurred on any efficacy measure at any time-point. Although improvement from baseline was seen in all groups on the NPI, BPRS, CGI-S Psychosis, PDS, CSDD, and CMAI measures, neither the olanzapine nor the risperidone group showed significantly greater improvement relative to placebo, nor to one another. Changes in mean MMSE scores were not significantly different among or between treatment groups (p = 0.197). Mean scores on the Barnes Akathisia and AIMS scales were not significantly changed from baseline in either active-treatment group, however both groups showed slight increases from baseline in mean Simpson-Angus scores, which were significantly different from the slight decrease in placebo-treated patients [olanzapine – mean: + 0.9 (3.3), N = 191, p = 0.012; risperidone – mean: + 1.6 (3.2), N = 190, p > 0.001; placebo – mean: -0.2 (2.9), N = 90]. The increase was also significantly higher in risperidone-treated patients than in olanzapine-treated patients (p = 0.020). The incidences of treatment-emergent extrapyramidal symptoms (Simpson-Angus score ≥ 3 at any time) was significantly higher in risperidone-treated patients (49.6 %) than placebo (29.5 %, Fisher's exact p = 0.011) or olanzapine-treated patients (36.5 %, Fisher's exact p = 0.036). Olanzapine- and placebo-treated patients did not differ on extrapyramidal symptoms (Fisher's exact p = 0.504.
Source of funding:	Eli Lilly and Company

▼

◘ Tab. 5.10. Evidenztabelle 6 (Fortsetzung)

Bibliographic citation: **Herrmann N, Rabheru K, Wang J, Binder C: Galantamine treatment of problematic behavior in Alzheimer** **disease: post-hoc analysis of pooled data from three large trials. Am J Geriatr Psychiatry 2005; 13: 527-534.**	
Study type:	Pooled analysis from GAL-INT-2, GAL-USA-10, GAL-INT-10 (Anm.: keine weitere Literaturrecherche, um weitere Studien einzuschließen)
Evidence level:	1 a +
Patient characteristics:	All subjects from these studies who had taken at least one dose of study medication, and had a baseline and at least one post-baseline total Neuropsychiatric Inventory (NPI) score recorded, were considered for inclusion in this pooled intent-to-treat efficacy analysis. Eligible subjects, on the basis of these first criteria, were excluded for one of the following reasons: Those subjects randomized to the galantamine 8 mg/day (4 mg bid) treatment group of the GAL-USA-10 study were excluded because this arm had not been sufficiently powered to detect efficacy. Also, subjects at one of the investigational sites of the GAL-INT-10 study and from one of the sites of the GAL-USA-10 study were excluded because of lack of adherence to the Principles of Good Clinical Practice. Of the 2,335 subjects who were randomized to treatment in the original three studies, 2,033 qualified for inclusion in this intent-to-treat efficacy analysis.
Outcome measures:	NPI, single items and cluster-analysis
Results:	Mean changes in NPI scores from baseline to endpoint: Individual NPI domain scores: Delusions: Galantamine -0.04 (2.43), placebo 0.19 (2.23), effect size -0.10, $x2$ 2.65, $p = 0.10$; Hallucinations: Galantamine -0.02 (1.58), placebo 0.07 (1.24), effect size -0.06, $x2$ 3.34, $p = 0.068$. Agitation/Aggression: Galantamine 0.10 (2.64), placebo 0.27 (2.30), effect size -0.07, $x2 = 3.85$, $p = 0.050$. Depression/dysphoria: Galantamine 0.11 (2.40), placebo 0.13 (2.26), effect size -0.01, $x2 = 0.00$, $p = 0.97$. Anxiety: Galantamine -0.05 (2.66), placebo 0.19 (2.48), effect size -0.09, $x2 = 4.05$, $p = 0.044$. Elation/euphoria: Galantamine 0.01 (0.96), placebo 0.00 (1.02), effect size 0.01, $x2 = 0.03$, $p = 0.86$. Apathy/indifference: Galantamine -0.22 (3.25), placebo -0.13 (3.21), effect size -0.03, $x2 = 1.17$, $p = 0.28$. Disinhibition: Galantamine 0. 00 (1.61), placebo 0.09 (1.33), effect size -0.06, $x2 = 5.40$, $p = 0.020$. Irritability/lability: Galantamine 0.12 (2.60), placebo 0.20 (2.36), effect size -0.03, $x2 = 0.14$, $p = 0.71$. Aberrant motor behavior: Galantamine -0.15 (2.96), placebo 0.12 (2.91), effect size -0.09, $x2 = 3.86$, $p = 0.050$; NPI cluster scores: Cluster 1: Galantamine -0.06 (3.32), placebo 0.26 (2.73), effect size -0.10, $x2 = 5.39$, $p = 0.020$. Cluster 2: Galantamine 0.05 (8.35), placebo 0.67 (7.36), effect size -0.08, $x2 = 2.63$, $p = 0.10$. Cluster 3: Galantamine -0.13 (3.71), placebo 0.21 (3.68), effect size -0.09, $x2 = 6.83$, $p = 0.009$. Cluster 4: Galantamine -0.44 (6.43), placebo 0.25 (5.90), effect size -0.11, $x2 = 6.87$, $p = 0.009$. Total NPI score: Galantamine -0.16 (11.71), placebo 1.15 (10.29), effect size -0.12, $x2 = 5.78$, $p = 0.016$. Number (percent) of subjects with symptoms at baseline who showed a 30 %-or-Better decrease in NPI score at endpoint:

▼

5

◘ **Tab. 5.10.** Evidenztabelle 6 (Fortsetzung)

Results:	Individual NPI domains: Delusions: Galantamine 196/347 (56 %), placebo 81/143 (57 %), $x2 = 0.00$, $p = 0.95$. Halluci-nations: Galantamine 119/166 (72 %), placebo 38/67 (57 %), $x2 = 5.23$, $p = 0.022$. Agita-tion/aggression: Galantamine 282/499 (57 %), placebo 110/242 (45 %), $x2 = 8.24$, $p = 0.004$. Depression/dysphoria: Galantamine 307/590 (52 %), placebo 149/274 (54 %), $x2 = 0.35$, $p = 0.55$. Anxiety: Galantamine 304/521 (58 %), placebo 123/245 (50 %), $x2 = 4.54$, $p = 0.033$. Ela-tion/euphoria: Galantamine 45/76 (59 %), placebo 25/35 (71 %), $x2 = 1.73$, $p = 0.19$. Apathy/indifference: Galantamine 353/655 (54 %), placebo 168/323 (52 %), $x2 = 0.30$, $p = 0.58$. Disinhibition: Galantamine 165/253 (65 %), placebo 59/99 (60 %), $x2 = 0.92$, $p = 0.34$. Irritability/lability: Galantamine 246/451 (55 %), placebo 120/216 (56 %), $x2 = 0.02$, $p = 0.88$. Aberrant motor behavior: Galantamine 236/455 (52 %), placebo 108/233 (46 %), $x2 = 1.75$, $p = 0.19$. NPI clusters: Cluster 1: Galantamine 230/402 (57 %), placebo 81/165 (49 %), $x2 = 3.29$, $p = 0.070$. Cluster 2: Galantamine 477/1,089 (44 %), placebo 241/539 (40 %), $x2 = 2.54$, $p = 0.11$. Cluster 3: Galantamine 311/597 (52 %), placebo 126/282 (45 %), $x2 = 4.09$, $p = 0.043$. Cluster 4: Galantamine 465/962 (48 %), placebo 195/479 (41 %), $x2 = 7.35$, $p = 0.007$. Total NPI : Galantamine 481/1,159 (42 %), placebo 212/577 (37 %) $x2 = 3.68$, $p = 0.055$. At endpoint, mean changes from baseline in NPI scores were significantly different be-tween galantamine-treated subjects and placebo-treated subjects, favoring galantamine for several measures: total NPI, individual domains of agitation/aggression, anxiety, disin-hibition, and aberrant motor behavior, and Clusters 1, 3, and 4. The magnitude of the effect sizes was small.
Source of funding:	Not reported
Bibliographic citation: **De Deyn PP, Katz IR, Brodaty H, et al.: Management of agitation, aggression, and psychosis associated with dementia: a pooled analysis including three randomized, placebo-controlled double-blind trials in nursing home residents treated with risperidone. Clin Neurol Neurosurg 2005; 107: 497-508.**	
Study type:	Pooled analysis from Katz et al., De Deyn et al., Brodaty et al.; Studienqualität wurde nicht bewertet, keine weitere Literaturrecherche, um weitere Studien einzuschließen
Evidence level:	1 a –
Number of patients:	1191
Patient characteristics:	Patients were at least 55 years old, lived in an institution, and had scores of ≥ 4 on the FAS scale and ≤ 24 on the MMSE. Patients had to have been diagnosed according to DSM-IV criteria with dementia of the Alzheimer's type, vascular dementia, or a combination of the two.
Intervention:	Risperidon vs. placebo
Outcome measures:	CMAI, BEHAVE-AD, CGI-C, CGI-S,
Effect size: ▼	Mean change from baseline to end point on CMAI and BEHAVE-AD total and subscale scores: CMAI total: $p < 0.001$; CMAI total aggression: $p < 0.001$; CMAI physical: $p < 0.001$; CMAI total non-aggression: $p < 0.001$; CMAI physical: $p = 0$-016; CMAI verbal: $p < 0.001$. BEHAVE-AD total: $p < 0.001$; BEHAVE-AD activity disturbance: $p = 0.009$; BEHAVE-AD ag-gressivenes: $p < 0.001$; BEHAVE-AD diurnal rhythm disturbance: $p = 0.358$: BEHAVE-AD affective disturbance: $p = 0.153$; BEHAVE-AD anxiety and phobias: $p = 0.030$. Psychotic symptoms total: $p = 0.003$; psychotic symptoms paranoid and delusional: $p = 0.002$; psychotic symptoms hallucinations: $p = 0.191$.

◘ Tab. 5.10. Evidenztabelle 6 (Fortsetzung)

Effect size:	The observed mean change at end point was significantly higher for risperidone than for placebo on CMAI total score (−11.8 vs. −6.4, respectively; p < 0.001), total aggression score (−5.0 versus −1.8, respectively; p < 0.001), BEHAVE-AD total score (−6.1 and −3.6, respectively; p < 0.001), and psychotic symptoms score (−2.1 and −1.3, respectively; p = 0.003). The main treatment effects of risperidone were similar in all subgroup analyses. Additionally, risperidone-treated patients scored significantly better than placebo-treated patients on the CGI scales at end point. The incidence of treatment-emergent adverse events was comparable between risperidone (84.3 %) and placebo (83.9 %). More patients discontinued due to adverse events in the risperidone-treated group (17.2 %) than in the placebo group (11.2 %). Differences in adverse event incidences between placebo and risperidone were observed for extrapyramidal symptoms (EPS), mild somnolence and the less common cerebrovascular adverse events (CAE).
Source of funding:	Not reported

Bibliographic citation:
Peskind ER, Tsuang DW, Bonner LT, et al.: Propranolol for disruptive behaviors in nursing home residents with probable or possible Alzheimer disease: a placebo-controlled study. Alzheimer Dis Assoc Disord 2005; 19: 23-28.

Study type:	Randomisiert, placebo-kontrolliert, monozentrisch, doppelblind (Anm.: kleine Patientengruppe und hohe Drop-out-Rate)
Evidence level:	2 a +
Number of patients:	Screened 84, randomized 31 propranolol 17, dropout 6; placebo 14, dropout 11
Patient characteristics:	31 nursing home residents, mean age 85 (7.8) with probable AD or possible AD. The diagnosis of possible AD in all cases resulted from the patients meeting criteria for probable AD and also having evidence of cerebrovascular disease, possibly contributory to their dementia. Exclusion criteria: neuropsychiatric diagnosis (delirium, depression), presence of prominent psychotic symptoms distressing to the patient, an unstable medical condition, or a condition that relatively contraindicated beta-adrenergic antagonists.
Intervention:	Propranolol (mean 106 ± 38 mq/d), placebo
Comparison:	Propranolol vs. placebo
Length of follow-up:	6 weeks
Outcome measures:	NPI & CGIC
Effect size:	NPI – behavioral response to propranolol: Total score: p = 0.01 Delusions: p = 0.43 Hallucinations: p = 35 Agitation/aggression: p = 0.06 Depression/dysphoria: p = 80 Anxiety: p = 0.33 Elation/euphoria: p = 0.70 Apathy/indifference: p = 12 Disinhibition: p = 0.21 Irritability/lability: p = 0.66 Aberrant motor behavior: p = 53 CGIC mean score: p = 0.005
Source of funding: ▼	Department of Veterans Affairs

◨ **Tab. 5.10.** Evidenztabelle 6 (Fortsetzung)

Bibliographic citation:
Martinon-Torres G, Fioravanti M, Grimley EJ: Trazodone for agitation in dementia. Cochrane Database Syst Rev 2004 (4): CD004990 (Review).

Study type:	Systematisches Review
Evidence level:	1 b −
Patient characteristics:	104 people with bahvioural and psychiatric symptoms in any type of dementia
Outcome measures:	Primary outcomes: ADCS-CGIC, NPI Secondary outcomes: ABID, BPRS, CERAD-BRSD, CMAI, MMSE, PSM & IADL, RMBPC & SCB
Results:	Two studies were included, comprising 104 participants with dementia. The trials differed in design: one a paralled-group study of patients with AD and another a cross-over study of patients with frontotemporal dementia with an open label follow-up trial of three years. The results from the extension study have not been used in the analysis. It was not possible to pool the data. The studies were respectively of 16 and 6 weeks duration, using trazodone from 50 to 3000 mg/day. Both trials examined global clinical state, behavioral disturbance and cognitive function. The parallel study also assessed activities of daily living and caregiver burden. Compared with placebo, the use of trazodone was not associated with statistically significant benefits for behavioural manifestations as measured by various rating scales. Analysis of changes from baseline for clinical impression of change and for cognitive function did not produce statistically significant results in favour of trazodone. A variety of adverse effects were recorded with no significant differences between trazodone and placebo. There is insufficient evidence to recommend the use of trazodone as a treatment for behavioural and psychological manifestations of dementia. In order to assess effectiveness and safety of trazodone, longer-term randomized controlled trials are needed, involving larger samples of participants with a wider variety of types and severities of dementia.
Source of funding:	Not reported

Bibliographic citation:
Suh GH, Son HG, Ju YS, et al.: A randomized, double-blind, crossover comparison of risperidone and haloperidol in Korean dementia patients with behavioral disturbances. Am J Geriatr Psychiatry 2004; 12: 509-516.

Study type:	Randomized, double-blind, crossover, monocenter study (Anm.: fehlender Placebo-Arm)
Evidence level:	2 a +
Number of patients:	280 screened, 120 randomized; haloperidol 60, risperidone 60, 3 dropouts in each treatment arm
Patient characteristics:	Eligibility criteria included an age of 65 years or over, a diagnosis of dementia of the Alzheimer type with behavioral disturbance, vascular dementia with behavioral disturbance, or a combination of the two, according to the criteria of the Diagnostic and Statistical Manual of Mental Disorders, 4th Edition (DSMIV). Eligible patients had a score of 4 or higher on the Functional Assessment Staging Test (FAST), a total score of 8 or higher on the Korean version of the Behavioral Pathology in Alzheimer's Disease Rating Scale, and a score of more than 3 on any two items of the Korean version of Cohen-Mansfield Agitation Inventory (CMAI-K). Exclusion criteria included other conditions that diminish cognitive function (e.g., Lewy-body dementia, hypothyroidism), other psychiatric disorders that might contribute to the psychotic symptoms (e.g., schizophrenia, delusional disorder), clinically relevant organic or neurologic disease, unstable medical conditions (e.g., poorly controlled hypertension, angina, or diabetes), abnormal electrocardiograms as diagnosed by a cardiologist or laboratory tests, a history of allergic reaction to antipsychotic treatment, and a history of neuroleptic malignant syndrome.

▼

◻ Tab. 5.10. Evidenztabelle 6 (Fortsetzung)

Intervention:	Haloperidol (mean 0.83 ± 0.35), risperidone (mean 0.80 ± 0.32)
Comparison:	Haloperidol vs. risperidone
Length of follow-up:	18 weeks
Outcome measures:	BEHAVE-AD, CMAI & CGI, ESRS
Effect size:	Risperidone compared to baseline: Significant improvement CMAI-K Totale scale: ($t = 3.03$, $p = 0.003$), Subscale aggressive Behaviour ($t = 8.44$, $p < 0.0001$) and physical non aggressive behaviour ($t = 7.34$, $p < 0.0001$), BEHAVE-AD total score ($t = 12.7$, $p < 0.0001$) and all of its subscales ($t \geq 3.43$, $p < 0.0001$). CGI-C ($t = 3.61$, $p = 0.0008$). Haloperidol compared to baseline: Significant improvement CMAI-K Totale scale: ($t = 14.2$, $p < 0.0001$), Subscale aggressive Behaviour ($t = 7.41$, $p < 0.0001$). BEHAVE-AD total score ($t = 5.10$, $p < 0.0001$) and on the subscales psychosis ($t = 2.96$, $p = 0.004$), activity disturbance ($t = 5.42$, $p < 0.0001$), aggressiveness ($t = 5.58$, $p < 0.0001$), affective disturbance ($t = 2.99$, $p = 0.003$). Risperidone compared to haloperidol: Risperidone superior to haloperidol on the BEHAVE-AD total score: NDF = 1, DDF = 1.398, IIIf = 8.58; $p = 0.004$; subscale aggressiveness: NDF = 1, DDF = 1.39, IIIf = 10.2; $p = 0.002$; Anxieties and phobias: NDF = 1, DDF = 1.398, IIIf = 14.75; $p = 0.0001$. CMAI Total score: NDF = 1, DDF = 1.398, IIIf = 12,26; $p = 0.0001$; subscales aggressive behaviour: NDF = 1, DDF = 1.398, IIIf = 11.0; $p = 0.001$; verbally agitated behaviour: NDF = 1, DDF = 1.397, IIIf = 8.09; $p = 0.002$; physical non-aggressive behaviour: NDF = 1, DDF = 1.397, IIIf = 83.96; $p = 0.024$. CGI-C score: NDF = 1, DDF = 1.398, IIIf = 39.05; $p = 0.0001$. Diurnal Rhythm Disturbances: $z = -2.075$; $p = 0.038$.
Source of funding:	Janssen Korea

Bibliographic citation:
Herrmann N, Lanctôt KL, Eryavec G, Khan LR: Noradrenergic activity is associated with response to pindolol in aggressive Alzheimer's disease patients. J Psychopharmacol 2004; 18: 215-220.

Study type:	Placebo-controlled, cross over, single-blind, rating blind to treatment (Anm.: hohe Drop-out-Rate, kleine Stichprobe)
Evidence level:	2 a + (kleine Stichprobe)
Number of patients:	Screened 28, 15 randomized
Patient characteristics:	28 subjects were residents of two long-term care facilities associated with university affiliated general hospitals; all subjects met criteria for NINCDS-ADRDA probable AD or at least 1 year's duration. Subjects were > 55 years of age and scored < 24 on MMSE. Subjects had to have significant BPSD with NPI scores; subjects were excluded if they had clinical or laboratory evidence of a significant medical illness, an Ischemic Scale Score > 3, or neuroimaging data that could not be interpreted as being consistent with the diagnosis of AD; subjects were also excluded if there was evidence of significant cardiovascular disease or hypertension (> 160/100 mmHg).
Intervention:	Pindolol 20 mg b.i.d, placebo
Comparison:	Pindolol vs. placebo
Length of follow-up:	7 weeks
Outcome measures:	Primary: r-OAS Secondary: MMSE, NPI, Cornell Scale for Depression in Dementia

▼

Tab. 5.10. Evidenztabelle 6 (Fortsetzung)

Effect size:	Compared with placebo treatment, pindolol treatment resulted in significant improvement on the r-OAS verbal aggression subscale (paired t = -2.5, p = 0.003) but no significant change in total r-OAS score. When baseline aggression, GH response, age , gender and MSE were entered into a regression analysis, higher baseline r-OAS, higher MMSE and lower GH response predicted improvement in aggression, accounting for 82 % of the variance (F = 10.5, p = 0.006).
Source of funding:	Physician Services Incorporated Foundation

Bibliographic citation:
Lonergan ET, Cameron M, Luxenberg J: Valproic acid for agitation in dementia. Cochrane Database Syst Rev 2004 (2): CD003945 (Review).

Study type:	Cochrane-Review, Meta-Analyse konnte aufgrund der methodischen Schwächen der drei RCTs nicht durchgeführt werden.
Evidence level:	1 a –
Results:	The trials reviewed should be regarded as preliminary. Individual reports suggested that low dose with valproate preparations is ineffective in treating agitation among demented patients, and that high dose therapy is associated with an unacceptable rate of adverse effects. More research on the use of valproate preparations for agitation of people with dementia is needed. On the basis of current evidence, valproate therapy cannot be recommended for management of agitation in dementia.
Source of funding:	Not reported

Bibliographic citation:
Ballard CG, Thomas A, Fossey J, et al.: A 3-month, randomized, placebo-controlled, neuroleptic discontinuation study in 100 people with dementia: the neuropsychiatric inventory median cutoff is a predictor of clinical outcome. J Clin Psychiatry 2004; 65:114-119.

Study type:	Two-center, ranomized, placebo-controlled, double blind (Anm.: Randomisierung nicht beschrieben, hohe Drop-out-Rate in beiden Armen)
Evidence level:	1 b –
Number of patients:	100
Patient characteristics:	100 people with dementia who had been taking neuroleptics (thioridazine, chlorpromazine, haloperidol, trifluoperazine, or risperidone) for more than 3 months, participants were aged > 65 years, met NINCDS-ADRDA criteria for probable or possible AD, had a CDR severity of stage 1 or greater, and had no severe behavioral symptoms (no individual symptom scores >7 on the NPI) at the time of evaluation.
Intervention:	Neuroleptics, placebo
Comparison:	Comparison between neuroleptics and placebo
Length of follow-up:	3 months
Outcome measures:	Baseline, 1 and 3 months, MMSE, CDR, DCM, NPI
Effect size:	Differences in change in behavioral symptoms between placebo and neuroleptic groups of patients with dementia enrolled on a 3-month discontinuation trial: NPI-total: p = .46 NPI agitation: p = .89 NPI mood: p = .85 NPI psychosis: p = .41 Quality of life well being: p = .44. Statictical comparison of participants receiving neuroleptics or placebo according to baseline NPI scores above the median (> 14 or at or below the median < 14): NPI ≤ Median total NPI z-value 1.7, p = .09 Agitation z-Value: 2.4, p = .018;

⬛ **Tab. 5.10.** Evidenztabelle 6 (Fortsetzung)

Effect size:	Mood z-value: 0.39, p = .70 Psychosis z-value: 0.7, p = .47 Well being z-value: 0.15, p = .88 NPI > Median: total NPI z-value 0.34, p = 0.73 Agitation z-value: 0.82, p = .38, Mood z-value: 1.0, p = .31, Psychosis z-value: 1.6, p = .11, Well being z-value: 0.42, p = .68
Source of funding:	Research into Ageing and Age Concern

Bibliographic citation:
Gauthier S, Feldman H, Hecker J, et al.: Efficacy of donepezil on behavioral symptoms in patients with moderate to severe Alzheimer's disease. Int Psychogeriatr 2002; 14: 389-404.

Study type:	Multicenter, randomisiert, doppelblind, placebo-kontrolliert
Evidence level:	1 b + +
Number of patients:	Donepezil 144, placebo 146
Patient characteristics:	AD, MMSE 5-17, Functional Assment Staging ≤ 6, residing in community or in assisted living facilities
Intervention:	Donepezil 5 mg/d, donepezil 10 mg/d, placebo
Comparison:	Donepezil 5 mg/d, donepezil 10 mg/d, placebo
Length of follow-up:	24 weeks
Outcome measures:	Primary: CIBIC-plus, CIBIS Secondary: MMSE, NPI, DAD, IADL + , PSMS +
Effect size:	Treatment effect of donepezil at week 24 Last Observation Carries Forward: ANCOVA (p-values) NPI 12-item total mean difference compared to placebo: p < 0.001. Subgroups significant change compared to placebo: depression/dysphoria: p = 0.0214; anxiety: p = 0.0413; apathy: p = 0.0058
Source of funding:	Pfizer and Eisai

Bibliographic citation:
Lonergan E, Luxenberg J, Colford JM, Birks J: Haloperidol for agitation in dementia. Cochrane Database Syst Rev 2002 (2): CD002852.

Study type:	Meta-Analyse
Evidence level:	1 a + +
Results:	1. Evidence suggests that haloperidol was useful in reducing aggression, but was associated with adverse effects; there was no evidence to support the routine use of this drug for other manifestations of agitation in dementia. 2. Similar drop-out rates among haloperidol and placebo-treated patients suggested that poorly controlled symptoms, or other factors, may be important in causing treatment discontinuation. 3. Variations in degree of dementia, dosage and length of haloperidol treatment, and in ways of assessing response to treatment suggested caution in the interpretation of reported effects of haloperidol in the management of agitation in dementia. 4. The present study confirmed that haloperidol should not be used routinely to treat patients with agitated dementia. Treatment of agitated dementia with haloperidol should be individualized and patients should be monitored for adverse effects of therapy.
Source of funding:	Not reported

▼

Tab. 5.10. Evidenztabelle 6 (Fortsetzung)

Bibliographic citation:
Ballard CG, O'Brien JT, Reichelt K, Perry EK: Aroma therapy as a safe and effective treatment for the management of agitation in severe dementia: the results of a double-blind, placebo-controlled trial with Melissa. J Clin Psychiatry 2002; 63: 553-558.

Study type:	Randomisiert, placebo-kontrolliert, doppelblind, monozentrisch
Evidence level:	1 b +
Number of patients:	36 active treatment, 36 placebo
Patient characteristics:	72 participants with clinically significant agitation from 8 National Health Service nursing homes caring for people with severe dementia. Inclusion criteria: clinically significant agitation and severe dementia (CDR stage 3). There were no exclusion criteria.
Intervention:	Melissa essential oil, topical lotion 20 mg/day
Comparison:	Melissa essential oil, topical lotion 20 mg/day vs. placebo
Length of follow-up:	4 weeks
Outcome measures:	Primary: CMAI Secondary: CMAI subscores, NPI irritability and aberrant motor behavior. Others: Barthel Scale, physical examination, DCM; the assessments were repeated at weekly intervalls for 4 weeks
Effect size:	The participants receiveing the active treatment (CMAI score at baseline: 68.8 (15.3); at endpoint: 45.2 (10.4); Wilcoxon test Z = 5.0, p < .0001) and those receiving the placebo (CMAI score at baseline: 60.6 (16.6); at endpoint: 53.3 (17.6); Wilcoxon test Z = 2.7, p = .005) experienced significant improvements on the CMAI, with a 35 % reduction in the active treatment group and an 11 % reduction in the placebo group. When the differences between the active and placebo treatment over the 4 weeks of the trial were compared, total CMAI score improved to a significantly greater extent with active treatment than with placebo. Impact of treatment on agitation and quality of life indices: CMAI total score: Z = 4.1 p < .0001; CMAI physical aggression: Z = 2.5, p = .01; CMAI physical nonaggression: Z = 4.2, p < .0001; CMAI verbal aggression: Z = 0.4 p = .71; CMAI verbal nonaggression: Z = 3.5 p = .001; NPI irritability score: Z = 4.1 p < .0001; NPI aberrant motor behavior score: Z = 4.1 p < .0001; NPI % of time spent socially withdrawn: Z = 2.6, p = .005; NPI % of time engaged in constructive activities: Z = 3.5, p = .001.
Source of funding:	Not reported

Bibliographic citation:
Lanctôt KL, Herrmann N, van Reekum R, et al.: Gender, aggression and serotonergic function are associated with response to sertraline for behavioral disturbances in Alzheimer's disease. Int J Geriatr Psychiatry 2002; 17: 531-541.

Study type:	Randomisiert, placebo-kontrolliert, cross-over, multizentrisch (Anm.: kleine Stichprobe, Ergebnisse nicht für beide Gruppen dargestellt)
Evidence level:	2 b –
Number of patients:	22
Patient characteristics:	22 inpatients in long-term care facilities (including nursing home residents). Inclusion criteria: DSM-IV criteria for primary degenerative dementia and the NINCDS-ADRDA criteria for probable AD of at least 1 year's duration. In addition, patients had to have significant behavioral problems as demonstrated by a score of at least 8 on the NPI, be at least 55 years of age, score less than 24 on the MMSE and have an independent clinical decision to receive psychotropic medication for behavioral disorder and agreement of their primary care physician to participate.

▼

◘ **Tab. 5.10.** Evidenztabelle 6 (Fortsetzung)

Patient characteristics:	Exclusion criteria: Clinical or laboratory test evidence of a significant medical illness or other medical/neurological condition which could diminish cognitive function, a Hachinski ischemic score >3 or a brain computed tomographic scan that could not be interpreted as consistent with AD. Patients were also excluded if there was evidence of significant cardiovascular disease, hypertension (> 160/100 mmHg), premorbid or current psychiatric diagnosis (including major depression), contraindications to receiving sertraline or administration of a depot antipsychotic within one treatment cycle of the baseline assessment.
Intervention:	Sertraline, placebo
Comparison:	Sertralineffekt in Zusammenschau mit der Wirkung Placebo pro Patient
Length of follow-up:	8 weeks
Outcome measures:	NPI, CMAI, FAST, BEHAVE-AD, Cornell Scale for Depression in Dementia
Effect size:	8 from 21 patients responded compared to placebo. The values of the placebo treatment are not shown. Responders had greater decreases in aggression ($t = 4.1$, $p = 0.001$), irritability ($t = 3.3$, $p = 0.004$) and motor disturbance ($t = 2.7$, $p = 0.015$), with a trend toward greater decreases in delusions ($t = 2.4$, $p = 0.08$) than did nonresponders. Baseline aggression, prolactin response, gender and their interaction terms were not significantly related to response on the NPI, but they were predictors of response on the CMAI. The variables gender ($p = 0.002$), prolactin response ($p = 0.007$), baseline aggression ($p = 0.086$), left in model because interaction significant), the interactions of gender and aggression ($p = 0.001$) and prolactin and aggression ($p = 0.049$) all predicted CMAI response (sertraline response minus placebo response) to sertraline. The overall model was significant ($F = 5.0$, $p = 0.0069$) and accounted for 57 % of the total variability in the CMAI ($r = 0.78$, $r^2 = 0.57$). As aggression increased, there was no change in CMAI for males (slope = 0.15, $p = 0.86$), while the change in CMAI for females increased (poorer response) (slope = $6.75 + 0.15 = 6.9$, p-value for difference between male and female slope = 0.001).
Source of funding:	Physician Services Incorporated Foundation

Bibliographic citation:
Meehan KM, Wang H, David SR, et al.: Comparison of rapidly acting intramuscular olanzapine, lorazepam, and placebo: a double-blind, randomized study in acutely agitated patients with dementia. Neuropsychopharmacology 2002; 26: 494–504.

Study type:	Multicenter, placebo-kontrolliert, randomisiert, doppelblind (Anm.: Randomisierungsvorgehen und Verblindung nicht beschrieben)
Evidence level:	1 b –
Number of patients:	331 screened, 272 randomized
Patient characteristics:	Patients who met the DSM-IV criteria for AD, vascular dementia, mixed dementia of the Alzheimer´s type and vascular dementia, or dementia not otherwise specified. Score ≥ 14 on the Excited Component of the Positive and Negative Syndrome Scale (PANSS). Exclusion criteria: meet the DSM-IV criteria for delirium, schizophrenia, bipolar disorder
Intervention:	IM olanzapine 2.5 mg, IM olanzapine 5 mg, IM lorazepam 1 mg, IM placebo
Comparison:	All treatment groups vs. baseline and comparison between the groups
Length of follow-up:	24 h
Outcome measures:	Primary: PANSS Excited Component Secondary: CMAI, CES, PANSS-derived Brief Psychiatric Rating scale, MMSE, CGI-S

▼

■ **Tab. 5.10.** Evidenztabelle 6 (Fortsetzung)

Effect size:	Clinical response, defined a priori as 40 % improvement from baseline in PANSS-EC score, was achieved at 2 h post first injection in 44 of the 66 Olz 5.0 patients (66.7 %; Fisher's exact test, p < .001 relative to placebo), 44 of the 71 Olz 2.5 patients (62.0 %; Fisher‹s exact test, p < .006 relative to placebo), and 49 of the 68 Lzp patients (72.1 %; Fisher's exact test, p < .001 relative to placebo), compared with 25 of 67 patients (37.3 %) in the placebo group. At the 24h timepoint, all three active-treatment groups had higher improvement incidence rates (Olz 5.0: 38 of 66, 57.6 %; Fisher's exact test, p < .001; Olz 2.5: 40 of 71, 56.3 %; Fisher's exact test, p < .001; Lzp: 39 of 68, 57.4 %; Fisher's exact test, p < .001) than were seen in the placebo group (18 of 67, 26.9 %), but no significant differences were seen among the active-treatment groups. Differences among the active-treatment groups were not significant. AES do not differ significant between the treatment groups
Source of funding:	Eli Lilly and Company

Bibliographic citation:
Pollock BG, Mulsant BH, Rosen J, et al.: Comparison of citalopram, perphenazine, and placebo for the acute treatment of psychosis and behavioral disturbances in hospitalized, demented patients. Am J Psychiatry 2002; 159: 460-465.

Study type:	Randomized, placebo-controlled, double-blind, monocentric (Anm.: Randomisierung und Verblindung nicht beschrieben, hohe Drop-out-Rate in allen Armen
Evidence level:	2 a +
Number of patients:	Citalopram 31, drop out 52 %, N = 16; perphenazine 33, drop out 55 %, N = 18; placebo 21, drop out 57 %, N = 12
Patient characteristics:	85 patients who met the DSM-IV criteria for AD, vascular dementia, mixed dementia of the Alzheimer's type and vascular dementia, or dementia not otherwise specified. Exclusion criteria: meet the DSM-IV criteria for delirium, schizophrenia, bipolar disorder
Intervention:	Placebo, citalopram, perphenazine
Comparison:	Placebo compared to citalopram 20 mg, perphenazine 0.1 mg/kg BW. All three compared to baseline.
Length of follow-up:	17 days
Outcome measures:	Baseline, day 3, 10 and 17: Neurobehavioral rating score: cognition, agitation, retardation, depression, apathy, psychosis & lability, UKU Side effect rating scale, MMSE
Effect size:	NBRS mean scores at baseline: citalopram group 53.5 (SD = 10.2), perphenazine group 57.1 (SD = 14.0), placebo group 58.3 (SD = 11.9). Final mean scores: citalopram group 43.5 (SD = 12.1), perphenazine group 49.9 (SD = 4.2), placebo group 56.0 (SD = 5.2). With the baseline total NBRS scores as a covariate, there was significant difference in the final total NBRS among the three treatment groups (F = 30.8, df = 3, 81, p < 0.0001). Pairwise comparison: Significant difference for the total score citalopram vs. placebo (t = 3.3, df = 50, p = 0.002). No significant difference for the total score perphenazine vs. placebo (t = 1.5, df = 52, p = 0.14. Effect size: Citalopram 0.64, Perphenazine 0.36 Pairwise comparison: only significant citalopram vs. placebo (agitation/aggression and lability/tension). No significant differences concerning side-effects (UKU Side effect rating scale): F = 1.49, df = 2, 81, p = 0.23.
Source of funding:	NIMH Grants, Grants from the Division of Research Resources, NIH
Study type: ▼	Randomized, placebo-controlled, double blind (Anm.: Verblindung und Randomisierung wurden nicht beschrieben, kleine Stichprobe)

◼ **Tab. 5.10.** Evidenztabelle 6 (Fortsetzung)

Bibliographic citation:
Olin JT, Fox LS, Pawluczyk S, et al.: A pilot randomized trial of carbamazepine for behavioral symptoms in treatment-resistant outpatients with Alzheimer disease. Am J Geriatr Psychiatry 2001; 9: 400-405.

Evidence level:	2 a +
Number of patients:	9 verum, 12 placebo
Patient characteristics:	21 agitated subjects met the following inclusion criteria: NINCDS-ADRDA criteria for probable or possible AD, ≥ 55 years of age, living with a caregiver, Hachinski ischemic score ≤ 4, MMSE score ≤12, poor response to previous neuroleptic treatment, based on caregiver report and medical records review, significant agitation for ≥ 1 month, and BPRS severity scores ≥ 4 (moderate) on at least two of the following items: tension, hostility, uncooperativeness, and excitement.
	Exclusion criteria were: DSM-III-R Axis I disorder other than primary degenerative dementia, other CNS disorders, blood presure > 160 mm HG systolic or >100 mm Hg diastolic, significant medical illness requiring active treatment, poor or unstable physical health, verified by examination and screening such that carbamazepine use would be contraindicated, use of neuroleptic medications, long-acting benzodiazepines, or antidepressants < 2 weeks before baseline.
Intervention:	Placebo, carbamazepine 400 mg
	Weekly: CGIC, BPRS, Ham-D, PSMS, IADL. MMSE and BPRS, CBC/SMAC levels
Comparison:	Placebo vs. verum
Length of follow-up:	6 weeks
Outcome measures:	CGIC, BPRS, Ham-D, PSMS, IADL, MMSE and BPRS
Effect size:	Mean performance characteristics of AD subjects on carbamazepine or placebo (Change scores): BPRS total (-4.0;-4.2) P = 0.519, BPRS Hostility item (-2.2;-0,67) P = 0.009, BPRS Hallucination item (1;-0.0) P = 0.067, Ham-D (-4.2;-1.4) P = 0.150, PSMS (-0.5;-0.6)
Source of funding:	National Institute of Mental Health, the Alzheimer's Association, Southern California Alzheimer's Disease Research Center

Bibliographic citation:
Allain H, Dautzenberg PH, Maurer K, et al.: Double blind study of tiapride versus haloperidol and placebo in agitation and aggressiveness in elderly patients with cognitive impairment. Psychopharmacology (Berl) 2000. 148. 361-366.

Study type:	Randomisiert, multizentrisch, placebo-kontrolliert, doppelblind
	(Anm.: Randomisierung und Verblindung nicht beschrieben)
Evidence level:	1 b –
Number of patients:	306 patients: 103 placebo (drop out 16), tiapride 102 (drop out 10), haloperidol 101 (drop out 21)
Patient characteristics:	Patients aged 55-90 years, fulfilling the DSM-III-R criteria for mild or moderate dementia and presenting behavioral troubles were included. Irritability/aggressiveness was assessed through the MOSES with a score on the subscale between 16 and 30. Patients had to be hospitalized or in a nursing home for at least 21 days. The main categories of dementia (AD, vascular dementia and mixed dementia) were accepted for inclusion, under the condition that behavioral symptoms were present.
	Non-inclusion criterion was at least one item rated 5 or no response for at least one item on the MOSES irritability/aggressiveness subscale. Other psychiatric disorders such as depression (assessed with the Montgomery and Asberg Depression Rating Scale) and psychosis precluded the patient‹s inclusion in the study, as did recent stroke and more generally any condition or treatment (i.e., antipsychotics or benzodiazepines) which could interfere with the study treatment or assessment. All psychotropic drugs were excluded except benzodiazepines prescribed as hypnotics, zopiclone and zolpidem and antidepressants prescribed at low doses (less than a third of the usual dose for major depression). Such drugs could be continued during the study under the condition that doses remained unchanged for a month and during the period of the study.

⬛ Tab. 5.10. Evidenztabelle 6 (Fortsetzung)

Intervention:	Placebo, tiapride mean 175.45 mg, haloperidol 3.51 mg
Comparison:	Tiapride and haloperidol compared to placebo
Length of follow-up:	21 days
Outcome measures:	MOSES, CGI & MMSE
Effect size:	The percentage of responders according to MOSES irritability/aggressiveness subscale was significantly greater in both active treatment groups (haloperidol 63 %, tiapride 69 %) than in the placebo group (49 %) (P tiapride vs placebo = 0.04, P haloperidol vs placebo = 0.004). No significant difference was observed between the tiapride and haloperidol groups. Changes in MOSES irritability/aggressiveness subscores between the baseline and the end of treatment: Day 7 p = 0.02, Day 21 p = 0.002, Endpoint p = 0.002, Day 0-Day end p = 0.007; The mean decrease was significantly greater in the tiapride (P = 0.0009) and haloperidol groups (P = 0.005) than in the placebo groups. No significant difference was observed between the two active treatment groups. The four other MOSES subscores decreased between the baseline and the end of the treatment in the three groups without significant difference. CGI was significantly different between between the three treatment groups at the end of the treatment (P = 0.03). The global improvement was significantly better in the tiapride and haloperidol groups than in the placebo group (P = 0.03 and P = 0.02). No significant difference was observed between the two active drugs. No statistical significant difference was observed among the three treatment groups for the other two CGI items and the MMSE total score. The number with UKU adverse events was significant smaller in the tiapride group (p = 0.02)
Source of funding:	Not reported

Bibliographic citation:
Tariot PN, Erb R, Podgorski CA, et al.: Efficacy and tolerability of carbamazepine for agitation and aggression in dementia. Am J Psychiatry 1998; 155: 54-61.

Study type:	Randomized, placebo-controlled, multiside (Anm: kleine Stichprobe, deutliche Unterschiede in der Baseline-Charakteristik und dem zusätzlichen Gebrauch von Chloralhydraten)
Evidence level:	2 a +
Number of patients:	Placebo 24, verum 27
Patient characteristics:	51 nursing home patients with agitation and dementia. Inclusion criteria: Subjects met the criteria for probable or possible AD of DSM-III-R and of the NINCDSADRAD, the DSM-III-R criteria for vascular dementia, or the DSM-III-R criteria for mixed dementia
Intervention:	Weekly BPRS, at week 6 CGI, weekly Overt Aggression scale, baseline and week 6 Behavior Rating Scale for Dementia and MMSE and Physical Self Maintenance Scale. Documentation of adverse events. Laboratory tests weekly, chloral hydrate
Comparison:	Placebo, carbamazepin titrated unless side effects occurred
Length of follow-up:	6 weeks
Outcome measures:	Primary: BPRS, CGI Secondary: Overt Aggression Scale, Behavior Rating Scale for Dementia, MMSE, Physical Self Maintenance Scale
Effect size:	Difference in change between placebo and drug: BPRS scores total (-0,9; -7.7) p = 0.0003, BPRS Agitation factor (-0,3; -3.1) p = 0.0001, BPRS hostility factor (-0,3; -2.5) p = 0.0007, Overt Aggression Scale total score(-1,9; -6.7) p = 0.008, BRSD total score (-9,2; -24,2) p = 0.03, CGI (-0,9; -7.7) p = 0.001.
Source of funding: ▼	National Institute on Aging Grants, Monroe Community Hospital, CIBA-Geigy

◼ **Tab. 5.10.** Evidenztabelle 6 (Fortsetzung)

Bibliographic citation: Sultzer DL, Gray KF, Gunay I, et al.: A double-blind comparison of trazodone and haloperidol for treatment of agitation in patients with dementia. Am J Geriatr Psychiatry 1997; 5: 60-69.	
Study type:	Randomisierte, monozentrische Vergleichsstudie, kein Placebo-Arm (Anm.: Randomisierung nicht beschrieben, Drop-out-Rate nicht angegeben)
Evidence level:	2 a –
Number of patients:	47 screened, 28 randomized
Patient characteristics:	Patients‹ inclusion criteria: met the criteria for a specific dementia subtype and exhibited agitated behavior, defined as excessive or inappropriate verbal or motor activities that compromised safety, reflected patient distress, or markedly restricted care activities. Total score of at least 41 or an individual item score of at least 6 on the CMAI. The caregiver and primary clinician agreed that the symptoms warranted pharmacologic intervention. Exclusion criteria: DSM-III.R criteria for major depressive episode, psychoactive substance disorder, delirium, seizure disorder, history of Parkinson's disease, history of psychotic symptoms unrelated to dementia, previous adverse reaction to haloperidol or trazadone, or unstable medical illness.
Intervention:	Haloperidol compared to trazodone. Mean dosage not reported. Max. 250 mg trazodone, 5 mg haloperidol
Comparison:	Trazadone compared to haloperidol
Length of follow-up:	9 weeks
Outcome measures:	CMAI, CGI, OAS and MMSE
Effect size:	By repeated-measures ANOVA of the CMAI change scores there was a significant effect of time on the agitation scores over the course of treatment (F(time) [5,130] = 7.57; $P < 0.001$). There was no significant effect of medication group (F(group)[1,26] = 0.01, $P = 0.01$; F(grou pxtime)[5,130] = 0.43, $P = 0.83$). Four CMAI item-behaviors responded preferentially to haloperidol: pacing, general restlessness, trying to get out of the building, unwarranted accusations. Four other CMAI item-behaviors responded preferentially to trazodone: repetitive mannerisms, repetitive sentence, cursing/verbal aggression, negativism/opposition to assistance.
Source of funding:	Not reported
Bibliographic citation: Gutzmann H, Kühl KP, Kanowski S, Khan-Boluki J: Measuring the efficacy of psychopharmacological treatment of psychomotoric restlessness in dementia: clinical evaluation of tiapride. Pharmacopsychiatry 1997; 30: 6-11.	
Study type:	Multicenter, randomisierte, doppelblinde Vergleichsstudie, kein Placebo-Arm
Evidence level:	2 a +
Number of patients:	175: 87 (dropout 10) melperone, 88 (dropout 15) tiapride
Patient characteristics:	Hospitalized patients of both genders, aged 40 years or over, mean age 73.8 years, dementia diagnosis was established according to DSM-III-R criteria. Psychomotoric restlessness had to have lasted for at least three days before examination. MMSE score.
Intervention:	Tiapride 400 mg vs. melperone 100 mg
Comparison:	Tiapride and melperone vs. baseline, comparison of both
Length of follow-up:	28 days
Outcome measures:	Primary: CGI Secondary: safety, NOSIE, RAPSU, BePU, SKAUB, AGGR, VAS
Effect size:	Responder rate: 72.5 % melperone and 73.4 % tiapride (up to minimally improved or better), the difference between day 28 and baseline was greater than between day 14 and baseline, which indicates that for both drugs the maximal therapeutic response was not reached within the first two weeks of treatment. The chi-square test did not show any link between treatment and improvement ($p = 0.675$).
Source of funding:	Not reported

◘ Tab. 5.11. Evidenztabelle 7: Evidenzbewertung zur medikamentösen Therapie bei Depression

Bibliographic citation:
Herrmann N, Lanctôt KL: Pharmacologic management of neuropsychiatric symptoms of Alzheimer disease. Can J Psychiatry 2007; 52: 630-646 (Review).

Study type:	Systematisches Review, zieht die Studienqualität nicht ausreichend mit in den Bericht ein. Es ist schwierig zu erfahren, wie hochwertig die Studien waren, deren Ergebnis berichtet wird.
Evidence level:	2 a +
Results:	RCTs of pharmacologic treatments for BPSD support only a limited number of options. Patients with mild-to-moderate BPSD should be treated with cognitive enhancers. Apathy, psychosis, agitation, mood, disinhibition, and aberrant motor behaviours may respond favourably to ChEIs. Agitated and aggressive behaviours may respond to memantine. Patients with more severe BPSD in the presence of concerns regarding patient and (or) coresident or caregiver safety can be treated with atypical antipsychotics. Efficacy must be balanced against concerns of CVAEs and increased mortality, and use should be regularly reassessed. Depression in AD responds to antidepressants; SSRIs are recommended. Benzodiazepines may be efficacious; safety concerns are lessened by short-term, as-needed use. The other agents studied have questionable efficacy and tolerability or lack sufficient data.
Source of funding:	Not reported

Bibliographic citation:
Thompson S, Herrmann N, Rapoport MJ, Lanctôt KL: Efficacy and safety of antidepressants for treatment of depression in Alzheimer's disease: a metaanalysis. Can J Psychiatry 2007; 52: 248-255.

Study type:	Meta-analysis
Evidence level:	1 a + +
Results:	Clinical implications: Antidepressants are efficacious in the treatment of depression in AD. Tolerability of antidepressants in AD appears to be similar to placebo. TCAs may be associated with a decline in cognition. Limitations: Antidepressant classes were not compared because of the limited number of published trials in AD. Individual AEs could not be analyzed. Individual trials were limited by small sample sizes, low medication dosages, differing outcomes of interest, and varying outcomes measures.
Source of funding:	The authors have no potential or perceived conflict of interest. This project received no industry or grant support.

Bibliographic citation:
De Vasconcelos Cunha UG, Lopes Rocha F, Avila de Melo R, et al.: A placebo-controlled double-blind randomized study of venlafaxine in the treatment of depression in dementia. Dement Geriatr Cogn Disord 2007; 24: 36-41.

Study type:	Randomisiert, placebo-kontrolliert, doppelblind, monozentrisch (Anm.: Randomisierung nicht beschrieben, kleine Stichprobe)
Evidence level:	2 a +
Number of patients:	31 (placebo 17, venlafaxine 14)
Patient characteristics: ▼	31 outpatients with dementia and major depression

■ **Tab. 5.11.** Evidenztabelle 7 (Fortsetzung)

Intervention:	Placebo, venlafaxine maximum dose 131,25 mg
Comparison:	Placebo vs. venlafaxine
Length of follow-up:	6 weeks
Outcome measures:	Montgomery-Asberg Depression Rating scale and Clinical Global Impression
Effect size:	Comparison groups LOCF: P = 0.552 Per protocol approach: P = 0.719 CGI: P = 0.19 There was no statistically significant difference in the incidence of adverse events between the venlafaxine- and placebo-treated groups.
Source of funding:	Not reported

Bibliographic citation:
Bains J, Birks JS, Dening TR: The efficacy of antidepressants in the treatment of depression in dementia. Cochrane Database Syst Rev 2002 (4): CD003944 (Review).

Study type:	Meta-analysis
Evidence level:	1 a + +
Results:	There were seven included studies with a total of 1140 subjects of which 769 met inclusion criteria. Four included studies reported sufficiently detailed results to enter into meta-analyses, with a total of 137 subjects. Two of these studies investigated the properties of drugs not commonly used in this population with only two studies (Petracca,2001; and Lyketsos, 2003) using the more common selective serotonin reuptake inhibitors (SSRIs). Lyketsos (2003) produced two significant differences in favour of treatment in the Cornell Scale for Depression in Dementia (CSDD) at 12 weeks and in the psychiatrists' global rating. However, the CSDD was not used in any of the other studies and no statistical differences were found with the other measures used in the meta-analysis. The meta-analysis of the number of patients suffering at least one adverse event, one event of the nervous system, one event of the gastrointestinal system and one event of dry mouth at 6 to 12 weeks showed a significant difference in favour of placebo. There were no other significant results. Available evidence offers weak support to the contention that antidepressants are effective for patients with depression and dementia. However, only four studies are included in the meta-analysis relating to efficacy, and sample sizes are small. Moreover, only two included studies investigated the properties of the more commonly used SSRIs and no study investigated the properties of newer classes of antidepressants (e.g. selective noradrenergic reuptake inhibitors). This review draws attention to the paucity of research and evidence in this area.
Source of funding:	Not reported

☐ Tab. 5.12. Evidenztabelle 8: Evidenzbewertung zur medikamentösen Therapie bei Angst

Bibliographic citation:
Birks J, Grimley Evans J: Ginkgo biloba for cognitive impairment and dementia. Cochrane Database Syst Rev 2009 (1): CD003120.

Study type:	Meta-analysis
Evidence level:	1 a + +
Results:	There is no convincing evidence that Ginkgo biloba is efficacious for dementia and cognitive impairment Ginkgo biloba appears to be safe in use with no excess adverse effects compared with placebo. Many of the early trials used unsatisfactory methods, were small, and publication bias cannot be excluded. Overall, evidence that Ginkgo has predictable and clinically significant benefit for people with dementia or cognitive impairment is inconsistent and unreliable. Of the four most recent trials to report results, three found no difference between Ginkgo biloba and placebo, and one found very large treatment effects in favour of Ginkgo biloba.
Source of funding:	Not reported

Bibliographic citation:
Birks J, Flicker L: Selegiline for Alzheimer's disease. Cochrane Database Syst Rev 2003 (1): CD000442 (Review).

Study type:	Meta-analysis
Evidence level:	1 a + +
Results:	Despite its initial promise, i.e. the potential neuroprotective properties, and its role in the treatment of Parkinson's disease sufferers, selegiline for Alzheimer's disease has proved disappointing. Although there is no evidence of a significant adverse event profile, there is also no evidence of a clinically meaningful benefit for Alzheimer's disease sufferers. This is true irrespective of the outcome measure evaluated, i.e. cognition, emotional state, activities of daily living, and global assessment, whether in the short, or longer term (up to 69 weeks), where this has been assessed. There would seem to be no justification, therefore, to use it in the treatment of people with Alzheimer's disease, nor for any further studies of its efficacy in Alzheimer's disease.
Source of funding:	Not reported

Bibliographic citation:
Mintzer J, Faison W, Street JS, et al.: Olanzapine in the treatment of anxiety symptoms due to Alzheimer's disease: a post hoc analysis. Int J Geriatr Psychiatry 2001; 16, Suppl 1: S71-77.

Study type:	Sub-Analyse bezüglich des Symptoms Angst von Street et al. (2000), Verblindung nicht beschrieben.
Evidence level:	1 b –
Number of patients:	120 with anxiety ≥ 2 NPI subscore at the beginning of the study from 206 participants of Street et al. (2000)
Patient characteristics:	Subset of patients with anxiety NPI score ≥ 2; patients eligible for the study at large were at least 40 years of age, nursing home residents, and met the criteria for possible or probable AD as defined by the NINCDS-ADRDA. Patients were required to have a score of ≥ 3 (suggesting at least moderate frequency and/or severity) on any of the NPI-NH version agitation/aggression, delusions, or hallucinations items and a score of < 25 on the MMSE. Exclusion criteria: bedridden, history of an Axis I disorder within 12 months before study entry, or any other diagnosis of a serious neurological condition other than AD that could contribute to psychosis or dementia. Concomitant medications with primarily CNS activity, such as cholinesterase inhibitors, anticonvulsants, mood stabilizers, other antipsychotics, tricyclic and mono-amine oxidase inhibitor antidepressants, and anticholinergics. Patients were permitted to use SSRI antidepressants, but were not allowed to alter the medication after screening.

◘ **Tab. 5.12.** Evidenztabelle 8 (Fortsetzung)

Intervention:	Olanzapine 5, 10 or 15 mg compared to placebo
Comparison:	Olanzapine vs. placebo
Length of follow-up:	6 weeks
Outcome measures:	Patients were evaluated at baseline and weekly for up to 6 weeks: NPI-NH including the individual items of Delusions, Hallucinations, Agitation/Aggression, and Anxiety, Occupational Disruptiveness Scale, Simpson-Angus-Scale, Abnormal Involuntary Movement Scale, EPS, MMSE & ECG
Effect size:	Within the overall study of 206 subjects, low dose-olanzapine (5 and 10 mg/d) was more effective than placebo at reducing psychosis (delusions and hallucinations) (mean change: placebo: -1.62; olanzapine 5 mg/d: -3.60, p = 0.001; olanzapine 10 mg/d: -2.20, p = 0.037). Olanzapine 15 mg/d was numerically superior to placebo in reducing psychosis, but this difference was not significant (mean change: olanzapine 15 mg/d: -1.87; placebo: -1.62, p = 0.202). Patients treated with olanzapine 5 mg/d had a statistically significant reduction on the anxiety item as compared to placebo (-1.98 and -0.62, respectively; p = 0.008). This improvement was likewise reflected in the occupational disruptiveness score, with a statistically significant difference between olanzapine 5 mg/d and placebo (-0.33 and -0.71, respectively; p = 0.035). There were no significant changes in MMSE scores from baseline for any olanzapine group compared with placebo. In this study subset, patients assigned to olanzapine 5 mg/d were statistically significantly improved on the NPI/NH Anxiety item compared with patients assigned to placebo (olanzapine 5 mg/d: -3.72, placebo:-1,67, p = 0.034). This improvement was likewise reflected in the Occupational Disruptiveness score, although not statistically significant. Changes from baseline in MMSE scores were small, -0.85 to 1.06, and these were not statistically significantly different across treatment groups. Because patients entering the study presented with clinically significant levels of hallucinations, it could be argued that changes in anxiety were secondary to improvement in these baseline behaviors. When controlling for the improvement for hallucinations from baseline to endpoint, the improvement in anxiety in the olanzapine 5 mg/d treatment group remained statistically significant (p = 0.024).
Source of funding:	Eli Lilly

Bibliographic citation:
Olafsson K, Jørgensen S, Jensen HV, et al.: Fluvoxamine in the treatment of demented elderly patients: a double-blind, placebo-controlled study. Acta Psychiatr Scand 1992; 85: 453-456.

Study type:	Monozentrisch, randomisiert, placebo-kontrolliert, doppel-blind (Anm.: Stichprobe klein, Verblindung nicht beschrieben)
Evidence level:	2 a
Number of patients:	Placebo 24, fluvoxamine 22 (drop out 7)
Patient characteristics:	Inpatients with a DSM-III diagnosis of primary degenerative dementia or multi-infarct dementia and were aged ≥ 65 years. Exclusion criteria: patients for whom psychiatric or medical consultation (including biochemical screening) suggested a cause of dementia other than MID and SDAT; patients with a history of manic-depressive disorder (including current depressive symptoms) or alcohol abuse were also excluded.
Intervention:	Fluvoxamine 50-150 mg, placebo
Comparison:	Fluvoxamine 50-150 mg compared to placebo
Length of follow-up:	6 weeks
Outcome measures:	Neuropsychogological tests, including picture recall and recognition, trail-making and finger tapping & GBS - all tests were evaluated at baseline and after 6 weeks of treatment

▼

▣ Tab. 5.12. Evidenztabelle 8 (Fortsetzung)

Effect size:	Within treatments, there were no statistically significant changes in median scores on neuropsychological tests (picture recall and recognition, trail-making and finger-tapping) or the GBS rating scale scores (degrees of dementia) or GBS subscale scores (clincal profiles, including symptoms common in dementia, motor, emotional and intellectual functioning) (Wilcoxon-Pratt test). Between treatments, the median changes in psychometric test scores did not differ significantly (Mann-Whitney test). However, within and between treatments, there were trends favoring fluvoxamine on symptoms common in dementia (confusion, irritability, fear/panic, mood level and restlessness) (P = 0.08 and P = 0.07, respectively). There was no significant correlation between the total GBS scores at baseline and the relative changes in total GBS scores (i.e. total GBS score at baseline - total GBS score after 42 days)/ total GBS score at baseline) in the fluvoxamine group (Spearman test).
Source of funding:	Not reported

▣ Tab. 5.13. Evidenztabelle 9: Evidenzbewertung zur medikamentösen Therapie bei Apathie

Bibliographic citation:	
Herrmann N, Rothenburg LS, Black SE, et al.: Methylphenidate for the treatment of apathy in Alzheimer disease: prediction of response using dextro-amphetamine challenge. J Clin Psychopharmacol 2008; 28: 296-301.	
Study type:	Randomized, double-blind, placebo-controlled, cross-over trial (Anm.: Randomisierung nicht beschrieben, kleine Stichprobe)
Evidence level:	2 a
Number of patients:	13
Patient characteristics:	Inclusion criteria: ≥ 55 years, possible or probable AD, MMSE score ≥ 10, presence of apathy, based on NPI Apathy sub-scale score of ≥ 1, all participants were stablilized on a ChEI for at least 3 months and were not receiving any other psychotropic medications, including antidepressants or antipsychotics, at the time they participated in the study. Exclusion criteria: clinical or laboratory evidence of significant medical or neurological conditions which diminish cognitive function, a trial fibrillation or uncontrolled hypertension, evidence of a seizure disorder, presence of a premorbid or current psychiatric diagnosis, current use of any psychotropic medication other than ChEI, or any other contraindication to receiving D-amph or methylphenidate, including the presence of significant psychotic symptoms or cardiac abnormalities.
Intervention:	20 mg methylphenidate
Comparison:	Methylphenidate vs. placebo
Length of follow-up:	Two 2-week phases separated by 1 week placebo washout
Outcome measures:	Apathy evaluation scale (AES), NPI apathy, NPI total & MMSE, computerized behavioral tasks
Effect size: ▼	Treatment change scores (end of treatment - baseline) for patients during the methylphenidate and placebo treatment phases: AES total: verum -2.31(5.11), placebo 0.50 (3.87), P = 0.045. NPI apathy: verum -0.38 (4.19), placebo -1.69 (2.93), P = 0.082. NPI total: verum -1.92 (7.56), placebo -2.08 (12.24), P = 0.76. MMSE: verum -0.58 (2.53), placebo -1.08 (2.81), P = 0.75. There is modest benefit, but a significantly higher proportion of patients with adverse events.

▣ Tab. 5.13. Evidenztabelle 9 (Fortsetzung)

Bibliographic citation: **Seltzer B, Zolnouni P, Nunez M, et al.: Efficacy of donepezil in early-stage Alzheimer disease: a randomized placebo-controlled trial. Arch Neurol 2004; 61: 1852-1856 (Erratum: Arch Neurol 2005; 62: 825).**	
Source of funding:	American Health Assistance Foundation – Alzheimer's Disease Research Program, Dean‹s Fund of the University of Toronto
Study type:	Multicenter, randomisierte, placebo-kontrollierte Studie Randomisierungsvorgehen und Verblindung nicht beschrieben.
Evidence level:	1 b –
Number of patients:	Screened 309, randomized 153: donepezil 96 (dropout 27 %), placebo 57 (dropout 19 %)
Patient characteristics:	Generally healthy ambulatory patients, aged 50 to 92 years, diagnosed as having probable AD within the past 12 months were enrolled. Inclusion criteria: a modified HIS score of 4 or less; a global CDR score of 0.5 or 1; an MMSE score 21 to 26 (inclusive); and only mild impairment in activities of daily living, defined by a summed score of 2 to 4 on the 3 functional domains (home and hobbies, community affairs, and personal care) of the CDR, with no more than 1 functional domain with a score of 2 or more. Exclusion criteria: if the decline in memory was possibly attributable to a psychiatric or neurologic disorder (eg. stroke or Parkinson disease) or to cognitive deficits following head trauma. Previous treatment with cholinesterase inhibitors, whether approved or in development, was not permitted.
Intervention:	Donepezil 5-10 mg, placebo
Comparison:	Donepezil 5-10 mg compared to placebo
Length of follow-up:	24 weeks
Outcome measures:	ADAS-cog, MMSE, CDR-Sum of the Boxes, CMBT, Apathy scale
Effect size:	Improvements favored donepezil on the modified ADAS-cog 13-item score as early as week 12 ($P = .03$). The drug-placebo difference was approximately 2.3 points at week 24 ($P = .008$) and at the end point ($P = .001$). Improvement of 4 points or more was seen in 16 % of placebo-treated patients and in 37 % of donepezil-treated patients; improvement of 7 points or more was noted in 7 % of the placebo- and 10 % of the donepezil-treated patients. In addition, improvements favored donepezil in the FE population and at the end point ($P = .02$). At least 70 % of the patients with early-stage AD receiving donepezil did not experience cognitive worsening vs. 47 % of the placebo patients, during the 24 weeks of treatment. Improvements in the MMSE score favoring donepezil were observed as early as week 6 ($P = .02$) and were sustained through week 24 ($P = .03$). The drug-placebo difference at the end point was 1.8 points in favor of donepezil ($P = .002$). In the FE population, improvements favored donepezil in MMSE scores at the end point ($P = .04$). Improvements favoring donepezil were seen on CMBT tasks testing verbal and visual memory. Donepezil improved performance of the intent-to-treat population on name-face association delayed recall (mean±SD scores: donepezil group, 0.1±0.1; placebo group, −0.1±0.1; $P = .04$) and facial recognition (First Miss) (mean±SD scores: donepezil group, 0.8±0.6; placebo group, −1.6±0.8; $P = .007$). In addition, donepezil improved performance on first and last name total acquisition (mean±SD scores: donepezil group, 0.7±0.2; placebo group, 0.2±0.3; $P = .02$) and facial recognition (First Miss) (mean±SD scores: donepezil group, −0.1±0.8; placebo group, −2.3±0.9; $P = .04$) in the FE population. No significant improvements were seen on other CMBT tasks ($P \geq .07$). On the Apathy Scale, the donepezil group tended to score higher than the placebo group; however, the difference was not significant. No significant differences on CDR–Sum of the Boxes or Patient Global Assessment Scale scores were observed between treatment groups.
Source of funding:	Eisai and Pfizer

▣ Tab. 5.14. Evidenztabelle 10: Evidenzbewertung zur Therapie bei zirkadianen Rhythmus-/Schlafstörungen

Bibliographic citation: **Riemersma-van der Lek RF, Swaab DF, Twisk J, et al.: Effect of bright light and melatonin on cognitive and noncognitive function in elderly residents of group care facilities: a randomized controlled trial. JAMA 2008; 299: 2642-2555.**	
Study type:	Double-blind, randomized, placebo-controlled trial
Evidence level:	1 b +
Number of patients:	189 (melatonin: n = 46; light: n = 49; combination melatonin and light: n = 49; double placebo: n = 45)
Patient characteristics:	189 residents of homes for the elderly, mean (SD) age 85 (5.5) years; 90 % were female and 87 % had dementia Exclusion: MAO-inhibitors, nonsteroid antiinflammatory drugs, severe liver od kidney dysfunction, aphasia
Intervention:	Melatonin 2,5 mg, 1000 lux between 09 am-6 pm
Comparison:	Placebo light, inactive light with melatonin or placebo
Length of follow-up:	Mean 15 months DP/ML/PL/L + ML Rand: 45/46/49/49 Base: 40/46/47/44 6-mon: 31/39/43/37 1year: 22/27/33/27 1,5 years: 18/18/23/22 2 years: 10/9/16/13 2,5 years: 2/4/13/10 3 years: 2/2/4/4 3,5 years: 1/2/2/4
Outcome measures:	MMSE, Cornell scale for Depression in Dementia (CSDD), Philadelphia Geriatric Centre Morale Scale (PGCMS), Philadelphia Geriatric Centre Affect Rating scale (PGCARS), MOSES, NPI-Q, CMAI, NI-ADL, and adverse effects assessed every 6 month, Actigraphy
Effect size:	MMSE Overall Analysis up to 3.5-y Follow-up: Treatment Light P = .04, Melatonin P = .97, LxM P = .70; Sensitivity Analysis for up to 1.5-y Follow-up: Light P = .02, Melatonin P = .73, LxM P = .40 CSDD Overall Analysis up to 3.5-y Follow-up: Treatment Light P = .02, Melatonin P = .12, LxM P = .24; Sensitivity Analysis for Up to 1.5-y Follow-up: Light P = .01, Melatonin P = .18, LxM P = .20. Philadelphia Geriatric Center Affect Rating Scale positive Overall Analysis up to 3.5-y Follow-up: Treatment Light P = .61, Melatonin P = .02, LxM P = .18; Sensitivity Analysis for up to 1.5-y Follow-up: Light P = .54, Melatonin P = .04, LxM P = .23. Philadelphia Geriatric Center Affect Rating Scale negative Overall Analysis up to 3.5-y Follow-up: Treatment Light P = .08, Melatonin P = .01, LxM P = .02; Sensitivity Analysis for up to 1.5-y Follow-up: Light P = .19, Melatonin P = .01, LxM P = .03. Philadelphia Geriatric Center Morale Scale Overall Analysis up to 3.5-y Follow-up: Treatment Light P = .18, Melatonin P = .36, LxM = .28; Sensitivity Analysis for Up to 1.5-y Follow-up: Light P = .18, Melatonin P = .36, LxM P = .28. Multi Observation Scale for elderly subjects Overall Analysis up to 3.5-y Follow-up: Treatment Light P = .34, Melatonin P = .02, LxM P = .37: Sensitivity Analysis for up to 1.5-y Follow-up: Light P = .22, Melatonin P = .07, LxM P = .32. NPI questionnaire format on severity Overall Analysis up to 3.5-y Follow-up: Treatment Light P = .41, Melatonin P = .52, LxM P = .77; Sensitivity Analysis for Up to 1.5-y Follow-up: Light P = .90, Melatonin P = .20, LxM P = .45. NPI questionnaire format on distress up to 3.5-y Follow-up: Treatment Light P = .18, Melatonin P = .32, LxM = .80; Sensitivity Analysis for Up to 1.5-y Follow-up: Light P = .85, Melatonin P = .15, LxM P = .41.

◻ **Tab. 5.14.** Evidenztabelle 10 (Fortsetzung)

Effect size:	Cohen-Mansfield Agitation Index Overall Analysis up to 3.5-y Follow-up: Treatment light P = .33, Melatonin P = .44, LxM P = .01. Sensitivity Analysis for up to 1.5-y Follow-up: Light P = .26, Melatonin P = .41, LxM P = .01
Source of funding:	Netherlands Organization for Helath Research

Bibliographic citation:
Dowling GA, Burr RL, Van Someren EJ, et al.: Melatonin and bright-light treatment for rest-activity disruption in institutionalized patients with Alzheimer's disease. J Am Geriatr Soc 2008; 56: 239-246.

Study type:	Two-center, randomisierte, kontrollierte Studie (Anm.: Abbruchrate und Randomisierung wurden nicht beschrieben)
Evidence level:	1 b –
Number of patients:	Control = 17, light and placebo = 18, light and melatonin = 15
Patient characteristics:	50 subjects (mean age 86) with a diagnosis of probable AD according to the National Institute of Neurological and Communication Disorders and Stroke/Alzheimer's Disease and Related Disorders Association criteria, the ability to perceive light, and a stable medication regimen. Potential subjects were excluded if they had other neurological diagnoses (e.g., Parkinson's disease) or were regularly taking valerian, melatonin, or sleeping pills. Rest-activity rhythm disruptions included insomnia, frequent nighttime awakenings, wandering at night, unusually early morning awakenings, sundowning, and excessive daytime sleepiness.
Intervention:	Morning bright-light, melatonin 5 mg (LM).
Comparison:	Morning bright-light exposure plus evening melatonin 5 mg (LM). Morning bright-light exposure plus evening placebo (LP). Control group received usual indoor light only.
Length of follow-up:	10 weeks
Outcome measures:	Nighttime sleep variables, day sleep time, day activity, day-night sleep ratio, and rest-activity parameters were determined using actigraphy
Effect size:	Exposure to light treatment vs.control: no significant difference. Light and melatonin vs. light and placebo and vs. control group: daytime sleep time decreased significantly (66 minutes) in the LM group, whereas it increased 25 minutes in the LP group (t = 3.744, P < .001) and 50 minutes in the control group (t = 4.802, P < .001). Post hoc analyses of simple slopes were conducted separately for each group following procedures described previously. (That is, change from baseline to end of intervention was tested within each group individually, when the pairwise group-by-time interaction for that group was significant.) Results revealed a significant decrease for daytime sleep time (t = 3.779, P < .001) in the LM group and a significant increase for the control group (t = 3.002, P = .004). There was a significant increase (t = 2.074, P = .04) in the daytime total activity score in the LM group and a significant reduction for the control (t = 2.558, P = .01) and LP (t = 2.790 P = .007) groups. Day-night sleep ratio in the LM group improved significantly (t = 3.871, P < .001). Parametric amplitude was significantly better in the LM group than in the LP (t = 3.23, P = .002) and control (t = 3.33, P = .002) groups. Cosinor model goodness of fit [coefficient of determinationm (R2)] was significantly better in the LM group than in the control group (t = 2.773, P = .008). Nonparametric measure of amplitude also significantly improved for the LM group compared to the LP group (t = 3.19, P = .002). The M10 significantly increased in the LM group compared with the LP (t = 3.099, P = .003) and control (t = 2.822, P = .007) groups. On average, subjects in the LP and LM groups phase advanced (LP 34 minutes, LM 63 minutes), whereas subjects in the control group phase delayed (21 minutes), although these differences were not statistically significant. Post hoc analyses of simple slopes were conducted as described above. Parametric

▼

◘ Tab. 5.14. Evidenztabelle 10 (Fortsetzung)

Effect size:	amplitude (t = 3.976, P < .001) and R2 (t = 3.309, P = .002) increased significantly in the LM group. Nonparametric amplitude increased significantly for the LMg roup (t = 2.120, P = .04) and decreased for the LP group (t = 2.394 P = .02). M10 decreased significantly in the LP (t = 2.875, P = .006) and control (t = 2.477, P = .02) groups.
Source of funding:	National Institutes of Health, National Institute of Nursing Research, Netherlands Organization of Scientific Research

Bibliographic citation:
Scherder E, Knol D, van Tol MJ, et al.: Effects of high-frequency cranial electrostimulation on the rest-activity rhythm and salivary cortisol in Alzheimer's disease: a pilot study. Dement Geriatr Cogn Disord 2006; 22: 267-272.

Study type:	Double-blind, randomized, placebo-controlled trial (Anm.: Abbruchrate wurde nicht beschrieben, kleine Stichprobe, Randomisierung und Verblindung wurden nicht beschrieben)
Evidence level:	2 a +
Number of patients:	10 patients CES applied by the AlphaStim 100 with 100 Hz vs.10 patients sham stimulation
Patient characteristics:	20 patients, all met the NINCDS-ADRDA criteria for the clinical diagnosis of probable AD, stage 5 of the Global Deterioration Scale. Exclusion criteria were a history of psychiatric disorder, alcoholism, cerebral trauma, cerebrovascular disease, hydrocephalus, neoplasm, epilepsy, disturbances of consciousness, focal brain disorders, and a pacemaker.
Intervention:	CES applied by the AlphaStim 100 with 100Hz vs. sham stimulation
Comparison:	10 patients CES applied by the AlphaStim 100 with 100Hz vs.10 patients sham stimulation, 6 weeks, 5 days a week for 30 min each day
Length of follow-up:	6 weeks, 5 days a week for 30 min each day
Outcome measures:	Rest-activity rhythm assessed by actigraph, salivary cortisol
Effect size:	Effects of CES on the rest-activity rhythm - no siginificant differences. Effects of CES on salivary cortisol- no significant interaction effect.
Source of funding:	Fontis Amsterdam

Bibliographic citation:
Dowling GA, Hubbard EM, Mastick J, et al.: Effect of morning bright light treatment for rest-activity disruption in institutionalized patients with severe Alzheimer's disease. Int Psychogeriatr 2005; 17: 221-236.

Study type:	Comparison study
Evidence level:	3
Number of patients:	17 control, 29 experimental
Patient characteristics:	46 patients with rest-activity disruption. Met the NINCDS-ADRDA AD diagnostic criteria, ability to perceive light, stable medication regime. Exclusion: other neurological disorders, taking regulary valerian, melatonin or sleeping pills. Mean age 84 (SD 10), MMSE mean 6.7 (SD 6.8)
Intervention:	Morning bright light vs. usual room light exposure.
Comparison:	One hour > 2500 lux between 09:30-10:30, 5 days a week for 10 weeks
Length of follow-up:	10 weeks
Outcome measures:	Measured by actigraphy: nighttime sleep efficiency, sleep time, wake time and number of awakenings and daytime wake time Cosinor model. Nonparametric techniques: interdaily stability (IS), intradaily vaiability (IV), L5 (sequence of the five least active hours in the 24-hour average activity profile)

▼

◼ **Tab. 5.14.** Evidenztabelle 10 (Fortsetzung)

Effect size:	No significant results for the nighttime sleep vaiables. No significant differences for the daytime wake time. No significant differences for the parametric and nonparametric results concerning the circadian rhythm. Subanalysis of groups with the results indicate that only subjects with the most impaired rest-activity respond significantly and positively to a brief light intervention
Source of funding:	National Institutes of Health, National Institute of Nursing Research

Bibliographic citation:
Dowling GA, Mastick J, Hubbard EM, et al.: Effect of timed bright light treatment for rest-activity disruption institutionalized patients with Alzheimer's disease. Int J Geriatr Psychiatry 2005; 20: 738-743.

Study type:	Comparison study
Evidence level:	3
Number of patients:	70 (17 controls, 29 am light, 24 pm light)
Patient characteristics:	70 patients with rest-activity disruption. Met the NINCDS-ADRDA AD diagnostic criteria, ability to perceive light, stable medication regime. Exclusion: other neurological disorders, taking regulary valerian, melatonin or sleeping pills. Mean age 84 (SD 10), MMSE mean 7 (SD 7)
Intervention:	Morning bright light or afternoon bright light vs. usual room light exposure
Comparison:	One hour > 2500 lux between 09:30-10:30 or 03:30-04:30, 5 days a week for 10 weeks
Length of follow-up:	10 weeks
Outcome measures:	Measured by actigraphy: nighttime sleep efficiency, sleep time, wake time and number of awakenings and daytime wake time. Cosinor model
Effect size:	No significant differences in actigraphy-based measures of nighttime sleep or daytime wake were found between groups. Subjects in either experimental light condition reavealed a significantly ($p < 0.01$) more stable rest-activity rhythm acrophase over the 10-week treatment period compared to the control subjects whose rhythm phase delayed by over two hours.
Source of funding:	National Institutes of Health, National Institute of Nursing Research

Bibliographic citation:
Meguro K, Meguro M, Tanaka Y, et al.: Risperidone is effective for wandering and disturbed sleep/wake patterns in Alzheimer's disease. J Geriatr Psychiatry Neurol 2004; 17: 61-67.

Study type:	Monozentrisch, randomisiert, Vergleichsstudie (Anm.: Randomisierung wurde nicht beschrieben)
Evidence level:	3
Number of patients:	34 patients (7 men, 27 women)
Patient characteristics:	Participants met the criteria for probable AD as per the NINCDS-ADRDA. They received brain CT: no patient had large infarctions or strategic infarctions, even small, in the areas such as the thalamus. Only small lacunar infarctions in the basal ganglia regions or deep white matter were noted. Patients manifested wandering behavior or aggressiveness for more than 4 days in the first assessment period (7 consecutive days). Patients were excluded from the study if they had had a stroke episode or exhibited neurological signs or symptoms indicative of cerebrovascular diseases, they showed signs of Parkinson's disease, or their physical symptoms had not been stable during the preceding month.
Intervention:	1 mg risperidone vs. no treatment
Comparison:	Sleep/wake patterns
Length of follow-up:	1 month
Outcome measures: ▼	Daytime sleep, nighttime sleep and hours of wandering

◘ Tab. 5.14. Evidenztabelle 10 (Fortsetzung)

Effect size:	Sleeping hours: there was a significant effect for the risperidone treatment (df = 4, F = 12.583, P = .001) with a significant time effect (df = 4, F = 2489.213, P = .000) and daytime/nighttime effect (df = 4, F = 2545.469, P = .000). The interaction between group and time was significant (df = 4, F = 129.765, P = .000) as was the interaction between group and daytime/nighttime effect (df = 4, F = 15.744, P = .000). While the treatment of risperidone, aggressiveness and wandering were reduced and the nighttime sleeping hours were increased compared to the control subjects whose rhythm phase delayed by over two hours.
Source of funding:	Silver Rehabilitation Foundation

Bibliographic citation:
Forbes D, Morgan DG, Bangma J, et al.: Light therapy for managing sleep, behaviour, and mood disturbances in dementia Cochrane Database Syst Rev 2004 (2): CD003946 (Review).

Study type:	Meta-analysis
Evidence level:	1 a + +
Patient characteristics:	Diagnosis of dementia according to accept criteria such as those of the DSM-III-R & DSM-IV level of severity of dementia; age and sex were not inclusion criteria.
Outcome measures:	Changes in the incidence or frequency of sleep-wake disturbances, changes in the incidence, severity or frequency of behavioral disturbances, changes in mood, changes in cognition, changes in rate of institutionalization, impact in cost of care.
Results:	Sleep: no significant differences were found after three weeks of treatment and after three weeks of follow-up. Agitation: there were no significant differences from baseline to end of treatment. Cognition: because the interventions were so different in terms of illumination intensity, the results could not be combined. Depression: no significant differences were found.
Source of funding:	Not reported

Bibliographic citation:
Singer C, Tractenberg RE, Kaye J, et al.: A multicenter, placebo-controlled trial of melatonin for sleep disturbance in Alzheimer's disease. Sleep 2003; 26: 893-901.

Study type:	Multicenter, placebo-controlled, double-blind study (Anm.: Randomisierung und Verblindung wurden nicht beschrieben)
Evidence level:	1 b –
Number of patients:	157 patients (56,1 % women): placebo: 52; melatonin 2.5 SR: 54; melatonin 10 mg: 51
Patient characteristics:	157 subjects, mean age 77.4 (8.9) with an NINCDS-ADRDA diagnosis of probable AD, a nighttime sleep disturbance, a family caregiver or guardian able to give informed consent. There is no generally accepted quantitative definition of sleep disturbance or insomnia in the AD population, although one has recently been proposed by a group of AD sleep investigators. For this study sleep disturbance was defined as averaging less than 7 hours of total time immobile (ie, 0 activity counts) between 8:00 PM and 8:00 AM during the screening period of at least 1week plus 2 or more episodes per week of nighttime behaviors as reported by the caregiver on the SDI.
Intervention:	Placebo, melatonin 2.5 SR, melatonin 10 mg
Comparison:	Placebo vs. melatonin 2.5 SR vs. melatonin 10 mg
Length of follow-up:	2 months
Outcome measures:	Nocturnal total sleep time, sleep efficiency, wake time after sleep onset, and day-night sleep ratio during 2- to 3-week baseline and 2 month treatment periods. Sleep was defined by an automated algorithmic analysis of wrist actigraph data.
Effect size:	No statistically significant differences in objective sleep measures were seen between baseline and treatment periods for any of the groups.
Source of funding:	Grant AG 10483 from the NIA

☐ **Tab. 5.14.** Evidenztabelle 10 (Fortsetzung)

Bibliographic citation:
Asayama K, Yamadera H, Ito T, et al.: Double blind study of melatonin effects on the sleep-wake rhythm, cognitive and non-cognitive functions in Alzheimer type dementia. J Nippon Med Sch 2003; 70: 334-341.

Study type:	Monocenter, placebo-controlled, double-blind study (Anm.: Randomisierung und Verblindung wurden nicht beschrieben, kleine Studien-population).
Evidence level:	2 b –
Number of patients:	20 (9 placebo, 11 melatonin)
Patient characteristics:	20 patients, mean age 79.2 (6.4), patients were diagnosed as Alzheimer type dementia and had no physical diseases and had no disorders cause sleep disorders besides ATD
Intervention:	Placebo, melatonin 3 mg
Comparison:	Placebo vs. melatonin 3 mg
Length of follow-up:	4 weeks
Outcome measures:	Effect of melatonin on the sleep-wake rhythm and on cognitive and non-cognitive functions. Actigraphy, CDR, MMSE, ADAS
Effect size:	Significant differences ($p = 0.017$) of sleep time change ratio between both groups in the night by unpaired t-test; there was a significant difference ($p = 0.014$) of activity counts in the night by unpaired t-test; no significant difference ($p = 0.262$) of sleep time between both groups by unpaired t-test; no statistical significant difference ($p = 0.486$) of activitiy counts in the day by unpaired t-test; no statistical significant difference in change of MMSE between the PLA group and the MLT group by Mann Whitney´s U-test ($P = 0.210$); statistical significant differences in change of ADAS cognition scores between the PLA group and the MLT group by Mann Whitney´s U-Test ($P = 0.017$); statistical significant difference in ADAS non-cognition between the PLA group and MLT group by Mann Whitney´s U-Test ($P = 0.002$).
Source of funding:	Not reported

Bibliographic citation:
Scherder EJ, Van Someren EJ, Swaab DF: Transcutaneous electrical nerve stimulation (TENS) improves the rest-activity rhythm in midstage Alzheimer's disease. Behav Brain Res 1999; 101: 105-107.

Study type:	Monocenter, placebo controlled, double blind study (Anm.: Randomisierung und Verblindung wurden nicht beschrieben, kleine Studien-population)
Evidence level:	2 b –
Number of patients:	15 (8 experimental, 7 controls)
Patient characteristics:	17 patients, mean age 81.7 who met the NINCDS–ADRDA criteria for probable AD, and the stage 6 criteria of the Global Deterioration Scale were treated with TENS or placebo.
Intervention:	5 days a week TENS during a 6-week-period, 7 sham stimulation
Comparison:	5 days a week TENS during a 6-week-period vs. sham stimulation
Length of follow-up:	6 weeks
Outcome measures:	Rest–activity rhythm using actigraphy
Effect size:	In the experimental group the stability (IS) directly following TENS treatment (mean S.D.) (0.7 ± 0.12) was significantly ($P = 0.004$) increased over pooled baseline. The fragmentation (IV) directly following TENS treatment (0.76 ± 0.30) was nonsignificantly lower than the pooled baseline level (0.84 ± 0.22). The relative amplitude (RA) directly following TENS treatment (0.748 ± 90.11) showed a trend ($P = 0.08$) for being increased in comparison to the pooled baseline level (0.678 ± 90.13). In the control group no significant changes were observed (all P values >0.30).
Source of funding:	Not reported

□ Tab. 5.15. Evidenztabelle 11: Evidenzbewertung zur Liquordiagnostik

Bibliographic citation: **Mitchell AJ: CSF phosphorylated tau in the diagnosis and prognosis of mild cognitive impairment and Alzheimer's disease: a meta-analysis of 51 studies. J Neurol Neurosurg Psychiatry 2009; 80: 966-975.**	
Study type:	Meta-analysis
Evidence level:	1 a + +
Patient characteristics:	A meta-analysis was performed of 19 robust studies that compared AD with healthy individuals (n = 2300), 18 that compared AD with non-AD dementias (n = 1892), eight that compared MCI with healthy subjects (n = 447) and six in those with MCI who did and did not progress to dementia (n = 388).
Intervention:	CSF phosphorylated tau in the diagnosis and prognosis of mild cognitive impairment and Alzheimer's disease.
Results:	On the basis of levels of p-tau in CSF, AD could be discriminated from those without cognitive impairment with a sensitivity (Se) of 77.6 %, a specificity (Sp) of 87.9 %, a positive predictive value (PPV) of 90.3 % and a negative predictive value (NPV) of 73.0 %. The clinical utility of the test was rated as »good«. CSF levels of p-tau separated AD from other dementias with a Se of 71.6 % and a Sp of 77.8 %, but here the clinical utility was satisfactory to poor. Regarding MCI, p-tau contributed to the separation of MCI from healthy individuals with a Se of 79.6 % and a Sp of 83.9 % (PPV 85.9 %, NPV 76.9 %). Here the clinical utility was rated as »satisfactory«. P-tau was modestly successful in predicting progression to dementia in MCI (Se 81.1 %, Sp 65.3 %, PPV 63.0 %, NPV 83.0 %), showing higher predictive value for absence of progression rather than conversion to AD.
Source of funding:	Not reported
Bibliographic citation: **Engelborghs S, De Vreese K, Van de Casteele T, et al.: Diagnostic performance of a CSF-biomarker panel in autopsy-confirmed dementia. Neurobiol Aging 2008; 29: 1143-1159.**	
Study type:	Autopys confirmed diagnosis compared to diagnostic accuracy of a combination of β-amyloid peptide (A β 1–42), total tau-protein (T-tau) and tau phosphorylated at threonine 181 (P-tau181P)
Evidence level:	1 b
Number of patients:	100 autopsy-confirmed dementia and 100 control subjects
Comparison:	Autopsy-confirmed dementia vs. controls
Results:	Using all biomarkers, dementia could be discriminated from controls [sensitivity (S) = 86 %, specificity (Sp) = 89 %]. T-tau and Aβ 1-42 optimally discriminated Alzheimer's disease (AD) from other dementias (NONAD) and controls (S = 90 %, Sp = 89 %). AD was optimally discriminated from NONAD using P-tau181P and A β 1–42 (S = 80 %, Sp = 93 %).
Source of funding:	Special Research Fund of the University of Antwerp, the Institute Born-Bunge, the central Biobank facility of the Institute Born-Bunge—University of Antwerp, the agreement between the Institute Born-Bunge and the University of Antwerp, International Alzheimer Research Foundation (Stichting voor Alzheimer Onderzoek), Medical Research Foundation Antwerp, Neurosearch Antwerp, the Thomas Riellaerts Research Fund, the Research Foundation-Flanders (FWO–F; grant no G.0127.07) and the Institute for Promotion of Innovation through Science and Technology in Flanders (IWT-Vlaanderen).

▼

◘ **Tab. 5.15.** Evidenztabelle 11 (Fortsetzung)

Bibliographic citation:
Engelborghs S, De Vreese K, Van de Casteele T, et al.: Diagnostic performance of a CSF-biomarker panel in autopsy-confirmed dementia. Neurobiol Aging 2008; 29: 1143-1159.

Study type:	Narratives Review
Evidence level:	2
Results:	A combination of Abeta42 and t-tau in CSF can discriminate between patients with stable MCI and patients with progressive MCI into AD or other types of dementia with a sufficient sensitivity and specificity. Regression analyses demonstrated that pathological CSF (with decreased Abeta42 and increased tau levels) is a very strong predictor for the progression of MCI into AD. Furthermore, CSF measurements of p-tau and Abeta42 can assist in diagnosing vascular dementia or frontotemporal dementia in the differential diagnosis of AD indicated by a reasonable sensitivity and specificity. Whether tau in combination with Abeta42 or in combination with the Abeta37/Abeta42 or Abeta38/Abeta42 ratio aids in the discrimination between AD and Lewy Body dementia remains to be elucidated.
Source of funding:	Not reported

Bibliographic citation:
Andreasen N, Blennow K.: CSF biomarkers for mild cognitive impairment and early Alzheimer's disease. Clin Neurol Neurosurg 2005; 107: 165-173.

Study type:	Narratives Review
Evidence level:	2
Results:	Three cerebrospinal fluid biomarkers (the 42 amino acid form of β-amyloid (Aβ), total tau, and phospho tau) have been evaluated in numerous scientific papers. These CSF markers have high sensitivity to differentiate early and incipient AD from normal aging, depression, alcohol dementia and Parkinson's disease, but lower specificity against other dementias, such as frontotemporal and Lewy body dementia.
Source of funding:	Not reported

Bibliographic citation:
Sunderland T, Linker G, Mirza N, et al.: Decreased beta-amyloid1-42 and increased tau levels in cerebrospinal fluid of patients with Alzheimer disease. JAMA 2003; 289: 2094-2103.

Study type:	Meta-analysis and cross-sectional study of the comparison of baseline CSF β-amyloid1-42 and tau levels in AD patients and controls.
Evidence level:	1b
Number of patients:	3133 AD patients and 1481 controls (meta-analysis). 131 with AD and 72 controls (cross-sectional study)
Results:	Levels of CSF β-amyloid1-42 were significantly lower in the AD patients vs. controls (mean [SD], 183 [121] pg/mL vs 491 [245] pg/mL; $P < .001$). Levels of CSF tau were significantly higher in AD patients (mean [SD], 587 [365] pg/mL vs 244 [156] pg/mL; $P < .001$). The cut-points of 444 pg/mL for CSF β-amyloid1-42 and 195 pg/mL for CSF tau gave a sensitivity and specificity of 92 % and 89 %, respectively, to distinguish AD patients from controls, which is comparable with rates with clinical diagnosis. Meta-analyses of studies comparing CSF β-amyloid and tau levels in AD participants and controls confirmed an overall difference between levels in these 2 groups.
Source of funding:	National Institute of Mental Health Intramural Funding (Project ZO1 MH00330-14). All clinical evaluations, collections of samples, data analyses, and interpretation of the data were performed at the NIMH. The cerebrospinal fluid assays were performed by Dr Friedman and Ms Kimmel as scientific collaborators at Pfizer Central Research. There was no commercial support for this project.

◘ **Tab. 5.16.** Evidenztabelle 12: Evidenzbewertung zu nichtmedikamentösen Therapien

Bibliographic citation:
Ayalon L, Gum AM, Feliciano L, Areán PA: Effectiveness of nonpharmacological interventions for the management of neuropsychiatric symptoms in patients with dementia: a systematic review. Arch Intern Med 2006; 166: 2182-2188.

Study type:	Systematisches Review
Evidence level:	1 b
Results:	Three randomized controlled trials (RCTs) and 6 single-case designs (SCDs; N of 1 trial) met inclusion criteria. Under unmet needs interventions, 1 SCD found a moderate reduction in problem behaviors. Under behavioral interventions, based on observational data, all 4 SCDs reported a relative reduction of 50 % to 100 % in neuropsychiatric symptoms. Under caregiving interventions, there were 3 RCTs. At the 6-month follow-up, 1 RCT found a reduction in 4 neuropsychiatric symptom subscales: ideation disturbance score (0.3 vs 0.5; range, 0-8; P = .005); irritability score (18.8 vs 23.0; range, 8-38; P = .008); verbal agitation, as measured by mean frequency of 20-minute outbursts (0.5 vs 0.8; P = .005); and physical aggression score (11.4 vs 12.9; range, 6-42; P < .001). Another RCT found a significant improvement in frequency (2.3 vs 3.1; range, 0-4; P < .001) and severity (2.2 vs 2.8; range, 0-4; P < .001) of target behaviors associated with the intervention arm. The third RCT found no effect. Under bright light therapy, 1 SCD found short-term improvements on the Agitated Behavior Rating Scale (9.7 vs 19.9; P < .001).
Source of funding:	Not reported

Bibliographic citation:
Ballard CG, O‹Brien JT, Reichelt K, Perry EK: Aroma therapy as a safe and effective treatment for the management of agitation in severe dementia: the results of a double-blind, placebo-controlled trial with Melissa. J Clin Psychiatry 2002; 63: 553-558.

Study type:	Randomisiert, placebo-kontrolliert, doppelblind, monozentrisch
Evidence level:	1 b +
Number of patients:	36 active treatment, 36 placebo
Patient characteristics:	72 participants with clinically significant agitation from 8 National Health Service nursing homes caring for people with severe dementia. Inclusion criteria: clinically significant agitation and severe dementia (CDR stage 3). There were no exclusion criteria.
Intervention:	Melissa essential oil, topical lotion 20 mg/day
Comparison:	Melissa essential oil, topical lotion 20 mg/day vs. placebo
Length of follow-up:	4 weeks
Outcome measures:	Primary: CMAI Secondary: CMAI subscores, NPI irritability and aberrant motor behavior. Others: Barthel Scale, physical examination, DCM; the assessments were repeated at weekly intervals for 4 weeks
Effect size:	The participants receiveing the active treatment (CMAI score at baseline, 68.8 (15.3); at endpoint, 45.2 (10.4); Wilcoxon test Z = 5.0, p < .0001) and those receiving the placebo (CMAI score at baseline, 60.6 (16.6); at endpoint, 53.3 (17.6); Wilcoxon test Z = 2.7, p = .005) experienced significant improvements on the CMAI, with a 35 % reduction in the active treatment group and an 11 % reduction in the placebo group. When the differences between the active and placebo treatment over the 4 weeks of the trial were compared, total CMAI score improved to a significantly greater extent with active treatment than with placebo: Impact of treatment on agitation and quality of life indices:

▼

◻ **Tab. 5.16.** Evidenztabelle 12 (Fortsetzung)	
Effect size:	CMAI total score, Z = 4.1 p < .0001; CMAI physical aggression, Z = 2.5, p = .01; CMAI physical nonaggression, Z = 4.2, p < .0001; CMAI verbal aggresion, Z = 0.4 p = .71; CMAI verbal nonaggression, Z = 3.5 p = .001; NPI Irritability score Z = 4.1 p < .0001; NPI Aberrant motor behavior score, Z = 4.1 p < .0001; NPI % of time spent socially withdrawn Z = 2.6 p = .005; NPI % of time engaged in constructive activities, Z = 3.5, p = .001.
Source of funding:	Not reported

Bibliographic citation:
Bates J, Boote J, Beverly C: Psychosocial interventions for people with a milder dementing illness: A systematic review. J Adv Nurs 2004; 45: 644-658.

Study type:	Systematisches Review
Evidence level:	2 b
Results:	Four studies met the final inclusion criteria for the review, and covered three psychosocial interventions: reality orientation, procedural memory stimulation and counselling. No evidence was found for the effectiveness of counselling and procedural memory stimulation on the outcome measures used. However, some evidence was found that reality orientation is effective in improving cognitive ability, with a demonstrable long-term gain using follow-up data. The review provides some evidence for the use of reality orientation for people in the milder stages of dementia. However, due to the small sample sizes in all the included studies, more research is needed into the effectiveness of psychosocial interventions for this client group.
Source of funding:	Research Grant from the Sheffield Health and Social Research Consortium

Bibliographic citation:
Brodaty H, Green A, Koschera A: Meta-analysis of psychosocial interventions for caregivers of people with dementia. J Am Geriatr Soc 2003; 51: 657-664.

Study type:	Meta-Analyse
Evidence level:	2 b
Effect size:	30 studies with 34 caregiver intervention studies with psychosocial interventions. Significant benefits in caregiver psychological distress (random effect size = 0.31; 95 %CI = 0.13-0.50), caregiver knowledge (random effect size = 0.51; 95 %CI = 0.05-0.98), any main caregiver outcome measure (random effect size = 0.32; 95 %CI = 0.15-0.48), patient mood (random effect size = 0.68; 95 %CI = 0.30-1.06), but not caregiver burden (random effect size = 0.09; 95 %CI = 0.09-0.26). Some caregiver interventions can reduce caregivers psychological morbidity and help people with dementia stay at home longer. Programs that involve the patients and their families and are more intensive and modified to the caregivers needs may be more successful.
Source of funding:	Not reported

Bibliographic citation:
Chang BL: Cognitive-behavioral intervention for homebound caregivers of persons with dementia. Nurs Res. 1999; 48: 173-182.

Study type:	Placebo-controlled study
Evidence level:	2 b –
Number of patients:	87 recruited, 65 completed
Patient characteristics:	Female caregivers of persons with dementia with 3 or 4 on tasks of dressing and eating of the Zarit‹s memory/behavioral scale and a Mini-Mental State Examination (MMSE) score of less than 21.

▼

◼ Tab. 5.16. Evidenztabelle 12 (Fortsetzung)

Intervention:	Cognitive-behavioral intervention
Comparison:	Cognitive-behavioral intervention were compared to attention-only placebo telephone calls
Length of follow-up:	4, 8 and 12 weeks
Outcome measures:	Caregiver measure: 48-item Moos coping scale, caregiver appraisal tool, brief symptom inventory (BSI) Persons with dementia measure: MMSE, Memory and Behavior Checklist Part A, Functional Rating Scale for the Symptoms of Dementia
Effect size:	There were no significant differences in caregiver burden between groups either in patterns over time or in general overall measures. Both groups showed a decrease in caregiver satisfaction over time, but there were no differences between groups. The subscores for anxiety were numerically lower in the C-B group than in the A-O group; however, this difference did not reach significance. There was a group-by-time interaction in depression, with the C-B group showing no increase and the A-O group showing a significant increase.
Source of funding:	Not reported

Bibliographic citation:
Chung JC, Lai CK, Chung PM, French HP: Snoezelen for dementia. Cochrane Database Syst Rev 2002 (4): CD003152.

Study type:	Systematisches Review
Evidence level:	2 b
Results:	Snoezelen (or multi-sensory stimulation) has become a commonly used intervention to manage maladaptive behaviours and to promote positive mood of older people with dementia. Originally, two randomised clinical trials were available for this review. Some short-term benefits were documented in promoting adaptive behaviours in people with dementia during and immediately after their participation in the sessions. In this update, two new trials were included and revealed two different forms of applying snoezelen to dementia care. One is a session-based snoezelen programme while the other is a 24-hour integrated snoezelen care programme. Both trials did not show any significant effects on behaviour, interaction, and mood of people with dementia.
Source of funding:	Not reported

Bibliographic citation:
Clare L, Woods RT, Moniz Cook ED, et al.: Cognitive rehabilitation and cognitive training for early-stage Alzheimer's disease and vascular dementia. Cochrane Database Syst Rev 2003 (4): CD00326.

Study type:	Systematisches Review
Evidence level:	2 b
Included studies:	Nine RCTs reporting cognitive training interventions were included in the review. No RCTs of cognitive rehabilitation were identified. Statistical analyses were conducted to provide an indication of intervention effect sizes. Overall estimates of the treatment effect were calculated using a fixed-effects model, with a test for heterogeneity using a standard chi-square statistic. The diversity of outcome measures used in the studies constrained the possibilities for meta-analysis, but 8 of the 9 studies contributed at least one measure.
Results:	No evidence for the efficacy of cognitive training, and insufficient evidence to evaluate individualised cognitive rehabilitation, in improving cognitive functioning for people with mild to moderate Alzheimer's disease or vascular dementia.

▼

◻ **Tab. 5.16.** Evidenztabelle 12 (Fortsetzung)

Results:	Cognitive training and cognitive rehabilitation are methods that aim to help people with early-stage dementia make the most of their memory and cognitive functioning despite the difficulties they are experiencing. Cognitive training involves guided practice on a set of tasks that reflect particular cognitive functions, such as memory, attention, or problem-solving, which can be done in a variety of settings and formats. Cognitive rehabilitation involves identifying and addressing individual needs and goals, which may require strategies for taking in new information or methods of compensating such as using memory aids.
Source of funding:	Not reported

Bibliographic citation:
Dunne TE, Neargarder SA, Cipolloni PB, Cronin-Golomb A: Visual contrast enhances food and liquid intake in advanced Alzheimer's disease. Clin Nutr 2004; 23: 533-538.

Study type:	Quasi-experimental
Evidence level:	3
Number of patients:	9 patients with severe dementia
Patient characteristics:	The average score of the MMSE was 2.9
Intervention:	White tableware was used for the baseline and post-intervention conditions, and high-contrast red tableware for the intervention condition. In a follow-up study 1 year later, other contrast conditions were examined (high-contrast blue, low-contrast red and low-contrast blue).
Length of follow-up:	Data were collected for 30 days (10 days per condition) for two meals per day.
Outcome measures:	Independent variables were meal type (lunch and supper) and condition (baseline, intervention, and postintervention). Dependent variables were amount of food (grams) and liquid (ounces).
Effect size:	Mean percent increase was 25 % for food and 84 % for liquid for the high-contrast intervention (red) vs. baseline (white) condition, with 8 of 9 participants exhibiting increased intake. In the follow-up study, the high-contrast intervention (blue) resulted in significant increases in food and liquid intake; the low-contrast red and low-contrast blue interventions were ineffectual.
Source of funding:	National Institute on Aging, Grant T32AG00220 to the Boston University Gerontology Center (TED) and Grant AG13846 to the Boston University Alzheimer's Disease Center

Bibliographic citation:
Eggermont LHP, Scherder EJA: Physical activity and behaviour in dementia. A review of the literature and implications for psychosocial intervention in primary care. Dementia 2006; 5: 411-428.

Study type:	Systematisches Review
Evidence level:	2 b
Included studies:	Physical activity can have a positive impact on cognition and well-being in older people. This article reviews and evaluates the effects of planned physical activity programmes on mood, sleep and functional ability in people with dementia. A total of 27 studies between 1974 and 2005 were found. Of these, four included participants living at home, two involved participants who were living either at home or in care homes and 21 included participants living solely in care homes. Since psychosocial intervention can reduce family caregiver burden, the break down of home-care and associated rates of institutionalization, the indirect effects of these physical activity programmes on the family caregiver are also explored.

▼

5

◨ Tab. 5.16. Evidenztabelle 12 (Fortsetzung)

Results:	The studies reviewed suggest that: — exercise programmes should include a walking activity and take at least 30 minutes in order to benefit mood; — exercise should be offered frequently during the week, irrespective of duration, to achieve a positive impact on sleep; — care home residents need a long-term exercise programme with extensive sessions if a positive impact on their ADL, is to be achieved.
Source of funding:	Not reported

Bibliographic citation:
Forbes D, Forbes S, Morgan DG, et al.: Physical activity programs for persons with dementia. Cochrane Database Syst Rev 2008 (3): CD006489.

Study type:	Systematisches Review
Evidence level:	2 b
Included studies:	Four trials met the inclusion criteria. However, only two trials were included in the analyses because the required data from the other two trials were not made available. Only one meta-analysis was conducted.
Results:	There is insufficient evidence to determine the effectiveness of physical activity programs in managing or improving cognition, function, behaviour, depression, and mortality in people with dementia Few trials examined these important outcomes. In addition, family caregiver outcomes and use of health care services were not reported in any of the included studies. There is some evidence that physical activity delays the onset of dementia in healthy older adults and slows down cognitive decline to prevent the onset of cognitive disability. Studies using animal models suggest that physical activity has the potential to attenuate the pathophysiology of dementia. Four trials met the inclusion criteria. However, only two trials were included in the analyses because the required data from the other two trials were not made available. Further well-designed research is required.
Source of funding:	Not reported

Bibliographic citation:
Fossey J, Ballard C, Juszczak E, et al.: Effect of enhanced psychosocial care on antipsychotic use in nursing home residents with severe dementia: cluster randomised trial. BMJ 2006; 332: 756-761.

Study type:	Cluster randomised, controlled trial
Evidence level:	2 a
Number of patients:	Six care homes were randomised to the training and support intervention (181 residents) and six to treatment as usual (168 residents).
Intervention:	Programme involved initial skills training, behavioural management techniques, and ongoing training and support. Initial skills training for care staff involved the philosophy and application of person-centred care, positive care planning, awareness of environmental design issues, the use of antecedent behaviour consequence models, development of individualised interventions, active listening and communication skills, reminiscence techniques, and involvement of family carers. Behavioural management techniques included training in the Cohen-Mansfield approach.
	Ongoing training and support included group supervision and further development of skills involving individual case supervision and supervision of issues requiring organisational change within the home.
Comparison:	Standard care
Length of follow-up: ▼	1 year

◘ **Tab. 5.16.** Evidenztabelle 12 (Fortsetzung)

Outcome measures:	Cohen-Mansfield agitation inventory, intake of neuroleptics, dementia care mapping
Effect size:	At 12 months the proportion of residents taking neuroleptics in the intervention homes (23.0 %) was significantly lower than that in the control homes (42.1 %): average reduction in neuroleptic use 19.1 % (95 % confidence interval 0.5 % to 37.7 %). No significant differences were found in the levels of agitated or disruptive behaviour between intervention and control homes.
Source of funding:	Grant from the Alzheimer's Society, funded by the Community Fund.

Bibliographic citation:
Frank W, Konta B: Kognitives Training bei Demenzen und andere Störungen mit kognitiven Defiziten. In: DIMDI, Rüther, A, Warda F (Hrsg): Schriftenreihe Health Technology Assessment, Vol. 26. DIMDI: DAHTA-Datenbank (DAHTA), Bundesministerium für Gesundheit 2005.

Study type:	HTA-Bericht (berücksichtigt auch Studien zu Schizophrenie und zerebralen Läsionen)
Evidence level:	1 b
Results	Cognitive training methods at early forms of the dementia seem to show as little success as those methods for a heavy form of dementia in which rather more complex methods like the reality orientation are used.
Source of funding:	Not Reported

Bibliographic citation:
Gallagher-Thompson D, Coon DW. Evidence-based psychological treatments for distress in family caregivers of older adults. Psychol Aging 2007; 22: 37-51.

Study type:	Systematisches Review
Evidence level:	2 b
Results:	Psychoeducational programs (N = 14 studies), psychotherapy (N = 3 studies), and multi-component interventions (N = 2 studies). Specifically, support within the psychoeducational category was found for skilltraining programs focused on behavior management, depression management, and anger management and for the progressively lowered threshold model. Within the psychotherapy category, cognitive-behavioral therapy enjoys strong empirical support. Within the multi-component category, programs using a combination of at least 2 distinct theoretical approaches (e.g., individual counseling and support group attendance) were also found to be effective. Suggestions for future research include the development of more well-integrated multicomponent approaches, greater inclusion of ethnically diverse family caregivers in research protocols, and greater incorporation of new technologies for treatment delivery.
Source of funding:	National Institute on Aging Grants AG 18784 and AG 13289 awarded to Dolores Gallagher-Thompson.

Bibliographic citation:
Gitlin LN, Winter L, Burke J, et al.: Tailored activities to manage neuropsychiatric behaviors in persons with dementia and reduce caregiver burden: a randomized pilot study. Am J Geriatr Psychiatry 2008; 16: 229-239.

Study type:	Randomized, controlled trial
Evidence level:	2 b
Number of patients:	60 patients
Patient characteristics:	Dementia patients with a physician diagnosis or a MMSE-score < 24 and were able to feed self and participate in at least two self-care activities. Patients were excluded if they had schizophrenia, bipolar disorder, or dementia secondary to head trauma, had an MMSE-score = 0, and were bed-bound
Intervention:	6 90-minute home visits with tailored activities and two 15-minute telephone contact

▼

□ Tab. 5.16. Evidenztabelle 12 (Fortsetzung)

Length of follow-up:	Four month
Outcome measures:	Occurrence of 24 behaviors (16 from the Agitated Behaviors in Dementia Scale, 2 from the Revised Memory and Behavior Problem Checklist, 4 from previous research). Cornell Scale for Depression in Dementia,Qol-AD
Effect size:	Frequency of behavioural occurrences overall, $F(1,41) = 7.58$, $d = 0.72$, shadowing $F(1,4) = 58.9$; $d = 3.1$, repetitive questioning $F(1,22) = 5.94$;$p = 0.0.23$;$d = 1.22$, greater activity engagement $F(1,43) = 6.2$; $d = 0.71$
Source of funding:	Not reported

Bibliographic citation:
Graff MJ, Vernooij-Dassen MJ, Thijssen M, et al.: Effects of community occupational therapy on quality of life, mood, and health status in dementia patients and their caregivers: a randomized controlled trial. J Gerontol A Biol Sci Med Sci 2007; 62: 1002-1009.

Study type:	Randomized, controlled trial
Evidence level:	2 b
Number of patients:	135
Patient characteristics:	65 years old or older, had been diagnosed with mild-to-moderate dementia, were living in the community, and had a primary caregiver who cared for them at least once a week. The diagnosis of dementia was based on Diagnostic and Statistical Manual of Mental Disorders, 4th Edition (DSM-IV) criteria. Severity of dementia was determined with the Brief Cognitive Rating Scale (BCRS), with a score of 9–24 being indicative of mild dementia, and a score of 25–40 being indicative of moderate dementia. Patients with a score > 12 on the Geriatric Depression Scale (GDS) were excluded from participation in the study, as were those with severe behavioral or psychological symptoms in dementia (BPSD) or with severe illnesses as judged by a geriatrician, those in whom occupational therapy goals could not be defined after comprehensive goal setting by using eligible goalsetting instruments for occupational therapy goal setting (Occupational Performance History Interview-II [OPHI-II], Canadian Occupational Performance Measure [COPM]) or those who were not on stable treatment by an antidementia drug (i.e., 3 months on the same dose of a cholinesterase inhibitor or memantine). Caregivers with severe illnesses were also excluded.
Intervention:	10 sessions of occupational therapy at home over 5 weeks
Length of follow-up:	12 weeks
Outcome measures:	Dementia Quality of Life Instrument, General Health Questionnaire, Cornell Scale for Depression, mood of the caregivers was assessed with the Center for Epidemiologic Depression Scale (CES-D), Caregivers' sense of control over life was assessed with the Mastery Scale
Effect size:	Patients outcomes Occupational Therapy Group Observed Mean (SD), Control Group Observed Mean (SD) Covariate-Adjusted Treatment Difference (95 % CI), p Value, Effect Size Dqol overall 4.0 (0.5), 3.1 (0.9), 0.8 (0.5 to 1.0) , < .0001,1.1 Dqol aesthetics 20.5 (2.4), 14.5 (4.6), 5.5 (4.1 to 6.9) , < .0001, 1.6 Dqol positive affect 25.1 (2.7), 18.4 (4.2) ,1.6 (0.3 to 2.8) ,.02, 0.5 Dqol negative affect 17.0 (4.1), 26.3 (7.4), -2.7 (-1.1 to -4.9), .02, 1.0 Dqol feelings of belonging 10.3 (1.7), 13.1 (1.1), 0.9 (0.3 to 1.6), .005, 0.6 Dqol self esteem 16.8 (2.0), 12.1 (3.4), 4.4 (5.3 to 3.5) , < .0001, 2.0 GHQ-12 9.1 (4.2), 14.0 (6.0), -3.5 (-5.5 to -1.6) ,.001, 0.7 CSD 6.2 (4.6), 9.2 (6.1), -3.1 (-5.0 to -1.2) , < .0001,0.7 Caregiver outcome Dqol overall 4.1 (0.6), 3.4 (0.8), 0.9 (0.6 to 1.1) , < .0001, 1.5 Dqol aesthetics 20.5 (4.4), 16.0 (3.0), 4.0 (3.4 to 4.6) , < .0001, 1.3

▼

■ **Tab. 5.16.** Evidenztabelle 12 (Fortsetzung)

Effect size:	Dqol positive affect 23.3 (3.2), 20.1 (4.3), 0.9 (-0.4 to 2.3), .163, NS Dqol negative affect 19.8 (6.0), 26.2 (7.0) , -2.0 (-2.1 to -1.9), .069, NS Dqol feelings of belonging 17.3 (1.7), 15.3 (2.0), 0.8 (0.1 to 1.5), .022, 0.5 Dqol self-esteem 13.7 (1.0), 12.5 (1.3), 3.8 (2.9 to 4.8) , < 0001, 1.6 GHQ-12 7.1 (3.5), 12.1 (5.0), -4.9 (.6.6 to .3.3) , < .0001 1.1 CES-D 5.4 (4.5), 13.1 (9.1), -8.4 (-11 to -5.8) , < .0001 1.3 Mastery scale 16.7 (2.7), 12.3 (2.8), 4.1 (3.2 to 4.9) , < .0001, 2.0
Source of funding:	Dutch Alzheimer Association, with additional financial support from the University Medical Center Nijmegen and the Dutch Occupational Therapy Association

Bibliographic citation:
Hermans DG, Htay UH, McShane R: Non-pharmacological interventions for wandering of people with dementia in the domestic setting. Cochrane Database Syst Rev 2007 (1): CD005994.

Study type:	Cochrane review
Evidence level:	1 b
Results:	No evidence of the efficacy of non-pharmacological interventions for domestic wandering in people with dementia due to lack of trials No randomised controlled trials were found that proved or disproved the efficacy of non-pharmacological interventions for the prevention or management of wandering in the domestic setting. Trials of music therapy, bright light therapy, reality orientation, physical therapy, occupational therapy, and therapeutic touch have been carried out with participants in institutional settings. This review discusses these interventions in the light of their relevance to the domestic setting. Trials of non-pharmacological interventions in the domestic setting are urgently needed.
Source of funding:	Not reported

Bibliographic citation:
Heyn P, Abreu BC, Ottenbacher KJ: The effects of exercise training on elderly persons with cognitive impairment and dementia: A meta-analysis. Arch Phys Med Rehabil 2004; 85: 1694-1704.

Study type:	Meta-analysis
Evidence level:	1 a
Results:	A total of 41 manuscripts met the inclusion criteria. 21 exercise trials with cognitively impaired individuals (CI = 1411) and 20 exercise trials with cognitively intact individuals (IN = 1510). Degree of cognitive impairment is based on the reported MMSE score. Moderate to large effect sizes (ES = dwi, Hedges gi) were found for strength and endurance outcomes for the CI groups (dwi = .51, 95 % CI = .42-.60), and for the IN groups (dwi = . 49, 95 % CI = .40 -.58). No statistically significant difference in ES was found between the CI and IN
	studies on strength (t = 1.675, DF = 8, P = .132), endurance (t = 1.904, DF = 14, P = .078), and combined strength and endurance effects (t = 1.434, DF = 56, P = . 263). Conclusions: These results suggest that cognitively impaired older adults who participate in exercise rehabilitation programs have similar strength and endurance training outcomes as age and gender matched cognitively intact older participants and therefore impaired individuals should not be excluded from exercise rehabilitation programs.
Source of funding:	Not reported

▼

◘ Tab. 5.16. Evidenztabelle 12 (Fortsetzung)

Bibliographic citation:
Holmes C, Hopkins V, Hensford C, et al.: Lavender oil as a treatment for agitated behaviour in severe dementia: a placebo controlled study. Int J Geriatr Psychiatry 2002; 17: 305-308.

Study type:	Placebo-controlled, rater-blind, monocentric, crossover (Anm.: kleine Stichprobe)
Evidence level:	2 b – (kleine Patientenzahl und nicht zufallsmäßige Placebogabe)
Number of patients:	15
Patient characteristics:	15 patients from a long-term stay unit for patients with behavioural problems. All patients fulfilled ICD-10 diagnostic criteria for severe dementia (probable AD, probable vascular dementia, probable dementia with Lewy body & fronto-temporal dementia). All had evidence of agitated behaviour defined as scoring greater than 3 points on the PAS.
Intervention:	2 hours lavender oil or water applicated by aroma streams
Comparison:	2 hours lavender oil vs. water applicated by aroma streams
Length of follow-up:	2 weeks
Outcome measures:	PAS- scores were obtained 5 times during treatment and 5 times during placebo periods
Effect size:	Change in agitated behaviour as determined by the PAS following aroma therapy with lavender oil, numbers of patients showing change on PAS: AD (4) Improvement: 3, No change 1; VD (7) Improvement 5, no change 2; Dementia with Lewy bodies (3): no improvement. No change 2, Worsening 1; Fronto-temporal lobe dementia (1): improvement: 1
Source of funding:	Not reported

Bibliographic citation:
Holmes C, Knights A, Dean C, et al.: Keep music live: music and the alleviation of apathy in dementia subjects. Int Psychogeriatr 2006; 18: 623-630.

Study type:	Controlled trial
Evidence level:	3
Number of patients:	32 patients with moderate to severe dementia and apathy
Intervention:	Live interactive sessions, passive pre-recorded music or silence for 30 min.
Length of follow-up:	One session per patients
Outcome measures:	Dementia care mapping
Effect size:	Positive engagement has been observed in 69 % of the live music session, 25 % in the passive pre-recorded session and 12,5 % in the silence period
Source of funding:	Not reported

Bibliographic citation:
Huusko TM, Karppi P, Avikainen V, et al.: Randomised, clinically controlled trial of intensive geriatric rehabilitation in patients with hip fracture: subgroup analysis of patients with dementia. BMJ 2000; 321: 1107-1111.

Study type:	Randomised, controlled trial
Evidence level:	2 b –
Number of patients:	120 intervention/123 control group
Patient characteristics:	243 independently living patients aged 65 years or older admitted to hospital with hip fracture
Intervention:	Specialist geriatric rehabilitation with a multidisciplinary team
Comparison:	Standard care at a local hospital

▼

◻ **Tab. 5.16.** Evidenztabelle 12 (Fortsetzung)

Length of follow-up:	1 year
Outcome measures:	Length of hospital stay, mortality, and place of residence three months and one year after surgery for hip fracture.
Effect size:	The median length of stay on the geriatric ward was 18 days, after which 65 (54 %) patients in the intervention group were discharged to independent living. There were no significant differences between the intervention group and the control group in the length of hospital stay among patients with normal scores or among patients with scores indicating severe dementia. The median stay of patients with mild dementia was 29 days (range 16 to 138) in the intervention group and 46 days (range 10 to 365) in the control group (P = 0.002). The median length of hospital stay of the patients with moderate dementia was 47 days (range 10 to 365) in the intervention group and 147 days (range 18 to 365) in the control group (P = 0.04). Fifteen (63 %) patients with moderate dementia in the intervention group were still living independently at three months compared with two (17 %) in the control group (95 % confidence interval of difference 11 % to 69 %, P = 0.009). Of the patients with mild dementia, 32 (91 %) in the intervention group were living independently at three months operation compared with 28 (67 %) in the control group (7 % to 42 % P = 0.009). One year after the operation, 62 % of the patients with moderate dementia and 77 % of the patients with mild dementia were living independently in the intervention group. The corresponding values in the patients in the control group were 33 % (6 % to 57 %, P = 0.1) and 76 % (19 % to 20 %, P = 0.092). There were no significant differences in mortality between the intervention and the control group for any of the mini mental state groups. First year mortality for all patients in the study was 28 % for patients with severe dementia, 17 % for patients with moderate dementia, 10 % for those with mild dementia, and 12 % for patients with normal scores.
Source of funding:	Grants from central Finland healthcare district, Kuopio University Hospital, Emil Aaltonen Foundation, Uulo Arhio Foundation, and Novartis Finland.

Bibliographic citation:
Institut für Qualität und Wirtschaftlichkeit im Gesundheitswesen (IQWiG) (Hrsg.): Nichtmedikamentöse Behandlung der Alzheimer Demenz. Abschlussbericht A05-19D (Version 1.0, Stand: 13.1.2009). Köln, IQWiG 2009.

Study type:	Systematisches Review und Meta-Analyse
Evidence level:	1a
Results:	Für das Angehörigentraining gibt es Hinweise dafür, dass Patienten länger im häuslichen Umfeld verweilen. Demgegenüber liefern die Studien auch Hinweise auf schädliche Effekte von Angehörigentrainings, beispielsweise durch eine Häufung von Krankenhausaufnahmen bzw. Einweisungen in Notfallambulanzen. Inwieweit das Angehörigentraining auch zu einer (negativen) Beeinflussung der Mortalität führt, kann aus den Studien aufgrund heterogener Ergebnisse nicht sicher beurteilt werden. Für kognitive Verfahren gibt es Hinweise auf einen Nutzen in Bezug auf die kognitive Leistungsfähigkeit der Patienten. Die Größe des Effekts (etwa 0,5 Standardabweichungen) und der geschätzte Lagebereich (95 %-KI: –0,80; –0,23) legen nahe, dass dies auch für die Patienten eine spürbare Verbesserung bedeutet. Die Ergebnisse basieren überwiegend auf Studien, in denen die Patienten eine Begleitbehandlung mit einem Cholinesterasehemmer erhielten, positive Effekte wurden aber auch in einer Studie beobachtet, die vor Einführung der Cholinesterasehemmer durchgeführt wurde. Inwieweit eine Kombinationsbehandlung aus kognitivem Training und Cholinesterasehemmern einen positiven Einfluss hat, kann auf Basis der berücksichtigten Studien nicht beurteilt werden. Für die psychosoziale Aktivierung bleibt aufgrund heterogener Studienergebnisse unklar, inwieweit diese auch einen nützlichen bzw. schädlichen Effekt auf begleitende psychopathologische Symptome hat. Für die Lebensqualität der Angehörigen und den Betreuungs-
▼	

◘ **Tab. 5.16.** Evidenztabelle 12 (Fortsetzung)

Results:	aufwand liefern die Studien Hinweise für einen günstigen Effekt. Das Ergebnis einer Studie gibt Hinweise darauf, dass Maßnahmen zur körperlichen Aktivierung sich möglicherweise ungünstig auf die körperliche Gesundheit auswirken. Behandelte Patienten wurden häufiger ins Krankenhaus eingewiesen als unbehandelte Patienten. Die Tatsache, dass aber grundsätzlich nicht mehr Stürze und Frakturen verzeichnet wurden, macht deutlich, dass dieser Hinweis auf einen potenziellen Schaden mit Vorsicht interpretiert werden muss. Neben den oben geschilderten Hinweisen auf günstige, aber auch ungünstige Effekte wurden jedoch in der überwiegenden Zahl der Studien zum einen statistisch nicht signifikante und überwiegend geringe Effekte beobachtet. Zum anderen ließen die Studien häufig keine hinreichend belastbaren Schlussfolgerungen zu.
Source of funding:	Not reported

Bibliographic citation:
Livingston G, Johnston K, Katona C, et al.: Systematic review of psychological approaches to the management of neuropsychiatric symptoms of dementia. Am J Psychiatry. 2005; 162: 1996-2021.

Study type:	Systematisches Review
Evidence level:	2 b
Results:	Specific types of psychoeducation for caregivers about managing neuropsychiatric symptoms were effective treatments whose benefits lasted for months, but other caregiver interventions were not. Behavioral management techniques that are centered on individual patients‹ behavior or on caregiver behaviour had similar benefits, as did cognitive stimulation. Music therapy and Snoezelen, and possibly sensory stimulation, were useful during the treatment session but had no longer-term effects; interventions that changed the visual environment looked promising, but more research is needed. Only behavior management therapies, specific types of caregiver and residential care staff education, and possibly cognitive stimulation appear to have lasting effectiveness for the management of dementia-associated neuropsychiatric symptoms. Lack of evidence regarding other therapies is not evidence of lack of efficacy. Conclusions are limited because of the paucity of high-quality research (only nine level-1 studies were identified). More high-quality investigation is needed.
Source of funding:	Not reported

Bibliographic citation:
Lou MF: The use of music to decrease agitated behaviour of the demented elderly: The state of the science. Scand J Caring Sci 2001; 15: 165-173.

Study type:	Systematisches Review
Evidence level:	3
Results:	The review of the literature suggested that music therapy is a useful intervention to help patients deal with a range of behaviour problems. However, overall weakness and limitations of studies are considerable. More rigorous research designs are required to evaluate the immediate and sustained physiological, psychological and sociological effects of music therapy on agitation behaviours of demented elderly. Some recommendations for future research are provided.
Source of funding:	Not reported

Bibliographic citation:
Nijs KA, de Graaf C, Kok FJ, van Staveren WA: Effect of family style mealtimes on quality of life, physical performance, and body weight of nursing home residents: cluster randomised controlled trial. BMJ 2006; 332: 1180-1184.

Study type:	Randomised, controlled trial
Evidence level:	2 a

▼

□ Tab. 5.16. Evidenztabelle 12 (Fortsetzung)

Number of patients:	133 interventions group, 112 control group
Patient characteristics:	245 patients in nursing homes (133 interventions group, 112 control group)
Intervention:	Family style mealtimes
Comparison:	Standard meal
Length of follow-up:	6 months
Outcome measures:	Validated Dutch quality of life of somatic nursing home residents questionnaire, nursing home physical performance test, body weight
Effect size:	The difference in change between the groups was significant for overall quality of life (6.1 units, 95 % confidence interval 2.1 to 10.3), fine motor function (1.8 units, 0.6 to 3.0), and body weight (1.5 kg, 0.6 to 2.4).
Source of funding:	Netherlands Organisation for Health Research and Development (Project No 2420.0021).

Bibliographic citation:
Price JD, Hermans DG, Grimley Evans J: Subjective barriers to prevent wandering of cognitively impaired people. Cochrane Database Syst Rev 2003 (1): CD001932.

Study type:	Systematisches Review
Evidence level:	3
Results:	No RCTs or controlled trials were found. The other experimental studies that we identified were unsatisfactory. Most were vulnerable to bias, particularly performance bias; most did not classify patients according to type or severity of dementia; in all studies, outcomes were measured only in terms of wandering frequency rather than more broadly in terms of quality of life, resource use, anxiety and distress; no studies included patients with delirium; no studies were based in patients' homes. There is no evidence that subjective barriers prevent wandering in cognitively impaired people.
Source of funding:	Not reported

Bibliographic citation:
Raglio A, Bellelli G, Traficante D, et al.: Efficacy of music therapy in the treatment of behavioral and psychiatric symptoms of dementia. Alzheimer Dis Assoc Disord 2008; 22: 158–162.

Study type:	Randomised, controlled trial
Evidence level:	2 a
Number of patients:	30 interventions group, 29 control group
Patient characteristics:	A diagnosis of dementia of the Alzheimer type or vascular dementia according to Diagnostic and Statistical Manual IV criteria, A Mini Mental State Examination (MMSE) score lower or equal to 22/30 and a Clinical Dementia Rating (CDR) score higher or equal to 2/5. A NeuroPsychiatric Inventory (NPI) total score higher or equal to 12/144, or equal to the maximum score in 1 of the 12 NPI subscales. NH admission lasting at least 6 months.
Intervention:	Music therapy
Comparison:	Educational (ie, personal care, lunch, bath, cognitive stimulation, etc) and entertainment activities (ie, reading a newspaper, playing cards, occupational activities, etc) customized to the patients‹ preferences.
Length of follow-up:	16 weeks of treatment
Outcome measures:	NPI, CDR, Barthel-Index

▼

◻ Tab. 5.16. Evidenztabelle 12 (Fortsetzung)

Effect size:	NPI total score significantly decreased in the experimental group at 8th, 16th, and 20th weeks (interaction time group: F3, 165 = 5.06, P = 0.002). Specific BPSD (ie, delusions, agitation, anxiety, apathy, irritability, aberrant motor activity, and night-time disturbances) significantly improved. The empathetic relationship and the patients' active participation in the MT approach, also improved in the experimental group.
Source of funding:	Not reported

Bibliographic citation:
Rieckmann N, Schwarzbach C, Nocon M, et al.: Pflegerische Versorgungskonzepte für Personen mit Demenz-erkrankungen. In: DIMDI (Hrsg.): Schriftenreihe Health Technology Assessment, Vol. 80. DIMDI: DAHTA-Datenbank (DAHTA), Bundesministerium für Gesundheit 2009.

Study type:	Systematisches Review
Evidence level:	1b
Results:	Insgesamt 20 Studien erfüllen die Einschlusskriterien. Davon befassen sich drei Studien mit der Validation/emotionsorientierte Pflege, fünf Studien mit der Ergotherapie, sieben Studien mit verschiedenen Varianten sensorischer Stimulation, je zwei Studien mit der Realitäts-orientierung und der Reminiszenz und eine Studie mit einem Entspannungsverfahren. Keine signifikanten Unterschiede zwischen Interventions- und Kontrollgruppe berichten zwei von drei Studien zur Validation/emotionsorientierte Pflege, zwei von fünf zur Ergotherapie, drei von sieben Studien zur sensorischen Stimulation, beide Studien zur Reminiszenz, und die Studie zur Entspannung. Von den verbleibenden Studien berichten sieben teilweise positive Ergebnisse zugunsten der Intervention und drei Studien (Ergotherapie, Aromatherapie, Musik/Massage) berichten positive Effekte der Intervention hinsichtlich aller erhobenen Zielkriterien.
Source of funding:	Not reported

Bibliographic citations:
1) Robinson L, Hutchings D, Corner L, et al: A systematic literature review of the effectiveness of non-pharmacological interventions to prevent wandering in dementia and evaluation of the ethical implications and acceptability of their use. Health Technol Assess 2006; 10: iii, ix-108.
2) Robinson L, Hutchings D, Dickinson HO, et al.: Effectiveness and acceptability of non-pharmacological interventions to reduce wandering in dementia: A systematic review. Int J Geriatr Psychiatry 2007; 22: 9-22.

Study type:	Systematisches Review
Evidence level:	2 b
Included studies:	1) Robinson et al., 2006: Ten studies met the inclusion criteria (multi-sensory environment: three; music therapy: one; exercise: one; special care units: two; aromatherapy: two; behavioural intervention: one). There was no robust evidence to recommend any non-pharmacological intervention to reduce wandering in dementia. There was some evidence, albeit of poor quality, for the effectiveness of exercise and multi-sensory environment. There were no relevant studies to determine the cost-effectiveness of the interventions. Findings from the narrative review and focus groups on acceptability and ethical issues were comparable. Exercise and distraction therapies were the most acceptable interventions and raised no ethical concerns. All other interventions were considered acceptable except for physical restraints, which were considered unacceptable. Considerable ethical concerns exist with the use of electronic tagging and tracking devices and physical barriers. Existing literature ignores the perspectives of people with dementia. The small number of participants with dementia expressed caution regarding the use of unfamiliar technology. Balancing risk and risk assessment was an important theme for all carers in the management of wandering. 2) Robinson et al., 2007: Eleven studies, including eight randomised controlled trials, of a variety of interventions, met the inclusion criteria.

◘ Tab. 5.16. Evidenztabelle 12 (Fortsetzung)

Results:	1) Robinson et al., 2006: Clinical effectiveness. Eleven studies, including eight randomised controlled trials, of a variety of interventions, met the inclusion criteria. There was no robust evidence to recommend any intervention, although there was some weak evidence for exercise. No relevant studies to determine cost effectiveness met the inclusion criteria. (ii) Acceptability/ethical issues. None of the acceptability papers reported directly the views of people with dementia. Exercise and music therapy were the most acceptable interventions and raised no ethical concerns. Tracking and tagging devices were acceptable to carers but generated considerable ethical debate. Physical restraints were considered unacceptable. 2) Robinson et al., 2007: There is no robust evidence so far to recommend the use of any non-pharmacological intervention to reduce or prevent wandering in people with dementia. High-quality studies, preferably randomised controlled trials, are needed to determine the clinical and cost-effectiveness of non-pharmacological interventions that allow safe wandering and are considered practically and ethically acceptable by carers and people with dementia. Large-scale, long-term cohort studies are needed to evaluate the morbidity and mortality associated with wandering in dementia for people both in the community and in residential care. Such data would inform future long-term cost-effectiveness studies.
Source of funding:	2): NHS Health Technology and Assessment Programme; Grant Number: 03/16/04

Bibliographic citation:
Rolland Y, Pillard F, Klapouszczak A, et al.: Exercise program for nursing home residents with Alzheimer's disease: a 1-year randomized, controlled trial. J Am Geriatr Soc 2007; 55: 158-165.

Study type:	Randomised, controlled trial
Evidence level:	2 b
Number of patients:	135 AD patients with mild to severe dementia
Patient characteristics:	MMSE < 25, met the criteria of the National Institute of Neurological and Communicative Diseases and Stroke/Alzheimer Disease and Related Disorders Association criteria for probable or possible AD, to have lived in the nursing home for at least 2 months, and to be able to transfer from a chair and walk at least 6 meters without human assistance.
Intervention:	Collective exercise program (1 hour, twice weekly of walk, strength, balance, and flexibility training) or routine medical care
Length of follow-up:	12 months
Outcome measures:	Katz Index of ADLs. Physical performance was evaluated using 6-meter walking speed, the get-up-and-go test, and the oneleg-balance test. Neuropsychiatric Inventory, the Montgomery and Asberg Depression Rating Scale, and the Mini-Nutritional Assessment
Effect size:	ADL mean change from baseline score for exercise program patients showed a slower decline than in patients receiving routine medical care (12-month mean treatment differences: ADL = 0.39, P = .02). A significant difference between the groups in favor of the exercise program was observed for 6-meter walking speed at 12 months. No effect was observed for behavioral disturbance, depression, or nutritional assessment scores. In the intervention group, adherence to the program sessions in exploratory analysis predicted change in ability to perform ADLs.
Source of funding:	French National Grant 01,044 03 from the Caisse Nationale d'Assurance Maladie et du Travail and was sponsored by the University Hospital of Toulouse for regulatory and ethic submission.

▼

◘ Tab. 5.16. Evidenztabelle 12 (Fortsetzung)

Bibliographic citation:
Sampson EL, Candy B, Jones L: Enteral tube feeding for older people with advanced dementia. Cochrane Database Syst Rev. 2009(2): CD007209.

Study type:	Systematisches Review
Evidence level:	2b
Results:	There is insufficient evidence to suggest that enteral tube feeding is beneficial in patients with advanced dementia. Data are lacking on the adverse effects of this intervention Patients with advanced dementia often develop dysphagia (difficulties swallowing). They also experience changes in appetite and apraxia (difficulty co-coordinating movements) and may have difficulties feeding themselves. Two methods of enteral tube feeding are commonly used: the administration of food and fluids via a nasogastric tube (a tube that is passed through the nose and into the stomach) or via a percutaneous endoscopic gastrostomy (PEG) where a feeding tube is inserted into the stomach and is accessed through a permanent incision in the abdominal wall. The decision to use artificial hydration and nutrition in someone with dementia is often emotive and complex. Relatives and carers may request the intervention because they are concerned that the patient may starve; clinicians may be aware of the risks but feel pressurised by institutional, societal or even legal directives to intervene. We found no conclusive evidence that enteral tube nutrition is effective in terms of prolonging survival, improving quality of life, or leading to better nourishment or decreasing the risk of pressure sores. It may actually increase the risk of developing pneumonia due to inhaling small quantities of the feed and even death. This area is difficult to research but better designed studies are required to provide more robust evidence.
Source of funding:	Not reported

Bibliographic citation:
Selwood A, Johnston K, Katona C, et al.: Systematic review of the effect of psychological interventions on family caregivers of people with dementia. J Affect Disord 2007; 101: 75-89.

Study type:	Systematisches Review
Evidence level:	2 b
Included studies	62 met the inclusion criteria. Limitations: The findings are limited by lack of good quality evidence, with only ten level 1 studies identified.
Results:	Excellent evidence for the efficacy of six or more sessions of individual behavioral management therapy centered on the care recipient's behavior in alleviating caregiver symptoms both immediately and for up to 32 months. Teaching caregivers coping strategies either individually or in a group also appeared effective in improving caregiver psychological health both immediately and for some months afterwards.
	Group interventions were less effective than individual interventions. Education about dementia by itself, group behavioral therapy and supportive therapy were not effective caregiver interventions.
Source of funding:	Not reported

Bibliographic citation:
Sitzer DI, Twamley EW, Jeste DV: Cognitive training in Alzheimer's disease: A meta-analysis of the literature. Acta Psychiatr Scand 2006; 114: 75-90.

Study type:	Systematisches Review, Meta-Analyse
Evidence level:	2 b
Included studies:	17 controlled studies

▼

◘ Tab. 5.16. Evidenztabelle 12 (Fortsetzung)

Results:	An overall effect size of 0.47 was observed for all CT strategies across all measured outcomes. Mean effect sizes were higher for restorative (0.54) than for compensatory (0.36) strategies. Domain-specific effect sizes ranged from 2.16 (verbal and visual learning) to 0.38 (visuospatial functioning). Data are also presented on the relative impact of restorative and compensatory strategies for each domain of functioning. Conclusion: CT evidenced promise in the treatment of AD, with primarily medium effect sizes for learning, memory, executive functioning, activities of daily living, general cognitive problems, depression, and self-rated general functioning. Restorative strategies demonstrated the greatest overall effect on functioning. Several limitations of the published literature are discussed.
Source of funding:	National Institute of Mental Health Grants P30MH066248-03 and T32MH019934-11 and by the Department of Veterans Affairs.

Bibliographic citation:
Skjerve A, Bjorvatn B, Holsten F: Light therapy for behavioural and psychological symptoms of dementia. Int J Geriatr Psychiatry 2004; 19: 516-522.

Study type:	Systematisches Review
Evidence level:	2 b
Results:	Results from randomised controlled trials (RCTs) indicated some evidence of improvement in aspects of sleep disturbances and circadian activity rhythmicity. One RCT study indicated better response in patients with vascular dementia compared to Alzheimer's disease. By and large, non-RCT studies reported improvement in BPSD including sleep disturbances, agitation and activity rhythm disturbances. Few studies commented on the treatment‹s practicability and safety. Conclusion: Although there is some evidence for influence of light therapy on sleep and circadian activity rhythmicity, it is not possible to draw any conclusion about efficacy of light therapy for BPSD, or about practicability in clinical settings and safety. There are still too few well designed studies. Suggestions for further research are presented.
Source of funding:	Not reported

Bibliographic citation:
Snowden M, Sato K, Roy-Byrne P: Assessment and treatment of nursing home residents with depression or behavioral symptoms associated with dementia: a review of the literature. J Am Geriatr Soc. 2003; 51: 1305-1317.

Study type:	Systematischer Review, narrativ
Evidence level:	2 b
Results:	Effective nonpharmacological interventions include various types of structured recreational activities and more specialized psychotherapy, particularly cognitive psychotherapy, but specialized psychotherapy may not be readily available in most nursing homes.
Source of funding:	American Geriatrics Society through unrestricted educational grants from Janssen Pharmaceutical and Eli Lilly.

Bibliographic citation:
Sörensen S, Pinquart M, Duberstein P: How effective are interventions with caregivers? An updated meta-analysis. Gerontologist 2002; 42: 356-372.

Study type:	Meta-Analyse
Evidence level:	2 b
Results:	78 caregiver intervention studies for six outcome variables and six types of interventions. The combined interventions produced a significant improvement of 0.14 to 0.41 standard deviations units, on average, for caregiver burden, depression, subjective well-being, perceived caregiver satisfaction, ability/knowledge, and care receiver symptoms. Psychoeducational and psychotherapeutic interventions showed the most consistent short-term effects on all outcome measures
Source of funding:	Not reported

▼

◻ Tab. 5.16. Evidenztabelle 12 (Fortsetzung)

Bibliographic citation:
Spector A, Thorgrimsen L, Woods B, et al.: Efficacy of an evidence-based cognitive stimulation therapy programme for people with dementia - Randomised controlled trial. Br J Psychiatry 2003; 183: 248-254.

Study type:	A single-blind, multi-centre, randomised controlled trial
Evidence level:	2a
Number of patients:	201 participants (115 treatment, 86 control)
Patient characteristics:	Met the DSM–IV criteria for dementia American Psychiatric Association); scored between 10 and 24 on the Mini-Mental State Examination (MMSE), had some ability to communicate and understand communication – a score of 1 or 0 in questions 12 and 13 of the Clifton Assessment Procedures for the Elderly – Behaviour Rating Scale (CAPE–BRS); were able to see and hear well enough to participate in the group and make use of most of the material in the programme, as determined by the researcher; did not have major physical illness or disability which could affect participation; did not have a diagnosis of a learning disability.
Intervention:	14-session programmeof cognitive stimulation ran twice a week for 45 min per session over 7 weeks
Comparison:	Standard care versus intervention
Length of follow-up:	7 weeks
Outcome measures:	MMSE, Adas-Cog, Qol-AD, Holden Communication Scale, Clifton Assessment Procedures for the Elderly – Behaviour Rating Scale, Clinical Dementia Rating scale, Cornell Scale for Depression in Dementia, Rating Anxiety in Dementia
Effect size:	At follow-up, the treatment group had significantly higher scores on MMSE ($F = 4.14$, $P = 0.044$) and ADAS–Cog ($F = 6.18$, $P = 0.014$) and rated their quality of life (QoL–AD; $F = 4.95$, $P = 0.028$) more positively than the control group did, and the confidence intervals for the differences between groups were above zero for all three measures. There was a trend towards an improvement in communication in the treatment group ($P = 0.09$) but no difference between the groups in terms of functional ability (CAPE–BRS), anxiety or depression.
Source of funding:	NHS London Regional Office,Research and Development Programme, and Barking, Havering and Brentwood Community NHS Trusts

Bibliographic citation:
Spector A, Davies S, Woods B, Orrell M: Reality orientation for dementia: A systematic review of the evidence of effectiveness from randomized controlled trials. Gerontologist 2000; 40: 206-212.

Study type:	Meta-Analyse
Evidence level:	2 a
Results:	The effectiveness of classroom reality orientation (RO) in dementia was evaluated by conducting a systematic literature review. This yielded 43 studies, of which 6 were randomized controlled trials meeting the inclusion criteria (containing 125 subjects). Results were subjected to meta-analysis. Effects on cognition and behavior were significant in favour of treatment (cognition standardized mean difference [SMD] 0- 0.59; 95 % confidence interval [CI] -0.95–-0.22; behavior SMD = 0.64, 95 % CI = -1.20– -0.08). The evidence indicates that RO has benefits on both cognition and behavior for dementia sufferers. However, a continued program may be needed to sustain potential benefits. Future research should evaluate RO in well-designed multicenter trials.
Source of funding:	Not reported

▼

■ **Tab. 5.16.** Evidenztabelle 12 (Fortsetzung)

Bibliographic citation:
Sung HC, Chang AM: Use of preferred music to decrease agitated behaviours in older people with dementia: a review of the literature. J Clin Nurs 2005; 14: 1133-1140.

Study type:	Systematisches Review
Evidence level:	2 b
Results:	This review highlights that preferred music has positive effects on decreasing agitated behaviours in older people with dementia; however, the methodological limitations indicate the need for further research.
Source of funding:	Not reported

Bibliographic citation:
Teri L, McKenzie G, LaFazia D. Psychosocial treatment of depression in older adults with dementia. Clin Psychol 2005; 12(3): 303-316

Study type:	Narratives systematisches Review
Evidence level:	2 b (Studienqualität wird nicht klar berücksichtigt)
Results:	The majority of studies reported here demonstrate the efficacy of psychosocial approaches to treatment of depression in older adults with dementia (7 out of 11 showed significant improvement in the treatment group as compared to control). They represent a diversity of theoretical and clinical approaches and yet share clear commonalities. The behavioral-based studies focused on training caregivers in the use of problem-solving techniques to individualize care. They typically included increasing pleasant events for the person with dementia and improving communication skills for the caregivers. The social engagement and sensory/environmental approaches typically focused on increasing opportunities of social interaction by increasing pleasant interactions and structuring individualized activity.
Source of funding:	Pioneer Award from the Alzheimer's Association (PIO-1999–1800) and the National Institute on Aging (R21 MH06951)

Bibliographic citation:
Thompson CA, Spilsbury K, Hall J, et al.: Systematic review of information and support interventions for caregivers of people with dementia. BMC Geriatr 2007; 7: 18.

Study type:	Systematisches Review und Meta-Analyse
Evidence level:	2 b
Results:	Technology-based computer interventions and depression estimated effect 0.62 (n.s.); group-based psychoeducational intervention and depression -0,71 (n.s.), burden -2,15 (n.s.); group-based support intervention and burden-0.40 (n.s.); individual-based psychoeducational intervention and depression -0,21 (n.s); individual-based psychoeducational intervention and self-efficacy 0,37 (n.s.).
Source of funding:	Not reported

▼

◻ Tab. 5.16. Evidenztabelle 12 (Fortsetzung)

Bibliographic citation:
Thorgrimsen L, Spector A, Wiles A, Orrell M: Aroma therapy for dementia. Cochrane Database Syst Rev 2003 (3): CD 003150.

Study type:	Systematisches Review
Evidence level:	2 b
Results:	The one small trial published is insufficient evidence for the efficacy of aroma therapy for dementia. Aroma therapy is the use of pure essential oils from fragrant plants (such as Peppermint, Sweet Marjoram, and Rose) to help relieve health problems and improve the quality of life in general. The healing properties of aroma therapy are claimed to include promotion of relaxation and sleep, relief of pain, and reduction of depressive symptoms. Hence, aroma therapy has been used to reduce disturbed behaviour, to promote sleep and to stimulate motivational behaviour of people with dementia. Of the four randomized controlled trials found only one had useable data. The analysis of this one small trial showed a significant effect in favour of aroma therapy on measures of agitation and neuropsychiatric symptoms. More large-scale randomized controlled trials are needed before firm conclusions can be reached about the effectiveness of aroma therapy.
Source of funding:	Not reported

Bibliographic citation:
Viggo Hansen N, Jørgensen T, Ørtenblad L. Massage and touch for dementia. [Cochrane Review]. Cochrane Database Syst Rev 2006; (4): CD004989.pub2

Study type:	Systematisches Review
Evidence level:	2 b
Results:	Insufficient evidence to draw conclusions about the possibility that massage and touch interventions are effective for dementia or associated problems. Massage and touch interventions have been proposed as an alternative or supplement to pharmacological and other treatments to counteract anxiety, agitated behaviour, depression, and if possible to slow down cognitive decline in people with dementia. This review provides an overview of existing research on the use of massage for people with dementia. Eighteen studies of the effects of massage interventions were located, but only two small studies were of a sufficient methodological rigour to count as evidence to answer the question of effect. The small amount of evidence currently available is in favour of massage and touch interventions, but is too limited in scope to allow for general conclusions. Further, high-quality randomized controlled trials are required.
Source of funding:	Not reported

Bibliographic citation:
Vink AC, Birks JS, Bruinsma MS, et al.: Music therapy for people with dementia. Cochrane Database Syst Rev. 2004 (3): CD003477.

Study type:	Systematischer Review
Evidence level:	2 b
Effect size:	There is no substantial evidence to support nor discourage the use of music therapy in the care of older people with dementia. The specific focus was to assess whether music therapy can diminish behavioural and cognitive problems or improve social and emotional functioning. Five studies have been included in this review which claim that music therapy is beneficial for treating older people with dementia. However, the methodological quality of these small, short-term studies was generally poor, as was the presentation of results. No useful conclusions can be drawn.
Source of funding:	Not reported

▼

□ Tab. 5.16. Evidenztabelle 12 (Fortsetzung)

Bibliographic citation:
Watson R, Green SM: Feeding and dementia: A systematic literature review. J Adv Nurs 2006; 54: 86-93.

Study type:	Systematisches Review
Evidence level:	3
Results:	Sixty-seven papers were retrieved, of which 13 addressed interventions aimed at helping older people with dementia to feed. All studies reported positive outcomes but only one randomized controlled trial was reported. Music was the most common intervention but there were no standardized interventions or outcomes across the studies and none reported the use of power analysis to decide on sample size. There were problems in some studies with confounding variables.
Source of funding:	Faculty of Health and Social Care, University of Hull.

Bibliographic citation:
Williams CL, Tappen RM: Exercise training for depressed older adults with Alzheimer's disease. Aging Ment Health 2008; 12: 72-80.

Study type:	Randomised, quasi-experimental trial
Evidence level:	2 b
Number of patients:	45 patients
Patient characteristics:	Residence in a long-term care facility; clinical evidence of AD based upon NINCDS-ADRDA criteria; dependence in at least one of the following: bed mobility, transfers, gait or balance; ability to walk with assistance; and a CSDD score of seven or above.
Intervention:	Sixteen depressed participants received comprehensive exercise, 17 received supervised walking and 12 were assigned to an attention-control group (social conversation).
Length of follow-up:	16 weeks
Outcome measures:	Cornell Scale for Depression in Dementia, Dementia Mood Assessment Scale, Alzheimer's Mood Scale
Effect size:	Depression was reduced in all three groups with some evidence of superior benefit from exercise.
Source of funding:	National Institute of Nursing Research and the National Institute of Aging, Grant R15 NR04455-0IA1S1 and 5R01-NR04176-04.

Bibliographic citation:
Woods B, Spector A, Jones C, et al.: Reminiscence therapy for dementia. Cochrane Database Syst Rev 2005 (2): CD001120.

Study type:	Systematisches Review
Evidence level:	2 b
Results:	Inconclusive evidence of the efficacy of reminiscence therapy for dementia RT involves the discussion of past activities, events and experiences, with another person or group of people. This is often assisted by aids such as videos, pictures, archives and life story books. Four randomized controlled trials suitable for analysis were found. Several were very small studies, or were of relatively low quality, and each examined different types of reminiscence work. Taking studies together, some significant results were identified: cognition and mood improved 4 to 6 weeks after the treatment, care-givers participating with their relative with dementia in a reminiscence group reported lower strain, and people with dementia were reported to show some indications of improved functional ability. No harmful effects were identified on the outcome measures reported. However, in view of the limitations of the studies reviewed, there is an urgent need for more quality research in the field.
Source of funding:	Not reported

5.4   Anhang I: Empfehlungen der Leitlinie »Demenzen« mit Empfehlungsgrad, Evidenzebene und Abstimmungsergebnissen

Empfehlungen		Empfeh-lungsgrad	Evidenz-ebene	Abstim-mungs-ergebnis
1	Eine frühzeitige syndromale und ätiologische Diagnostik ist Grund-lage der Behandlung und Versorgung von Patienten mit Demenz-erkrankungen und deshalb allen Betroffenen zu ermöglichen.	Good clinical practice	Experten-konsens	16/17
2	Bei der Durchführung diagnostischer Maßnahmen ist die Einwilli-gungsfähigkeit des Patienten zu prüfen und zu berücksichtigen. Es sind ggf. Maßnahmen zu ergreifen, um eine gesetzliche Vertretung des Betroffenen für Fragen der Gesundheitsfürsorge zu schaffen.	Good clinical practice	Experten-konsens	17/17
3	Die Patienten und ggf. auch ihre Angehörigen werden über die erho-benen Befunde und ihre Bedeutung im ärztlichen Gespräch in einem der persönlichen Situation des Erkrankten und der Angehörigen angemessenen Rahmen aufgeklärt, wobei sich Art und Inhalt der Aufklärung am individuellen Informationsbedarf und -wunsch sowie am Zustandsbild des Betroffenen orientieren. Die Aufklärung soll neben der Benennung der Diagnose auch Informationen zu Therapie-möglichkeiten, Verhaltensweisen im Umgang mit der Erkrankung, Hilfe- und Unterstützungsangeboten, über die Leistungen der Kran-ken- und Pflegeversicherung, Betroffenen- und Angehörigenverbän-de, z. B. Alzheimer-Gesellschaft, und Prognose enthalten. Dem Infor-mationsbedürfnis der Erkrankten und der Angehörigen ist umfassend Rechnung zu tragen.	Good clinical practice	Experten-konsens	14/15
4	Die Diagnose einer Demenz ist eine Syndromdiagnose und soll auf anerkannten Kriterien fußen, wie sie z. B. in der ICD-10 niedergelegt sind. Demenz ist zunächst eine klinische, beschreibende Diagnose; eine prognostische Aussage ist damit nicht impliziert. Unter Anwen-dung entsprechender Kriterien kann die syndromale Diagnose einer Demenzerkrankung von jedem Arzt gestellt werden.	Good clinical practice	Experten-konsens	17/17
	Hinter der Syndromdiagnose verbirgt sich eine Fülle von ursächlichen Erkrankungen, die differenziert werden müssen, da erst die ätiolo-gische Zuordnung eine fundierte Aussage über den Verlauf und die Behandlung erlaubt.			15/17
	Eine erste ätiologische Differenzierung kann ebenfalls an klinischen Merkmalen, die z. B. in der ICD-10 gelistet sind, erfolgen. Die ätiologi-sche Zuordnung anhand dieser klinischen Merkmale alleine ist aber unzureichend.			15/17
5	Eine genaue Eigen-, Fremd-, Familien- und Sozialanamnese unter Einschluss der vegetativen und Medikamentenanamnese soll erho-ben werden. Aus ihnen sollen besondere Problembereiche, Alltags-bewältigung und bisheriger Verlauf abschätzbar sein.	Good clinical practice	Experten-konsens	17/17
6	Bei jedem Patienten mit Demenz oder Demenzverdacht sollte bereits bei der Erstdiagnose eine Quantifizierung der kognitiven Leistungs-einbuße erfolgen.	Empfehlungs-grad B	Leitlinien-adaptation NICE-SCIE 2007	15/20
	Für die ärztliche Praxis sind die einfachen und zeitökonomischen Tests, z. B. MMST, DemTect, TFDD und Uhrentest, als Testverfahren geeignet, um das Vorhandensein und den ungefähren Schweregrad einer Demenz zu bestimmen.			19/20
	Die Sensitivität dieser Verfahren bei leichtgradiger und fraglicher Demenz ist jedoch begrenzt und sie sind zur Differenzialdiagnostik verschiedener Demenzen nicht geeignet.			15/17

▼

Empfehlungen	Empfeh-lungsgrad	Evidenz-ebene	Abstim-mungs-ergebnis
7 Grundlage der Diagnostik ist eine ärztliche Untersuchung unter Einschluss eines internistischen, neurologischen und psychopathologischen Befundes. Eine Schweregradabschätzung der kognitiven Leistungsstörung soll mithilfe eines geeigneten Kurztests durchgeführt werden.	Good clinical practice	Experten-konsens	17/17
8 Ausführliche neuropsychologische Tests sollten bei fraglicher oder leichtgradiger Demenz zur differenzialdiagnostischen Abklärung eingesetzt werden. Die Auswahl der geeigneten Verfahren richtet sich im Einzelfall nach der Fragestellung, dem Krankheitsstadium und der Erfahrung des Untersuchers. Beeinflussende Variablen, wie z. B. prämorbides Funktionsniveau, Testvorerfahrung, Ausbildungsstatus und soziokultureller Hintergrund oder Sprachkenntnisse, müssen berücksichtigt werden. Im Rahmen der vertieften neuropsychologischen Früh- und Differenzialdiagnostik sollten möglichst unter Zuhilfenahme von standardisierten Instrumenten u. a. die kognitiven Bereiche Lernen und Gedächtnis, Orientierung, Raumkognition, Aufmerksamkeit, Praxie, Sprache und Handlungsplanung untersucht werden.	Empfehlungs-grad B	Leitlinien-adaptation NICE-SCIE 2007	20/20
9 Bei wiederholtem Einsatz neuropsychologischer Testverfahren zur Beurteilung des Krankheitsverlaufs oder des Behandlungserfolgs müssen Testwiederholungseffekte durch einen ausreichenden zeitlichen Abstand zwischen den Testzeitpunkten (mindestens 6 Monate oder bei rascher Progredienz auch früher) oder durch Verwendung von Test-Parallelversionen so weit wie möglich vermieden werden. Die dennoch eingeschränkte Reliabilität der Testverfahren muss bei der Beurteilung von Veränderungen der Ergebnisse berücksichtigt werden.	Empfehlungs-grad C	Evidenz-ebene IV	19/20
10 Demenz-assoziierte psychische und Verhaltenssymptome und Beeinträchtigungen der Alltagsbewältigung, sowie die Belastung der pflegenden Bezugspersonen sollten erfasst werden. Dazu stehen validierte Skalen zur Verfügung.	Empfehlungs-grad B	Leitlinien-adaptation Dementia MOH 2007	17/19
11 Im Rahmen der Basisdiagnostik werden folgende Serum- bzw. Plasmauntersuchungen empfohlen: Blutbild, Elektrolyte (Na, K, Ca), Nüchtern-Blutzucker, TSH, Blutsenkung oder CRP, GOT, Gamma-GT, Kreatinin, Harnstoff, Vitamin B12.	Empfehlungs-grad B	Leitlinien-adaptation NICE-SCIE 2007	15/17
12 Im Falle klinisch unklarer Situationen oder bei spezifischen Verdachtsdiagnosen sollen gezielte weitergehende Laboruntersuchungen durchgeführt werden. Beispiele hierfür sind: Differenzial-Blutbild, BGA, Phosphat, HBA1c, Homocystein, fT3, fT4, SD-Antikörper, Kortisol, Parathormon, Coeruloplasmin, Vitamin B6, Borrelien-Serologie, Pb, Hg, Cu, Lues-Serologie, HIV-Serologie, Drogenscreening, Urinteststreifen, Folsäure.	Good clinical practice	Experten-konsens	16/16
13 Eine isolierte Bestimmung des Apolipoprotein E-Genotyps als genetischer Risikofaktor wird aufgrund mangelnder diagnostischer Trennschärfe und prädiktiver Wertigkeit im Rahmen der Diagnostik nicht empfohlen.	Empfehlungs-grad A	Leitlinien-adaptation NICE-SCIE 2007	16/16
14 In der Erstdiagnostik einer Demenz sollte die Liquordiagnostik zum Ausschluss einer entzündlichen Gehirnerkrankung durchgeführt werden, wenn sich dafür Hinweise aus der Anamnese, dem körperlichem Befund oder der Zusatzdiagnostik ergeben.	Good clinical practice	Experten-konsens	15/19

▼

Empfehlungen	Empfeh-lungsgrad	Evidenz-ebene	Abstim-mungs-ergebnis
15 Die Liquordiagnostik kann auch Hinweise für nichtdegenerative Demenzursachen geben, bei denen Anamnese, körperlicher Befund und übrige technische Zusatzdiagnostik keine pathologischen Befunde zeigen. Wenn eine Liquordiagnostik bei Demenz durchgeführt wird, sollen die Parameter des Liquorgrundprofils untersucht werden.	**Good clinical practice**	**Experten-konsens**	**16/16**
16 Die liquor-basierte neurochemische Demenzdiagnostik unterstützt im Rahmen der Erstdiagnostik die Differenzierung zwischen primär neurodegenerativen Demenzerkrankungen und anderen Ursachen demenzieller Syndrome.	**Empfehlungs-grad B**	**Evidenz-ebene Ib**	**14/14**
17 Die kombinierte Bestimmung der Parameter beta-Amyloid-1-42 und Gesamt-Tau bzw. beta-Amyloid-1-42 und Phospho-Tau ist der Bestimmung nur eines einzelnen Parameters überlegen und wird empfohlen.	**Empfehlungs-grad B**	**Evidenz-ebene IIb**	**13/13**
18 Die differenzialdiagnostische Trennschärfe dieser Marker innerhalb der Gruppe neurodegenerativer Erkrankungen und in Abgrenzung zur vaskulären Demenz ist nicht ausreichend.	**Empfehlungs-grad B**	**Evidenz-ebene IIb**	**13/13**
19 Die Ergebnisse der liquorbasierten neurochemischen Demenzdiagnostik sollen auf der Grundlage des Befundes der Routine-Liquordiagnostik und aller anderen zur Verfügung stehenden diagnostischen Informationen beurteilt werden.	**Good clinical practice**	**Experten-konsens**	**12/13**
20 Bei bestehendem Demenzsyndrom soll eine konventionelle cCT oder cMRT zur Differenzialdiagnostik durchgeführt werden.	**Empfehlungs-grad A**	**Leitlinien-adaptation NICE-SCIE 2007**	**18/20**
21 Für die Feststellung einer vaskulären Demenz sollten neben der Bildgebung (Ausmaß und Lokalisation von vaskulären Läsionen) Anamnese, klinischer Befund und neuropsychologisches Profil herangezogen werden. Der Beitrag der strukturellen MRT in der Differenzierung der Alzheimer-Demenz oder der fronto-temporalen Demenz von anderen neurodegenerativen Demenzen ist bisher nicht ausreichend gesichert.	**Empfehlungs-grad B**	**Leitlinien-adaptation NICE-SCIE 2007**	**17/19**
22 Eine Notwendigkeit für eine cMRT-Untersuchung zur routinemäßigen Verlaufskontrolle besteht im Regelfall nicht.	**Empfehlungs-grad C**	**Evidenz-ebene IV**	**16/18**
23 FDG-PET und HMPAO-SPECT können bei Unsicherheit in der Differenzialdiagnostik von Demenzen (AD, FTD, VaD) zur Klärung beitragen. Ein regelhafter Einsatz in der Diagnostik wird nicht empfohlen.	**Empfehlungs-grad A**	**Leitlinien-adaptation NICE-SCIE 2007**	**19/20**
24 Ein EEG ist bei bestimmten Verdachtsdiagnosen indiziert (Anfallsleiden, Delir, Creutzfeldt-Jakob-Erkrankung). Das EEG kann zur Abgrenzung von neurodegenerativen und nichtneurodegenerativen Erkrankungen beitragen, ist jedoch zur Differenzialdiagnose von neurodegenerativen Demenzerkrankungen von geringem Wert. Ein regelhafter Einsatz in der ätiologischen Zuordnung von Demenzerkrankungen wird nicht empfohlen.	**Empfehlungs-grad B**	**Leitlinien-adaptation NICE-SCIE 2007**	**17/17**

▼

Empfehlungen	Empfeh-lungsgrad	Evidenz-ebene	Abstim-mungs-ergebnis
25 Bei Verdacht auf eine monogen vererbte Demenzerkrankung (z. B. bei früh beginnender Demenz in Verbindung mit einer richtungsweisenden Familienanamnese) soll eine genetische Beratung angeboten werden. Im Rahmen der Beratung muss daraufhin hingewiesen werden, dass sich aus der molekulargenetischen Diagnostik keine kausale Therapie oder Prävention der klinischen Manifestation ergibt, und das Wissen um eine genetisch determinierte Demenz Konsequenzen für die Angehörigen bedeuten kann. Nach erfolgter Beratung kann eine molekulargenetische Diagnostik angeboten werden.	Empfehlungs-grad C	Leitlinien-adaptation NICE-SCIE 2007	16/17
26 Vor einer prädiktiven genetischen Diagnostik bei gesunden Angehörigen von Patienten mit monogen vererbter Demenzerkrankung, die von den Angehörigen gewünscht wird, sind die Vorgaben der humangenetischen prädiktiven Diagnostik einzuhalten.	Good clinical practice	Experten-konsens	16/16
27 Acetylcholinesterase-Hemmer sind wirksam in Hinsicht auf die Fähigkeit zur Verrichtung von Alltagsaktivitäten, auf die Besserung kognitiver Funktionen und auf den ärztlichen Gesamteindruck bei der leichten bis mittelschweren Alzheimer-Demenz und eine Behandlung wird empfohlen.	Empfehlungs-grad B	Leitlinien-adaptation NICE-SCIE 2007	16/16
28 Es soll die höchste verträgliche Dosis angestrebt werden.	Empfehlungs-grad A	Evidenz-ebene Ia Leitlinien-adaptation NICE-SCIE 2007	13/16
29 Die Auswahl eines Acetylcholinesterase-Hemmers sollte sich primär am Neben- und Wechselwirkungsprofil orientieren, da keine ausreichenden Hinweise für kli nischrelevante Unterschiede in der Wirksamkeit der verfügbaren Substanzen vorliegen.	Empfehlungs-grad B	Leitlinien-adaptation NICE-SCIE 2007	15/15
30 Acetylcholinesterase-Hemmer können bei guter Verträglichkeit im leichten bis mittle renStadium fortlaufend gegeben werden.	Empfehlungs-grad B	Leitlinien-adaptation SIGN 2006	11/16
31 Ein Absetzversuch kann vorgenommen werden, wenn Zweifel an einem günsti genVerhältnis aus Nutzen zu Nebenwirkungen auftreten.	Empfehlungs-grad B	Leitlinien-adaptation Dementia MOH 2007	11/16
32 Wenn Zweifel an einem günstigen Verhältnis von Nutzen zu Nebenwirkungen eines Acetylcholinesterase-Hemmers auftreten, kann das Umsetzen auf einen an derenAcetylcholinesterase-Hemmer erwogen werden.	Empfehlungs-grad B	Evidenz-ebene IIb	12/15
33 Es gibt Hinweise für eine Wirksamkeit von Donepezil bei Alzheimer-Demenz im schweren Krankheitsstadium auf Kognition, Alltagsfunktionen und klinischen Ge samteindruckund für Galantamin auf die Kognition. Die Weiterbehandlung von vor behandeltenPatienten, die in das schwere Stadium eintreten, oder die erstmalige Be handlung von Patienten im schweren Stadium kann empfohlen werden. *Die Behandlung der schweren Alzheimer-Demenz mit Acetylcholinesterase-Hemmern ist eine Off-label-Behandlung, und die Schwierigkeit des Off-label-Gebrauchs ist adäquat zu berücksichtigen.*	Empfehlungs-grad B	Evidenz-ebene Ib Leitlinien-adaptation SIGN 2006	15/15

▼

5

Empfehlungen	Empfeh-lungsgrad	Evidenz-ebene	Abstim-mungs-ergebnis
34 Memantin ist wirksam auf die Kognition, Alltagsfunktion und den klinischen Gesamt eindruckbei Patienten mit moderater bis schwerer Alzheimer-Demenz und eine Behandlung wird empfohlen.	Empfehlungs-grad B	Evidenz-ebene Ia	11/15
35 Bei leichtgradiger Alzheimer-Demenz ist eine Wirksamkeit von Me-mantin auf die Alltagsfunktion nicht belegt. Es findet sich ein nur geringer Effekt auf die Kogni tion.Eine Behandlung von Patienten mit leichter Alzheimer-Demenz mit Memantin wird nicht empfohlen.	Empfehlungs-grad A	Evidenz-ebene Ib	15/15
36 Eine Add-on-Behandlung mit Memantin bei Patienten, die Donepezil erhalten, ist der Monotherapie mit Donepezil bei schwerer Alzheimer-Demenz (MMST: 5–9 Punkte) überlegen. Eine Add-on-Behandlung kann erwogen werden. *Die Behandlung der schweren Alzheimer-Demenz mit Donepezil ist eine Off-label-Behandlung, und die Schwierigkeit des Off-label-Gebrauchs ist adäquat zu berücksichtigen.*	Empfehlungs-grad C	Evidenz-ebene Ib	14/16
37 Für eine Add-on-Behandlung mit Memantin bei Patienten mit einer Alzheimer-Demenz im leichten bis oberen mittelschweren Bereich (MMST: 15–22 Punkte), die bereits einen Acetylcholinesterase-Hem-mer erhalten, wurde keine Überlegen heitge genübereiner Mono-therapie mit einem Acetylcholinesterase-Hemmer ge zeigt.Sie wird daher nicht empfohlen.	Empfehlungs-grad B	Evidenz-ebene Ib	12/16
38 Für eine Add-on-Behandlung mit Memantin bei Patienten mit mittel-schwerer AD (MMST: 10–14 Punkte), die bereits einen Acetylcholine-sterase-Hemmer erhalten, liegt keine überzeugende Evidenz vor. Es kann keine Empfehlung gegeben wer den.	Empfehlungs-grad B	Evidenz-ebene Ib	13/16
39 Es gibt keine überzeugende Evidenz für die Wirksamkeit gingkohalti-ger Präpa rate.Sie werden daher nicht empfohlen.	Empfehlungs-grad A	Evidenz-ebene Ia	16/17
40 Eine Therapie der Alzheimer-Demenz mit Vitamin E wird wegen man-gelnder Evi denzfür Wirksamkeit und auf Grund des Nebenwirkungsri-sikos nicht empfohlen.	Empfehlungs-grad A	Evidenz-ebene Ib Leitlinien-adaptation NICE-SCIE 2007	16/17
41 Es gibt keine überzeugende Evidenz für eine Wirksamkeit von nicht-steroidalen Antiphlogistika (Rofecoxib, Naproxen, Diclofenac, In-domethacin) auf die Sympto matikder Alzheimer Demenz. Eine Be-handlung der Alzheimer-Demenz mit diesen Substanzen wird nicht empfohlen.	Empfehlungs-grad A	Evidenz-ebene Ib	17/17
42 Eine Hormontherapie soll nicht zur Verringerung kognitiver Beein-trächtigungen bei postmenopausalen Frauen empfohlen werden.	Empfehlungs-grad B	S3-Leitlinie »Hormon-therapie in der Peri- und Postmeno-pause«	Redak-tionelle Über-nahme
43 Die Evidenz für eine Wirksamkeit von Piracetam, Nicergolin, Hydergin, Phosphati dylcholine(Lecithin), Nimodipin, Cerebrolysin und Selegilin bei Alzheimer-De menzist unzureichend. Eine Behandlung wird nicht empfohlen.	Empfehlungs-grad A	Evidenz-ebene Ia, Ib	15/16

▼

Empfehlungen	Empfeh-lungsgrad	Evidenz-ebene	Abstim-mungs-ergebnis
44 Die Behandlung relevanter vaskulärer Risikofaktoren und Grunder-krankungen, die zu weiteren vaskulären Schädigungen führen, ist bei der vaskulären Demenz zu empfehlen.	**Good clinical practice**	**Experten-konsens**	**15/15**
45 Es existiert keine zugelassene oder durch ausreichende Evidenz belegte medikamentöse symptomatische Therapie für vaskuläre Demenzformen, die einen regelhaften Einsatz rechtfertigen. Es gibt Hinweise für eine Wirksamkeit von Acetylcholinesterase-Hemmern und Memantin, insbesondere auf exekutive Funktionen bei Patienten mit subkortikaler vaskulärer Demenz. Im Einzelfall kann eine Therapie erwogen werden. *Die Behandlung der vaskulären Demenz mit einem Acetylcholinesterase-Hemmer oder Memantin ist eine Off-label-Behandlung, und die Schwie-rigkeit des Off-label-Gebrauchs ist adäquat zu berücksichtigen.*	**Empfehlungs-grad C**	**Evidenz-ebene Ib**	**13/15**
46 Thrombozytenfunktionshemmer sind bei vaskulärer Demenz nicht zur primären Demenzbehandlung indiziert. Bezüglich der Indikations-stellung von Thrombozytenfunktionshemmern zur Prävention einer zerebralen Ischämie wird auf die Schlaganfall-Leitlinie verwiesen.	**Empfehlungs-grad C**	**Evidenz-ebene IV Leitlinien-adaptation SIGN 2006**	**14/14**
47 Es gibt gute Gründe, eine gemischte Demenz als das gleichzeitige Vorliegen einer Alzheimer-Demenz und einer vaskulären Demenz zu betrachten. Folglich ist es gerechtfertigt, Patienten mit einer gemischten Demenz entsprechend der Alzheimer-Demenz zu behandeln.	**Empfehlungs-grad C**	**Evidenz-ebene IV**	**14/15**
48 Es existiert keine überzeugende Evidenz zur Behandlung kognitiver Symptome oder Verhaltenssymptome bei Patienten mit fronto-tem-poraler Demenz. Es kann keine Behandlungsempfehlung gegeben werden.	**Empfehlungs-grad B**	**Evidenz-ebene IIb**	**15/15**
49 Rivastigmin ist zur antidementiven Behandlung der Demenz bei M. Parkinson im leichten und mittleren Stadium wirksam im Hinblick auf kognitive Störung und Alltagsfunktion und wird empfohlen.	**Empfehlungs-grad B**	**Evidenz-ebene Ib**	**13/15**
50 Für die antidementive Behandlung der Lewy-Körperchen-Demenz existiert keine zugelassene oder ausreichend belegte Medikation. Es gibt Hinweise für eine Wirk samkeit von Rivastigmin auf Verhaltens-symptome. Ein entsprechender Behandlungs versuch kann erwogen werden. *Die Behandlung der Lewy-Körperchen-Demenz mit Rivastigmin ist eine Off-label-Behandlung, und die Schwierigkeit des Off-label-Gebrauchs ist adäquat zu berücksichtigen.*	**Empfehlungs-grad C**	**Evidenz-ebene Ib**	**15/15**
51 Vor dem Einsatz von Psychopharmaka bei Verhaltenssymptomen soll ein psychopa thologischer Befund erhoben werden. Die medizinischen, personen- und umgebungsbezogenen Bedin-gungsfaktoren müssen identifiziert und soweit möglich behandelt bzw. modifiziert werden. Darüber hinaus besteht eine Indikation für eine pharmakologische Intervention, wenn psychosoziale Interventionen nicht effektiv, nicht ausreichend oder nicht verfügbar sind. Bei Eigen- oder Fremdgefährdung, die nicht anders abwendbar ist, kann eine unmittel bare pharmakologische Intervention erforderlich sein.	**Good clinical practice**	**Experten-konsens**	**11/11** **12/12** **12/12** **11/12**

▼

Empfehlungen	Empfeh-lungsgrad	Evidenz-ebene	Abstim-mungs-ergebnis
Für Patienten mit Parkinson-Demenz, Lewy-Körperchen-Demenz und verwand tenErkrankungen sind klassische und viele atypische Neuro-leptika kontraindi ziert,da sie Parkinson-Symptome verstärken und Somnolenzattacken auslösen können. Ein setzbareNeuroleptika bei diesen Erkrankungen sind Clozapin und mit geringerer Evidenz Quetiapin.			17/17
52 Die Gabe von Antipsychotika bei Patienten mit Demenz ist mit einem erhöhten Risiko für Mortalität und für zerebrovaskuläre Ereignisse assoziiert. Patienten und rechtliche Vertreter müssen über dieses Risiko aufge-klärt werden. Die Behandlung soll mit der geringst möglichen Dosis und über einen möglichst kurzen Zeitraum erfolgen. Der Behandlungsverlauf muss engmaschig kontrol liertwerden.	**Empfehlungs-grad A**	**Evidenz-ebene Ia, III**	13/15 10/15 16/16
53 Benzodiazepine sollen bei Patienten mit Demenz nur bei speziellen Indikationen kurzfristig eingesetzt werden.	**Empfehlungs-grad C**	**Leitlinien-adaptation SIGN 2006**	15/16
54 Nach diagnostischer Abklärung kann ein Delir bei Demenz mit Anti-psychotika behan deltwerden. Antipsychotika mit anticholinerger Nebenwirkung sollen vermie den werden.	**Empfehlungs-grad C**	**Experten-konsens**	18/18 15/16
55 Medikamentöse antidepressive Therapie bei Patienten mit Demenz und Depres sionist wirksam und wird empfohlen. Bei der Ersteinstel-lung und Umstellung sollen tri zyklischeAntidepressiva aufgrund des Nebenwirkungsprofils nicht ein gesetztwerden.	**Empfehlungs-grad B**	**Evidenz-ebene Ib**	15/16
56 Haloperidol wird aufgrund fehlender Evidenz für Wirksamkeit nicht zur Behand lungvon Agitation empfohlen. Es gibt Hinweise auf die Wirksamkeit von Haloperi dolauf aggressives Verhalten mit geringer Effektstärke. Unter Beachtung der Risiken (extrapyramidalen Neben-wirkungen, zerebrovaskuläre Ereignisse, er höhteMortali tät)kann der Einsatz bei diesem Zielsymptom erwogen werden.	**Empfehlungs-grad A**	**Evidenz-ebene Ia**	14/17
57 Risperidon ist in der Behandlung von agitiertem und aggressivem Verhalten bei De menzwirksam. Aripiprazol kann aufgrund seiner Wirksamkeit gegen Agitation und Aggression als alternative Substanz empfohlen werden. Olanzapin soll aufgrund des anticholinergen Nebenwirkungsprofils und heteroge nerDatenlage bezüglich Wirksamkeit nicht zur Behand-lung von agitiertem und aggressi vemVerhalten bei Patienten mit Demenz eingesetzt werden. *Die Behandlung von Agitation und Aggressivität bei Demenz mit Aripi-prazol ist eine Off-label-Behandlung, und die Schwierigkeit des Off-label-Gebrauchs ist adäquat zu berücksichtigen.*	**Empfehlungs-grad A**	**Evidenz-ebene Ia, Ib**	16/17 16/17 16/17
58 Es gibt Hinweise auf eine günstige Wirkung von Carbamazepin auf Agitation und Aggression. Carbamazepin kann nach fehlendem Ansprechen anderer Therapien emp fohlenwerden. Es ist auf Medika-menteninteraktionen zu achten. *Die Behandlung von Agitation und Aggressivität bei Demenz mit Carb-amazepin ist eine Off-label-Behandlung, und die Schwierigkeit des Off-label-Gebrauchs ist adäquat zu berücksichtigen.*	**Empfehlungs-grad C**	**Evidenz-ebene Ib**	19/19

Empfehlungen	Empfeh-lungsgrad	Evidenz-ebene	Abstim-mungs-ergebnis
59 Eine Behandlung von Agitation und Aggression mit Valproat wird nicht empfohlen.	Empfehlungs-grad B	Evidenz-ebene Ib	19/19
60 Es gibt eine schwache Evidenz für die Wirksamkeit von Citalopram bei agitiertem Verhalten von Demenzkranken. Ein Behandlungsversuch kann gerechtfertigt sein. *Die Behandlung von Agitation und Aggressivität bei Demenz mit Citalopram ist eine Off-label-Behandlung, und die Schwierigkeit des Off-label-Gebrauchs ist adäquat zu berücksichtigen.*	Empfehlungs-grad C	Evidenz-ebene IIb	16/19
61 Bei schwerer psychomotorischer Unruhe, die zu deutlicher Beein-trächtigung des Be troffenenund/oder der Pflegenden führt, kann ein zeitlich begrenzter Therapie versuchmit Risperidon empfohlen wer-den. *Die Behandlung der psychomotorischen Unruhe bei Demenz mit Risperi-don ist eine Off-label-Behandlung, und die Schwierigkeit des Off-label-Gebrauchs ist adäquat zu berücksichtigen.*	Empfehlungs-grad C	Evidenz-ebene II	18/18
62 Die günstige Wirkung von Risperidon auf psychotische Symptome bei Demenz ist belegt. Falls eine Behandlung mit Antipsychotika bei psychotischen Sympto men(Wahn, Halluzinationen) notwendig ist, wird eine Behandlung mit Risperi don(0,5–2 mg) empfohlen.	Empfehlungs-grad B	Evidenz-ebene Ia	19/19
63 Für die Wirksamkeit von Aripiprazol 10 mg bei psychotischen Sympto-men bei Patien tenmit Demenz gibt es Hinweise. Die Datenlage ist jedoch heterogen. *Die Behandlung von psychotischen Symptomen bei Demenz mit Aripi-prazol ist eine Off-label-Behandlung, und die Schwierigkeit des Off-label-Gebrauchs ist adäquat zu berücksichtigen.*	Empfehlungs-grad C	Evidenz-ebene Ib	18/19
64 Für andere atypische Antipsychotika gibt es keine Evidenz für Wirk-samkeit bei psychotischen Symptomen bei Demenz, daher wird der Einsatz nicht empfohlen.	Empfehlungs-grad B	Evidenz-ebene Ia	14/19
65 Melatonin ist in der Behandlung von Schlafstörungen bei Demenz nicht wirk sam.Eine Anwendung wird nicht empfohlen.	Empfehlungs-grad A	Evidenz-ebene Ib	18/18
66 Für eine medikamentöse Therapie von Schlafstörungen bei Demenz kann keine evidenzbasierte Empfehlung ausgesprochen werden.	Empfehlungs-grad B	Evidenz-ebene IV	18/18
67 Es gibt Evidenz für geringe Effekte von kognitivem Training/kognitiver Stimulation auf die kognitive Leistung bei Patienten mit leichter bis moderater Demenz. Die Möglichkeit, an einem strukturierten kogniti-ven Stimulationsprogramm teilzunehmen, kann angeboten werden.	Empfehlungs-grad C	Evidenz-ebene IIb Leitlinien-adaptation NICE-SCIE 2007	14/20
68 Realitätsorientierung und Reminiszenzverfahren können in allen Krankheitsstadien aufgrund von geringen Effekten auf die kognitive Leistung zur Anwendung kommen.	Empfehlungs-grad C	Evidenz-ebene IIb	17/22
69 Es gibt Evidenz, dass ergotherapeutische, individuell angepasste Maßnahmen bei Patienten mit leichter bis mittelschwerer Demenz unter Einbeziehung der Bezugspersonen zum Erhalt der Alltagsfunk-tionen beitragen. Der Einsatz kann angeboten werden.	Empfehlungs-grad C	Evidenz-ebene IIb Leitlinien-adaptation NICE-SCIE 2007	16/22

▼

Empfehlungen	Empfeh-lungsgrad	Evidenz-ebene	Abstim-mungs-ergebnis
70 Es gibt Hinweise, dass körperliche Aktivierung zum Erhalt der Alltags-funktionen, Beweglichkeit und Balance beiträgt. Der Einsatz kann angeboten werden. Es existiert jedoch keine ausreichende Evidenz für die systematische Anwendung bestimmter körperlicher Aktivierungs-verfahren.	**Empfehlungs-grad C**	**Evidenz-ebene IIb**	19/22
71 Es gibt Hinweise, dass aktive Musiktherapie geringe Effekte auf psy-chische und Verhaltenssymptome bei Menschen mit Demenz hat. Sie kann empfohlen werden.	**Empfehlungs-grad C**	**Evidenz-ebene IIa**	15/22
72 Rezeptive Musiktherapie, insbesondere das Vorspielen von Musik mit biographischem Bezug (»preferred music«), kann geringe Effekte auf agitiertes und aggressives Verhalten haben. Sie kann empfohlen werden.	**Empfehlungs-grad C**	**Evidenz-ebene III**	17/22
73 Die Anwendung von Aromastoffen kann geringe Effekte auf agitiertes Verhalten und allgemeine Verhaltenssymptome bei Patienten mit mittel- bis schwergradiger Demenz haben. Sie kann empfohlen werden.	**Empfehlungs-grad C**	**Evidenz-ebene Ib**	20/22
74 Multisensorische Verfahren (Snoezelen) mit individualisierten, biographiebezoge nenStimuli im 24-Stunden-Ansatz können geringe Effekte auf Freude und Aktivität bei Patienten mit moderater bis schwerer Demenz haben. Sie können empfohlen werden.	**Empfehlungs-grad C**	**Evidenz-ebene IIb**	21/22
75 Es gibt keine ausreichenden Hinweise für einen therapeutischen Effekt von Licht, die eine spezielle Empfehlung in der Anwendung bei Menschen mit De menzerlauben.	**entfällt**	**Evidenz-ebene Ib**	21/22
76 Angehörigentraining zum Umgang mit psychischen und Verhaltens-symptomen bei Demenz können geringe Effekte auf diese Symptome beim Erkrankten haben. Sie sollten angeboten werden.	**Empfehlungs-grad B**	**Evidenz-ebene IIb**	18/22
77 Zur Behandlung depressiver Symptome bei Demenzerkranten sind Edukations- und Unterstützungsprogramme von Pflegenden und Betreuenden wirksam und sollten eingesetzt werden.	**Empfehlungs-grad B**	**Evidenz-ebene IIb**	18/20
78 Familienähnliche Esssituationen, verbale Unterstützung und positive Verstärkung können das Essverhalten von Menschen mit Demenz verbessern und können empfohlen werden.	**Empfehlungs-grad B**	**Evidenz-ebene IIb**	19/21
79 Angemessene strukturierte soziale Aktivierung während des Tages kann zu einer Besserung des Tag-Nacht-Schlafverhältnisses führen und sollte eingesetzt werden.	**Empfehlungs-grad B**	**Evidenz-ebene IIb**	20/21
80 Zur Prävention von Erkrankungen, die durch die Pflege und Betreu-ung hervorgerufen werden, und zur Reduktion von Belastung der pflegenden Angehörigen sollten strukturierte Angebote für Bezugs-personen von Demenzerkranten vorgesehen werden. Inhaltlich sollten neben der allgemeinen Wissensvermittlung zur Erkrankung das Management in Bezug auf Patientenverhalten, Bewäl-tigungsstrategien und Entlastungsmöglichkeiten für die Angehörigen sowie die Integration in die Behandlung des Demenzkranken im Vordergrund stehen.	**Empfehlungs-grad B**	**Evidenz-ebene IIb**	17/18 18/21
81 Spezifische Behandlungsprogramme bewirken bei leicht- bis mittel-gradig betroffenen Demenzkranken ähnliche bis nur mäßig geringfü-gigere Therapieerfolge hinsichtlich Mobilität und Selbstversorgungs-fähigkeit wie bei kognitiv Gesunden. ▼	**Empfehlungs-grad B**	**Evidenz-ebene IIb**	16/17

Empfehlungen	Empfeh-lungsgrad	Evidenz-ebene	Abstim-mungs-ergebnis
82 MCI als klinisches Syndrom ist uneinheitlich definiert. Bei Hinweisen auf Vorliegen von Gedächtnisstörungen sollten diese objektiviert werden.	**Good clinical practice**	**Experten-konsens**	15/15
83 Aufgrund des erhöhten Risikos für Demenz bedürfen Betroffene mit MCI im weiteren Verlauf erhöhter Aufmerksamkeit.	**Good clinical practice**	**Experten-konsens**	14/15
84 Mögliche Ursachen eines MCI sollten mit angemessenen diagnostischen Maßnahmen geklärt werden.	**Good clinical practice**	**Experten-konsens**	14/15
85 Es gibt keine Evidenz für eine wirksame Pharmakotherapie zur Risiko-reduktion des Übergangs von MCI zu einer Demenz.	**entfällt**	**Evidenz-ebene Ib**	14/14
86 Es gibt keine Evidenz für wirksame nichtpharmakologische Therapien zur Risikoreduktion des Übergangs von MCI zu einer Demenz.	**entfällt**	**Evidenz-ebene Ib**	13/14
87 Vaskuläre Risikofaktoren und Erkrankungen (z. B. Hypertonie, Diabetes mellitus, Hyperlipidämie, Adipositas, Nikotinabusus) stellen auch Risikofaktoren für eine spätere Demenz dar. Daher trägt deren leitlinien-gerechte Diagnostik und frühzeitige Behandlung zur Primärpräven-tion einer späteren Demenz bei.	**Empfehlungs-grad B**	**Leitlinien-adaptation NICE-SCIE 2007**	11/12
88 Regelmäßige körperliche Bewegung und ein aktives geistiges und soziales Leben sollten empfohlen werden.	**Empfehlungs-grad B**	**Leitlinien-adaptation NICE-SCIE 2007**	11/12
89 Ginkgo Biloba wird nicht zur Prävention von Demenz empfohlen.	**Empfehlungs-grad B**	**Evidenz-ebene Ib**	12/12
90 Hormontherapie wird zur Prävention von Demenz nicht empfohlen.	**Empfehlungs-grad B**	**Leitlinien-adaptation NICE-SCIE 2007**	12/12

5.5 Anhang II: Angabe von Interessenkonflikten der Mitglieder der Leitlinien-gruppe

5.5.1 Erklärung über mögliche Interessenkonflikte

Die Entwicklung von Leitlinien für die medizinische Versorgung verlangt über die fachliche Expertise hinaus auch eine strikte Vermeidung kommerzieller Abhängigkeiten und sonstiger Interessenkonflikte, die Leitlinieninhalte systematisch beeinflussen könnten. Es gibt eine Vielzahl von finanziellen, politischen, akademischen oder privaten/persönlichen Beziehungen, deren Ausprägungsgrad und Bedeutung variieren können und die mögliche Interessenkonflikte begründen können. Ob davon die erforderliche Neutralität für die Tätigkeit als Experte in Frage gestellt ist, soll nicht aufgrund von detaillierten Vorschriften geklärt werden, sondern im Rahmen einer Selbsterklärung der Experten erfolgen. Die Erklärungen werden gegenüber dem Leitlinienkoordinator abgegeben. Der Leitlinienkoordinator sichert die Vertraulichkeit der Angaben zu.

Die Erklärung der Autoren und Teilnehmer am Konsensusverfahren ist für die Qualitätsbeurteilung von Leitlinien, aber auch für ihre allgemeine Legitimation und Glaubwürdigkeit in der Wahrnehmung durch Öffentlichkeit und Politik entscheidend. Wir möchten Sie daher bitten, unten stehende Erklärung auszufüllen und zu unterzeichnen.

Die Erklärung der Unabhängigkeit betrifft finanzielle und kommerzielle Tatbestände sowie Interessen der Mitglieder selbst und/oder ihrer persönlichen/professionellen Partner. Bitte machen Sie **konkrete Angaben unter Berücksichtigung folgender Punkte**:

1. Berater- bzw. Gutachtertätigkeit für Industrieunternehmen, bezahlte Mitarbeit in einem wissenschaftlichen Beirat eines pharmazeutischen, biotechnologischen bzw. medizintechnischen Unternehmens
2. Finanzielle Zuwendungen pharmazeutischer, biotechnologischer bzw. medizintechnischer Unternehmen bzw. kommerziell orientierter Auftragsinstitute, die über eine angemessene Aufwandsentschädigung für die Planung, Durchführung und Dokumentation klinischer oder experimenteller Studien hinausgehen
3. Eigentümerinteresse an Arzneimitteln/Medizinprodukten (z. B. Patent, Urheberrecht, Verkaufslizenz)
4. Besitz von Geschäftsanteilen, Aktienkapital, Fonds der pharmazeutischen oder biotechnologischen Industrie
5. Bezahlte Autoren- oder Co-Autorenschaft bei Artikeln und/oder Vorträgen im Auftrag pharmazeutischer, biotechnologischer, medizintechnischer Unternehmen in den zurückliegenden 5 Jahren

Existieren finanzielle oder sonstige Beziehungen mit möglicherweise an den Leitlinieninhalten interessierten Dritten?

❑ Ja
❑ Nein

Falls ja, bitte konkrete Angabe:

Ergeben sich aus Ihrer Sicht mögliche Interessenkonflikte?

❑ Ja
❑ Nein

Ort, Datum, Name (bitte Druckschrift)

Unterschrift

5.5.2 Angabe von möglichen Interessenkonflikten

Autor/Experte/Teilnehmer Konsensusprozess (in alphabetischer Reihenfolge)	Angabe von möglichen Interessenkonflikten
Dr. Jens Bohlken	Keine
Torsten Bur	Keine
Prof. Dr. Pasquale Calabrese	Keine
Prof. Dr. Günther Deuschl	Keine
Prof. Dr. Hans-Christoph Diener	Keine
Prof. Dr. Richard Dodel	Keine
Beatrix Evers-Grewe	Keine
Prof. Dr. Klaus Fassbender	Keine
PD Dr. Ulrich Finckh	Keine
Dr. Simon Forstmeier	Keine
Prof. Dr. Jürgen Fritze	Keine
Prof. Dr. Lutz Frölich	Keine
Michael Ganß	Keine
Prof. Dr. Thomas Gasser	Keine
Sabine George	Keine
Prof. Dr. Hermann-Josef Gertz	Keine
Prof. Dr. Elmar Gräßel	Keine
Dr. Manfred Gogol	Keine
Carola Gospodarek	Keine
Prof. Dr. Hans Gutzmann	Keine
Prof. Dr. Gerhard Hamann	Keine
Prof. Dr. Harald Hampel	Keine
Hildegard Hegeler ▼	Keine

Autor/Experte/Teilnehmer Konsensusprozess (in alphabetischer Reihenfolge)	Angabe von möglichen Interessenkonflikten
Prof. Dr. Hans-Jochen Heinze	Keine
Prof. Dr. Michael Heneka	Keine
Prof. Dr. Isabella Heuser	Keine
Prof. Dr. Helmut Hildebrandt	Keine
PD Dr. Werner Hofmann	Keine
Prof. Dr. Michael Hüll	Keine
Prof. Dr. Ralf Ihl	Keine
Prof. Dr. Thomas Jahn	Keine
Sabine Jansen	Keine
PD Dr. Frank Jessen	Keine
Claudia Keller	Keine
Manfred Koller	Keine
Prof. Dr. Ina Kopp	Keine
Prof. Dr. Johannes Kornhuber	Keine
Prof. Dr. Alexander Kurz	Keine
Prof. Dr. med. Dipl.-Psych. Christoph Lang	Keine
Heinz Lepper	Keine
Prof. Dr. Wolfgang Maier	Keine
Prof. Dr. Dr. Andreas Märcker	Keine
PD Dr. Moritz Meins	Keine
Prof. Dr. Rüdiger Mielke	Keine
PD Dr. Brit Mollenhauer	Keine
Carmen Mothes-Weiher	Keine
Dorothea Muthesius	Keine
Prof. Dr. Hans-Georg Nehen	Keine
Prof. Dr. Wolfgang Oertel	Keine
Prof. Dr. Markus Otto	Keine
Prof. Dr. Walter Paulus	Keine
Prof. Dr. Johannes Pantel	Keine
Dr. Oliver Peters	Keine
Prof. Dr. Heinz Reichmann	Keine
Prof. Dr. med. Dipl-Phys. Matthias Riepe	Keine
Dr. Barbara Romero	Keine
Prof. Dr. Klaus Schmidtke	Keine
Prof. Dr. Mathias Schreckenberg	Keine
Prof. Dr. Johannes Schröder	Keine
Prof. Dr. Jörg Schulz	Keine
Dr. Annika Spottke	Keine
Dr. Roland Urban	Keine
Dr. Dieter Varwig	Keine
Prof. Dr. Christine A.F. von Arnim	Keine
Prof. Dr. Claus-W. Wallesch	Keine
Franz Wagner	Keine
Prof. Dr. Markus Weih	Keine
Prof. Dr. Jens Wiltfang	Keine

5.6   Anhang III: Erhebungsbögen

SIGN 50: A guideline developers' handbook Methodology Checklist 1: Systematic Reviews and Meta-Analyses	
Studienidentifikation beinhaltet Autor, Titel, Referenz:	
Abschnitt 1: Interne Validität	
Bewertungskriterium	Wie gut wurde dieses Kriterium erfüllt?
1.1 Ist die Fragestellung dem Gegenstand angemessen und klar eingegrenzt?	
1.2 Beinhaltet das Review eine Darstellung der angewendeten Methoden?	
1.3 War die Literatursuche ausreichend sensitiv, um alle relevanten Studien zu identifizieren?	
1.4 Wurde die Qualität der einzelnen Studien ermittelt und in der Bewertung berücksichtigt?	
1.5 Berücksichtigt das Review alle potenziellen positiven und negativen Effekte der Intervention?	
1.6 War es sinnvoll, die (für dieses Review ausgewählten) Studien miteinander zu kombinieren?	
1.7 Ergeben sich die Schlussfolgerungen aus den ermittelten Ergebnissen?	
Abschnitt 2: Gesamteinschätzung der Studie	
2.1 Wie gut wurden mögliche Verzerrungen durch den Studienaufbau verhindert? *Code + +, +, or -*	
2.2 Für den Fall einer + oder - Bewertung: In welcher Hinsicht könnte die systematische Verzerrung die Studienergebnisse beeinflusst haben?	
2.3 Sind die Studienergebnisse unmittelbar auf die Zielpopulation der Leitlinie übertragbar?	
Abschnitt 3: Studienbeschreibung	
3.1 Welche Studientypen sind in das Review eingeschlossen? Randomized Controlled Trials (RCT), Controlled Clinical Trials (CCT), Cohorts, Case Control Studies	
3.2 Welche Interventionen sind betrachtet /untersucht worden?	
3.3 Welche Zielgrößen wurden untersucht? (Nutzen/ Risiken)	
3.5 Sind mögliche »Confounder« berücksichtigt worden? Dieser Punkt ist insbesondere dann von Bedeutung, wenn nicht ausnahmslos RCTs in das Review einbezogen worden sind.	
3.6 Welches sind die Charakteristika der Studienpopulation? (Alter, Geschlecht, Krankheitscharakteristika, Krankheitsprävalenz)	
3.7 Welches sind die Charakteristika des Umfeldes, in dem die Studie durchgeführt wurde? (Stadt, Land, Krankenhauspatienten, ambulante Patienten, Allgemeinpraxis, Kommune)	
3.8 Hauptergebnisse	
3.9 Ableitbare Empfehlungen	
Abschnitt 4: Generelle Anmerkungen und Kommentare	

SIGN 50: A guideline developers' handbook	
Methodology Checklist 2: Randomized controlled trial	
Studienidentifikation beinhaltet Autor, Titel, Referenz:	

Abschnitt 1: Interne Validität

Bewertungskriterien	Kommentar
1.1	Hat die Studie eine relevante und spezifische Fragestellung? Wie lautet sie?	
1.2	Wurden die Probanden den Gruppen randomisiert zugeordnet?	
1.3	Wurde die Randomisierung mit adäquaten Methoden geheim gehalten?	
1.4	Waren die Probanden und Untersucher bezüglich der Zuordnung verblindet?	
1.5	Waren Interventions- und Kontrollgruppe zu Studienbeginn vergleichbar?	
1.6	Wurden die Gruppen, mit Ausnahme der Intervention, gleich behandelt?	
1.7	Wurden alle relevanten Zielgrößen in standardisierter, valider und reproduzierbarer Weise erhoben?	
1.8	Wie waren die Teilnehmerquoten? a) Einschluss? b) Dropouts?	
1.9	Wurden alle Probanden in der Gruppe analysiert, der sie ursprünglich zugeordnet wurden (Intention to treat)?	
1.10	Bei Multizenter-Studien: Sind die Ergebnisse der einzelnen Zentren vergleichbar?	

Abschnitt 2: Gesamtbewertung

2.1	Wie gut wurde für bias/ confounding kontrolliert? *Code + +, +, or -*	
2.2	Wenn + oder – : In welche Richtung könnte der Effekt verzerrt worden sein?	
2.3	Unter Berücksichtigung von klinischen Aspekten, der Beurteilung der Methodik und der statistischen Power, wie sicher sind Sie, dass der Effekt auf die Intervention zurückzuführen ist?	
2.4	Sind die Studienergebnisse auf die Allgemeinbevölkerung übertragbar?	

Abschnitt 3: Beschreibung der Studie

3.1	Welche Intervention wurde untersucht?	
3.2	Welche Zielgrößen wurden bestimmt?	
3.3	Wie viele Studienteilnehmer? Insgesamt und pro Arm?	
3.4	Welche Effektmaße wurden berichtet und welche Richtung? (z. B. odds ratio)	
3.5	Welche statistischen Stabilitätsparameter wurden berichtet? (z. B. p-Wert, Konfidenzintervalle)	
3.6	Was sind die Charakteristika der Studienpopulation? (Alter, Geschlecht, Risiko, Erkrankung etc.)	

▼

3.7	Wie sind die Charakteristika des Studienortes? (Krankenhaus, Praxis, Bevölkerung, Stadt/Land)	
3.8	Wie viele Studienarme (Kontrolle/Intervention) und Studien- zentren?	
3.9	Sind spezielle Fragestellungen durch die Studie angesprochen?	
3.10	Hauptergebnisse	
3.11	Ableitbare Empfehlungen	

SIGN 50: A guideline developers' handbook
Methodology Checklist 3: Cohort study

Abschnitt 1: Interne Validität	
Evaluationskriterien	Wie gut ist das Kriterium beschrieben?
1.1	Ist die Fragestellung geeignet und klar fokussiert?	
Auswahl der Studienpopulation	
1.2	Sind die Grundgesamtheiten vergleichbar? (i.e., are exposed and unexposed subjects, or subjects with different levels of exposure, or subjects with different levels of prognostic markers, or subjects with different prognostic factors, the same?)	
1.3	Wurde die Wahrscheinlichkeit abgeschätzt, mit der geeignete/ passende Personen bereits zu Beginn der Studie die im Rahmen der Studie untersuchten Zielgrößen aufweisen? Wurde dies in der Analyse berücksichtigt?	
1.4	Welcher Anteil der rekrutierten Personen oder Cluster wurde in die Analyse aufgenommen?	
1.5	Wurde überprüft, ob sich Personen, die bis zum Ende in der Studie blieben, von denen, die vorzeitig ausgeschieden sind, hinsichtlich des Expositionsstatus unterscheiden?	
Beschreibung der Studie	
1.6	Sind die Zielgrößen klar definiert?	
1.7	Wurde die Erfassung der Zielgröße ohne Kenntnis des Expositionsstatus durchgeführt?	
1.8	Wenn eine Verblindung nicht möglich war, gibt es Evidenz (direkt oder indirekt) darüber, ob die Kenntnis über den Expositionsstatus die Zielgröße beeinflusst hat?	
1.9	Sind die Methoden zur Beurteilung der Exposition oder prognostischer Faktoren nachweislich geeignet?	
1.10	Waren die Beurteilungsmethoden valide und reproduzierbar?	
1.11	Sind der Expositionsstatus oder prognostische Faktoren mehr als einmal erfasst worden?	
Confounding	
1.12	Wurden die wichtigsten potenziellen Confounder identifiziert und angemessen in das Studiendesign und die Analyse aufge- nommen?	

Statistische Analyse		
1.13	Sind Konfidenzintervalle berechnet worden?	
1.14	Ist ein Maß für den Goodness-of-Fit für die verwendeten multivariaten Modelle angegeben?	
1.15	Ist eine Korrektur für das multiple statistische Testen durchgeführt wurden?	
Abschnitt 2: Gesamtbeschreibung der Studie		
2.1	Wie geeignet war die Studie, das Risiko von Verzerrungen oder den Einfluss von Confoundern zu minimieren und eine kausale Beziehung zwischen Exposition und Auswirkung nachzuweisen? *Code + +, + or –*	
2.2	Unter Berücksichtigung klinischer Überlegungen, Ihrer Evaluation der Methodik und der statistischen Power der Studie, sind Sie sich sicher, dass der Gesamteffekt auf der Studienintervention beruht?	
Abschnitt 3: Beschreibung		
3.1	Welche Exposition oder prognostischer Faktor wird in dieser Studie evaluiert?	
3.2	Welche Zielgrößen werden erfasst?	
3.3	Wie viele Patienten nehmen an der Studie teil? *Gesamtzahl, und Anzahl in jeder Studiengruppe.*	
3.4	Welches sind die Merkmale der Studienpopulation? *z. B. Alter, Geschlecht, Krankheitsbild der Population, Krankheitsprävalenz*	
3.5	Welches sind die Merkmale der Studienumgebung? *z. B. Land, Stadt, Krankenhauspatienten oder ambulant behandelt, Allgemeinarztpraxen, Umgebung.*	
3.6	Gibt es spezielle Fragen, die durch die Studie aufgeworfen wurden? Machen Sie einige generelle Kommentare zu den Studienergebnissen und dessen Bedeutung.	
3.7	Hauptergebnisse	
3.8	Ableitbare Empfehlungen	

SIGN 50: A guideline developers' handbook **Methodology Checklist 4: Case Control Study**	
Studienidentifikation beinhaltet Autor, Titel, Referenz, Publikationsjahr	
Abschnitt 1: Interne Validität	
Evaluationskriterien	Wie gut ist das Kriterium beschrieben?
1.1	Ist die Fragestellung geeignet und klar fokusiert?	
Auswahl der Studienpopulation	
1.2	Stammen die Fälle und Kontrollen aus der gleichen Grundgesamtheit?	
▼	

1.3	Wurden für Fälle sowie Kontrollen die gleichen Ausschluss-kriterien angewandt?	
1.4	Wie groß ist der Prozentsatz jeder einzelnen Teilnehmergruppe (Fälle und Kontrollen)?	
1.5	Gibt es einen Vergleich von Teilnehmern und Nicht-Teilnehmern, um ihre Ähnlichkeiten und Unterschiede zu ermitteln?	
1.6	Sind die Fälle klar definiert und unterscheiden sie sich von den Kontrollen?	
1.7	Sind die Kontrollen klar von den Nicht-Fällen abgegrenzt?	
Feststellung		
1.8	Wurde berücksichtigt, dass kein Wissen über die primäre Exposition die Sicherstellung des Fallstatus beeinflusst?	
1.9	Sind die Einflussvariablen auf eine standardisierte, valide und reliable Art und Weise gemessen worden?	
Confounding		
1.10	Wurden die wichtigsten potenziellen Confounder identifiziert und angemessen in das Studiendesign und die Analyse aufgenommen?	
Statistische Analyse		
1.11	Sind Konfidenzintervalle berechnet worden?	
Abschnitt 2: Gesamteinschätzung der Studie		
2.1	Wie gut wurde die Studie durchgeführt, um das Risiko von Bias oder Confounder zu minimieren, und um die kausale Beziehung zwischen Exposition und Zielgröße zu begründen? *Code + + , + , oder -*	
Abschnitt 3: Beschreibung der Studie		
3.1	Welche Exposition oder prognostischer Faktor wird in dieser Studie evaluiert?	
3.2	Welche Zielgrößen werden beschrieben?	
3.3	Wie viele Patienten nehmen an der Studie teil? *Gesamtzahl, und Anzahl in jeder Studiengruppe*	
3.4	Welches sind die Merkmale der Studienpopulation? *z. B. Alter, Geschlecht, Krankheitsbild der Population, Krankheitsprävalenz*	
3.5	Welches sind die Merkmale der Studienumgebung? *z. B. Land, Stadt, Krankenhauspatienten oder ambulant behandelt, Allgemeinarztpraxen, Umgebung*	
3.6	Gibt es spezielle Fragen, die durch die Studie aufgeworfen wurden? Machen Sie einige generelle Kommentare zu den Studienergebnissen und dessen Bedeutung.	
3.7	Hauptergebnisse	
3.8	Ableitbare Empfehlungen	

SIGN 50: A guideline developers' handbook Methodology Checklist 5: Diagnostic Study	
Studienidentifikation beinhaltet Autor, Titel, Referenz, Publikations-jahr	
Abschnitt 1: Interne Validität	
Evaluationskriterien	Wie gut ist das Kriterium beschrieben?
1.1 The nature of the test being studied is clearly specified.	
1.2 The test is compared with an appropriate gold standard.	
1.3 Where no gold standard exists, a validated reference standard is used as comparator.	
1.4 Patients for testing are selected either as a consecutive series or randomly, from a clearly defined study population.	
1.5 The test and gold standard are measured independently (blind) of each other.	
1.6 The test and gold standard are applied as close together in time as possible.	
1.7 Results are reported for all patients that are entered into the study.	
1.8 A pre-test diagnosis is made and reported.	
Abschnitt 2: Gesamteinschätzung der Studie	
2.1 How reliable are the conclusions of this study? *Code + +, +, or -*	
2.2 Is the spectrum of patients assessed in this study comparable with the patient group targeted by this guideline in terms of the proportion with the disease, or the proportion with severe versus mild disease?	
Abschnitt 3: Beschreibung der Studie	
3.1 How many patients are included in this study? *Please indicate number of patients included, with inclusion/exclusion criteria used to select them.*	
3.2 What is the prevalence (proportion of people with the disease being tested for) in the population from which patients were selected?	
3.3 What are the main characteristics of the patient population?	
3.4 What test is being evaluated in this study? *Consider whether the technology being described is comparable/relevant to the test being considered in the guideline, i.e,. make sure the test has not been superceded by later developments.*	
3.5 What is the reference standard with which the test being evaluated is compared? *Indicate whether a gold standard, or if not how this standard was validated*	
3.6 What is the estimated sensitivity of the test being evaluated? (state 95 % CI) *Sensitivity = proportion of results in patients with the disease that are correctly identified by the new test.*	

▼

3.7	What is the estimated specificity of the test being evaluated? (state 95 % CI) *Specificity = proportion of results in patients without the disease that are correctly identified by the new test.*	
3.8	What is the positive predictive value of the test being evaluated? *Positive predictive value = proportion of patients with a positive test result that actually had the disease.*	
3.9	What is the negative predictive value of the test being evaluated? *Negative predictive value = proportion of patients with a negative test result that actually did not have the disease.*	
3.10	What are the likelihood ratios for the test being evaluated? *If not quoted in the study, a number of tools are available that simplify calculation of LRs. Please indicate where results are calculated rather than taken from the study.*	
3.11	How was this study funded?	
3.12	Are there any specific issues raised by this study? *How does this study help to answer your question?*	
	Ableitbare Empfehlungen	

Literatur (L.)

1. National Collaborating Centre for Mental Health (commissioned by the Social Care Institute for Excellence and the National Institute for Health and Clinical Excellence): Dementia. A NICE-SCIE Guideline on supporting people with dementia and their carers in health and social care. National clinical practice guideline, number 42. London, The British Psychological Society and Gaskell 2007

2. Scottish Intercollegiate Guidelines Network (SIGN): Management of patients with dementia. A national clinical guideline, volume 86. Edinburgh, SIGN 2006.

3. Scottish Intercollegiate Guidelines Network (SIGN): A guideline developer's handbook, volume 86. Edinburgh, SIGN 2008.

4. WHO, Dilling H, Mombour W, et al.: Internationale Klassifikation psychischer Störungen. ICD-10 Kapitel V (F), Klinisch-diagnostische Leitlinien. 6. Aufl. Bern, Huber 2008.

5. McKhann G, Drachman D, Folstein M, et al.: Clinical diagnosis of Alzheimer's disease: report of the NINCDS-ADRDA Work Group under the auspices of Department of Health and Human Services Task Force on Alzheimer's Disease. Neurology 1984; 34: 939-944.

6. Roman GC, Tatemichi TK, Erkinjuntti T, et al.: Vascular dementia: diagnostic criteria for research studies. Report of the NINDS-AIREN International Workshop. Neurology 1993; 43: 250-260.

7. Jellinger KA, Attems J: Neuropathological evaluation of mixed dementia. J Neurol Sci 2007; 257: 80-87.

8. Neary D, Snowden JS, Gustafson L, et al.: Frontotemporal lobar degeneration: a consensus on clinical diagnostic criteria. Neurology 1998; 51: 1546-1554.

9. Goetz CG, Emre M, Dubois B: Parkinson's disease dementia: definitions, guidelines, and research perspectives in diagnosis. Ann Neurol 2008; 64, Suppl 2: S81-92.

10. McKeith IG, Dickson DW, Lowe J, et al.: Diagnosis and management of dementia with Lewy bodies: third report of the DLB Consortium. Neurology 2005; 65: 1863-1872.

11. Ziegler U, Doblhammer G: Prevalence and incidence of dementia in Germany – a study based on data from the public sick funds in 2002. Gesundheitswesen 2009; 71: 281-290.

12. Qiu C, De Ronchi D, Fratiglioni L: The epidemiology of the dementias: an update. Curr Opin Psychiatry 2007; 20: 380-385.

13. Weder ND, Aziz R, Wilkins K, et al.: Frontotemporal dementias: a review. Ann Gen Psychiatry 2007; 6: 15.

14. Buter TC, van den Hout A, Matthews FE, et al.: Dementia and survival in Parkinson disease: a 12-year population study. Neurology 2008; 70: 1017-1022.

15. Hobson P, Meara J: Risk and incidence of dementia in a cohort of older subjects with Parkinson's disease in the United Kingdom. Mov Disord 2004; 19: 1043-1049.

16. Aarsland D, Andersen K, Larsen JP, et al.: Risk of dementia in Parkinson's disease: a community-based, prospective study. Neurology 2001; 56: 730-736.

17. Zaccai J, McCracken C, Brayne C: A systematic review of prevalence and incidence studies of dementia with Lewy bodies. Age Ageing 2005; 34: 561-566.

18. Brayne C, Richardson K, Matthews FE, et al.: Neuropathological correlates of dementia in over-80-year-old brain donors from the population-based Cambridge City over-75s Cohort (CC75C) study. J Alzheimers Dis 2009 (Epub ahead of print: August 3, 2009).

19. Statistisches Bundesamt (Hrsg): Gesundheit. Ausgaben, Krankheitskosten und Personal 2004. Wiesbaden, Statistisches Bundesamt 2006.

20. Quentin W, Riedel-Heller SG, Luppa M, et al.: Cost-of-illness studies of dementia: a systematic review focusing on stage dependency of costs. Acta Psychiatr Scand 2009 (Epub ahead of print: August 19, 2009).

21. Jonsson L, Wimo A: The cost of dementia in Europe: a review of the evidence, and methodological considerations. Pharmacoeconomics 2009; 27: 391-403.

22. Andlin-Sobocki P, Jonsson B, Wittchen HU, et al.: Cost of disorders of the brain in Europe. Eur J Neurol 2005; 12, Suppl 1: 1-27.

23. Bloom BS, de Pouvourville N, Straus WL: Cost of illness of Alzheimer's disease: how useful are current estimates? Gerontologist 2003; 43: 158-164.

24. Schulenburg JMG von, Grobe-Einsler R, Bernhardt T, et al.: Kostenanalyse der Behandlung hirnleistungsgestörter Patienten. Geriatrie Forschung 1995; 5: 31-40.

25. Schulenburg JMG von, Schulenberg I, Horn R, et al.: Cost of treatment and care of Alzheimer's disease in Germany. In: Wimo A, Jönsson B, Karlsson G, et al (eds). Health Economiocs of Dementia. Chichester, Wiley 1998: 217-230.

26. Hallauer JFS, Smala A, Berger K: Untersuchung von Krankheitskosten bei Patienten mit Alzheimer-Erkrankung in Deutschland. Gesundheitsökon Qualitätsmanag 2001; 5: 73-79.

27. Cohen JT, Neumann PJ: Decision analytic models for Alzheimer's disease: state of the art and future directions. Alzheimers Dement 2008; 4: 212-222.

28. Loveman E, Green C, Kirby J, et al.: The clinical and cost-effectiveness of donepezil, rivastigmine, galantamine and memantine for Alzheimer's disease. Health Technol Assess 2006; 10: iii-iv, ix-xi, 1-160.

29. Nepal B, Ranmuthugala G, Brown L, et al.: Modelling costs of dementia in Australia: evidence, gaps, and needs. Aust Health Rev 2008; 32: 479-487.

30. Dawson JD, Anderson SW, Uc EY, et al.: Predictors of driving safety in early Alzheimer disease. Neurology 2009; 72: 521-527.

31. Lukas A, Nikolaus T: Fahreignung bei Demenz. Z Gerontol Geriatr 2009; 42: 205-211.

32. Carriere I, Fourrier-Reglat A, Dartigues JF, et al.: Drugs with anticholinergic properties, cognitive decline, and dementia in an elderly general population: the 3-city study. Arch Intern Med 2009; 169:1317-1324.

33. Mitchell AJ: A meta-analysis of the accuracy of the mini-mental state examination in the detection of dementia and mild cognitive impairment. J Psychiatr Res 2009; 43: 411-431.

34. Kalbe E, Kessler J, Calabrese P, et al.: DemTect: a new, sensitive cognitive screening test to support the diagnosis of mild cognitive impairment and early dementia. Int J Geriatr Psychiatr 2004; 19:136-143.

35. Ihl R, Grass-Kapanke B, Lahrem P, et al.: Entwicklung und Validierung eines Tests zur Früherkennung der Demenz mit Depressionsabgrenzung (TFDD)]. Fortschr Neurol Psychiatr 2000; 68: 413-422.

36. Cullen B, O'Neill B, Evans JJ, et al.: A review of screening tests for cognitive impairment. J Neurol Neurosurg Psychiatr 2007; 78: 790-799.

37. Trenkle DL, Shankle WR, Azen SP: Detecting cognitive impairment in primary care: performance assessment of three screening instruments. J Alzheimers Dis 2007; 11: 323-335.

38. Institut für Qualität und Wirtschaftlichkeit im Gesundheitswesen (IQWiG) (Hrsg.): Cholinesterasehemmer bei Alzheimer Demenz. Abschlussbericht A05-19A (Version 1.0, Stand: 7.2.2007). Köln, IQWiG 2007.

39. Hutchinson AD, Mathias JL: Neuropsychological deficits in frontotemporal dementia and Alzheimer's disease: a meta-analytic review. J Neurol Neurosurg Psychiatry 2007; 78: 917-928.

40. Morris JC, Heyman A, Mohs RC, et al.: The Consortium to Establish a Registry for Alzheimer's Disease (CERAD). Part I. Clinical and neuropsychological assessment of Alzheimer's disease. Neurology 1989; 39: 1159-1165.

41. Verhey FR, Houx P, Van Lang N, et al.: Cross-national comparison and validation of the Alzheimer's Disease Assessment Scale: results from the European Harmonization Project for Instruments in Dementia (EURO-HARPID). Int J Geriatr Psychiatry 2004; 19: 41-50.

42. Bickel H, Mosch E, Forstl H: Screening of cognitive functions and the prediction of incident dementia by means of the SIDAM. Psychiatr Prax 2007; 34: 139-144.

43. Schmitt FA, Ashford W, Ernesto C, et al.: The severe impairment battery: concurrent validity and the assessment of longitudinal change in Alzheimer's disease. The Alzheimer's Disease Cooperative Study. Alzheimer Dis Assoc Disord 1997; 11, Suppl 2: S51-56.

44. Bondi MW, Jak AJ, Delano-Wood L, et al.: Neuropsychological contributions to the early identification of Alzheimer's disease. Neuropsychol Rev 2008; 18: 73-90.

45. Gainotti G, Marra C: Some aspects of memory disorders clearly distinguish dementia of the Alzheimer's type from depressive pseudo-dementia. J Clin Exp Neuropsychol 1994; 16: 65-78.

46. Hildebrandt H, Haldenwanger A, Eling P: False recognition helps to distinguish patients with Alzheimer's disease and amnestic MCI from patients with other kinds of dementia. Dement Geriatr Cogn Disord 2009; 28: 159-167.

47. Jacova C, Kertesz A, Blair M, et al.: Neuropsychological testing and assessment for dementia. Alzheimers Dement 2007; 3: 299-317.

48. Hachinski V, Iadecola C, Petersen RC, et al.: National Institute of Neurological Disorders and Stroke-Canadian Stroke Network vascular cognitive impairment harmonization standards. Stroke 2006; 37: 2220-2241.

49. Rascovsky K, Salmon DP, Hansen LA, et al.: Disparate letter and semantic category fluency deficits in autopsy-confirmed frontotemporal dementia and Alzheimer's disease. Neuropsychology 2007; 21: 20-30.

50. Gainotti G, Marra C, Villa G: A double dissociation between accuracy and time of execution on attentional tasks in Alzheimer's disease and multi-infarct dementia. Brain 2001;124: 731-738.

51. Oguro H, Yamaguchi S, Abe S, et al.: Differentiating Alzheimer's disease from subcortical vascular dementia with the FAB test. J Neurol 2006; 253: 1490-1494.

52. Graham NL, Emery T, Hodges JR: Distinctive cognitive profiles in Alzheimer's disease and subcortical vascular dementia. J Neurol Neurosurg Psychiatry 2004; 75: 61-71.

53. Reed BR, Mungas DM, Kramer JH, et al.: Profiles of neuropsychological impairment in autopsy-defined Alzheimer's disease and cerebrovascular disease. Brain 2007; 130: 731-739.

54. Garbutt S, Matlin A, Hellmuth J, et al.: Oculomotor function in frontotemporal lobar degeneration, related disorders and Alzheimer's disease. Brain 2008; 131: 1268-1281.

55. Marra C, Quaranta D, Zinno M, et al.: Clusters of cognitive and behavioral disorders clearly distinguish primary progressive aphasia from frontal lobe dementia, and Alzheimer's disease. Dement Geriatr Cogn Disord 2007; 24: 317-326.

56. Fukui T, Lee E: Progressive agraphia can be a harbinger of degenerative dementia. Brain Lang 2008; 104: 201-210.

57. Mori E, Shimomura T, Fujimori M, et al.: Visuoperceptual impairment in dementia with Lewy bodies. Arch Neurol 2000; 57: 489-493.

58. Williams VG, Bruce JM, Westervelt HJ, et al.: Boston naming performance distinguishes between Lewy body and Alzheimer's dementias. Arch Clin Neuropsychol 2007; 22: 925-931.

59. Ballard C, O'Brien J, Gray A, et al.: Attention and fluctuating attention in patients with dementia with Lewy bodies and Alzheimer disease. Arch Neurol 2001; 58: 977-982.

60. Troster AI: Neuropsychological characteristics of dementia with Lewy bodies and Parkinson's disease with dementia: differentiation, early detection, and implications for »mild cognitive impairment« and biomarkers. Neuropsychol Rev 2008;18: 103-119.

61. Lees AJ, Smith E: Cognitive deficits in the early stages of Parkinson's disease. Brain.1983;106: 257-270.

62. Metzler-Baddeley C: A review of cognitive impairments in dementia with Lewy bodies relative to Alzheimer's disease and Parkinson's disease with dementia. Cortex 2007; 43: 583-600.

63. Wahle M, Haller S, Spiegel R: Validation of the NOSGER (Nurses' Observation Scale for Geriatric Patients): reliability and validity of a caregiver rating instrument. Int Psychogeriatr 1996; 8: 525-547.

64. Cummings JL: The Neuropsychiatric Inventory: assessing psychopathology in dementia patients. Neurology 1997; 48, Suppl 6: S10-16.

65. Bouwens SF, van Heugten CM, Aalten P, et al.: Relationship between measures of dementia severity and observation of daily life functioning as measured with the Assessment of Motor and Process Skills (AMPS). Dement Geriatr Cogn Disord 2008; 25: 81-87.

66. Caputo M, Monastero R, Mariani E, et al.: Neuropsychiatric symptoms in 921 elderly subjects with dementia: a comparison between vascular and neurodegenerative types. Acta Psychiatr Scand 2008; 117: 455-464.

67. Aalten P, Verhey FR, Boziki M, et al.: Consistency of neuropsychiatric syndromes across dementias: results from the European Alzheimer Disease Consortium. Part II. Dement Geriatr Cogn Disord 2008; 25: 1-8.

68. Toyota Y, Ikeda M, Shinagawa S, et al.: Comparison of behavioral and psychological symptoms in early-onset and late-onset Alzheimer's disease. Int J Geriatr Psychiatry 2007; 22: 896-901.

69. Hargrave R, Geck LC, Reed B, Mungas D: Affective behavioural disturbances in Alzheimer's disease and ischaemic vascular disease. J Neurol Neurosurg Psychiatry 2000; 68: 41-46.

70. Bozeat S, Gregory CA, Ralph MA, Hodges JR: Which neuropsychiatric and behavioural features distinguish frontal and temporal variants of frontotemporal dementia from Alzheimer's disease? J Neurol Neurosurg Psychiatry 2000; 69: 178-186.

71. Nyatsanza S, Shetty T, Gregory C, et al.: A study of stereotypic behaviours in Alzheimer's disease and frontal and temporal variant frontotemporal dementia. J Neurol Neurosurg Psychiatry 2003; 74: 1398-1402.

72. Banks SJ, Weintraub S: Neuropsychiatric symptoms in behavioral variant frontotemporal dementia and primary progressive aphasia. J Geriatr Psychiatry Neurol 2008; 21: 133-141.

73. Ballard C, Holmes C, McKeith I, et al.: Psychiatric morbidity in dementia with Lewy bodies: a prospective clinical and neuropathological comparative study with Alzheimer's disease. Am J Psychiatry 1999; 156: 1039-1045.

74. Engelborghs S, Maertens K, Nagels G, et al.: Neuropsychiatric symptoms of dementia: cross-sectional analysis from a prospective, longitudinal Belgian study. Int J Geriatr Psychiatry 2005; 20: 1028-1037.

75. Shinagawa S, Adachi H, Toyota Y, et al.: Characteristics of eating and swallowing problems in patients who have dementia with Lewy bodies. Int Psychogeriatr 2009; 21: 520-525.

76. Caballol N, Marti MJ, Tolosa E: Cognitive dysfunction and dementia in Parkinson disease. Mov Disord 2007; 22, Suppl 17: S358-366.

77. Aarsland D, Cummings JL, Larsen JP: Neuropsychiatric differences between Parkinson's disease with dementia and Alzheimer's disease. Int J Geriatr Psychiatry 2001; 16: 184-191.

78. Ministry of Health Singapore (ed.): Clincial practice guidelines: dementia. MOH clinical practice guidelines 3/2007. Singapore, Ministry of Health 2007.

79. Clarfield AM: The decreasing prevalence of reversible dementias: an updated meta-analysis. Arch Intern Med 2003; 163: 2219-2229.

80. Bertram L, Tanzi RE: Thirty years of Alzheimer's disease genetics: the implications of systematic meta-analyses. Nat Rev Neurosci 2008; 9: 768-778.

81. Mayeux R, Saunders AM, Shea S, et al.: Utility of the apolipoprotein E genotype in the diagnosis of Alzheimer's disease. Alzheimer's Disease Centers Consortium on Apolipoprotein E and Alzheimer's Disease. N Engl J Med 1998; 338: 506-511.

82. Working Group on Molecular and Biochemical Markers of Alzheimer'sDisease: Consensus report of the Working Group on: »Molecular and Biochemical Markers of Alzheimer's Disease«. The Ronald and Nancy Reagan Research Institute of the Alzheimer's Association and the National Institute on Aging Working Group. Neurobiol Aging 1998; 19: 109-116.

83. Sunderland T, Linker G, Mirza N, et al.: Decreased beta-amyloid1-42 and increased tau levels in cerebrospinal fluid of patients with Alzheimer disease. JAMA 2003; 289: 2094-2103.

84. Mitchell AJ: CSF phosphorylated tau in the diagnosis and prognosis of mild cognitive impairment and Alzheimer's disease: a meta-analysis of 51 studies. J Neurol Neurosurg Psychiatry 2009; 80: 966-975.

85. Engelborghs S, De Vreese K, Van de Casteele T, et al.: Diagnostic performance of a CSF-biomarker panel in autopsy-confirmed dementia. Neurobiol Aging 2008; 29: 1143-1159.

86. Frankfort SV, Tulner LR, van Campen JP, et al.: Amyloid beta protein and tau in cerebrospinal fluid and plasma as biomarkers for dementia: a review of recent literature. Curr Clin Pharmacol 2008; 3: 123-131.

87. Andreasen N, Blennow K: CSF biomarkers for mild cognitive impairment and early Alzheimer's disease. Clin Neurol Neurosurg 2005; 107: 165-173.

88. Popp J, Riad M, Freymann K, Jessen F: Ambulante Durchführung einer diagnostischen Lumbalpunktion in der Gedächtnissprechstunde. Häufigkeit und Risikofaktoren eines postpunktionellen Syndroms. Nervenarzt 2007; 78: 547-551.

89. Kommission »Leitlinien der Deutschen Gesellschaft für Neurologie«, Diener H-C, Putzki N, et al. (Hrsg.): Leitlinien für Diagnostik und Therapie in der Neurologie, Abschnitt: Diagnostische Liquorpunktion. 4. Aufl. Stuttgart, Thieme 2008: 854-859.

90. Gifford DR, Holloway RG, Vickrey BG: Systematic review of clinical prediction rules for neuroimaging in the evaluation of dementia. Arch Intern Med 2000; 160: 2855-2862.

91. Hejl A, Hogh P, Waldemar G: Potentially reversible conditions in 1000 consecutive memory clinic patients. J Neurol Neurosurg Psychiatry 2002; 73: 390-394.

92. Patterson C, Gauthier S, Bergman H, et al.: The recognition, assessment and management of dementing disorders: conclusions from the Canadian Consensus Conference on Dementia. Can J Neurol Sci 2001; 28, Suppl 1: S3-16.

93. Feldman HH, Jacova C, Robillard A, et al.: Diagnosis and treatment of dementia: 2. Diagnosis. CMAJ 2008; 178: 825-836.

94. Dormont D, Seidenwurm DJ: Dementia and movement disorders. AJNR Am J Neuroradiol 2008; 29: 204-206.

95. Zakzanis KK, Graham SJ, Campbell Z: A meta-analysis of structural and functional brain imaging in dementia of the Alzheimer's type: a neuroimaging profile. Neuropsychol Rev 2003; 13: 1-18.

96. Likeman M, Anderson VM, Stevens JM, et al.: Visual assessment of atrophy on magnetic resonance imaging in the diagnosis of pathologically confirmed young-onset dementias. Arch Neurol 2005; 62: 1410-1415.

97. Krueger CE, Dean DL, Rosen HJ, et al.: Longitudinal rates of lobar atrophy in frontotemporal dementia, semantic dementia, and Alzheimer's disease. Alzheimer Dis Assoc Disord 2009 (Epub ahead of print: June 30, 2009).

98. Mathias JL, Burke J: Cognitive functioning in Alzheimer's and vascular dementia: a meta-analysis. Neuropsychology 2009; 23: 411-423.

99. Targosz-Gajniak M, Siuda J, Ochudlo S, et al.: Cerebral white matter lesions in patients with dementia – from MCI to severe Alzheimer's disease. J Neurol Sci 2009; 283: 79-82.

100. Whitwell JL: Longitudinal imaging: change and causality. Curr Opin Neurol 2008; 21: 410-416.

101. Patwardhan MB, McCrory DC, Matchar DB, et al.: Alzheimer disease: operating characteristics of PET – a meta-analysis. Radiology 2004; 231: 73-80.

102. Dougall NJ, Bruggink S, Ebmeier KP: Systematic review of the diagnostic accuracy of 99mTc-HMPAO-SPECT in dementia. Am J Geriatr Psychiatry 2004; 12: 554-570.

103. Foster NL, Heidebrink JL, Clark CM, et al.: FDG-PET improves accuracy in distinguishing frontotemporal dementia and Alzheimer's disease. Brain 2007; 130: 2616-2635.

104. Pimlott SL, Ebmeier KP: SPECT imaging in dementia. Br J Radiol 2007; 80, Spec No 2: S153-159.

105. Herholz K, Carter SF, Jones M: Positron emission tomography imaging in dementia. Br J Radiol 2007; 80, Spec No 2: S160-167.

106. McKeith I, O'Brien J, Walker Z, et al.: Sensitivity and specificity of dopamine transporter imaging with 123I-FP-CIT SPECT in dementia with Lewy bodies: a phase III, multicentre study. Lancet Neurol 2007; 6: 305-313.

107. Walker Z, Jaros E, Walker RW, et al.: Dementia with Lewy bodies: a comparison of clinical diagnosis, FP-CIT single photon emission computed tomography imaging and autopsy. J Neurol Neurosurg Psychiatry 2007; 78: 1176-1181.

108. Jelic V, Kowalski J: Evidence-based evaluation of diagnostic accuracy of resting EEG in dementia and mild cognitive impairment. Clin EEG Neurosci 2009; 40: 129-142.

109. Andersson M, Hansson O, Minthon L, et al.: Electroencephalogram variability in dementia with lewy bodies, Alzheimer's disease and controls. Dement Geriatr Cogn Disord 2008; 26: 284-290.

110. Chan D, Walters RJ, Sampson EL, et al.: EEG abnormalities in frontotemporal lobar degeneration. Neurology 2004; 62: 1628-1630.

111. Wieser HG, Schwarz U, Blattler T, et al.: Serial EEG findings in sporadic and iatrogenic Creutzfeldt-Jakob disease. Clin Neurophysiol 2004;115: 2467-2478.

112. Hogh P, Smith SJ, Scahill RI, et al.: Epilepsy presenting as AD: neuroimaging, electroclinical features, and response to treatment. Neurology 2002; 58: 298-301.

113. Kommission »Leitlinien der Deutschen Gesellschaft für Neurologie«, Diener H-C, Putzki N, et al. (Hrsg.): Leitlinien für Diagnostik und Therapie in der Neurologie, Abschnitt: Diagnostik zerebrovaskulärer Erkrankungen. 4. Aufl. Stuttgart, Thieme 2008: 234-242.

114. Williamson J, Goldman J, Marder KS: Genetic aspects of Alzheimer disease. Neurologist 2009; 15: 80-86.

115. Boxer AL, Boeve BF. Frontotemporal dementia treatment: current symptomatic therapies and implications of recent genetic, biochemical, and neuroimaging studies. Alzheimer Dis Assoc Disord 2007; 21: S79-87.

116. Neumann M, Tolnay M, Mackenzie IR: The molecular basis of frontotemporal dementia. Expert Rev Mol Med 2009; 11: e23.

117. Committee for Medicinal Products for Human Use (CHMP): Guideline on medicinal products for the treatment of Alzheimer's Disease and other dementias (Doc. Ref. CPMP/EWP/553/95 Rev. 1). London, European Medicines Agency 2008.

118. Kaduszkiewicz H, Zimmermann T, Beck-Bornholdt HP, et al.: Cholinesterase inhibitors for patients with Alzheimer's disease: systematic review of randomised clinical trials. BMJ 2005; 331: 321-327.

119. Schwabe U, Paffrath D (Hrsg.): Arzneiverordnungsreport 2008: Aktuelle Daten, Kosten, Trends und Kommentare. Berlin, Springer 2008.

120. Birks J: Cholinesterase inhibitors for Alzheimer's disease. Cochrane Database Syst Rev. 2006(1):CD005593.

121. Winblad B, Wimo A, Engedal K, et al.: 3-year study of donepezil therapy in Alzheimer's disease: effects of early and continuous therapy. Dement Geriatr Cogn Disord 2006; 21: 353-363.

122. Gill SS, Anderson GM, Fischer HD, et al.: Syncope and its consequences in patients with dementia receiving cholinesterase inhibitors: a population-based cohort study. Arch Intern Med 2009; 169: 867-873.

123. Winblad B, Grossberg G, Frolich L, et al.: IDEAL: a 6-month, double-blind, placebo-controlled study of the first skin patch for Alzheimer disease. Neurology 2007; 69, Suppl 1: S14-22.

124. Winblad B, Engedal K, Soininen H, et al.: A 1-year, randomized, placebo-controlled study of donepezil in patients with mild to moderate AD. Neurology 2001; 57: 489-495.

125. Emre M: Switching cholinesterase inhibitors in patients with Alzheimer's disease. Int J Clin Pract Suppl 2002: (127): 64-72.

126. Gauthier S, Emre M, Farlow MR, et al.: Strategies for continued successful treatment of Alzheimer's disease: switching cholinesterase inhibitors. Curr Med Res Opin 2003; 19: 707-714.

127. Winblad B, Kilander L, Eriksson S, et al.: Donepezil in pa- tients with severe Alzheimer's disease: double-blind, par- allel-group, placebo-controlled study. Lancet 2006; 367: 1057-1065.

128. Black SE, Doody R, Li H, et al.: Donepezil preserves cogni- tion and global function in patients with severe Alzhei- mer disease. Neurology 2007; 69: 459-469.

129. Homma A, Imai Y, Tago H, et al.: Donepezil treatment of patients with severe Alzheimer's disease in a Japanese population: results from a 24-week, double-blind, place- bo-controlled, randomized trial. Dement Geriatr Cogn Disord 2008; 25: 399-407.

130. Burns A, Bernabei R, Bullock R, et al.: Safety and efficacy of galantamine (Reminyl) in severe Alzheimer's disease (the SERAD study): a randomised, placebo-controlled, double- blind trial. Lancet Neurol 2009; 8: 39-47.

131. McShane R, Areosa Sastre A, Minakaran N: Memantine for dementia. Cochrane Database Syst Rev 2006 (2): CD003154.

132. Winblad B, Jones RW, Wirth Y, et al.: Memantine in moder- ate to severe Alzheimer's disease: a meta-analysis of ran- domised clinical trials. Dement Geriatr Cogn Disord 2007; 24: 20-27.

133. nstitut für Qualität und Wirtschaftlichkeit im Gesund- heitswesen (IQWiG) (Hrsg.): Memantin bei Alzheimer De- menz. Abschlussbericht A05-19C (Version 1.0, Stand: 8.7.2009). Köln, IQWiG 2009.

134. Cohen J (ed): Statistical power analysis for the behavioral sciences. 2nd ed. Hillsdale, Erlbaum 1988.

135. Tariot PN, Farlow MR, Grossberg GT, et al.: Memantine treatment in patients with moderate to severe Alzheimer disease already receiving donepezil: a randomized con- trolled trial. JAMA 2004; 291: 317-324.

136. Porsteinsson AP, Grossberg GT, Mintzer J, et al.: Meman- tine treatment in patients with mild to moderate Alzhei- mer's disease already receiving a cholinesterase inhibitor: a randomized, double-blind, placebo-controlled trial. Curr Alzheimer Res 2008; 5: 83-89.

137. Birks J, Grimley Evans J: Ginkgo biloba for cognitive im- pairment and dementia. Cochrane Database Syst Rev 2009(1): CD003120.

138. Institut für Qualität und Wirtschaftlichkeit im Gesund- heitswesen (IQWiG) (Hrsg.): Ginkgohaltige Präparate bei Alzheimer Demenz. Abschlussbericht A05-19B (Version 1.0, Stand: 29.9.2008). Köln, IQWiG 2008.

139. Birks J, Grimley EV, Van Dongen M: Ginkgo biloba for cog- nitive impairment and dementia. Cochrane Database Syst Rev 2002(4): CD003120.

140. Arzneimittelkommission der deutschen Ärzteschaft (Hrsg.): Blutungen unter der Gabe von Ginkgo-biloba-Ex- trakten – Cave Kombination mit Gerinnungshemmern! (Mitteilungen aus der UAW-Datenbank). Dtsch Ärztebl 2002; 99(33): A-2214 / B-1886 / C-1770.

141. Boothby LA, Doering PL: Vitamin C and vitamin E for Alz- heimer's disease. Ann Pharmacother 2005; 39: 2073-2080.

142. Isaac MG, Quinn R, Tabet N: Vitamin E for Alzheimer's dis- ease and mild cognitive impairment. Cochrane Database Syst Rev 2008 (3): CD002854.

143. Tabet N, Feldman H: Indomethacin for the treatment of Alzheimer's disease patients. Cochrane Database Syst Rev. 2002 (2): CD003673.

144. Tabet N, Feldmand H: Ibuprofen for Alzheimer's disease. Cochrane Database Syst Rev 2003(2): CD004031.

145. Reines SA, Block GA, Morris JC, et al.: Rofecoxib: no effect on Alzheimer's disease in a 1-year, randomized, blinded, controlled study. Neurology 2004; 62: 66-71.

146. Aisen PS, Schafer KA, Grundman M, et al.: Effects of ro- fecoxib or naproxen vs placebo on Alzheimer disease progression: a randomized controlled trial. JAMA 2003; 289: 2819-2826.

147. Scharf S, Mander A, Ugoni A, et al.: A double-blind, pla- cebo-controlled trial of diclofenac/misoprostol in Alz- heimer's disease. Neurology 1999; 53: 197-201.

148. Martin BK, Szekely C, Brandt J, et al.: Cognitive function over time in the Alzheimer's Disease Anti-inflammatory Prevention Trial (ADAPT): results of a randomized, control- led trial of naproxen and celecoxib. Arch Neurol 2008; 65: 896-905.

149. Hogervorst E, Yaffe K, Richards M, et al.: Hormone replace- ment therapy to maintain cognitive function in women with dementia. Cochrane Database Syst Rev 2002 (3): CD003799.

150. Gabriel SR, Carmona L, Roque M, et al.: Hormone replace- ment therapy for preventing cardiovascular disease in post-menopausal women. Cochrane Database Syst Rev 2005 (2): CD002229.

151. Farquhar C, Marjoribanks J, Lethaby A, et al.: Long term hormone therapy for perimenopausal and postmeno- pausal women. Cochrane Database Syst Rev 2009 (2): CD004143.

152. Arbeitsgemeinschaft der Wissenschaftlichen Medizini- schen Fachgesellschaften (AWMF) (Hrsg.): S3-Leitlinie Hormontherapie in der Peri- und Postmenopause (HT). AWMF-Leitlinien-Register Nr. 015/062, Entwicklungsstu- fe: 3 + IDA. AWMF online 2009.

153. Flicker L, Grimley Evans G: Piracetam for dementia or cog- nitive impairment. Cochrane Database Syst Rev 2001 (2): CD001011.

154. Fioravanti M, Flicker L: Efficacy of nicergoline in dementia and other age associated forms of cognitive impairment. Cochrane Database Syst Rev 2001 (4): CD003159.

155. Olin J, Schneider L, Novit A, et al.: Hydergine for dementia. Cochrane Database Syst Rev 2001 (2): CD000359.

156. Higgins JP, Flicker L: Lecithin for dementia and cognitive impairment. Cochrane Database Syst Rev 2003 (3): CD001015.

157. Lopez-Arrieta JM, Birks J: Nimodipine for primary degen- erative, mixed and vascular dementia. Cochrane Database Syst Rev 2002 (3): CD000147.

158. Birks J, Flicker L: Selegiline for Alzheimer's disease. Co- chrane Database Syst Rev 2003 (1): CD000442.

159. Wei ZH, He QB, Wang H, et al.: Meta-analysis: the efficacy of nootropic agent Cerebrolysin in the treatment of Alzheimer's disease. J Neural Transm 2007; 114: 629-634.

160. Alvarez XA, Cacabelos R, Laredo M, et al.: A 24-week, dou- ble-blind, placebo-controlled study of three dosages of

Cerebrolysin in patients with mild to moderate Alzheimer's disease. Eur J Neurol 2006; 13: 43-54.

161. Kavirajan H, Schneider LS: Efficacy and adverse effects of cholinesterase inhibitors and memantine in vascular dementia: a meta-analysis of randomised controlled trials. Lancet Neurol 2007; 6: 782-792.

162. Dichgans M, Markus HS, Salloway S, et al.: Donepezil in patients with subcortical vascular cognitive impairment: a randomised double-blind trial in CADASIL. Lancet Neurol 2008; 7: 310-318.

163. Sha MC, Callahan CM: The efficacy of pentoxifylline in the treatment of vascular dementia: a systematic review. Alzheimer Dis Assoc Disord 2003; 17: 46-54.

164. Parnetti L, Ambrosoli L, Agliati G, et al.: Posatirelin in the treatment of vascular dementia: a double-blind multicentre study vs placebo. Acta Neurol Scand 1996; 93: 456-463.

165. Fischhof PK, Moslinger-Gehmayr R, Herrmann WM, et al.: Therapeutic efficacy of vincamine in dementia. Neuropsychobiology 1996; 34: 29-35.

166. Moller HJ, Hartmann A, Kessler C, et al.: Naftidrofuryl in the treatment of vascular dementia. Eur Arch Psychiatry Clin Neurosci 2001; 251: 247-254.

167. Frampton M, Harvey RJ, Kirchner V: Propentofylline for dementia. Cochrane Database Syst Rev 2003 (2): CD002853.

168. Szatmari SZ, Whitehouse PJ: Vinpocetine for cognitive impairment and dementia. Cochrane Database Syst Rev 2003 (1): CD003119.

169. Treves TA, Korczyn AD: Denbufylline in dementia: a double-blind controlled study. Dement Geriatr Cogn Disord 1999; 10: 505-510.

170. Marigliano V, Abate G, Barbagallo-Sangiorgi G, et al.: Randomized, double-blind, placebo controlled, multicentre study of idebenone in patients suffering from multi-infarct dementia. Arch Gerontol Geriatr 1992; 15: 239-248.

171. Cucinotta D, Aveni Casucci MA, Pedrazzi F, et al.: Multicentre clinical placebo-controlled study with buflomedil in the treatment of mild dementia of vascular origin. J Int Med Res 1992; 20: 136-149.

172. Fischhof PK, Saletu B, Ruther E, et al.: Therapeutic efficacy of pyritinol in patients with senile dementia of the Alzheimer type (SDAT) and multi-infarct dementia (MID). Neuropsychobiology 1992; 26: 65-70.

173. Arrigo A, Casale R, Giorgi I, et al.: Effects of intravenous high dose co-dergocrine mesylate (>Hydergine<) in elderly patients with severe multi-infarct dementia: a double-blind, placebo-controlled trial. Curr Med Res Opin 1989; 11: 491-500.

174. Parnetti L, Mari D, Abate G, et al.: Vascular dementia Italian sulodexide study (VA.D.I.S.S.). Clinical and biological results. Thromb Res 1997; 87: 225-233.

175. Herrmann WM, Stephan K, Gaede K, et al.: A multicenter randomized double-blind study on the efficacy and safety of nicergoline in patients with multi-infarct dementia. Dement Geriatr Cogn Disord 1997; 8: 9-17.

176. Saletu B, Paulus E, Linzmayer L, et al.: Nicergoline in senile dementia of Alzheimer type and multi-infarct dementia: a double-blind, placebo-controlled, clinical and EEG/ERP mapping study. Psychopharmacology (Berl) 1995; 117: 385-395.

177. Pantoni L, del Ser T, Soglian AG, et al.: Efficacy and safety of nimodipine in subcortical vascular dementia: a randomized placebo-controlled trial. Stroke 2005; 36: 619-624.

178. Weyer G, Eul A, Milde K, et al.: Cyclandelate in the treatment of patients with mild to moderate primary degenerative dementia of the Alzheimer type or vascular dementia: experience from a placebo controlled multi-center study. Pharmacopsychiatry 2000; 33: 89-97.

179. Meyer JS, Rogers RL, McClintic K, et al.: Randomized clinical trial of daily aspirin therapy in multi-infarct dementia. A pilot study. J Am Geriatr Soc 1989; 37: 549-555.

180. Williams PS, Rands G, Orrel M, et al.: Aspirin for vascular dementia. Cochrane Database Syst Rev 2000 (4): CD001296.

181. Kommission »Leitlinien der Deutschen Gesellschaft für Neurologie«, Diener H-C, Putzki N, et al. (Hrsg.): Leitlinien für Diagnostik und Therapie in der Neurologie, Abschnitt: Primär- und Sekundärprävention der zerebralen Ischämie. 4. Aufl. Stuttgart, Thieme 2008: 261-287.

182. Erkinjuntti T, Kurz A, Gauthier S, et al.: Efficacy of galantamine in probable vascular dementia and Alzheimer's disease combined with cerebrovascular disease: a randomised trial. Lancet 2002; 359: 1283-1290.

183. Kertesz A, Morlog D, Light M, et al.: Galantamine in frontotemporal dementia and primary progressive aphasia. Dement Geriatr Cogn Disord 2008; 25: 178-185.

184. Lebert F, Stekke W, Hasenbroekx C, et al.: Frontotemporal dementia: a randomised, controlled trial with trazodone. Dement Geriatr Cogn Disord 2004; 17: 355-359.

185. Deakin JB, Rahman S, Nestor PJ, et al.: Paroxetine does not improve symptoms and impairs cognition in frontotemporal dementia: a double-blind randomized controlled trial. Psychopharmacology (Berl) 2004; 172: 400-408.

186. Poewe W, Gauthier S, Aarsland D, et al.: Diagnosis and management of Parkinson's disease dementia. Int J Clin Pract 2008; 62: 1581-1587.

187. Emre M, Aarsland D, Albanese A, et al.: Rivastigmine for dementia associated with Parkinson's disease. N Engl J Med 2004; 351: 2509-2518.

188. Maidment I, Fox C, Boustani M: Cholinesterase inhibitors for Parkinson's disease dementia. Cochrane Database Syst Rev 2006 (1): CD004747.

189. McKeith I, Del Ser T, Spano P, et al.: Efficacy of rivastigmine in dementia with Lewy bodies: a randomised, double-blind, placebo-controlled international study. Lancet 2000; 356: 2031-2036.

190. Wild R, Pettit T, Burns A: Cholinesterase inhibitors for dementia with Lewy bodies. Cochrane Database Syst Rev 2003 (3): CD003672.

191. Aarsland D, Ballard C, Walker Z, et al.: Memantine in patients with Parkinson's disease dementia or dementia with Lewy bodies: a double-blind, placebo-controlled, multicentre trial. Lancet Neurol 2009; 8: 613-618.

192. Savva GM, Zaccai J, Matthews FE, et al.: Prevalence, correlates and course of behavioural and psychological

symptoms of dementia in the population. Br J Psychiatry 2009; 194: 212-219.

193. Robert PH, Verhey FR, Byrne EJ, et al.: Grouping for behavioral and psychological symptoms in dementia: clinical and biological aspects. Consensus paper of the European Alzheimer disease consortium. Eur Psychiatry 2005; 20: 490-496.

194. Bruce DG, Paley GA, Nichols P, et al.: Physical disability contributes to caregiver stress in dementia caregivers. J Gerontol A Biol Sci Med Sci 2005; 60: 345-349.

195. de Vugt ME, Stevens F, Aalten P, et al.: A prospective study of the effects of behavioral symptoms on the institutionalization of patients with dementia. Int Psychogeriatr 2005; 17: 577-589.

196. Birks J, Harvey RJ: Donepezil for dementia due to Alzheimer's disease. Cochrane Database Syst Rev 2006 (1): CD001190.

197. Loy C, Schneider L: Galantamine for Alzheimer's disease and mild cognitive impairment. Cochrane Database Syst Rev 2006 (1): CD001747.

198. Weintraub D, Hurtig HI: Presentation and management of psychosis in Parkinson's disease and dementia with Lewy bodies. Am J Psychiatry 2007; 164: 1491-1498.

199. Chew ML, Mulsant BH, Pollock BG, et al.: Anticholinergic activity of 107 medications commonly used by older adults. J Am Geriatr Soc 2008; 56: 1333-1341.

200. Schneider LS, Dagerman K, Insel PS: Efficacy and adverse effects of atypical antipsychotics for dementia: meta-analysis of randomized, placebo-controlled trials. Am J Geriatr Psychiatry 2006; 14: 191-210.

201. Gill SS, Seitz DP: Association of antipsychotics with mortality among elderly patients with dementia. Am J Geriatr Psychiatry 2007; 15: 983-984 (author reply 984-985).

202. Wang PS, Schneeweiss S, Avorn J, et al.: Risk of death in elderly users of conventional vs. atypical antipsychotic medications. N Engl J Med 2005; 353: 2335-2341.

203. Ballard C, Hanney ML, Theodoulou M, et al.: The dementia antipsychotic withdrawal trial (DART-AD): long-term follow-up of a randomised placebo-controlled trial. Lancet Neurol 2009; 8: 151-157.

204. Wooltorton E: Risperidone (Risperdal): increased rate of cerebrovascular events in dementia trials. CMAJ 2002; 167: 1269-1270.

205. Wooltorton E: Olanzapine (Zyprexa): increased incidence of cerebrovascular events in dementia trials. CMAJ 2004; 170:1395.

206. Layton D, Harris S, Wilton LV, et al.: Comparison of incidence rates of cerebrovascular accidents and transient ischaemic attacks in observational cohort studies of patients prescribed risperidone, quetiapine or olanzapine in general practice in England including patients with dementia. J Psychopharmacol 2005; 19: 473-482.

207. Douglas IJ, Smeeth L: Exposure to antipsychotics and risk of stroke: self controlled case series study. BMJ 2008; 337: a1227.

208. Ballard C, Lana MM, Theodoulou M, et al.: A randomised, blinded, placebo-controlled trial in dementia patients continuing or stopping neuroleptics (the DART-AD trial). PLoS Med 2008;5 (4): e76.

209. The French Clozapine Parkinson Study Group: Clozapine in drug-induced psychosis in Parkinson's disease. Lancet 1999; 353: 2041-2042.

210. The Parkinson Study Group: Low-dose clozapine for the treatment of drug-induced psychosis in Parkinson's disease. N Engl J Med 1999; 340: 757-763.

211. Ondo WG, Tintner R, Voung KD, et al.: Double-blind, placebo-controlled, unforced titration parallel trial of quetiapine for dopaminergic-induced hallucinations in Parkinson's disease. Mov Disord 2005; 20: 958-963.

212. Rabey JM, Prokhorov T, Miniovitz A, et al.: Effect of quetiapine in psychotic Parkinson's disease patients: a double-blind labeled study of 3 months' duration. Mov Disord 2007; 22: 313-318.

213. Ondo WG, Levy JK, Vuong KD, et al.: Olanzapine treatment for dopaminergic-induced hallucinations. Mov Disord 2002; 17: 1031-1035.

214. Breier A, Sutton VK, Feldman PD, et al.: Olanzapine in the treatment of dopamimetic-induced psychosis in patients with Parkinson's disease. Biol Psychiatry 2002; 52: 438-445.

215. Morgante L, Epifanio A, Spina E, et al.: Quetiapine and clozapine in parkinsonian patients with dopaminergic psychosis. Clin Neuropharmacol 2004; 27: 153-156.

216. Inouye SK: Delirium in older persons. N Engl J Med 2006; 354: 1157-1165.

217. Ozbolt LB, Paniagua MA, Kaiser RM: Atypical antipsychotics for the treatment of delirious elders. J Am Med Dir Assoc 2008; 9: 18-28.

218. Lonergan E, Britton AM, Luxenberg J, et al.: Antipsychotics for delirium. Cochrane Database Syst Rev 2007 (2): CD005594.

219. Cummings JL, Mackell J, Kaufer D: Behavioral effects of current Alzheimer's disease treatments: a descriptive review. Alzheimers Dement 2008; 4: 49-60.

220. Thompson S, Herrmann N, Rapoport MJ, et al.: Efficacy and safety of antidepressants for treatment of depression in Alzheimer's disease: a metaanalysis. Can J Psychiatry 2007; 52: 248-255.

221. Roth M, Mountjoy CQ, Amrein R: Moclobemide in elderly patients with cognitive decline and depression: an international double-blind, placebo-controlled trial. Br J Psychiatry 1996; 168: 149-157.

222. Nyth AL, Gottfries CG, Lyby K, et al.: A controlled multicenter clinical study of citalopram and placebo in elderly depressed patients with and without concomitant dementia. Acta Psychiatr Scand 1992; 86: 138-145.

223. Karlsson I, Godderis J, Augusto De Mendonca Lima C, et al.: A randomised, double-blind comparison of the efficacy and safety of citalopram compared to mianserin in elderly, depressed patients with or without mild to moderate dementia. Int J Geriatr Psychiatry 2000; 15: 295-305.

224. Katona CL, Hunter BN, Bray J: A double-blind comparison of the efficacy and safely of paroxetine and imipramine in the treatment of depression with dementia. Int J Geriatr Psychiatry 1998; 13: 100-108.

225. Taragano FE, Lyketsos CG, Mangone CA, et al.: A double-blind, randomized, fixed-dose trial of fluoxetine vs. amitriptyline in the treatment of major depression complicating Alzheimer's disease. Psychosomatics 1997; 38: 246-252.

226. de Vasconcelos Cunha UG, Lopes Rocha F, Avila de Melo R, et al.: A placebo-controlled double-blind randomized study of venlafaxine in the treatment of depression in dementia. Dement Geriatr Cogn Disord 2007; 24: 36-41.

227. Herrmann N, Rabheru K, Wang J, Binder C: Galantamine treatment of problematic behavior in Alzheimer disease: post-hoc analysis of pooled data from three large trials. Am J Geriatr Psychiatry 2005; 13: 527-534.

228. Gauthier S, Feldman H, Hecker J, et al.: Efficacy of donepezil on behavioral symptoms in patients with moderate to severe Alzheimer's disease. Int Psychogeriatr 2002; 14: 389-404.

229. Howard RJ, Juszczak E, Ballard CG, et al.: Donepezil for the treatment of agitation in Alzheimer's disease. N Engl J Med 2007; 357: 1382-1392.

230. Wilcock GK, Ballard CG, Cooper JA, et al.: Memantine for agitation/aggression and psychosis in moderately severe to severe Alzheimer's disease: a pooled analysis of 3 studies. J Clin Psychiatry 2008; 69: 341-348.

231. Lonergan E, Luxenberg J, Colford J: Haloperidol for agitation in dementia. Cochrane Database Syst Rev 2002 (2): CD002852.

232. Chan WC, Lam LC, Choy CN, et al.: A double-blind randomised comparison of risperidone and haloperidol in the treatment of behavioural and psychological symptoms in Chinese dementia patients. Int J Geriatr Psychiatry 2001; 16: 1156-1162.

233. Suh GH, Son HG, Ju YS, et al.: A randomized, double-blind, crossover comparison of risperidone and haloperidol in Korean dementia patients with behavioral disturbances. Am J Geriatr Psychiatry.2004; 12: 509-516.

234. Verhey FR, Verkaaik M, Lousberg R: Olanzapine versus haloperidol in the treatment of agitation in elderly patients with dementia: results of a randomized controlled double-blind trial. Dement Geriatr Cogn Disord 2006; 21: 1-8.

235. Ballard C, Waite J: The effectiveness of atypical antipsychotics for the treatment of aggression and psychosis in Alzheimer's disease. Cochrane Database Syst Rev 2006 (1): CD003476.

236. Schneider LS, Tariot PN, Dagerman KS, et al.: Effectiveness of atypical antipsychotic drugs in patients with Alzheimer's disease. N Engl J Med 2006; 355: 1525-1538.

237. Sultzer DL, Davis SM, Tariot PN, et al.: Clinical symptom responses to atypical antipsychotic medications in Alzheimer's disease: phase 1 outcomes from the CATIE-AD effectiveness trial. Am J Psychiatry 2008; 165: 844-854.

238. Olin JT, Fox LS, Pawluczyk S, et al.: A pilot randomized trial of carbamazepine for behavioral symptoms in treatment-resistant outpatients with Alzheimer disease. Am J Geriatr Psychiatry 2001; 9: 400-405.

239. Tariot PN, Erb R, Podgorski CA, et al.: Efficacy and tolerability of carbamazepine for agitation and aggression in dementia. Am J Psychiatry 1998; 155: 54-61.

240. Lonergan E, Luxenberg J: Valproate preparations for agitation in dementia. Cochrane Database Syst Rev 2009 (3): CD003945.

241. Pollock BG, Mulsant BH, Rosen J, et al.: A double-blind comparison of citalopram and risperidone for the treatment of behavioral and psychotic symptoms associated with dementia. Am J Geriatr Psychiatry 2007; 15: 942-952.

242. Pollock BG, Mulsant BH, Rosen J, et al.: Comparison of citalopram, perphenazine, and placebo for the acute treatment of psychosis and behavioral disturbances in hospitalized, demented patients. Am J Psychiatry 2002; 159: 460-465.

243. Teri L, Logsdon RG, Peskind E, et al.: Treatment of agitation in AD: a randomized, placebo-controlled clinical trial. Neurology 2000; 55: 1271-1278.

244. Rabinowitz J, Katz I, De Deyn PP, et al.: Treating behavioral and psychological symptoms in patients with psychosis of Alzheimer's disease using risperidone. Int Psychogeriatr 2007; 19: 227-240.

245. Devanand DP, Marder K, Michaels KS, et al.: A randomized, placebo-controlled dose-comparison trial of haloperidol for psychosis and disruptive behaviors in Alzheimer's disease. Am J Psychiatry 1998; 155: 1512-1520.

246. Paleacu D, Barak Y, Mirecky I, et al.: Quetiapine treatment for behavioural and psychological symptoms of dementia in Alzheimer's disease patients: a 6-week, double-blind, placebo-controlled study. Int J Geriatr Psychiatry 2008; 23: 393-400.

247. Mintzer JE, Tune LE, Breder CD, et al.: Aripiprazole for the treatment of psychoses in institutionalized patients with Alzheimer dementia: a multicenter, randomized, double-blind, placebo-controlled assessment of three fixed doses. Am J Geriatr Psychiatry 2007; 15: 918-931.

248. Herrmann N, Rothenburg LS, Black SE, et al.: Methylphenidate for the treatment of apathy in Alzheimer disease: prediction of response using dextroamphetamine challenge. J Clin Psychopharmacol 2008; 28: 296-301.

249. McCurry SM, Gibbons LE, Logsdon RG, et al.: Nighttime insomnia treatment and education for Alzheimer's disease: a randomized, controlled trial. J Am Geriatr Soc 2005; 53: 793-802.

250. Riemersma-van der Lek RF, Swaab DF, Twisk J, et al.: Effect of bright light and melatonin on cognitive and noncognitive function in elderly residents of group care facilities: a randomized controlled trial. JAMA 2008; 299: 2642-2655.

251. Dowling GA, Burr RL, Van Someren EJ, et al.: Melatonin and bright-light treatment for rest-activity disruption in institutionalized patients with Alzheimer's disease. J Am Geriatr Soc 2008; 56: 239-246.

252. Serfaty M, Kennell-Webb S, Warner J, et al.: Double blind randomised placebo controlled trial of low dose melatonin for sleep disorders in dementia. Int J Geriatr Psychiatry 2002; 17: 1120-1127.

253. Singer C, Tractenberg RE, Kaye J, et al.: A multicenter, placebo-controlled trial of melatonin for sleep disturbance in Alzheimer's disease. Sleep 2003; 26: 893-901.

254. Meguro K, Meguro M, Tanaka Y, et al.: Risperidone is effective for wandering and disturbed sleep/wake patterns in Alzheimer's disease. J Geriatr Psychiatry Neurol 2004; 17: 61-67.

255. Cummings JL, Schneider E, Tariot PN, et al.: Behavioral effects of memantine in Alzheimer disease patients receiving donepezil treatment. Neurology 2006; 67: 57-63.

256. Garrow D, Pride P, Moran W, et al.: Feeding alternatives in patients with dementia: examining the evidence. Clin Gastroenterol Hepatol 2007; 5: 1372-1378.

257. Sampson EL, Candy B, Jones L: Enteral tube feeding for older people with advanced dementia. Cochrane Database Syst Rev. 2009(2): CD007209.

258. Moniz-Cook E, Vernooij-Dassen M, Woods R, et al.: A European consensus on outcome measures for psychosocial intervention research in dementia care. Aging Ment Health 2008; 12: 14-29.

259. Institut für Qualität und Wirtschaftlichkeit im Gesundheitswesen (IQWiG) (Hrsg.): Nichtmedikamentöse Behandlung der Alzheimer Demenz. Abschlussbericht A05-19D (Version 1.0, Stand: 13.1.2009). Köln, IQWiG 2009.

260. Bottino CM, Carvalho IA, Alvarez AM, et al.: Cognitive rehabilitation combined with drug treatment in Alzheimer's disease patients: a pilot study. Clin Rehabil 2005;19: 861-869.

261. Quayhagen MP, Quayhagen M, Corbeil RR, et al.: A dyadic remediation program for care recipients with dementia. Nurs Res 1995; 44: 153-159.

262. Onder G, Zanetti O, Giacobini E, et al.: Reality orientation therapy combined with cholinesterase inhibitors in Alzheimer's disease: randomised controlled trial. Br J Psychiatry 2005; 187: 450-455.

263. Loewenstein DA, Acevedo A, Czaja SJ, et al.: Cognitive rehabilitation of mildly impaired Alzheimer disease patients on cholinesterase inhibitors. Am J Geriatr Psychiatry 2004; 12: 395-402.

264. Clare L, Woods RT, Moniz Cook ED, et al.: Cognitive rehabilitation and cognitive training for early-stage Alzheimer's disease and vascular dementia. Cochrane Database Syst Rev 2003 (4): CD003260.

265. Sitzer DI, Twamley EW, Jeste DV: Cognitive training in Alzheimer's disease: a meta-analysis of the literature. Acta Psychiatr Scand 2006; 114: 75-90.

266. Zanetti O, Zanieri G, Di Giovanni G, et al.: Effectiveness of procedural memory stimulation in mild Alzheimer's disease patients: A controlled study. Neuropsychol Rehab 2001; 11: 263-272.

267. Spector A, Thorgrimsen L, Woods B, et al.: Efficacy of an evidence-based cognitive stimulation therapy programme for people with dementia – Randomised controlled trial. Br J Psychiatry 2003; 183: 248-254.

268. Frank W, Konta B: Kognitives Training bei Demenzen und andere Störungen mit kognitiven Defiziten. In: DIMDI, Rüther, A, Warda F (Hrsg.): Schriftenreihe Health Technology Assessment, Vol. 26. DIMDI: DAHTA-Datenbank (DAHTA), Bundesministerium für Gesundheit 2005.

269. Bates J, Boote J, Beverley C: Psychosocial interventions for people with a milder dementing illness: a systematic review. J Adv Nurs 2004; 45: 644-658.

270. Woods B, Spector A, Jones C, et al.: Reminiscence therapy for dementia. Cochrane Database Syst Rev 2005 (2): CD001120.

271. Graff MJ, Vernooij-Dassen MJ, Thijssen M, et al.: Community based occupational therapy for patients with dementia and their care givers: randomised controlled trial. BMJ 2006; 333: 1196.

272. Graff MJ, Vernooij-Dassen MJ, Thijssen M, et al.: Effects of community occupational therapy on quality of life, mood, and health status in dementia patients and their caregivers: a randomized controlled trial. J Gerontol A Biol Sci Med Sci 2007; 62: 1002-1009.

273. Gitlin LN, Winter L, Burke J, et al.: Tailored activities to manage neuropsychiatric behaviors in persons with dementia and reduce caregiver burden: a randomized pilot study. Am J Geriatr Psychiatry 2008; 16: 229-239.

274. Dooley NR, Hinojosa J: Improving quality of life for persons with Alzheimer's disease and their family caregivers: brief occupational therapy intervention. Am J Occup Ther 2004; 58: 561-569.

275. Gitlin LN, Hauck WW, Dennis MP, et al.: Maintenance of effects of the home environmental skill-building program for family caregivers and individuals with Alzheimer's disease and related disorders. J Gerontol A Biol Sci Med Sci 2005; 60: 368-374.

276. Rieckmann N, Schwarzbach C, Nocon M, et al.: Pflegerische Versorgungskonzepte für Personen mit Demenzerkrankungen. In: DIMDI (Hrsg.): Schriftenreihe Health Technology Assessment, Vol. 80. DIMDI: DAHTA-Datenbank (DAHTA), Bundesministerium für Gesundheit 2009.

277. Wells DL, Dawson P, Sidani S, et al.: Effects of an abilities-focused program of morning care on residents who have dementia and on caregivers. J Am Geriatr Soc 2000; 48: 442-449.

278. Toulotte C, Fabre C, Dangremont B, et al.: Effects of physical training on the physical capacity of frail, demented patients with a history of falling: a randomised controlled trial. Age Ageing 2003; 32: 67-73.

279. Forbes D, Forbes S, Morgan DG, et al.: Physical activity programs for persons with dementia. Cochrane Database Syst Rev 2008 (3): CD006489.

280. Rolland Y, Pillard F, Klapouszczak A, et al.: Exercise program for nursing home residents with Alzheimer's disease: a 1-year randomized, controlled trial. J Am Geriatr Soc 2007; 55: 158-165.

281. Eggermont L, Scherder E: Physical activity and behaviour in dementia. A review of the literature and implications for psychosocial intervention in primary care. Dementia 2006; 30: 411-428.

282. Vink AC, Birks JS, Bruinsma MS, et al.: Music therapy for people with dementia. Cochrane Database Syst Rev. 2004 (3): CD003477.

283. Holmes C, Knights A, Dean C, et al.: Keep music live: music and the alleviation of apathy in dementia subjects. Int Psychogeriatr 2006; 18: 623-630.

284. Raglio A, Bellelli G, Traficante D, et al.: Efficacy of music therapy in the treatment of behavioral and psychiatric symptoms of dementia. Alzheimer Dis Assoc Disord 2008; 22: 158-162.

285. Sung HC, Chang AM: Use of preferred music to decrease agitated behaviours in older people with dementia: a review of the literature. J Clin Nurs 2005; 14: 1133-1140.

286. Ganß M: Kunsttherapie bei Menschen mit Demenz. Heidelberg, München: Elsevier; 2005.

287. Rusted J, Sheppard L, Waller D: A multi-centre randomized control group trial on the use of art therapy for older people with dementia. Group Analysis 2006; 39: 517-536.

288. Holt FE, Birks TPH, Thorgrimsen LM, et al.: Aroma therapy for dementia. Cochrane Database Syst Rev 2003 (3): CD003150.

289. Ballard CG, O'Brien JT, Reichelt K, et al.: Aromatherapy as a safe and effective treatment for the management of agitation in severe dementia: the results of a double-blind, placebo-controlled trial with Melissa. J Clin Psychiatry 2002; 63: 553-558.

290. Chung JC, Lai CK, Chung PM, et al.: Snoezelen for dementia. Cochrane Database Syst Rev 2002 (4): CD003152.

291. van Weert JC, van Dulmen AM, Spreeuwenberg PM, et al.: Behavioral and mood effects of snoezelen integrated into 24-hour dementia care. J Am Geriatr Soc 2005; 53: 24-33.

292. Baker R, Holloway J, Holtkamp CC, et al.: Effects of multi-sensory stimulation for people with dementia. J Adv Nurs 2003; 43: 465-477.

293. Hansen NV, Jorgensen T, Ortenblad L: Massage and touch for dementia. Cochrane Database Syst Rev 2006 (4): CD004989

294. Remington R: Calming music and hand massage with agitated elderly. Nurs Res 2002; 51: 317-323.

295. Eaton M, Mitchell-Bonair IL, Friedmann E: The effect of touch on nutritional intake of chronic organic brain syndrome patients. J Gerontol 1986; 41: 611-616.

296. Forbes D, Morgan DG, Bangma J, et al.: Light therapy for managing sleep, behaviour, and mood disturbances in dementia. Cochrane Database Syst Rev 2004 (2): CD003946.

297. Skjerve A, Bjorvatn B, Holsten F: Light therapy for behavioural and psychological symptoms of dementia. Int J Geriatr Psychiatry 2004; 19: 516-522.

298. Mittelman MS, Haley WE, Clay OJ, et al.: Improving caregiver well-being delays nursing home placement of patients with Alzheimer disease. Neurology 2006; 67: 1592-1599.

299. Cohen-Mansfield J: Nonpharmacologic interventions for psychotic symptoms in dementia. J Geriatr Psychiatry Neurol 2003;16: 219-224.

300. Fossey J, Ballard C, Juszczak E, et al.: Effect of enhanced psychosocial care on antipsychotic use in nursing home residents with severe dementia: cluster randomised trial. BMJ 2006; 332: 756-761.

301. Livingston G, Johnston K, Katona C, et al.: Systematic review of psychological approaches to the management of neuropsychiatric symptoms of dementia. Am J Psychiatry 2005; 162: 1996-2021.

302. Ayalon L, Gum AM, Feliciano L, et al.: Effectiveness of non-pharmacological interventions for the management of neuropsychiatric symptoms in patients with dementia: a systematic review. Arch Intern Med 2006; 166: 2182-2188.

303. Bartholomeyczik S, Halek M, Sowinski C, et al.: Rahmenempfehlungen zum Umgang mit herausforderndem Verhalten bei Menschen mit Demenz in der stationären Altenhilfe. Berlin, Bundesministerium für Gesundheit 2007.

304. Snowden M, Sato K, Roy-Byrne P: Assessment and treatment of nursing home residents with depression or behavioral symptoms associated with dementia: a review of the literature. J Am Geriatr Soc 2003; 51: 1305-1317.

305. Teri L, McKenzie G, LaFazia D: Psychosocial treatment of depression in older adults with dementia. Clin Psychol – Sci Pr 2005; 12: 303-316.

306. Teri L, Logsdon RG, Uomoto J, McCurry SM: Behavioral treatment of depression in dementia patients: a controlled clinical trial. J Gerontol B Psychol Sci Soc Sci 1997; 52: P159-166.

307. Williams CL, Tappen RM: Exercise training for depressed older adults with Alzheimer's disease. Aging Ment Health 2008; 12: 72-80.

308. Hermans DG, Htay UH, McShane R: Non-pharmacological interventions for wandering of people with dementia in the domestic setting. Cochrane Database Syst Rev. 2007 (1): CD005994.

309. Robinson L, Hutchings D, Corner L, et al.: A systematic literature review of the effectiveness of non-pharmacological interventions to prevent wandering in dementia and evaluation of the ethical implications and acceptability of their use. Health Technol Assess 2006; 10: iii, ix-108.

310. Gillette Guyonnet S, Abellan Van Kan G, Alix E, et al.: IANA (International Academy on Nutrition and Aging) Expert Group: weight loss and Alzheimer's disease. J Nutr Health Aging 2007; 11: 38-48.

311. Riviere S, Gillette-Guyonnet S, Voisin T, et al.: A nutritional education program could prevent weight loss and slow cognitive decline in Alzheimer's disease. J Nutr Health Aging 2001; 5: 295-299.

312. Coyne ML, Hoskins L: Improving eating behaviors in dementia using behavioral strategies. Clin Nurs Res 1997; 6: 275-290.

313. Watson R, Green SM: Feeding and dementia: a systematic literature review. J Adv Nurs 2006; 54: 86-93.

314. Nijs KA, de Graaf C, Kok FJ, et al.: Effect of family style mealtimes on quality of life, physical performance, and body weight of nursing home residents: cluster randomised controlled trial. BMJ 2006; 332: 1180-1184.

315. Dunne TE, Neargarder SA, Cipolloni PB, et al.: Visual contrast enhances food and liquid intake in advanced Alzheimer's disease. Clin Nutr 2004; 23: 533-538.

316. Richards KC, Beck C, O'Sullivan PS, et al.: Effect of individualized social activity on sleep in nursing home residents with dementia. J Am Geriatr Soc 2005;53: 1510-1517.

317. Baumgarten M, Hanley JA, Infante-Rivard C, et al.: Health of family members caring for elderly persons with demen-

tia. A longitudinal study. Ann Intern Med 1994; 120: 126-132.

318. Scholzel-Dorenbos CJ, Draskovic I, Vernooij-Dassen MJ, et al.: Quality of life and burden of spouses of Alzheimer disease patients. Alzheimer Dis Assoc Disord 2009; 23: 171-177.

319. Argimon JM, Limon E, Vila J, et al.: Health-related quality-of-life of care-givers as a predictor of nursing-home placement of patients with dementia. Alzheimer Dis Assoc Disord. 2005; 19: 41-44.

320. Selwood A, Johnston K, Katona C, et al.: Systematic review of the effect of psychological interventions on family caregivers of people with dementia. J Affect Disord 2007; 101: 75-89.

321. Gallagher-Thompson D, Coon DW: Evidence-based psychological treatments for distress in family caregivers of older adults. Psychol Aging 2007; 22: 37-51.

322. Thompson CA, Spilsbury K, Hall J, et al.: Systematic review of information and support interventions for caregivers of people with dementia. BMC Geriatr 2007; 7: 18.

323. Brodaty H, Green A, Koschera A: Meta-analysis of psychosocial interventions for caregivers of people with dementia. J Am Geriatr Soc 2003; 51: 657-664.

324. Sorensen S, Pinquart M, Duberstein P: How effective are interventions with caregivers? An updated meta-analysis. Gerontologist 2002; 42: 356-372.

325. Chang BL: Cognitive-behavioral intervention for home-bound caregivers of persons with dementia. Nurs Res 1999; 48: 173-182.

326. Heyn PC, Johnson KE, Kramer AF: Endurance and strength training outcomes on cognitively impaired and cognitively intact older adults: a meta-analysis. J Nutr Health Aging 2008; 12: 401-409.

327. Huusko TM, Karppi P, Avikainen V, et al.: Randomised, clinically controlled trial of intensive geriatric rehabilitation in patients with hip fracture: subgroup analysis of patients with dementia. BMJ 2000; 321: 1107-1111.

328. Mitchell AJ, Shiri-Feshki M: Rate of progression of mild cognitive impairment to dementia--meta-analysis of 41 robust inception cohort studies. Acta Psychiatr Scand 2009; 119: 252-265.

329. Matthews FE, Stephan BC, McKeith IG, et al.: Two-year progression from mild cognitive impairment to dementia: to what extent do different definitions agree? J Am Geriatr Soc 2008; 56:1424-1433.

330. Rivas-Vazquez RA, Mendez C, Rey GJ, et al.: Mild cognitive impairment: new neuropsychological and pharmacological target. Arch Clin Neuropsychol 2004; 19: 11-27.

331. Chou YY, Lepore N, Avedissian C, et al.: Mapping correlations between ventricular expansion and CSF amyloid and tau biomarkers in 240 subjects with Alzheimer's disease, mild cognitive impairment & elderly controls. Neuroimage 2009; 46: 394-410.

332. Morra JH, Tu Z, Apostolova LG, et al.: Automated 3D mapping of hippocampal atrophy and its clinical correlates in 400 subjects with Alzheimer's disease, mild cognitive impairment, and elderly controls. Hum Brain Mapp 2009; 30: 2766-2788.

333. Blom ES, Giedraitis V, Zetterberg H, et al.: Rapid progression from mild cognitive impairment to Alzheimer's disease in subjects with elevated levels of tau in cerebrospinal fluid and the APOE epsilon4/epsilon4 genotype. Dement Geriatr Cogn Disord 2009; 27: 458-464.

334. Raschetti R, Albanese E, Vanacore N, et al.: Cholinesterase inhibitors in mild cognitive impairment: a systematic review of randomised trials. PLoS Med 2007; 4(11): e338.

335. DeKosky ST, Williamson JD, Fitzpatrick AL, et al.: Ginkgo biloba for prevention of dementia: a randomized controlled trial. JAMA 2008; 300: 2253-2262.

336. Petersen RC, Thomas RG, Grundman M, et al.: Vitamin E and donepezil for the treatment of mild cognitive impairment. N Engl J Med 2005; 352: 2379-2388.

337. Kivipelto M, Solomon A: Alzheimer's disease – the ways of prevention. J Nutr Health Aging.2008; 12: 89S-94S.

338. Alonso A, Jacobs DR, Jr., Menotti A, et al.: Cardiovascular risk factors and dementia mortality: 40 years of follow-up in the Seven Countries Study. J Neurol Sci 2009; 280: 79-83.

339. Feart C, Samieri C, Rondeau V, et al.: Adherence to a Mediterranean diet, cognitive decline, and risk of dementia. JAMA 2009; 302: 638-648.

340. Scarmeas N, Luchsinger JA, Schupf N, et al.: Physical activity, diet, and risk of Alzheimer disease. JAMA 2009; 302: 627-637.

341. Xu G, Liu X, Yin Q, et al.: Alcohol consumption and transition of mild cognitive impairment to dementia. Psychiatry Clin Neurosci 2009; 63: 43-49.

342. Panza F, Capurso C, D'Introno A, et al.: Alcohol drinking, cognitive functions in older age, predementia, and dementia syndromes. J Alzheimers Dis 2009; 17: 7-31.

343. Liu-Ambrose T, Donaldson MG: Exercise and cognition in older adults: is there a role for resistance training programmes? Br J Sports Med 2009; 43: 25-27.

344. Andel R, Crowe M, Pedersen NL, et al.: Physical exercise at midlife and risk of dementia three decades later: a population-based study of Swedish twins. J Gerontol A Biol Sci Med Sci 2008; 63: 62-66.

345. Shumaker SA, Legault C, Rapp SR, et al.: Estrogen plus progestin and the incidence of dementia and mild cognitive impairment in postmenopausal women: the Women's Health Initiative Memory Study: a randomized controlled trial. JAMA 2003; 289: 2651-2662.

Printing: Ten Brink, Meppel, The Netherlands
Binding: Stürtz, Würzburg, Germany